普通高等医学院校五年制临床医学专业第二轮教材

U0741536

病 理 学

（第2版）

（供五年制临床医学、基础医学、预防医学、口腔医学等专业用）

主 编　王金胜

副主编　马丽琴　石安华　李长天　张国民　侯志平

编 者　（以姓氏笔画为序）

马丽琴（浙江大学医学院）

王金胜（长治医学院）

牛艳清（长治医学院）

牛海艳（海南医学院）

石安华（云南中医药大学）

任宏政（海军军医大学附属公利医院）

刘志艳（上海交通大学医学院附属第六人民医院）

孙文平（山东第一医科大学）

杜凯丽（山西医科大学）

李长天（甘肃中医药大学）

李晓波（哈尔滨医科大学）

杨秀兰（山西大同大学医学院）

张国民（湖南中医药大学）

胡永斌（中南大学基础医学院）

侯志平（承德医学院）

姜晓刚（济宁医学院）

黄　勇（甘肃中医药大学）

董孟华（滨州医学院）

秘 书　李　姣（长治医学院）

中国健康传媒集团

中国医药科技出版社 · 北京

内 容 提 要

本教材为"普通高等医学院校五年制临床医学专业第二轮教材"之一，系根据本套教材编写总体原则、要求和病理学课程教学大纲的基本要求以及课程特点编写而成。绪论主要介绍临床病理学的基本知识及病理学常用的一些研究方法和技术原理，第一章至第六章主要介绍疾病的基本病理变化和基本病变过程，第七章至第十六章主要介绍各系统常见疾病的特殊变化规律，第十七章主要介绍病理学技术。各章设有"学习目标""案例引导""知识链接""本章小结"及"目标检测"模块；着重强调医学生临床思维能力和临床实践操作能力的培养，从而满足培养应用型临床医学人才的需要。本教材为书网融合教材，即纸质教材有机融合电子教材、教学配套资源（PPT、微课、视频、图片等）、题库系统、数字化教学服务（在线教学、在线作业、在线考试）。

本教材主要供普通高等医学院校五年制临床医学、基础医学、预防医学、口腔医学等专业教学使用。

图书在版编目（CIP）数据

病理学/王金胜主编. —2 版. —北京：中国医药科技出版社，2023.6（2025.8 重印）.

普通高等医学院校五年制临床医学专业第二轮教材

ISBN 978 – 7 – 5214 – 3671 – 6

Ⅰ. ①病… Ⅱ. ①王… Ⅲ. ①病理学 – 医学院校 – 教材 Ⅳ. ①R36

中国国家版本馆 CIP 数据核字（2023）第 010561 号

美术编辑　陈君杞
版式设计　友全图文

出版　**中国健康传媒集团** | 中国医药科技出版社

地址　北京市海淀区文慧园北路甲 22 号

邮编　100082

电话　发行：010 – 62227427　邮购：010 – 62236938

网址　www. cmstp. com

规格　889 × 1194mm $\frac{1}{16}$

印张　21 $\frac{3}{4}$

字数　629 千字

初版　2016 年 8 月第 1 版

版次　2023 年 6 月第 2 版

印次　2025 年 8 月第 2 次印刷

印刷　三河市万龙印装有限公司

经销　全国各地新华书店

书号　ISBN 978 – 7 – 5214 – 3671 – 6

定价　89.00 元

获取新书信息、投稿、为图书纠错，请扫码联系我们。

为了贯彻《中共中央、国务院中国教育现代化2035》"加强创新型、应用型、技能型人才培养规模"的战略任务要求，落实《国务院办公厅关于加快医学教育创新发展的指导意见》，紧密对接新医科建设对医学教育改革的新要求，满足新时代医疗卫生事业对人才培养的新需求，中国医药科技出版社在教育部、国家药品监督管理局的领导下，通过走访主要院校对2016年出版的"全国普通高等医学院校五年制临床医学专业'十三五'规划教材"进行了广泛征求意见，有针对性的制定了第二版教材的出版方案，旨在赋予再版教材以下特点。

1.立德树人，融入课程思政

把立德树人贯穿、落实到教材建设全过程的各方面、各环节。课程思政建设应体现在知识技能传授中厚植爱国主义情怀，加强品德修养、增长知识见识、培养奋斗精神，不断提高学生思想水平、政治觉悟、道德品质、文化素养等。医学教材着重体现加强救死扶伤的道术、心中有爱的仁术、知识扎实的学术、本领过硬的技术、方法科学的艺术的教育，培养医德高尚、医术精湛的人民健康守护者。

2.精准定位，培养应用人才

坚持体现《中共中央、国务院中国教育现代化2035》"加强创新型、应用型、技能型人才培养规模"的战略任务，落实《国务院办公厅关于加快医学教育创新发展的指导意见》中"立足基本国情，以服务需求为导向，以新医科建设为抓手，着力创新体制机制，分类培养研究型、复合型和应用型人才"的医学教育目标，结合医学教育发展"大国计、大民生、大学科、大专业"的新定位，注重人才培养应从疾病诊疗提升拓展为预防、诊疗和康养，以健康促进为中心，服务生命全周期、健康全过程的转变，精准定位教材内容和体系。教材编写应体现以医疗卫生事业需求为导向，以岗位胜任力为核心，以培养医工、医理、医文学科交叉融合的高素质、强能力、精专业、重实践的本科医学人才培养目标。

3.适应发展，优化教材内容

必须符合行业发展要求。构建教材内容结构，要体现医疗机构对医学人才在临床实践能力、沟通交流能力、服务意识和敬业精神等方面的要求；体现临床程序贯穿于教学的全过程，培养学生的整体临床意识；体现国家相关执业资格考试的有关新精神、新动向和新要求；注重吸收行业发展的新知识、新技术、新方法，体现学科发展前沿，并适当拓展知识面，为学生后续发展奠定必要的基础；满足以学生为中心而开展的各种教学方法的需要，充分发挥学生的主观能动性。

4.遵循规律，注重"三基""五性"

遵循教材规律。针对普通高等医学院校本科医学类专业教学需要，教材内容应注重"三基"（基本知识、基础理论、基本技能）、"五性"（思想性、科学性、先进性、启发性、适用性）；内容成熟、术语规范、文字精炼、逻辑清晰、图文并茂、易教易学；注意"适用性"，即以普通高等学校医学教育实际和学生接受能力为基准编写教材，满足多数院校的教学需要。

5.创新模式，提升学生能力

加强"三基"训练，着力提高学生分析问题和解决问题的能力。在不影响教材主体内容的基础上要保留"案例引导""学习目标""知识链接""目标检测"模块，去掉知识拓展模块。进一步优化各模块的内容，培养学生理论联系实践的实际操作能力、创新思维能力和综合分析能力；增强教材的可读性和实用性，培养学生学习的自觉性和主动性。

6.丰富资源，优化增值服务内容

搭建与教材配套的中国医药科技出版社在线学习平台"医药大学堂"（数字教材、教学课件、图片、视频、动画及练习题等），实现教学信息发布、师生答疑交流、学生在线测试、教学资源拓展等功能，促进学生自主学习。

本套教材凝聚了省属院校高等教育工作者的集体智慧，体现了凝心聚力、精益求精的工作作风，谨此向有关单位和个人致以衷心的感谢！

尽管所有参与者尽心竭力、字斟句酌，教材仍然有进一步提升的空间，敬请广大师生提出宝贵意见，以便不断修订完善！

数字化教材编委会

主　编　王金胜
副主编　马丽琴　石安华　李长天　张国民　侯志平
编　者　(以姓氏笔画为序)

马丽琴 (浙江大学医学院)

王金胜 (长治医学院)

牛艳清 (长治医学院)

牛海艳 (海南医学院)

石安华 (云南中医药大学)

任宏政 (海军军医大学附属公利医院)

刘志艳 (上海交通大学医学院附属第六人民医院)

孙文平 (山东第一医科大学)

杜凯丽 (山西医科大学)

李长天 (甘肃中医药大学)

李晓波 (哈尔滨医科大学)

杨秀兰 (山西大同大学医学院)

张国民 (湖南中医药大学)

胡永斌 (中南大学基础医学院)

侯志平 (承德医学院)

姜晓刚 (济宁医学院)

黄　勇 (甘肃中医药大学)

董孟华 (滨州医学院)

秘　书　李　姣 (长治医学院)

本教材是"普通高等医学院校五年制临床医学专业第二轮教材"之一。本教材立足基本国情，以服务需求为导向，以新医科建设为抓手，培养复合型、应用型人才，以医疗卫生需求为导向，以岗位胜任力为核心，以培养高素质、强能力、精专业、重实践的本科医学人才为目标，推进医学基础课程与临床课程相结合；与此同时，注重培养学生临床思维能力和临床实践操作能力，满足培养应用型、复合型、技能型临床医学人才的要求。

本教材分为绪论和十七章，组成如下。绪论主要介绍临床病理学及实验病理学技术的一般知识，为后续医学课程的学习和临床工作奠定基础；第一章至第六章详细阐述不同疾病共同的病理变化及其发生发展规律（新增"免疫性疾病"一章）；第七章至第十六章主要阐述各系统常见疾病的病理变化特点；第十七章介绍疾病的病理学诊断和研究方法的常用技术。

本教材的编写密切联系医学实践和临床实际应用，图文并茂，深入浅出，适合于医学本科生对病理学知识的学习，也为后续的临床实践和科学研究奠定了基础。全书有三百余幅清晰、典型的大体、镜下病理学彩图和模式图。

本教材着力提升学生分析临床问题和解决临床问题的能力，通过各章节典型的"案例引导"，培养学生理论联系实际能力、临床思维能力及综合分析和解决问题的能力，从而实现基础医学与临床医学的双向渗透与重组，使学生在基础医学学习阶段了解临床知识，在临床知识学习阶段加深、巩固运用基础知识，形成前后内容的衔接。本教材内容紧密结合医疗卫生行业要求和社会用人需求；与国家执业医师资格考试、职称考试和住院医师规范化培训相衔接，与研究生入学考试相对接；在保证临床医学专业教育适应医药卫生事业发展要求的基础上，适当吸收行业发展的新知识、新技术、新方法，体现学科发展前沿，拓展学生知识面。

本教材主要供普通高等医学院校五年制临床医学、基础医学、预防医学、口腔医学以及医学检验技术、医学影像学、麻醉学、药学、法医学、护理学等专业教学使用；同时可满足国家执业医师考试及研究生入学考试的需要，亦可作为研究生、进修生和青年病理医生的参考用书。

本教材由来自全国16所高等院校及附属医院的病理学专家、教授共同完成。他们工作在病理学教学的第一线和临床病理工作的前沿，并担负众多科研项目，掌握着病理学发展的最新动态。

在本教材的编写过程中，各位编者以高度的责任感及团队精神，对每章内容力求精益求精，同时，参编院校的领导给予了大力支持，在此一并表示诚挚的感谢和崇高的敬意！

由于编者水平所限，诸多环节尚存不尽如人意之处，教材中疏漏、不足之处在所难免，敬请各位读者及同行专家批评指正。

编 者
2023 年 3 月

目 录 CONTENTS

绪　论

病理学（pathology）是运用自然科学方法研究疾病的病因、发病机制以及疾病发生发展过程中机体功能代谢和形态结构等方面的改变，揭示疾病的发生发展规律，阐明疾病本质的一门医学基础学科。病理学又是一门实践性很强的具有临床性质的学科［即诊断病理学（diagnostic pathology）或外科病理学（surgical pathology）］。学习病理学的目的是认识和掌握疾病本质及其发生发展规律，为诊治和预防疾病提供理论基础。

一、病理学的内容和任务

本教材第一章至第六章为普通病理学（general pathology），主要阐述不同疾病共同的病理变化及其发生发展规律，即疾病的基本病理过程，包括细胞和组织的适应与损伤、损伤的修复、局部血液循环障碍、炎症和肿瘤。例如脑炎、肺炎、肝炎、肾炎及肠炎等疾病，有其各自的病因、发生机制及病变部位和临床表现，而炎症则是它们共同的、基本的病理性改变。本教材第七章至第十六章为系统病理学（systemic pathology）是在普通病理学相关知识的基础上研究各种疾病的特殊规律，分别阐述各系统、器官中具有代表性的疾病，为医学生学习临床课程奠定较为全面的基础。普通病理学侧重于对基本概念、基本理论的理解和记忆；系统病理学则通过研究每个疾病的病变特点及临床表现，运用并加深对基础知识的理解和记忆。因此，病理学两部分之间有着十分密切的内在联系，两者互相联系、密切相关，学习时要注意融会贯通。此外，我们增加了疾病的病理学诊断和研究方法的常用技术章节，重点介绍以形态学为基础的分子病理技术的原理及进展，一方面丰富了病理学的教学内容，另一方面也为后续的临床实践和科学研究奠定了基础。

病理学的主要任务是研究和阐明：①病因学（etiology），即疾病发生的原因和条件，包括内因、外因及其相互关系；②发病学（pathogenesis），即在病因作用下导致疾病发生、发展的具体环节、机制和过程；③病理变化或病变（pathological change or lesion），即在疾病发生发展过程中，机体的功能、代谢和形态结构变化；④临床病理联系（clinical pathological correlation），即在疾病发生发展过程中，机体的功能、代谢和形态结构变化与临床表现之间的关系；⑤疾病的转归和结局等。病理学为掌握疾病的本质以及疾病的诊断、治疗和预防奠定了科学的理论基础。诊断病理学的主要任务是研究人类各种疾病的病变特点，从而做出疾病的病理学诊断和鉴别诊断，直接为临床疾病的防治服务。

二、病理学在医学中的地位和作用

著名的医学家和医学史专家 William Osler（1849—1919 年）曾经说过："病理学是医学之根本"（As is our pathology, so is our medicine）。病理学长期以来也被形象地喻为"桥梁学科"，病理诊断被认为是"权威诊断"，充分表明病理学在医学中，特别是在医学教育、临床医学及医学研究中具有不可替代的重要作用，这是病理学的性质和任务所决定的。

在医学教育体系中，病理学是基础医学与临床医学之间的桥梁课。通过对基础医学课程中解剖学、组织胚胎学、细胞生物学、生理学和生物化学等学科的学习，可掌握正常人体生理状态下的形态结构和功能代谢的特点，而病理学是以上述各学科知识为基础，研究疾病状态下组织器官形态结构、功能代谢等方面的改变及其变化规律和特点，这些改变与临床医学中出现的症状、体征密切相关，是各种疾病临床表现的基础，是疾病诊断、转归、治疗的依据。病理学的学习可为临床医学各门课程的学习奠定基础。因此，在医学课程体系中，病理学起到承上启下的"桥梁"作用。病理学侧重于从形态学角度研究疾病，是一门实践性很强的学科，学习方式有理论课、实习课、临床病理讨论（clinical pathological conference，CPC）和见习尸体剖检。学习中应注重病变组织器官形态结构及功能代谢、病理变化与临床表现之间的有机联系。

在医疗工作中，病理学检查是迄今为止诊断疾病最可靠的方法。病理学检查是通过观察病变组织器官的大体（肉眼）改变和镜下形态特征而做出疾病的诊断，因此具有客观性和准确性。尽管临床病史、症状和体征以及各种影像学技术（如超声波、X射线、CT、磁共振等）是诊断疾病的常用方法，现代分子生物学手段（如PCR、原位杂交等）也已逐步应用于临床诊断，但目前为止，病理诊断仍被视为带有宣判性、权威性的诊断。病理诊断通过活体组织检查（biopsy）或尸体剖检（autopsy），解答临床医生不能做出的确切诊断和死亡原因，从而提高临床工作诊疗水平。如乳腺包块可见于炎症性病变、内分泌失调及良、恶性肿瘤等，只有正确诊断，才有可能进行正确的治疗。因此，国外将病理医生称为"doctors' doctor"。然而，病理诊断并不是绝对权威，更不是万能的，和其他学科一样，有其固有的主、客观因素的局限性。因此，提高自身技术水平、加强临床、病理医生相互沟通，对于减少和杜绝漏诊、误诊是十分必要的。

在医学研究中，现代病理学吸收了当今分子生物学最新的研究方法和成果，使病理学的观察从器官、细胞水平，深入到亚细胞、蛋白表达及基因水平的改变。这不仅使病理学的研究更加深入细致，同时使病理学的研究方法渗透到基础医学、临床医学、预防医学和药学等方面。如某一基因的改变是否同时伴随蛋白表达及功能的异常，是否可以发生形态学的改变；反之，某些形态上的异常是否出现某个（些）基因的异常或表达的改变。临床医学中一些症状、体征的解释，新病种的发现、预防以及敏感药物的筛选，新药物的研制和不良反应等都离不开病理学的判断和解释。因此，病理学在医学科学研究中占有重要的地位。

三、病理学的研究方法

病理学的研究方法多种多样，根据研究材料的来源，分为人体病理学和实验病理学。人体病理学主要是通过尸体剖检、活体组织学检查和细胞学检查对患病机体做出最终的病理诊断；而实验病理学则主要以动物模型或组织、细胞培养为材料进行医学科学研究。

1. 尸体剖检（autopsy） 简称尸检，是对死者的遗体进行病理解剖和观察，是病理学的基本研究方法之一。尸体剖检的作用在于：①直接观察全身各组织器官的病理改变，分析各种病变的主次和相互关系，明确疾病的诊断，查明死亡原因，协助临床总结诊断和治疗过程中的经验及教训，提高疾病的诊断水平和医疗质量；②及时发现和确诊某些传染病、地方病、流行病等，为卫生防疫部门采取防治措施提供依据；③通过大量尸检积累常见病、多发病以及其他疾病的人体病理学材料，为深入研究这些疾病的病理改变、制订防治措施做贡献；④为医疗纠纷及司法鉴定提供依据；⑤为病理学教学收集各种疾病标本。显然，尸检是研究疾病极其重要的方法和手段，是研究疾病最为宝贵的材料。目前我国的尸检率还很低，且呈现进一步下降的趋势，非常不利于我国病理学乃至整个医学的发展，亟待国家的相关立法及大力宣传尸检的意义。

2. 活体组织检查（biopsy） 简称活检，采用局部切除、钳取、穿刺针吸和搔刮、摘除等手术方法，由患者活体内获取病变组织进行病理检查。活检是目前病理学诊断疾病最常采用的方式，特别是对肿瘤的组织病理学诊断及良、恶性肿瘤的鉴别具有十分重要的意义。诊断病理学或外科病理学就是在活检的基础上建立起来的病理学分支。活检的意义在于以下几点。①新鲜组织及时固定，能基本保存病变组织的原貌，有利于及时、准确地做出病理诊断，为指导治疗、评估预后提供依据。必要时可进行术中快速冷冻病理学检查，确定病变性质，协助临床医生选择最佳手术治疗方案。②活检标本有利于采用免疫组织化学、基因检测、电镜观察和组织培养等方法对疾病进行更深入的研究。③在疾病的观察或治疗过程中，定期活检可动态了解病变的进展情况或治疗效果，有助于对疾病做出及时准确的诊断或调整治疗方案。

3. 细胞学（cytology）检查　是指通过对患者病变部位脱落、刮取或穿刺抽取的细胞进行病理形态学的观察并做出定性诊断。细胞的来源可以是女性生殖道、食管、鼻咽等病变部位的脱落细胞，也可以是痰液、乳腺溢液、前列腺液等自然分泌物或是胸、腹腔积液和排泄物（如尿液）以及细针穿刺病灶（如前列腺、肝、肾、胰、乳腺、甲状腺、淋巴结）所获取的细胞。细胞学检查常用于肿瘤的筛查及其早期诊断。方法操作简便，无创或创伤轻微，患者易于接受，但限于取材的局限性和准确性，使诊断的准确性受到一定的限制。近年来在影像学及内镜引导下进行的细针穿刺技术，由于定位准确、安全性高，大大提高了诊断的准确性。细胞学检查还可用于对激素水平的测定（如阴道脱落细胞学涂片），为细胞培养和 DNA（RNA、蛋白质）提取提供样本。

4. 动物实验　运用动物实验的方法，在适宜动物身上复制出某些人类疾病的模型，并通过疾病的复制过程探讨该疾病的病因学、发病学、病理改变及疾病的转归。例如可以在疾病不同时期进行连续取材检查，以了解该疾病或某一病理过程的发生发展经过；利用动物实验研究药物或其他因素对疾病的疗效或影响，并可与人体疾病进行对照研究；还可进行一些不能（宜）在人体上直接进行的研究，如致癌剂的致癌作用和癌变过程及某些生物因子的致病作用等。动物实验可以弥补人体病理学研究的局限和不足，但动物和人体之间毕竟存在物种的差异，不能把动物实验的研究结果直接套用于人体，仅作为研究人体疾病的参考。

5. 组织培养与细胞培养　将某种组织或细胞用适宜的培养基在体外培养，以观察在各种因素的作用下细胞、组织病变的发生和发展。例如在病毒感染和其他致癌因素的作用下，细胞是如何发生恶性转化的；在生长过程中发生了哪些分子生物学和细胞遗传学的改变；在不同因素的作用下，能否阻断恶性转化的发生或使恶性转化逆转；免疫因子、射线和抗癌药物等对癌细胞生长的影响等。近年来通过体外培养建立了较多的人体肿瘤细胞系或细胞株，对研究肿瘤细胞的生物学特性以及进行分子水平的研究起到了重要作用。该研究方法的优点是周期短、见效快、节省开支，体外因素单纯，实验条件容易控制，但是孤立的体外环境与复杂的体内整体环境有很大的不同，因此不能将体外研究结果与体内过程等同看待。

人体病理学和实验病理学是研究疾病的重要方法，应该扬其所长，避其所短，互相联系、互相印证及互相补充才能发挥他们在疾病研究中的积极作用。

四、病理学的学习方法

学习和研究病理学必须以唯物主义的世界观和方法论为指导思想，用对立统一的法则去认识疾病过程中各种矛盾发展的辩证关系。结合本学科特点，在学习过程中应注意以下几方面的问题。

1. 用"动态"的观点认识疾病　病理学研究的对象主要为病变组织器官的形态改变。疾病的发生、发展是个复杂的动态过程。同一个器官的不同疾病，其病理变化不同，同一个器官同一种疾病的不同时期，其病理变化也不同，因此既要看清它的现状，也要联系它的过去和未来。教材所描述的是该疾病或病变的典型改变，而我们所观察的大体标本和组织切片是疾病过程中某一时间的改变，因此，应当以动态、发展的思维方式去分析和理解疾病过程中各个阶段所出现的病理变化，掌握疾病的发生、发展规律。

2. 重视形态变化与功能代谢的关系　在疾病的发生、发展过程中，病变的组织器官常常会出现形态结构及功能、代谢的改变；代谢改变是功能、形态改变的基础，功能改变往往又导致形态改变，形态改变必然会影响功能、代谢的变化。在疾病过程中，形态结构与功能、代谢的改变相互联系、相互影响、互为因果。因此，在病理学学习过程中应注重形态变化与功能代谢改变的联系，为深刻认识和正确理解各种疾病的临床表现奠定基础。

3. 注重局部与整体的有机联系　机体是一个完整的统一体，全身各个器官在神经、体液的协调作用下维持机体的正常功能。疾病的病理变化可以是全身反应的局部表现，并受到整体变化的制约，而任何一个局部病变，在一定情况下又会影响到全身，两者之间有着不可分割的联系。

4. 加强病理学与临床学科的联系　病理学是研究疾病本质的一门学科，掌握疾病的本质是为了更好地理解疾病复杂的临床表现及指导疾病的防治。在学习病理学过程中要学会运用病理学知识解释疾病现象，联系临床医学有关知识，培养分析、诊断疾病的能力，提高学习效果。

五、病理学的发展史

病理学是在人类探索和认识自身疾病的过程中应运而生的。它的发展必然受到人类认识自然能力的制约，研究方法与研究手段的不断进步也促进了病理学的不断发展。从古希腊名医希波拉底（Hippocrates，公元前460—公元前370年）首创液体病理学说开始，经过两千多年的发展，且由于自然科学的逐渐兴起，生物学和医学也不断发展。人体解剖学、生理学的相继创立，为病理学的发展奠定了基础。18世纪中叶，意大利著名医学家莫尔加尼（Morgagni，1682—1771年）根据积累的尸检材料，发现了疾病与器官的关系，创立了器官病理学（organ pathology），标志着病理学发展的新开端。约一个世纪以后的19世纪中叶，德国病理学家魏尔啸（Virchow，1821—1902年）在显微镜的帮助下，对病变的组织细胞进行了深入的观察，创立了细胞病理学（cellular pathology）。他认为细胞结构的改变和功能障碍是疾病发生的基础，并指出形态改变与疾病过程和临床表现的关系。这一学说的提出对病理学乃至整个医学的发展做出了具有历史意义的、划时代的贡献，时至今天，他的学说还继续影响着现代医学的理论和实践。自20世纪30年代初起，随着电子显微镜的问世，细胞病理学发展到电子显微镜水平的超微病理学。进入20世纪50年代末、60年代初，随着现代科学技术的快速发展及各学科之间的相互渗透，生物学、免疫学、遗传学的知识在病理学中被越来越广泛地应用，为病理学的发展带来了新的生机与活力。学科之间的密切联系及相互渗透、交叉，使病理学科产生了许多新的分支学科，如临床病理学、实验病理学、环境病理学、地理病理学、化学病理学、卫生病理学、比较病理学、遗传病理学、免疫病理学和分子病理学等。其中，分子病理学发展尤其迅速，许多分子生物学新技术在病理学中的应用，使病理学研究进入分子时代。而这些分支学科的建立，丰富和发展了传统病理学的内容，使人们能够多层次、多角度地分析和研究疾病的发生本质，使病理学从组织、细胞水平逐渐深入亚细胞、蛋白质、基因乃至"分子形态"水平去认识相关疾病，研究疾病的起因和发病机制，为许多疾病的防治开辟了新的前景。

我国秦汉时期的《黄帝内经》、隋唐时代巢元方的《诸病源候论》、南宋时期宋慈的《洗冤集录》等历史医学著作，对病理学的发展做出了很大的贡献。半个多世纪以来，我国现代病理学前辈徐育明、胡正详、梁伯强、谷镜汧、侯宝璋和林振纲、秦光煜、江晴芬、李佩琳、吴在东、杨述祖、杨简、刘永等学者为我国病理学教学、师资培养以及病理学的发展呕心沥血，艰辛创业。他们主持编著了具有我国特色的病理学教科书和参考书；大力推进了我国病理尸检、活检及科研工作，对长期以来严重危害我国人民健康的地方病和寄生虫病（如克山病、大骨节病、黑热病、血吸虫病等）、肿瘤（如肝癌、食管癌、鼻咽癌等）以及心血管疾病（如动脉粥样硬化、冠心病等）进行了广泛深入的研究，并取得了丰硕的成果。这些成就对我国当前及今后病理学教学、科研和医疗工作都起着重要的作用。

　　纵观病理学的发展历程，人类对疾病的认识经历了肉眼观察组织器官的病变→借助显微镜观察组织及细胞的病变→借助电子显微镜观察细胞内超微结构的改变→借助免疫组织化学及免疫电镜等技术观察细胞内大分子（如蛋白质、核酸等）的改变，即由宏观至微观不断深入的发展过程。目前，人类对许多疾病的临床表现、组织学变化等方面已较为了解，但超微结构、分子水平的改变尚存许多未解之谜，疾病本身的特点及发病机制尚未被探明。机体的细胞结构均由各种化学成分组成，任何疾病的发生都有其分子学改变的基础。病理学家只有深入分子水平，方能透彻地揭示各种疾病发生的真面目。随着分子生物学理论、方法的创新和完善，分子病理辅助性诊断已由实验室逐步进入临床应用，开始在蛋白质、mRNA 和 DNA 水平揭示疾病的发生、发展和转化规律，从基因组的角度来研究疾病的病因、发病机制及其发生和发展规律，并逐渐应用到疾病的诊断、治疗方案的制订和预后判断等许多领域。总之，病理学研究的大趋势是形态与功能相结合、宏观与微观相结合、定性定量与定位相结合，为最终实现精准化医学提供理论依据。

　　我国病理学前辈为现代病理学事业的发展奠定了坚实的基础；经过几代病理学工作者的努力，我国病理学在人才队伍和实验条件的建设上得到了长足的发展。我国是一个幅员辽阔、人口众多的大国，疾病谱和疾病都具有自己的特点，我们既要充分利用我国丰富的疾病材料"资源"，积极发展我国的人体病理学研究，也要充分利用各种途径吸收世界上的新方法、新技术，加强我国实验病理学的研究，不断开拓创新，以适应新世纪社会发展和卫生事业的需要。

目标检测

1. 何为病理学？病理学的主要任务是什么？
2. 病理学的常用研究方法有哪些？各有哪些特点？
3. 为何说病理学是一门桥梁课程？应该如何学习病理学？

第一章　细胞和组织的适应与损伤

PPT

学习目标

1. 掌握　萎缩、化生、可逆性损伤、坏死、凋亡、溃疡、空洞、窦道、瘘管、机化的概念；萎缩、化生的类型及其病变特点；细胞水肿、脂肪变、玻璃样变、病理性钙化的概念及病变特点；坏死的基本病变、结局及各种类型坏死的概念和病变特点；凋亡的主要特征及其与坏死的区别。

2. 熟悉　适应、肥大、增生、淀粉样变、黏液样变、病理性色素沉着的概念和病变特点。

3. 了解　细胞和组织损伤的原因和机制；细胞老化的概念和发生机制。

4. 学会细胞和组织的适应与损伤的病理变化，具备分析相关临床问题的基本能力。

正常细胞和组织在体内外环境变化或损伤因子等刺激时可做出不同的代谢、功能和形态的反应性调整。在生理性负荷增强或减弱时，或遇到轻微持续的病理性刺激时，细胞、组织和器官可表现为适应性反应，出现萎缩、肥大、增生和化生等变化。一般而言，适应性反应是非损伤性应答反应，并不对细胞的结构和功能造成明显损伤。若上述刺激超过了细胞、组织和器官的耐受与适应能力，则会出现代谢、功能和形态的损伤性变化。细胞的轻度损伤大部分是可逆性损伤，即病因去除后损伤的细胞可恢复到正常状态。形态学上常见的可逆性损伤有细胞水肿、脂肪变、玻璃样变、淀粉样变、黏液样变以及病理性色素沉着和病理性钙化等。但严重或持续的病理性刺激会导致细胞的不可逆性损伤，形态学上表现为细胞坏死或凋亡。

正常细胞、适应性细胞、可逆性损伤细胞和不可逆性损伤细胞在形态学上是一个连续变化的过程，在一定条件下可相互转化，其界限有时不甚清楚。一种具体的刺激引起的是适应还是可逆性损伤或不可逆性损伤，一方面取决于刺激的类型、持续时间和作用强度，另一方面也取决于受累细胞的易感性、分化、血液供应、营养及以往的状态等。因此，无论细胞发生何种反应，损伤是否可逆，细胞都会产生一系列的代谢、功能和结构改变。机体因所受刺激而发生的反应的类型和模式，构成疾病病理变化的细胞分子基础。

⇒ 案例引导

临床案例　患者，男，53岁。

病史：患者于3个月前无明显诱因出现全身乏力，伴腹胀和食欲减退，无恶心、呕吐、呕血及黑便。10天前因醉酒，次日起感乏力、厌食症状加重，自服感冒药，病情未见好转。5天前家人发现其皮肤与巩膜渐变黄，遂就诊，以肝炎收住入院。患者有30余年饮酒史，每日饮白酒约2两；20余年吸烟史，每日约30支。否认肝炎、结核病等传染病史，无高血压病、心脏病等家族史。

体格检查：体温36.6℃，脉搏90次/分，呼吸20次/分，血压140/95mmHg。慢性病容，全身及巩膜黄染，全身浅表淋巴结无肿大。心、肺未见异常。腹部平软，未见胸腹壁浅静脉充盈。肝大，右肋下约2.0cm，可触及，边缘钝、质中，肝区叩痛（＋）。胆囊及脾脏未触及。肠鸣音较弱。双下肢无水肿。

→ **案例引导**

　　辅助检查：ALT 320U/L、AST 120U/L、STB 106μmol/L、SDB 40μmol/L、ALB 32g/L、GLB 40g/L、TG 9.8mmol/L，各型肝炎病毒检测均为阴性。尿蛋白（＋）。肝脏超声检查提示脂肪肝。

　　肝穿刺：镜下见弥漫性肝细胞肿胀，肝窦挤压变窄或消失。部分肝细胞内见大小不等空泡，核居中或受空泡挤压至胞膜下，部分肝细胞胞质疏松，其内可见细小红染颗粒状物，少数胞质完全透亮，呈气球样变。局部可见肝小叶结构破坏，并伴有少量淋巴细胞浸润。在少数肝细胞内可见特征性红染玻璃样变小体。

　　讨论　1. 肝穿刺病理检查结果主要显示了哪些可逆性损伤？并说明它们的形成机制。

　　　　　　2. 如果患者继续保持酗酒的习惯，肝脏可进一步发展为何病变？

第一节　细胞、组织的适应

　　细胞和由其构成的组织、器官在受到内、外环境变化和各种有害因子的持续性刺激时，通过改变其自身的代谢、功能和形态结构，以保持机体生命活动的平衡而发生的非损伤性应答反应，称适应（adaptation）。适应包括功能代谢和形态结构变化两个方面，其目的在于避免细胞和组织受损，在一定程度上反映了机体对细胞生长和细胞分化的应答调节能力。

　　适应性反应的发生机制涉及细胞代谢的所有过程，包括细胞特殊受体功能上调或下调、基因表达与调控、信号转导、细胞因子和激素分泌、受体结合、蛋白质转录及翻译，以及蛋白质合成调节等。其实质是细胞生长和分化受到调整的结果，可以认为他们是介于正常与损伤之间的一种状态。细胞通过一系列适应性改变，在内、外环境中达到代谢、功能和形态结构上新的平衡。一般而言，病因去除后，大多数适应细胞可逐步恢复正常。

　　适应在形态学上涉及细胞数目、体积、形态及其功能代谢或细胞分化的改变，一般表现为萎缩、肥大、增生和化生（图 1-1）。

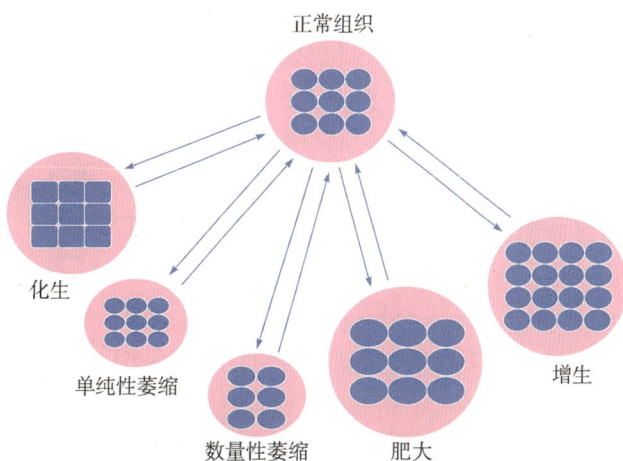

图 1-1　正常组织、细胞与组织适应性变化之间的关系示意图

一、萎缩

　　萎缩（atrophy）是指已发育正常的细胞、组织或器官的体积缩小。萎缩时细胞合成代谢功能降低、能量需求减少，原有功能下降。器官与组织的萎缩，不但有因细胞物质含量减少而致的实质细胞的体积缩小，而且还常伴有实质细胞数目的减少。组织器官的发育不全或未发育不属于萎缩范畴，如幼稚子宫。

（一）萎缩的病理变化

肉眼观：萎缩的组织或器官体积缩小、重量减轻、颜色变深或呈褐色、器官表面不光滑或呈颗粒状。当萎缩伴有间质结缔组织增生时，质地可变韧。萎缩器官的包膜可因结缔组织增生而稍增厚。例如心脏萎缩时体积缩小，心壁变薄，其表面冠状动脉因心脏缩小而弯曲如蛇行状（图1-2）。

镜下观：萎缩器官的实质细胞体积缩小或兼有细胞数目减少，间质结缔组织增生。萎缩细胞胞质浓缩，核深染，胞质中常可见褐色颗粒，称脂褐素（lipofuscin）。脂褐素是细胞内未被彻底消化的、富含磷脂的膜包被的细胞器残体，在心肌细胞及肝细胞内多见，且常位于胞核的两端或周围。当这种脂褐素明显增多时，器官可呈棕褐色，故有褐色萎缩之称。电镜下萎缩细胞的细胞器如线粒体、内质网等减少，但自噬泡增多。自噬泡可将细胞器碎片进行消化，不能被消化的物质则形成残存小体，即光镜下的脂褐素颗粒。

图1-2　心脏萎缩

（二）萎缩的类型

萎缩有生理性萎缩和病理性萎缩两种。

1. 生理性萎缩（physiological atrophy）　如青春期后胸腺组织的萎缩和生殖系统中卵巢、子宫及睾丸的更年期后萎缩等。大部分生理性萎缩时，细胞数量的减少是通过细胞凋亡实现的。

2. 病理性萎缩（pathological atrophy）　按其发生的原因可分为以下类型。

（1）营养不良性萎缩（atrophy due to inadequate nutrition）　可因蛋白质摄入不足、消耗过多或血液供应不足等引起，分为两种。①全身营养不良性萎缩：如由于机体摄入蛋白质等营养物质不足，或虽然摄入足量的营养物质，但因疾病使营养物质消耗过多（如糖尿病、结核等慢性消耗性疾病及肿瘤晚期等）。②局部营养不良性萎缩：如动脉粥样硬化引起肾、脑动脉供血不足而发生的肾萎缩、脑萎缩等。萎缩的细胞、组织和器官通过调节细胞体积、数目和功能，以适应降低的血液供应和营养补给。

（2）压迫性萎缩（atrophy due to pressure）　如肾盂积水、脑积水等长期挤压肾、脑实质，引起邻近正常组织的萎缩（图1-3），主要是因组织与器官长期受压，组织细胞缺血、缺氧所致。右心功能不全时，肝小叶中央静脉及其周围血窦淤血，也会引起邻近肝细胞因受压而萎缩。

（3）失用性萎缩（atrophy due to decreased workload）　可因组织器官长期工作负荷减少或功能代谢低下所致，如四肢骨折后久卧不动引起的患侧肢体肌肉萎缩和骨质疏松。

（4）内分泌性萎缩（atrophy due to loss of endocrine stimulation）　由于内分泌腺功能下降引起靶器官细胞萎缩，如西蒙病（Simmond's disease）时，由于垂体功能低下，可引起靶器官甲状腺、肾上腺及性腺萎缩等。

图1-3　肾压迫性萎缩

肾盂积水扩张，肾皮质变薄

（5）去神经性萎缩（atrophy due to decresed innervations）　因运动神经元或轴突损害引起效应器萎缩，如脑或脊髓神经损伤所致的肌肉萎缩。其机制是神经对肌肉运动调节丧失，加之活动减少和骨骼肌

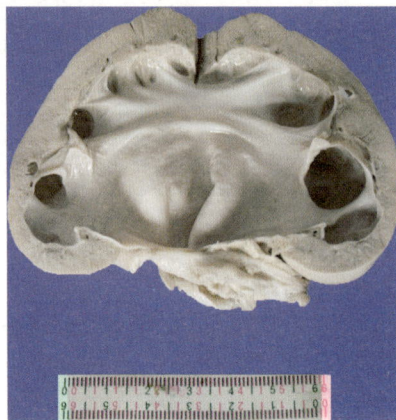

细胞分解代谢加速。

（6）老化和损伤性萎缩（atrophy due to aging and injury）　细胞老化的标志之一是细胞萎缩。心肌细胞和神经细胞的萎缩是心脏和大脑发生老化的常见原因。此外，病毒和细菌感染引起的慢性炎症是细胞、组织和器官萎缩的常见原因，如慢性胃炎时胃黏膜萎缩和慢性肠炎时小肠黏膜绒毛萎缩。细胞凋亡也可以导致组织器官的萎缩，如阿尔茨海默病（Alzheimer's disease，AD）的大脑萎缩，就是因大量神经细胞凋亡所致。

此外，癌症患者经局部放射治疗后，其邻近器官也可发生萎缩，如鼻咽癌放射治疗后，可致涎腺萎缩。

临床上萎缩可由多因素导致。如骨折后的患肢肌肉萎缩，是神经损伤、营养供应不足、失用性或压迫等诸因素共同作用的结果。而老年人的心、脑等器官的萎缩，则兼有生理性萎缩和病理性萎缩性质。

萎缩器官、组织和细胞的功能、代谢常有不同程度降低。如肌肉萎缩时，收缩力降低；脑组织萎缩时，智力和记忆力减退；腺体萎缩时，分泌减少等。萎缩一般是可复性的，病因解除后，萎缩的器官和组织可以逐渐恢复；但若原因持续存在，萎缩的细胞最终可发生死亡（凋亡）。

二、肥大

由于细胞、组织或器官功能增强，合成代谢旺盛，使细胞、组织或器官的体积增大，称肥大（hypertrophy）。组织和器官的肥大，主要是由实质细胞体积增大所致，但也可伴有实质细胞数目的增多。

（一）肥大的类型

肥大可以是生理性的，也可以是病理性的。若因组织或器官的功能负荷过重而引起，称代偿性肥大（compensatory hypertrophy）或功能性肥大；若由于内分泌激素过多作用于效应器官所致，称内分泌性肥大（endocrine hypertrophy）或激素性肥大。

1. 代偿性肥大　通常由相应组织器官的功能或负荷增加引起。如举重和健美运动员的骨骼肌肥大属于生理性肥大；高血压患者的左心室肥大、一侧肾切除后健侧肾的代偿性肥大，则属于病理性肥大（图1-4）。

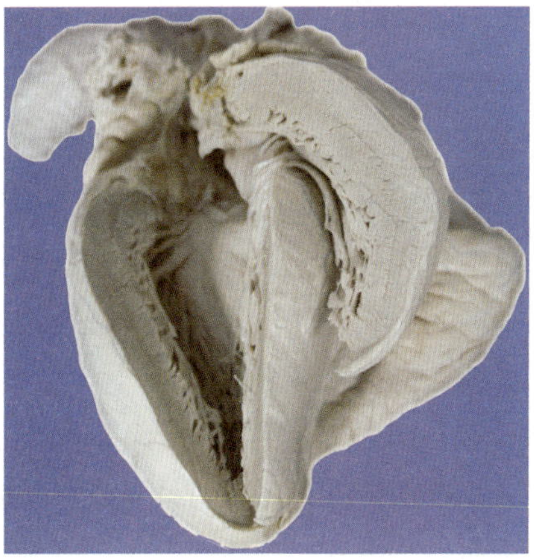

2. 内分泌性肥大　是因内分泌激素分泌过多引起的靶器官的肥大，分为生理性和病理性两种。如哺乳期的乳腺和妊娠期的子宫肥大，均属生理性，多伴有实质细胞数目的增多。甲状腺功能亢进时，甲状腺素分泌过多，引起甲状腺滤泡上皮细胞肥大；垂体神经内分泌瘤时，促肾上腺激素分泌过多，导致肾上腺皮质细胞肥大，则属于病理性。

图1-4　心肌肥大
高血压病心脏，左心室壁增厚

（二）肥大的病理变化

肥大的细胞体积增大，细胞核大且深染，肥大的器官和组织体积均增大。肥大的细胞因部分发生原癌基因活化，导致细胞DNA含量和细胞器（如微丝、线粒体、内质网、高尔基复合体及溶酶体等）数量增多，结构蛋白合成活跃，细胞代谢、功能增强。但细胞肥大的代偿作用并不是无限度的，如当心肌细胞过度肥大时，由于心肌细胞的供血相对不足，心肌细胞产生的收缩成分也因胚胎性基因的激活而由正常收缩蛋白转变为收缩效率差的幼稚收缩蛋白，部分心肌纤维甚至溶解、消失，形成不可逆损伤，最终诱发心力衰竭。

某些病理情况下，在实质细胞萎缩的同时，间质组织会广泛性增生（主要是脂肪组织），以维持原有组织或器官的体积，甚至造成组织或器官的体积增大，称假性肥大。

三、增生

细胞有丝分裂活跃而致器官或组织内实质细胞数目增多的现象，称增生（hyperplasia），常导致该组织或器官体积增大、功能增强。细胞增生通常是由于靶细胞受到过度的激素刺激，或者生长因子及其受体的过度表达所致，同时也与细胞凋亡的抑制作用减弱有关，通常受到增殖基因、凋亡基因、激素和各种肽类生长因子及其受体的精细调控。

（一）增生的类型

根据其性质，增生可分为生理性增生与病理性增生两类。根据其原因，增生可分为代偿性增生（pensatory hyperplasia）和内分泌增生（endocrine hyperplasia）两种。

1. 生理性增生　可分为内分泌性增生和代偿性增生。如青春期女性乳腺的发育、妊娠期子宫和哺乳期乳腺的增生均属内分泌性增生。肝脏部分切除后，肝细胞增生以恢复正常肝脏的体积；高海拔地区居民因空气氧含量较低，机体骨髓红细胞前体细胞和外周血红细胞增多，均属代偿性增生。

2. 病理性增生　可分为内分泌性增生和代偿性增生。内分泌性增生常由过度的激素刺激引起，如雌激素水平过高引起的子宫内膜增生、乳腺增生；雄激素水平过高引起的前列腺增生；缺碘引起的甲状腺增生。代偿性增生见于组织损伤后，是因损伤处增多的生长因子的刺激作用而发生的增生，如成纤维细胞和毛细血管内皮细胞的增生。

（二）增生的病理变化

增生时局部组织、器官体积增大，细胞的数量增多，细胞和细胞核的形态正常或稍增大。细胞增生可分为弥漫性或局限性，分别表现为增生的组织、器官均匀弥漫性增大，或形成单发或多发性局限性结节。大部分病理性（如炎症）的细胞增生，通常会因有关引发因素的去除而停止。

增生也是间质组织的重要适应性反应。在炎症和修复的过程中，成纤维细胞、血管和实质细胞的增生是炎症愈合、创伤修复的重要环节。创伤修复过程中，过度的纤维组织增生可形成瘢痕疙瘩（keloid）。慢性炎症时，成纤维细胞、血管和实质细胞的过度增生可形成息肉等病变。实质细胞和间质细胞同时增生的情况也不少见，如雄激素代谢产物双氢睾酮可引起前列腺腺体和间质纤维组织的增生。

长期慢性刺激或炎症可使上皮细胞发生不典型增生（dysplasia），这是一种紊乱的非正常、非肿瘤性的生长方式。有些情况下，不典型增生进而可形成肿瘤（具体内容参见肿瘤及女性生殖系统疾病）。

四、化生

为适应环境变化，一种分化成熟的细胞类型被另一种分化成熟的细胞类型所取代的过程，称化生（metaplasia），通常只出现在分裂增殖能力较活跃的细胞。化生并非由已分化成熟的细胞直接转变为另一种分化成熟的细胞，而是由该处具有分裂增殖能力的未分化细胞、储备细胞等干细胞横向分化的结果，是环境因素引起细胞某些基因活化或受抑制而重新程序化（reprogramming）表达的产物，是组织、细胞成分分化和生长调节改变的形态学表现。化生可能要通过特定基因 DNA 的去甲基化或甲基化来实现。

（一）化生的类型

化生通常发生在同源细胞之间，即上皮细胞之间或间叶细胞之间，一般由特异性较低的细胞类型来取代特异性较高的细胞类型。上皮组织的化生在原因去除后可恢复，但间叶组织的化生则往往是不可复的。

1. 上皮组织化生

（1）鳞状上皮化生（squamous metaplasia）　被覆上皮组织的化生以鳞状上皮化生（简称鳞化）最为常见。气管和支气管黏膜的纤毛柱状上皮，在长期吸烟或慢性炎症损害时，可转化为鳞状上皮（图1-5）。这是一种适应性反应，通常仍为可复性的。但若刺激因素持续存在，则有可能成为支气管鳞状细胞癌的基础。此外，涎腺、胰腺、肾盂、膀胱和胆管等组织被覆的柱状上皮、立方上皮或移行上皮也可以化生为鳞状上皮。

（2）柱状上皮化生（columnar epithelium metaplasia）　腺上皮组织的化生也较常见。有时鳞状上皮也可发生柱状上皮化生。如Barrett食管（Barrett's esophagus，BE），是由于慢性反流性食管炎损伤食管，引起食管下段鳞状上皮被胃型或肠型柱状上皮取代。慢性子宫颈炎时，子宫颈的鳞状上皮被柱状上皮取代，形成肉眼所见的子宫颈糜烂。

（3）肠上皮化生（intestinal metaplasia）　化生也可以表现为一种腺上皮被另一种腺上皮替代。如慢性胃炎时，胃黏膜上皮可被小肠或大肠黏膜的上皮组织取代，称肠上皮化生（图1-6）。若胃窦、胃体部腺体被幽门腺取代，则称假幽门腺化生。这种化生常见于慢性萎缩性胃炎、胃溃疡及胃黏膜糜烂后黏膜再生时。大肠型肠上皮化生可成为肠型胃癌的发生基础。

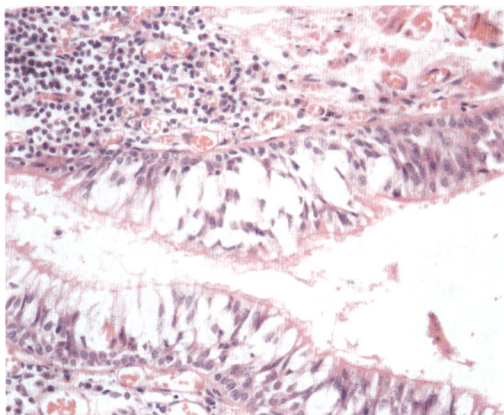

图1-5　鳞状上皮化生

慢性支气管炎，支气管上皮转化为鳞状上皮

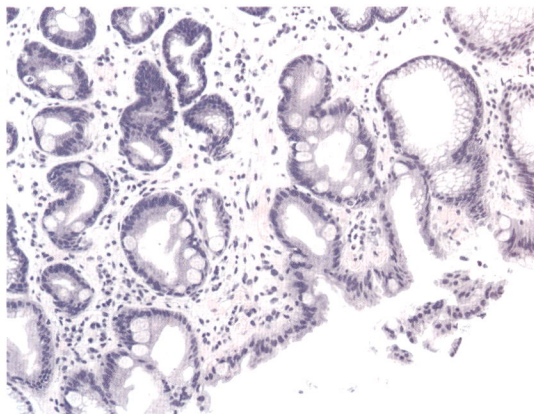

图1-6　肠上皮化生

胃黏膜上皮被含纹状缘的吸收细胞和杯状细胞所取代

2. 间叶组织化生

结缔组织化生也比较多见。多由纤维结缔组织化生为骨、软骨或脂肪组织。如骨化性肌炎（myositis ossificans）时，由于外伤引起肢体近段皮下及肌肉内纤维组织增生，并发生骨化生，这是新生的结缔组织细胞转化为骨母细胞的结果。老年人的喉及支气管软骨可化生为骨。一些良性或恶性肿瘤的间质结缔组织有时可出现骨或软骨化生。

（二）化生的意义

化生兼有利弊，但大多数情况下对机体无益处。如呼吸道黏膜的鳞状上皮化生，细胞层次增多变厚，虽增强了黏膜局部抵御外界刺激的能力，但由于局部黏膜纤毛结构的改变和细胞分泌功能的下降，导致黏膜局部的自净能力减弱；此外若刺激长期或持续存在，则可能引起细胞恶性变。再如，胃黏膜肠上皮化生和胃腺癌的发生有一定的关系；慢性反流性食管炎的柱状上皮化生，则是某些食管腺癌的组织学来源。就此意义而言，某些化生是与多步骤肿瘤细胞演进相关的癌前病变。

⊕ 知识链接

上皮－间质转化

上皮－间质转化（epithelial–mesenchymal transition，EMT），是指上皮细胞通过特定程序转化为具有间质表型细胞的生物学过程。这一概念是 Greenberg 和 Hay 于 1982 年提出的，他们发现，晶状体上皮细胞在胶原凝胶中可以形成伪足，转变为间质细胞样状态。研究发现，EMT 在胚胎发育、慢性炎症、组织重建、癌症转移和多种纤维化疾病中发挥重要作用，其主要的特征有细胞黏附分子（如 E－钙黏蛋白）表达的减少、细胞角蛋白细胞骨架转化为波形蛋白（vimentin）为主的细胞骨架及形态上具有间充质细胞的特征等。通过 EMT，上皮细胞失去细胞极性，失去与基底膜的连接等上皮表型，获得了较高的迁移、侵袭、抗凋亡和降解细胞外基质的能力等间质表型。EMT 是上皮细胞来源的恶性肿瘤细胞获得迁移和侵袭能力的重要生物学过程。阐明调控恶性肿瘤细胞发生 EMT 过程的分子机制，明确其在恶性肿瘤的发生、发展、转移中的病理意义，并探索基于 EMT 关键分子的诊断方法及靶向 EMT 关键分子的治疗手段是肿瘤转移中 EMT 机制研究的关键科学问题。

第二节 细胞可逆性损伤

大部分轻中度细胞损伤在应激和有害因素去除后可以恢复正常，称可逆性损伤（reversible injury）。可逆性损伤导致的细胞形态学改变称为变性（degeneration），是指细胞或细胞间质受到损伤后，由于代谢障碍所致的某些形态学变化，表现为细胞内和（或）细胞间质中出现异常物质或正常物质异常蓄积的现象，通常伴有细胞功能低下。

造成物质蓄积的原因是这些正常或异常物质的产生过多或产生速度过快，细胞组织缺乏相应的代谢、清除或运转利用机制，而使其聚积在细胞器、细胞质、细胞核或细胞间质中。

所有有害因素都是首先在分子水平发挥其作用的。能够辨别出细胞适应、可逆性损伤或不可逆性损伤等形态学变化的时间长短，取决于细胞病变性质和观察方法的敏感度。总体来说，受影响的细胞先呈现生化代谢变化，继而出现组织化学和超微结构变化，然后再出现光镜下和肉眼可见的形态学变化，这是一个渐进的过程。

一、细胞水肿

细胞水肿（cellular swelling）或称水变性（hydropic degeneration），常是细胞损伤中最早出现的形态学改变，常由于细胞容积或胞质离子浓度调节功能下降所致，胞质中水分过多积聚导致细胞体积增大。

1. 细胞水肿的机制 细胞水肿时因 ATP 生成减少，细胞膜 Na^+-K^+ 泵功能障碍，导致细胞内 Na^+ 积聚，吸引大量水分子进入细胞，以维持细胞内外渗透压平衡。之后，无机磷酸盐、乳酸和嘌呤核苷酸等代谢产物蓄积，增加渗透压负荷，进一步加重细胞水肿。因此，凡是能引起细胞液体和离子内稳态变化的损害，都可导致细胞水肿，常见于缺血、缺氧、感染、中毒时肝、肾、心等器官的实质细胞。

2. 细胞水肿的病理变化 病变初期，细胞线粒体和内质网等细胞器肿胀，形成光镜下细胞质内的红染细颗粒状物，称颗粒样变性（图 1-7）；若水、钠进一步积聚，则细胞肿大明显，细胞基质高度疏松呈空泡状，严重时细胞核也可肿胀，胞质膜表面出现囊泡，微绒毛变形消失，胞体极度肿胀，胞质甚至变透明，称气球样变或水样变。肉眼观察，细胞水肿的组织器官体积增大，重量增加，颜色变淡，苍白肿胀，边缘圆钝，包膜紧张，切面外翻。轻度细胞水肿的改变不易在光镜下识别，而整个器官的变化可能较明显。

图 1 - 7　肾细胞水肿
肾近曲小管上皮细胞体积增大，胞质内有大量红染颗粒

二、脂肪变

脂肪变（fatty change 或 steatosis）是指非脂肪细胞的细胞质中出现甘油三酯的异常蓄积，形成脂滴。在石蜡切片中，因甘油三酯被有机溶剂溶解，故脂滴呈空泡状。在冷冻切片中，应用苏丹Ⅲ、苏丹Ⅳ等特殊染色，可将脂肪与其他物质区别开来。脂肪变多发生于肝细胞、心肌细胞、肾小管上皮细胞和骨骼肌细胞等。其原因与感染、酗酒、中毒、缺氧、营养不良、糖尿病及肥胖等有关。

1. 脂肪变的病理变化　轻度脂肪变，肉眼观察受累器官可无明显变化。随着病变的加重，脂肪变的器官体积增大，表面光滑，颜色淡黄，边缘圆钝，切面有油腻感。光镜下见脂肪变的细胞胞质中出现大小不等的球形脂滴，大者可充满整个细胞而将胞核挤至一侧（图 1 - 8）。电镜下，细胞质内脂肪成分聚积成有膜包绕的脂质小体，进而融合成脂滴。

（1）肝脂肪变　肝细胞是脂肪代谢的重要场所，最常发生脂肪变性，但轻度肝脂肪变通常并不引起肝脏明显形态变化和功能障碍。脂肪变在肝小叶内的分布与病因有一定的关系，如慢性肝淤血时，小叶中央区缺氧严重，故脂肪变首先发生于小叶中央区；磷中毒时，小叶周边带肝细胞受累明显；严重中毒和传染病时，脂肪变性则常累及全部肝细胞。显著弥漫性肝细胞脂肪变性称为脂肪肝，重度肝脂肪变可发展为肝坏死或肝硬化。

图 1 - 8　肝细胞脂肪变性
肝细胞胞质内可见大小不等的脂肪空泡

（2）心肌脂肪变　正常心肌含少量脂滴。慢性酒精中毒或缺氧可引起心肌脂肪变，常累及左心室内膜下和乳头肌部位。脂肪变心肌呈黄色，与正常心肌的暗红色相间，形成黄红色斑纹，称"虎斑心"。有时心外膜增生的脂肪组织可沿间质伸入心肌细胞间，称心肌脂肪浸润（fatty infiltration），又称"脂肪心"，并非心肌细胞脂肪变性。重度心肌脂肪浸润可致心脏破裂，引发猝死。

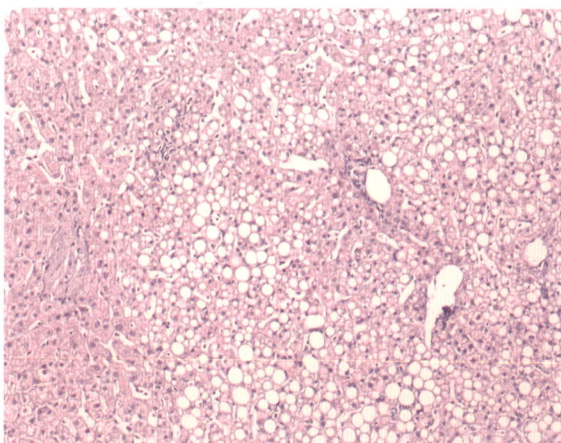

（3）肾脂肪变　在严重贫血、缺氧、中毒和一些肾脏疾病时，肾小管上皮细胞也可发生脂肪变，光镜下脂滴主要位于肾近曲小管细胞基底部，为过量重吸收的原尿中的脂蛋白，严重者可累及肾远曲小管细胞。

2. 脂肪变的机制　肝细胞脂肪变性的机制如下。①肝细胞胞质内游离脂肪酸增多：如高脂饮食或营养不良时，体内脂肪组织分解，过多的游离脂肪酸由血液入肝；或因缺氧致肝细胞内乳酸大量转化为脂肪酸；或因氧化障碍使脂肪酸利用下降，脂肪酸相对增多。②甘油三酯合成过多：如大量饮酒可改变线粒体和滑面内质网的功能，促进 α - 磷酸甘油合成新的甘油三酯。③脂蛋白、载脂蛋白合成减少：缺血、缺氧、中毒或营养不良时，肝细胞中脂蛋白、载脂蛋白合成减少，细胞输出脂肪受阻而堆积于细胞内。

此外，当动脉粥样硬化或高脂血症时，可在某些非脂肪细胞如巨噬细胞和平滑肌细胞胞质中充有过量的胆固醇和胆固醇酯，可视为特殊类型的细胞内脂质蓄积。此类巨噬细胞显著增多并聚集在皮下组织时，称黄色瘤。

三、玻璃样变

玻璃样变又称为透明变（hyaline degeneration），是指细胞内和（或）间质中出现半透明状蛋白质蓄积，HE 染色呈嗜伊红半透明均质状。玻璃样变是一组形态学和物理学性状相同，但其化学成分、发生机制各异的病变。

1. 玻璃样变的机制　可能是由于蛋白质合成的先天遗传障碍或蛋白质折叠的后天缺陷，使一些蛋白质的三级结构和氨基酸序列发生变异，导致变性的胶原蛋白、血浆蛋白和免疫球蛋白等异常蓄积。

2. 玻璃样变的病理变化　根据病变部位，玻璃样变可分为以下三种。

（1）细胞内玻璃样变　通常为均质红染的圆形小体，位于细胞质内。如肾小管上皮细胞具有吞饮作用的小泡，重吸收原尿中的蛋白质，与溶酶体融合，形成玻璃样小滴；浆细胞胞质粗面内质网中免疫球蛋白蓄积，形成 Russell 小体；酒精性肝病时，肝细胞胞质中的细胞中间丝前角蛋白变性，形成 Mallory 小体。

（2）纤维结缔组织玻璃样变　见于生理性或病理性结缔组织增生，是纤维组织老化的表现。其特点是胶原蛋白交联、变性、融合，胶原纤维增粗变宽，其间血管和纤维细胞较少（图 1-9）。肉眼观呈灰白色、半透明、质韧。见于萎缩的子宫和乳腺间质、瘢痕组织、动脉粥样硬化纤维斑块及各种坏死组织的机化等。

（3）细小动脉壁玻璃样变　又称细小动脉硬化（arteriolosclerosis）（图 1-10）。常见于缓进型高血压和糖尿病的肾、脑、脾等器官的细小动脉壁，因血浆蛋白质渗入和基底膜代谢产物沉积，使细小动脉管壁增厚，管腔狭窄，血压升高，受累器官局部缺血。玻璃样变的细小动脉壁弹性减弱，脆性增加，易继发扩张、破裂或出血。

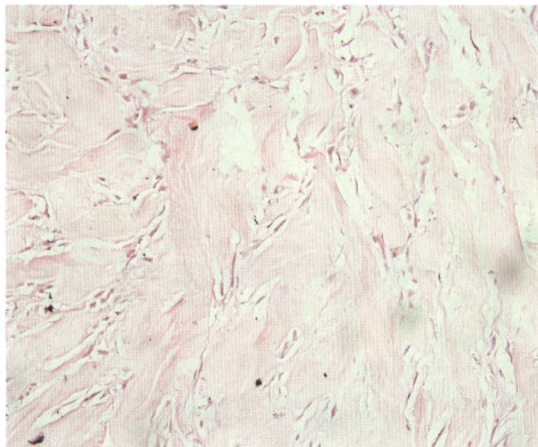

图 1-9　结缔组织玻璃样变
胶原纤维融合呈嗜伊红宽带状结构

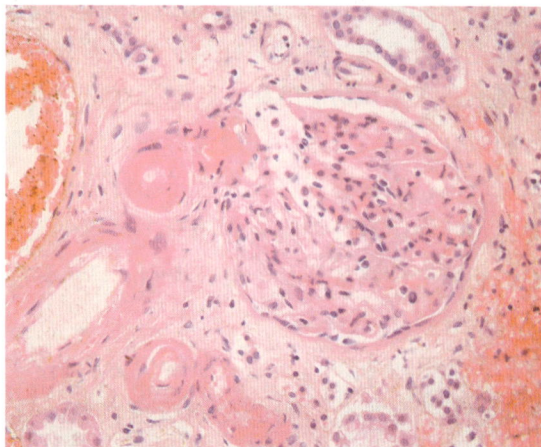

图 1-10　细动脉壁玻璃样变
管壁均质红染，管腔狭窄

四、淀粉样变

淀粉样变（amyloid change）是细胞间质内淀粉样蛋白质和黏多糖复合物蓄积，因具有淀粉染色特征而得名。

1. 淀粉样变的机制　淀粉样变也是一类形态学和特殊染色相近，但化学结构和产生机制不同的病变。淀粉样蛋白成分来自免疫球蛋白轻链、肽类激素、降钙素前体蛋白和血清淀粉样 A 蛋白等。淀粉样蛋白的新生多肽链由核糖体组成，可被排列为 α 链或 β 链。因机体不含消化大分子的 β-折叠结构的酶，β-淀粉样蛋白及其前体物质易积聚在组织中。

2. 淀粉样变的病理变化　淀粉样变物质主要沉积于细胞间质、小血管基膜下或沿网状纤维支架分布。HE 染色，其镜下特点为淡红色均质状物，并显示淀粉样呈色反应：刚果红染色为橘红色，遇碘则为棕褐色，再加稀硫酸便呈蓝色。

淀粉样变可为局部性或全身性。局部淀粉样变多发生于皮肤、结膜、舌、喉和肺等处，也可见于阿尔茨海默病的脑组织及霍奇金病、多发性骨髓瘤、甲状腺髓样癌等肿瘤的间质内。全身性淀粉样变可分为原发性和继发性两类，前者主要来源于血清 α-免疫球蛋白轻链，累及肝、肾、脾和心等多个器官；后者来源不明，主要成分为肝脏合成的非免疫球蛋白（淀粉样相关蛋白），多见于老年人和结核病等慢性炎症及某些肿瘤的间质中。

五、黏液样变

细胞间质内黏多糖类（葡萄糖胺聚糖、透明质酸等）物质和蛋白质的蓄积，称黏液样变（mucoid degeneration）。黏液样变可分为局部性和全身性两种。局部性黏液样变常见于间叶组织肿瘤、动脉粥样硬化斑块、风湿病灶和营养不良的骨髓及脂肪组织等。其镜下表现为疏松的间质内，有多突起的星芒状纤维细胞，散在于灰蓝色黏液基质中。在风湿性心瓣膜病中，黏液样变可使心瓣膜肿胀、增厚、变形。全身性黏液样变可引起黏液样物质和水分在全身皮肤与皮下组织蓄积。如甲状腺功能低下时，透明质酸酶活性受抑制，含有透明质酸的黏液样物质及水分在皮肤及皮下蓄积，形成特征性的黏液性水肿（myxedema）。

六、病理性色素沉着

病理情况下某些色素增多并积聚于细胞内或细胞间质内，称病理性色素沉着（pathological pigmentation）。色素可以由体内自身合成，如含铁血黄素、脂褐素、黑色素及胆红素等；也可以来源于体外，如炭尘、煤尘和纹身色素等外源性色素。

1. 含铁血黄素（hemosiderin）　是巨噬细胞吞噬降解红细胞内血红蛋白所产生的铁蛋白微粒聚集体，系 Fe^{3+} 与蛋白质结合而成。镜下呈金黄色、黄棕色或褐色颗粒，可被普鲁士蓝染成蓝色。大量含铁血黄素的存在与蓄积，表明有红细胞的破坏和全身性或局限性含铁物质的剩余。巨噬细胞破裂后，此色素亦可见于细胞外。生理情况下，肝、脾、淋巴结和骨髓内可有少量含铁血黄素形成；病理情况下，如陈旧性出血和溶血性疾病时，细胞组织中含铁血黄素异常蓄积。在左心衰竭患者肺内或痰内出现的含有含铁血黄素的巨噬细胞，称心衰细胞（heart failure cell）。

2. 脂褐素（lipofuscin）　是细胞自身代谢产生的不溶性色素，系细胞自噬溶酶体内未被消化的细胞器碎片残体。镜下为黄褐色微细颗粒，其成分是磷脂和蛋白质的混合物，源于自由基催化细胞膜结构中不饱和脂肪酸的过氧化作用。正常时，附睾管上皮细胞、睾丸间质细胞和神经节细胞胞质内可含有少量脂褐素。在老年人和消耗性疾病的患者，萎缩的心肌细胞及肝细胞核周围出现大量脂褐素，是细胞以往受到自由基脂质过氧化损伤的标志，故脂褐素又有消耗性色素之称。当多数细胞含有脂褐素时，常伴有更明显的器官萎缩。

3. 黑色素（melanin） 是黑色素细胞胞质中的黑褐色细颗粒，由酪氨酸氧化经左旋多巴聚合而产生，其生成受到垂体促肾上腺皮质激素（ACTH）和黑色素细胞刺激素（MSH）的影响。除黑色素细胞外，黑色素还可以聚集于皮肤表皮基底部的角质细胞及真皮的巨噬细胞内。某些慢性炎症及色素痣、黑色素瘤、基底细胞癌时，黑色素可局部性增多。肾上腺皮质功能低下的 Addison 病患者，亦可出现全身性皮肤、黏膜的黑色素沉着。

4. 胆红素（bilirubin） 是胆管中主要的正常色素，主要为血液中红细胞衰老破坏后的产物，它也来源于血红蛋白，但不含铁。此色素在胞质中呈粗糙、金色的颗粒状。血中胆红素明显增多时，患者会出现皮肤黏膜黄染。

七、病理性钙化

病理性钙化（pathological calcification）系骨骼和牙齿之外的组织中出现固态钙盐的沉积，可位于细胞内或细胞外。病理性钙化是许多疾病常见的伴随病变，钙盐的主要成分是磷酸钙和碳酸钙及少量铁、镁或其他矿物质。

1. 病理性钙化的类型 有营养不良性钙化和转移性钙化两种。

（1）营养不良性钙化 若钙盐沉积于坏死或即将坏死的组织或异物中，称营养不良性钙化（dystrophic calcification），此时体内钙磷代谢正常，见于结核病、血栓、动脉粥样硬化斑块、心脏瓣膜病变及瘢痕组织等，可能与局部碱性磷酸酶增多有关。

（2）转移性钙化 由于全身钙磷代谢失调（高血钙）而致钙盐沉积于正常组织内，称转移性钙化或迁徙性钙化（metastatic calcification）。主要见于甲状旁腺功能亢进、维生素 D 摄入过多、肾衰及某些骨肿瘤，常发生在血管及肾、肺和胃的间质组织中。

2. 病理性钙化的病理变化 病理性钙化在显微镜下呈蓝色颗粒状至片块状（图 1-11），肉眼观呈细小颗粒或团块，触之有砂砾感或硬石感。大片病理性钙化，可导致组织和器官变形、硬化和功能障碍。病理性钙化也可在胆囊、肾盂、膀胱、输尿管和胰腺等部位，形成由碳酸钙和胆固醇等构成的结石。

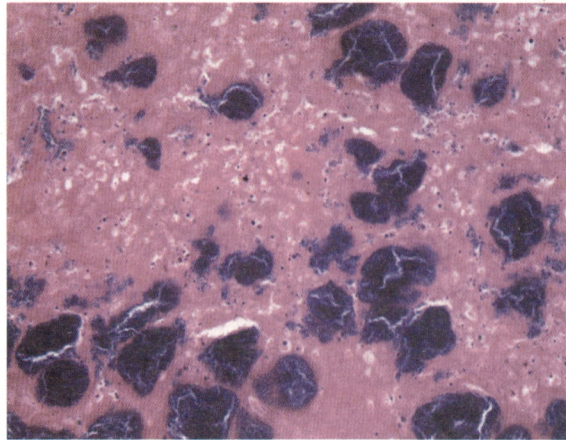

图 1-11 病理性钙化

综上所述，正常或异常物质在细胞内或细胞间质中异常蓄积会引起不同类型的可逆性损伤，几种常见可逆性损伤的特征如表 1-1 所示。

表 1 - 1　常见可逆性损伤的特征

表 1 - 1　常见可逆性损伤的特征

类型	蓄积物质	病变部位
细胞水肿	水和 Na^+	细胞内
脂肪变	甘油三酯	细胞内
玻璃样变	某些变性的血浆蛋白、胶原蛋白、免疫球蛋白等	细胞内、细胞间质
淀粉样变	淀粉样蛋白质和黏多糖复合物	细胞内、细胞间质
黏液样变	黏多糖类物质和蛋白质	细胞间质
病理性色素沉着	含铁血黄素、脂褐素、黑色素等	细胞内、细胞间质
病理性钙化	磷酸钙、碳酸钙	细胞间质、细胞内

第三节　细胞死亡

细胞发生严重的代谢、功能和形态、结构障碍时，可引起细胞不可逆性损伤（irreversible injury），即细胞死亡。细胞死亡是涉及所有细胞的最重要的生理病理变化，主要有两种类型，一是坏死，二是凋亡。坏死是细胞病理性死亡的主要形式；凋亡则主要见于细胞的生理性死亡，但也见于某些病理过程中。二者具有相对不同的发生机制、生理和病理学意义、形态学和生物化学特点。细胞经由何种方式死亡，一方面取决于外来刺激的种类、强度、持续时间及受累细胞 ATP 减少的程度，另一方面也受制于细胞内基因程序性表达状况等。

一、坏死

坏死（necrosis）是以酶溶性变化为特点的活体内局部组织中细胞的死亡。坏死可因致病因素较强直接导致，但大多由可逆性损伤发展而来，其基本表现是细胞肿胀、细胞器崩解和蛋白质变性。炎症时，坏死细胞及周围渗出的中性粒细胞释放溶酶体酶，可促进坏死的进一步发生和局部实质细胞的溶解，因此，坏死常累及多个细胞。

（一）坏死的基本病变

1. 细胞核的变化　是细胞坏死的主要形态学标志，主要有三种形式。

（1）核固缩（pyknosis）　细胞核染色质 DNA 浓聚、皱缩，使核体积缩小，嗜碱性增强，提示 DNA 转录合成停止。

（2）核碎裂（karyorrhexis）　由于核染色质崩解和核膜破裂，细胞核发生碎裂，使核物质分散于胞质中，亦可由核固缩裂解成碎片发展而来。

（3）核溶解（karyolysis）　被激活的非特异性 DNA 酶和蛋白酶，分解核 DNA 和核蛋白，核染色质嗜碱性减弱，死亡细胞核在 1~2 天内将会完全消失。

核固缩、核碎裂、核溶解的发生不一定是循序渐进的过程，不同病变及不同类型细胞死亡时，核的变化也有所区别（图 1 - 12）。

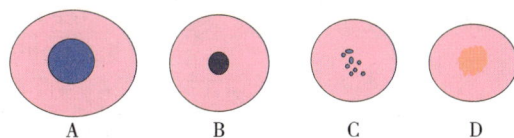

图 1 - 12　细胞坏死时细胞核的变化

A. 正常细胞核；B. 核固缩；C. 核碎裂；D. 核溶解

2. 细胞质的变化　由于核糖体减少丧失、胞质变性蛋白质增多、糖原颗粒减少等原因，使坏死细胞胞质嗜酸性增强。线粒体和内质网肿胀形成空泡、线粒体基质无定形钙致密物堆积、溶酶体释放酸性水解酶溶解细胞成分等，是细胞坏死时细胞质的主要超微结构变化。

3. 间质的变化　由于间质组织对于损伤的耐受性大于实质细胞，间质细胞出现损伤的时间迟于实质细胞。间质细胞坏死后，细胞外基质也逐渐崩解液化，最后融合成片状模糊的无结构物质。

由于坏死时细胞膜通透性增加，细胞内具有组织特异性的乳酸脱氢酶、琥珀酸脱氢酶、肌酸激酶、谷草转氨酶、谷丙转氨酶、淀粉酶及其同工酶等被释放入血，造成细胞内相应酶活性降低和血清中相应酶含量增高，分别可作为临床诊断某些细胞（如肝、心肌、胰）坏死的参考指标。细胞内和血清中酶含量的变化在坏死初发时即可检出，要早于超微结构的变化至少几小时，因此有助于细胞损伤的早期诊断。

（二）坏死的类型

由于酶的分解或蛋白质变性所起作用的不同，坏死组织会出现不同的形态学变化，通常分为凝固性坏死、液化性坏死和纤维素样坏死三种基本类型。此外，还有干酪样坏死、脂肪坏死和坏疽等一些特殊类型的坏死。组织坏死后颜色苍白，弹性丧失，温度降低，正常感觉和运动功能丧失，血管无搏动，切割无新鲜血液流出，临床上谓之失活组织，应予及时切除。

1. 凝固性坏死　蛋白质变性凝固且溶酶体酶水解作用较弱时，坏死组织呈灰黄、干燥、质实状态，称凝固性坏死（coagulative necrosis）（图 1 - 13）。凝固性坏死最为常见，多见于心、肝、肾和脾等实质器官，常因缺血缺氧、细菌毒素、化学腐蚀作用等引起。此种坏死与周围正常组织间界限较明显，镜下特点为细胞微细结构消失，而组织结构轮廓仍可在一定时间内存在，坏死区周围形成充血、出血和炎症反应带。组织结构轮廓可保持数天的原因，可能是坏死导致的持续性酸中毒，使坏死细胞的结构蛋白和酶蛋白变性，延缓了蛋白质的分解过程。

2. 液化性坏死　由于坏死组织含可凝固蛋白少，或坏死细胞自身及浸润的中性粒细胞等释放大量水解酶，或组织富含水分和磷脂等，使组织坏死后易发生溶解液化，称液化性坏死（liquefactive necrosis）（图 1 - 14）。见于细菌或某些真菌感染引起的脓肿、缺血缺氧引起的脑软化，以及由细胞水肿发展而来的溶解性坏死（lytic necrosis）等。镜下特点为坏死细胞完全被消化，局部组织快速被溶解。

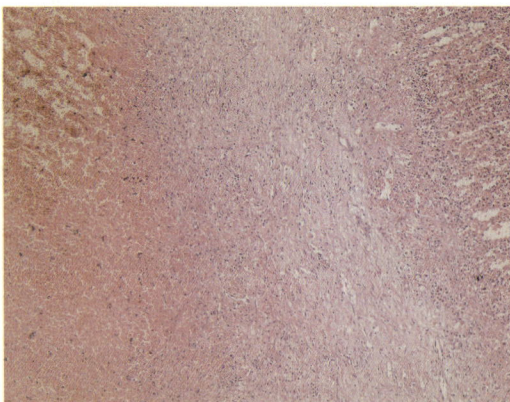

图 1 - 13　脾凝固性坏死
坏死组织与正常组织被结缔组织分割

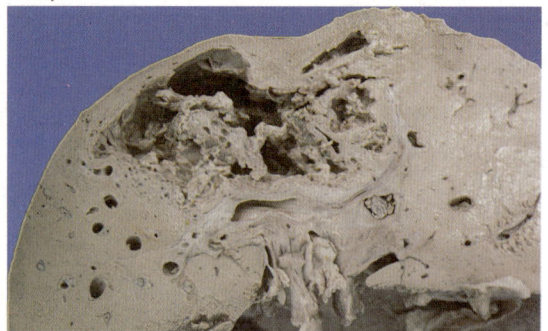

图 1 - 14　肝液化性坏死
坏死肝组织呈空腔状（坏死物质流出）

3. 纤维素样坏死　纤维素样坏死（fibrinoid necrosis），旧称纤维素样变性，是结缔组织及小血管壁常见的一种坏死形式。病变部位表现为细丝状、颗粒状或小条块状无结构物质，由于其与纤维蛋白染色特点相似，故名纤维素样坏死。见于某些变态反应性疾病，如风湿病、结节性多动脉炎、新月体性肾小球肾炎，以及急进型高血压和胃溃疡底部小血管等，其发生机制与抗原－抗体复合物引发的胶原纤维肿胀崩解、结缔组织免疫球蛋白沉积以及血浆纤维蛋白渗出变性有关。

4. 干酪样坏死　在结核病时，因病灶含脂质较多，坏死区干燥、呈淡黄色，质软细腻状似干酪，故称干酪样坏死（caseous necrosis）（图1－15）。镜下为无结构颗粒状红染物质，坏死部位原有组织结构的残影消失，甚至不见核碎屑，是更为彻底的凝固性坏死的特殊类型（图1－16）。由于坏死灶内含抑制水解酶活性的物质，干酪样坏死物不易发生溶解，也不易被吸收。干酪样坏死也偶见于某些梗死、肿瘤和结核样麻风等。

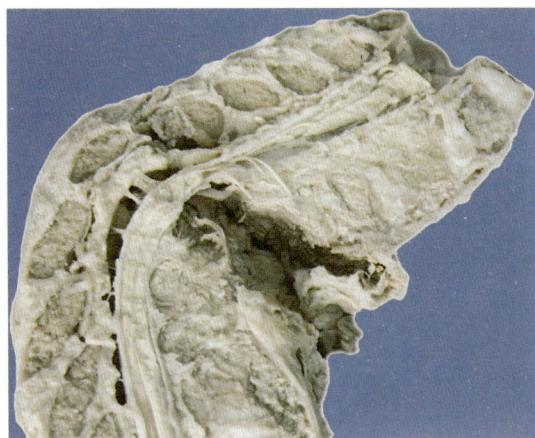

图1－15　椎体结核

坏死组织干燥呈灰黄色

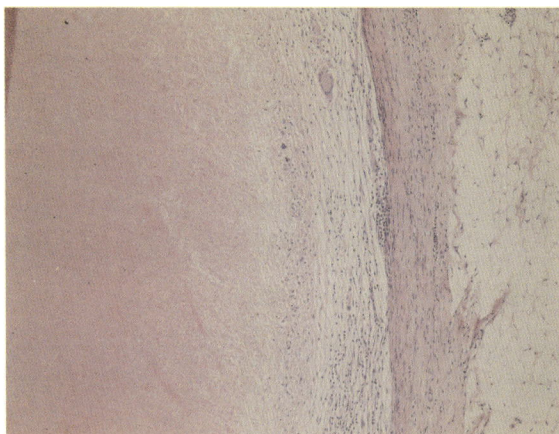

图1－16　淋巴结结核

坏死组织呈红染无结构物质

5. 脂肪坏死　急性胰腺炎时细胞释放胰酶分解脂肪酸，乳房创伤时脂肪细胞破裂，可分别引起酶解性或创伤性脂肪坏死（fat necrosis），也属液化性坏死范畴。脂肪坏死后，释放出的脂肪酸和钙离子结合，可形成肉眼可见的灰白色钙皂。

6. 坏疽　是指局部组织大块坏死并伴发腐败菌感染，致坏死组织呈现特殊颜色并伴有恶臭者，称坏疽（gangrene），分为干性、湿性和气性坏疽三种类型，前两者多继发于血液循环障碍引起的缺血性坏死。

（1）干性坏疽（dry gangrene）　常见于动脉阻塞但静脉回流仍然畅通的四肢末端，因水分散失较多，加之坏死组织红细胞血红蛋白中 Fe^{2+} 和腐败组织中 H_2S 结合形成黑色的硫化亚铁，坏死区干燥皱缩呈黑色，与正常组织界限清楚，腐败变化较轻（图1－17）。

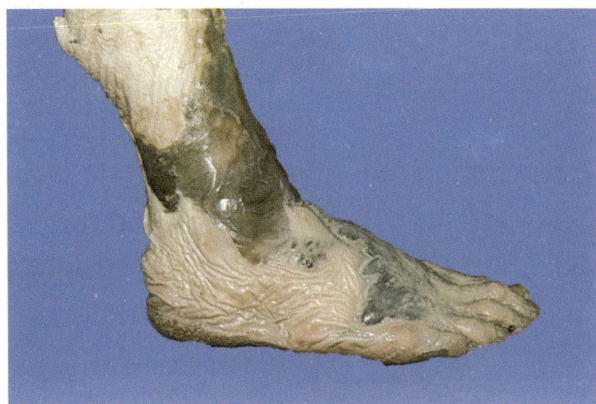

图1－17　足干性坏疽

坏死组织呈铁青色，与正常组织分界清楚

（2）湿性坏疽（moist gangrene）　多发生于与外界相通的内脏，如肺、肠、子宫、阑尾及胆囊等，也可发生于动脉血供中断及静脉回流受阻的肢体。坏死区水分较多，腐败菌易于繁殖，故坏死组织肿胀呈蓝绿色，与周围正常组织界限不清。

（3）气性坏疽（gas gangrene）　也属湿性坏疽，系深达肌肉的开放性创伤，同时合并产气荚膜杆菌等厌氧菌感染。局部组织除坏死外，还产生大量气体，故按之有捻发感。

湿性坏疽和气性坏疽常伴有全身中毒症状。在坏死类型上，干性坏疽多为凝固性坏死，而湿性坏疽则可为凝固性坏死和液化性坏死的混合物。

（三）坏死的结局

根据坏死发生的部位、范围及有无感染等，坏死可有以下几种结局。

1. 溶解吸收　范围较小的坏死灶，由坏死细胞及周围中性粒细胞释放水解酶，使坏死组织溶解液化，进而由淋巴管或毛细血管吸收；不能吸收的碎片，则由巨噬细胞吞噬清除。坏死液化范围较大时，可形成囊腔。坏死细胞溶解后，可引发周围组织急性炎症反应。

2. 分离排出　坏死灶较大且不易被完全溶解吸收时，若坏死物被分离，可形成组织缺损。皮肤、黏膜浅表的组织缺损称为糜烂（erosion），较深的组织缺损称为溃疡（ulcer）。组织坏死后被排出而形成的只开口于皮肤黏膜表面的病理性盲管，称窦道（sinus）。连接两个内脏器官或从内脏器官通向体表的通道样缺损，称瘘管（fistula）。肺、肾等内脏坏死物液化后，经支气管、输尿管等自然管道排出，所残留的空腔称为空洞（cavity）。

3. 机化与包裹　新生肉芽组织长入并完全取代坏死组织、血栓、脓液、异物等的过程，称机化（organization）。如坏死组织等太大，肉芽组织难以向中心部完全长入，则由周围增生的肉芽组织将其包围，称包裹（encapsulation）。机化和包裹的肉芽组织最终都可形成纤维瘢痕。

4. 钙化　坏死组织和细胞碎片若未被及时清除，则易吸引钙盐和其他矿物质沉积，引起营养不良性钙化。

（四）坏死的后果

坏死组织的功能完全丧失，对机体的影响与下列因素有关。

1. 坏死细胞的生理重要性　例如心、脑等重要组织的坏死后果严重。

2. 坏死细胞的范围　如广泛的肝细胞坏死，可致机体死亡。

3. 坏死细胞周围同类细胞的再生情况　如肝、表皮等易于再生的细胞，坏死组织的结构功能容易恢复，而神经细胞、心肌细胞等坏死后则无法再生。

4. 坏死器官的储备代偿能力　如肾、肺等成对器官，储备代谢能力较强，坏死后多能代偿，后果较轻。

二、凋亡　 🄔 微课

凋亡（apoptosis）是活体内局部组织中单个细胞程序性细胞死亡（programmed cell death）的表现形式，是由体内外因素触发细胞内预存的死亡程序而导致的细胞主动性死亡方式，在形态和生化特征等方面有别于坏死（表1-2）。凋亡不仅仅是细胞损伤的产物，同时在生物胚胎发生发育、成熟细胞新旧交替、激素依赖性生理退化、萎缩、老化、炎症以及自身免疫和肿瘤发生进展中，都发挥不可替代的重要作用。

表 1-2 凋亡与坏死的比较

	凋亡	坏死
机制	基因调控的程序化（programmed）细胞死亡，主动进行（自杀性）	意外事故性（accident）细胞死亡，被动进行（他杀性）
诱因	生理性或轻微病理性刺激因子诱导发生，如生长因子的缺乏	病理性刺激因子诱导发生，如严重缺氧、感染、中毒等
死亡范围	多为散在的单个细胞	常为集聚的多个细胞
形态特征	细胞固缩，核染色质边集，细胞膜及细胞器膜完整，膜可发泡成芽，形成凋亡小体	细胞肿胀，核染色质絮状或边集，细胞膜及细胞器膜破裂溶解，溶酶体酶释放使细胞自溶
生化特征	耗能的主动过程，依赖 ATP，有新蛋白合成，凋亡早期 DNA 规律降解为 180～200bp 的片段，琼脂凝胶电泳呈特征性梯状条带	不耗能的被动过程，不依赖 ATP，无新蛋白合成，DNA 降解不规律，片段大小不一，琼脂凝胶电泳通常呈片带
周围反应	不引起周围组织炎症反应和修复再生，但凋亡小体可被邻近实质细胞和巨噬细胞吞噬	引起周围组织炎症反应和修复再生

1. 凋亡的形态学和生物化学特征 凋亡的形态学特征表现为如下。①细胞皱缩：胞质致密，水分减少，胞质呈高度嗜酸性，单个凋亡细胞与周围的细胞分离。②染色质凝聚：核染色质浓集成致密团块（固缩），或集结排列于核膜内面（边集），之后胞核裂解成碎片（碎裂）。③凋亡小体形成：细胞膜内陷或胞质生出芽突并脱落，形成含核碎片和（或）细胞器成分的膜包被凋亡小体（apoptosis body）。凋亡小体是细胞凋亡的重要形态学标志，可被巨噬细胞和相邻其他实质细胞吞噬、降解。④质膜完整：凋亡细胞因其质膜完整，阻止了与其他细胞分子间的识别，故既不引起周围炎症反应，也不诱发周围细胞的增生修复。病毒性肝炎时肝细胞内的嗜酸性小体，即是肝细胞凋亡的表现。

凋亡过程的生化特征是天冬氨酸特异的半胱氨酸蛋白酶（cystein-containing aspartate-specific protease，caspases，凋亡蛋白酶）、Ca^{2+}/Mg^{2+} 依赖的内源性核酸内切酶（endogenous nuclease）及钙蛋白酶（calpain）等的活化。凋亡蛋白酶在正常细胞内多以酶原形式存在，活化后可裂解很多重要的细胞蛋白，破坏细胞骨架和核骨架，继而激活限制性核酸内切酶，早期出现 180～200bp 的 DNA 降解片段，琼脂凝胶电泳呈现相对特征性的梯状条带（DNA ladder）。其中，凋亡蛋白酶和核酸内切酶是凋亡程序的主要执行者。

2. 凋亡的机制 细胞凋亡分为信号传递、中央调控和结构改变三个阶段，前两者为起始阶段，后者为执行阶段。信号传递经由外源性（死亡受体启动）通路，细胞表面死亡受体和相关蛋白 TNF 与 Fas 配体（FasL）等结合后，将凋亡信号传递入细胞。中央调控经由内源性（线粒体）通路，是由于线粒体通透性改变和进一步促凋亡分子如细胞色素 C 等释放入胞质的激活。结构改变阶段是在前两者的基础上，凋亡蛋白酶进一步激活酶促级联反应，出现凋亡小体等形态学改变。

影响凋亡的因素包括抑制因素和诱导因素，前者有生长因子、细胞基质、性甾体激素和某些病毒蛋白等，后者有生长因子缺乏、糖皮质激素、自由基及电离辐射等。参与凋亡过程的相关基因有几十种，其中，*Bad*、*Bax*、*Bak*、*p53* 等基因有促进凋亡作用，*Bcl-2*、*Bcl-XL*、*Bcl-AL* 等基因有抑制凋亡作用。*c-myc* 等基因则具有双向调节作用，在其表达后，细胞何去何从主要取决于细胞接受何种信号以及细胞所处的生长环境，生长因子充足时促进细胞增殖，生长因子缺乏时引起细胞凋亡。

3. 凋亡与疾病 凋亡不足或凋亡过度都可以引起人类疾病。

凋亡不足或缺乏可以使相关细胞寿命延长，引起疾病。如肿瘤和自身免疫性疾病。辐射或化疗药物可引起细胞 DNA 的损伤，这种损伤诱发 p53 蛋白的表达增加。p53 蛋白增加使细胞停滞在 G_1 期，进行 DNA 修复。如 DNA 损伤不能修复，则 p53 诱导细胞凋亡。如果 *p53* 基因突变或丢失，不能诱导凋亡，细胞就存活，最终这种有 DNA 损伤的细胞就发生恶性转化，促进肿瘤发生。T 细胞上的 FasL 结合到相同淋巴细胞或邻近淋巴细胞上的 Fas，就可以导致识别自身抗原的淋巴细胞的死亡。假如 *Fas* 或 *FasL* 的基因突变，就可以导致人的自身免疫性疾病。

凋亡过度也可以引发疾病。如神经变性疾病，缺血性损伤和病毒感染的细胞。神经变性疾病如帕金森病、亨廷顿舞蹈病、阿尔茨海默病等都伴有大量神经细胞的凋亡，其可能的机制是蛋白折叠异常引起。内质网中的伴侣蛋白控制新合成蛋白的正常折叠，一些异常折叠的蛋白质一般通过泛素化途径、蛋白酶体降解。一些原因，如基因突变、异常应急反应等可以引起异常折叠蛋白质的增加、正常时可以引起一系列反应来处理这些增加的异常蛋白，如伴侣蛋白合成增加、异常折叠蛋白的降解增加或者蛋白质的翻译减慢，从而减少细胞内异常折叠蛋白。假如保护性机制不足，细胞内异常折叠蛋白蓄积，细胞就发生凋亡。葡萄糖和氧的缺乏可以导致异常折叠蛋白的蓄积，导致细胞的损伤或凋亡。细胞毒性 T 淋巴细胞可以识别受感染宿主细胞表面的非己抗原，一旦细胞毒性 T 细胞活化，就可以分泌穿孔素（perforin）而引起细胞凋亡。

需要指出的是，虽然凋亡与坏死各自有许多不同的特征，但在细胞死亡的诱发机制、形态学表现和生物化学特征上，坏死与凋亡也有一些相似之处。如核固缩、核碎裂和核染色质的边集，除了是细胞坏死的表现外，也见于凋亡；凋亡时琼脂凝胶电泳的梯状带特征，有时也可在坏死细胞中见到。因此，有学者提出了坏死性凋亡（necroptosis）和细胞焦亡（pyroptosis）的概念。

坏死性凋亡的形态学类似于坏死，发生机制类似凋亡，由死亡程序活化引起。凋亡由 caspase 8 活化引起，坏死性凋亡与 caspase 8 无关，由受体相关激酶 1 和 3（receptor associated kinase 1 and 3）形成复合物并活化信号通路引起。

细胞焦亡发生于病原体感染细胞，由 caspase1 活化，激活 IL-1，从而引起感染细胞的死亡。其形态发生更像坏死，如细胞肿胀、膜通透性增加、炎症介质释放等改变。

此外，细胞死亡也可由细胞自噬（autophagy）引起。自噬是指细胞粗面内质网无核糖体区域膜或溶酶体膜突出、自吞（engulfing），包裹细胞内物质形成自噬体（自噬小泡），再与溶酶体融合形成自噬溶酶体，以降解所包裹的内容物。生理状态下，细胞通过自噬清除、消化受损、变性、衰老和失去功能的细胞、细胞器及各种生物大分子，实现细胞内物质的再循环利用，为细胞重建和再生提供原料。病理状态下，自噬既可以抵御病原体的入侵，又可保护细胞免受有害物质的损伤。自噬过多或过少都可引起细胞死亡，在机体的免疫、感染、炎症、心血管疾病、神经变性疾病及肿瘤等的发生发展中发挥重要作用，自噬也可通过诱导凋亡引起细胞死亡。

第四节　细胞和组织损伤的原因及机制

人体处于自然界不断变化的外环境中，而人体的每个细胞则处于人体内相对稳定的内环境中。当机体内外环境改变超过组织和细胞的适应能力后，可引起受损细胞和间质发生物质代谢、组织化学、形态结构等的异常变化，称损伤（injury）。各种原因引起的细胞、组织损伤的机制不尽相同，同一因素对不同类型和不同分化状态的细胞的损伤机制及过程也不完全一样。损伤的结果，不仅取决于引起损伤因素的性质、持续时间和强度，也取决于受损细胞的种类、所处状态、适应性和遗传性等。本节主要阐述引起细胞损伤的常见原因及其机制。

一、细胞和组织损伤的原因

引起细胞和组织损伤的原因多种多样且比较复杂，凡能引起疾病发生的原因，大多也是引起细胞和组织损伤的原因，可分为生物性、理化性和营养性等外界因素，免疫、遗传变异和先天性等内部因素，以及社会、精神和医源性等社会因素。引起损伤因素的性质、作用的强弱、持续的时间等决定着损伤的程度，有的引起可复性损伤，有的则引起严重的不可复性损伤，导致细胞和组织的死亡。常见引起损伤的原因有以下几类。

1. 缺氧　缺血、缺氧是引起组织和细胞损伤的常见且重要的原因之一。缺氧时可影响细胞线粒体氧化磷酸化作用，使 ATP 的产生减少甚至停止，氧气及营养物质供给减少，引起细胞和组织损伤。缺氧可为全身性，亦可为局部性。前者可因空气稀薄（如高山缺氧）、循环呼吸系统疾病、贫血、一氧化碳中毒等所致；后者则往往是缺血所致，常由局部血液循环障碍（如动脉粥样硬化、血栓形成、栓塞等）引起。

2. 生物性因素　是引起细胞损伤最常见的原因。其种类繁多，包括各种病原微生物，如细菌、病毒、真菌、螺旋体、立克次体、支原体、衣原体和寄生虫等。病原微生物侵入机体生长繁殖，造成机体组织机械性损伤，诱发变态反应；亦可释放内、外毒素或分泌某些酶，从而导致细胞和组织的结构和功能损伤。

3. 物理性因素　如高温、低温、机械性、电流和射线等因素。其中，高温可导致中暑、烫伤、蛋白变性，严重时可使有机物碳化；低温可致冻伤，使局部组织的血管收缩、受损，血流停滞，导致细胞缺血甚至死亡；机械损伤主要是直接破坏细胞、组织的完整性和连续性，使细胞破裂或组织断裂；电击可损伤组织，同时刺激组织，引起局部神经组织的功能紊乱；电离辐射直接或间接引起生物大分子 DNA 损伤，导致细胞损伤和功能障碍；持续低气压可致缺氧并造成组织细胞的损伤。

4. 化学性因素　包括外源性物质，如强酸、强碱、铅、汞等无机毒物，有机磷、氰化物等有机毒物，蛇毒、蕈毒等生物毒素；内源性物质，如细胞坏死的分解产物、尿素、自由基等代谢产物，都可以引起细胞的损伤性变化。药物、生物制剂等既可治疗和预防某些细胞损伤，也可对细胞产生毒副作用。能够与细胞和组织发生反应且致其损伤的物质称为毒物（toxic agent）。如四氯化碳、砷化物、有机磷农药、氰化物和汞化物等。它们对组织、细胞损伤的程度，往往与毒物的浓度、作用持续时间以及机体对毒物的吸收、代谢和排泄等有关。

5. 营养因素　营养物质摄入不足或过度，均可使机体产生相应病变。如维生素 D、蛋白质和碘的缺乏，可导致佝偻病、营养不良和地方性甲状腺肿；铁、锌、硒等微量元素的缺乏，可引起红细胞和脑细胞发育障碍。糖、蛋白质、脂肪、维生素及微量元素等的不足会影响细胞的代谢、功能，导致细胞的损伤。如动物长期饲喂缺乏胆碱、蛋氨酸的食物，会造成脂肪肝及肝硬化。同样，营养过度也能引起疾病，如摄入过多的热量，如糖、脂肪，易引起肥胖、高血压病、动脉粥样硬化症，造成多种器官组织细胞的受损。

6. 免疫因素　免疫反应具有抵御病原微生物的功能，从而使机体免患疾病。但某些条件下，其也可造成机体和组织的损伤。超敏反应可引起组织、细胞的损伤，如支气管哮喘、风湿病、弥漫性肾小球肾炎等疾病都与超敏反应有关；系统性红斑狼疮、类风湿关节炎等自身免疫性疾病引起的组织损伤均与免疫反应异常有关。而当免疫功能低下或缺陷时，机体则易发生反复感染。免疫缺陷如艾滋病，可引起淋巴细胞破坏和免疫功能受损。此外，器官移植中的排斥反应造成组织细胞损伤也是免疫反应引起的。

7. 遗传因素　虽然不直接引起组织损伤，但遗传缺陷能造成细胞结构、功能和代谢等的异常。某种物质缺乏，使组织对造成损伤原因的易感性升高，引起相应疾病。其作用主要体现在两个方面：一是基因突变或染色体畸变，直接引起子代遗传病，如先天愚型、血友病、急性溶血性贫血（蚕豆病）等；二是遗传物质缺陷，使子代产生容易诱发某些疾病的倾向（遗传易感性）。

8. 神经内分泌因素　原发性高血压和溃疡病的发生与迷走神经长期过度兴奋有关；甲状腺功能亢

进时，机体细胞和组织对感染、毒物的敏感性增加；糖尿病胰岛素分泌不足，使全身尤其是皮下组织易伴发细菌感染。

9. 精神、心理、社会因素 随着医学模式由传统医学模式向生物 – 心理 – 社会医学模式的转换，精神、心理、社会等因素引起的疾病越来越受到重视。冠状动脉粥样硬化性心脏病、原发性高血压、消化性溃疡甚至某些肿瘤，都与此密切相关，称心身疾病。对医务工作者来说，还要防止因卫生服务不当引起的医源性伤害，如医源性获得性感染、药源性损伤等。

二、细胞和组织损伤的机制

细胞和组织的损伤机制是非常复杂的。不同原因引起细胞损伤的机制不尽相同，不同类型和不同分化状态的细胞对同一损伤因素的敏感程度也不一样。细胞损伤的发生机制，主要体现在细胞膜和线粒体的损伤、活性氧类物质和胞质内游离钙的增多、缺血缺氧、化学毒性和遗传物质变异等几个方面。它们互相作用或互为因果，导致细胞损伤的发生与发展。概括起来，上述各种损伤因素可通过以下七个方面引起细胞和组织损伤。

1. 细胞膜的破坏 机械力的直接作用、酶性溶解、缺血缺氧、活性氧类物质、细菌毒素、补体成分、离子泵和离子通道的化学损伤等，都可破坏细胞膜结构的通透性和完整性，影响细胞膜的信息转导、物质交换、免疫应答、细胞分裂与分化等功能。早期表现为选择性膜通透性改变，最终导致明显的细胞膜结构损伤。细胞膜功能的严重紊乱和线粒体膜功能的不能恢复，是细胞不可逆损伤的特征。细胞膜损伤的重要机制，涉及自由基的异常增多和由其引起的脂质过氧化反应，从而导致进行性膜磷脂减少。磷脂降解产物堆积并产生细胞毒性。细胞膜与细胞骨架分离，也使细胞膜易受拉力损害。

形态学上，细胞膜结构损伤使线粒体、内质网等细胞器发生肿胀，细胞表面微绒毛消失，并有小泡形成。细胞膜以及细胞器膜脂质变性，呈螺旋状或同心圆状卷曲，形成髓鞘样结构。溶酶体膜破损，释放大量水解酶，导致细胞溶解。细胞坏死大多是从细胞膜通透功能紊乱开始，以细胞膜完整性丧失为终结，因此，细胞膜破坏常常是细胞损伤，特别是细胞早期不可逆性损伤的关键环节。

2. 线粒体的损伤 线粒体是细胞内氧化磷酸化和 ATP 产生的主要场所，还参与细胞生长分化、信息传递和细胞凋亡等过程。线粒体损伤后，发生肿胀、空泡化，线粒体嵴变短、减少甚至消失，基质内出现含钙无定形致密体。线粒体 ATP 生成减少、消耗增多，致使细胞膜钠泵和钙泵功能障碍，跨膜转运蛋白和脂质合成下降，磷脂脱酰基及再酰基化停滞。线粒体损伤常伴有线粒体细胞色素 C 向胞质中的渗透，进一步可启动细胞凋亡。当 ATP 能量供应减少 5% ~ 10% 时，便会对细胞产生明显的损伤效应。线粒体氧化磷酸化终止后，细胞酸中毒，最终导致细胞死亡。线粒体损伤是细胞不可逆性损伤的生物性重要早期标志。

3. 活性氧类物质的损伤 活性氧类物质（activated oxygen species，AOS）又称为反应性氧类物质，包括处于自由基状态的氧、次氯酸自由基、一氧化氮自由基，以及不属于自由基的过氧化氢等。自由基是指最外层电子轨道上含有单个未配对电子的原子、原子团和分子的总称，具有强氧化性。AOS 可以是细胞正常代谢的内源性产物，也可由外源性因素产生，极易与周围分子反应释放出能量，并促使周围分子产生毒性自由基，形成链式放大效应，进一步引起细胞损伤。

细胞内同时存在生成 AOS 的体系和拮抗其生成的抗氧化体系。正常小量生成的 AOS，会被超氧化物歧化酶、谷胱甘肽过氧化物酶、过氧化氢酶及维生素 A、E 等细胞内外抗氧化剂清除。在缺血缺氧、细胞吞噬、化学性与放射性损伤、炎症及老化等过程中，细胞内 AOS 生成增多或机体的抗氧化作用减弱，AOS 通过生物膜脂质过氧化、非过氧化线粒体损伤、DNA 损伤和蛋白质交联等几个靶作用点，改变脂质、蛋白质、核酸及碳水化合物的分子构型，引起膜相结构脂质双层稳定性下降，DNA 单链破坏与断裂，促进含硫蛋白质相互交联，并可直接导致多肽破裂成碎片等。AOS 的强氧化作用是细胞损伤的基本机制。

4. 胞质内游离钙的损伤 细胞内的磷脂、蛋白质、ATP 和 DNA 等，会被胞质内磷脂酶、蛋白酶、ATP 酶和核酸酶等降解，此过程需要游离钙的活化。正常时，细胞内游离钙与细胞内钙转运蛋白结合，贮存于内质网、线粒体等钙库中。细胞膜的钙泵和钙离子通道，参与胞质内游离钙浓度的调节。细胞缺氧、中毒时，ATP 减少、钙泵功能障碍、细胞膜对钙通透性增高等，使钙从细胞内泵出减少，钙离子净内流增加，加之线粒体和内质网快速释放钙，导致细胞内游离钙增多，促进上述酶类活化而损伤细胞。细胞内钙浓度，往往与细胞结构特别是线粒体的功能损伤程度呈正相关。细胞内高游离钙是许多因素损伤细胞的终末环节，并且是细胞死亡的最终生物化学和形态学变化的潜在介导者。

5. 缺血缺氧的机制 局部细胞组织的动脉血液供应不足，称缺血。缺血可引起营养物质和氧供应障碍，前者称为营养不良，后者称为缺氧。缺氧是指细胞不能获得足够的氧，或是机体氧利用障碍。按其原因可分为以下类型。①低张性缺氧：空气中氧分压降低或外呼吸功能障碍。②血液性缺氧：血红蛋白的质或（和）量的异常。③循环性缺氧：全身性或局部性缺血。④组织性缺氧：线粒体生物氧化特别是氧化磷酸化等内呼吸功能障碍等。

细胞缺血、缺氧会导致线粒体氧化磷酸化受抑，ATP 生成减少，磷酸果糖激酶和磷酸化酶活化。细胞膜钠泵、钙泵功能低下，细胞内钠、钙离子蓄积，并伴水分子的增加。此外胞质内蛋白质合成和脂肪运出障碍，无氧糖酵解增强，细胞酸中毒，溶酶体膜破裂，DNA 链受损，核染色质凝集。缺血缺氧还使活性氧类物质增多，引起脂质崩解，细胞骨架破坏。通常缺血对组织的损伤比缺氧更迅速、严重，这是因为缺氧后细胞内无氧酵解尚能进行，而缺血时无氧酵解也终止。轻度短暂缺氧，可使细胞发生水肿和脂肪变性；轻度持续缺氧，可导致细胞凋亡；而重度持续缺氧，则可引起细胞坏死。某些情况下，缺血后血流的恢复会引起存活组织的过氧化等，反而加剧组织损伤，称缺血再灌注损伤，常见于心肌梗死和脑梗死后。缺血、缺氧是细胞损伤最常见和最重要的中心环节。

6. 化学性损伤 药物等许多化学物质都可造成细胞损伤。化学性损伤可分为全身性或局部性，前者如氯化物中毒，后者如接触强酸、强碱对皮肤黏膜的损伤。一些化学物质的作用具有器官特异性，如 CCl_4 引起的肝损伤。化学性损伤的途径如下。①化学物本身有直接细胞毒作用：例如氰化物能迅速封闭线粒体的细胞色素氧化酶系统，导致猝死；氯化汞中毒时，汞与细胞膜含硫蛋白结合，损害 ATP 酶依赖性膜转运蛋白；化学性抗肿瘤药物和抗生素，也可通过类似的直接作用损伤细胞。②代谢产物对靶细胞的细胞毒作用：肝、肾、骨髓和心肌常是毒性代谢产物的靶器官，细胞色素 P450 复合功能酶在此代谢过程中起重要作用。如 CCl_4 本身并无活性，其在肝细胞转化为有毒性的 CCl_3 自由基后，便引起滑面内质网肿胀，脂肪代谢障碍。③诱发过敏反应等免疫损伤：如青霉素引发 I 型超敏反应。④诱发 DNA 损伤：化学物质和药物的剂量、作用时间、吸收蓄积和代谢排出的部位以及代谢速率的个体差异等，分别影响化学性损伤的程度、速度与部位。

7. 遗传变异 遗传变异损伤可能是先天遗传或胚胎发生期获得，也可为出生后获得。化学物质、药物、病毒、射线等，均可损伤核内 DNA，诱发基因突变和染色体畸变，使细胞发生遗传变异。通过引起机体结构蛋白合成低下、重要功能细胞核分裂障碍、合成异常生长调节蛋白、引发先天性或后天性酶合成障碍等环节，使细胞因缺乏生命必需的代谢机制而发生死亡。

第五节 细胞老化

细胞老化（cellular aging）是细胞随生物体年龄不断增长而发生的退行性变化，是生物个体衰老的基础。生物个体及其细胞均须经历生长、发育、老化及死亡等阶段，老化是生命发展的必然。可以说，任何细胞从诞生之时起，老化过程就已经开始，个体的老化在很大程度上受遗传、饮食、环境、社会、年龄及相关疾病等的影响。

一、细胞老化的特征

细胞老化具有以下四个特征。

1. 普遍性　所有的细胞、组织、器官和机体都会出现不同程度的老化改变。

2. 进行性或不可逆性　随着时间的推移，老化过程不断进行性地发展。

3. 内因性　不是由于外伤、事故或其他外因的直接作用，而是细胞内在基因决定性的衰退。

4. 有害性　老化时，细胞代谢、适应及代偿等多种功能低下，且缺乏恢复能力，进而导致老年病的产生，机体其他疾病的患病率和死亡率也逐渐增加。

二、细胞老化的形态学

老化细胞的结构蛋白、酶蛋白和受体蛋白等合成减少，摄取营养和修复染色体损伤的能力也相应下降。形态学表现为细胞体积缩小，水分减少，细胞及细胞核变形，线粒体、高尔基体数量减少并扭曲或呈囊泡状，胞质色素（如脂褐素）沉着。由此导致组织、器官重量减轻，间质增生硬化，代谢功能降低，储备功能减弱。

三、细胞老化的机制

细胞老化的机制目前尚不十分清楚，主要有遗传程序学说、错误积累学说两种。

1. 遗传程序学说　该学说认为，细胞的老化是由遗传因素决定的，即细胞的生长、发育、成熟和老化，都是细胞基因库中既定基因按事先安排好的程序，依次表达完成的，最终的死亡是遗传信息耗竭的结果。如体外培养的人成纤维细胞经约 50 次分裂后便自行停止，同卵双生子"同生共死"现象等，都支持这种学说。有研究显示，控制细胞分裂次数的机制与细胞内染色体末端的端粒有关；有研究认为，人体在遭受抑郁等精神上的痛苦后会加速自身染色体端粒的缩短，并且这与加速人体衰老也有一定的关系。

端粒（telomere）为真核细胞染色体末端的特殊结构，由非转录短片段 DNA（在人类为 TTAGGG）的多次重复序列及一些结合蛋白组成。端粒具有使染色体末端免于融合和退化的功能，在染色体的稳定、复制、保护和控制细胞生长及寿命等诸方面发挥重要作用，并与细胞凋亡和细胞永生化密切相关。体细胞染色体末端的端粒会随着每次的细胞分裂而逐渐缩短，这是由于复制 DNA 的 DNA 聚合酶不能将线性染色体末端的 DNA 完全复制，因而导致端粒片段丢失。通常细胞每分裂一次，端粒将缩短 50～200 个核苷酸，直至细胞衰老不再分裂。因此，明显缩短的端粒是细胞老化的信号。

端粒酶（telomerase）为一种能使已缩短的端粒再延长的反转录酶，是由 RNA 和蛋白质组成的核糖核蛋白复合物。它可以自身 RNA 为模板合成端粒片段，并将其连接于染色体末端，恢复和稳定染色体末端的端粒长度。绝大多数分化成熟的体细胞，不表现有端粒酶活性。在需要长期复制的生殖细胞和干细胞中，细胞分裂后缩短的端粒可被细胞内有活性的端粒酶所恢复，并保持在一定的长度。更有意义的发现是在永生化的癌细胞中，端粒酶也表现出明显的活性，这就给以控制端粒酶活性为靶点的肿瘤治疗研究带来了新的希望。

端粒和端粒酶学说可以解释大多数分化成熟体细胞的老化过程，但对那些细胞分裂增殖能力低下的神经细胞和心肌细胞等，则可能还有其他的老化机制。此外，在低等生物，退化基因 *clk-1* 和机械传感

基因 *daf* - 2 能改变细胞发育过程的生长速率和持续时间，也起着控制老化的作用，但它们在高等哺乳动物中的作用还有待证实。

🌐 **知识链接**

2009 年诺贝尔生理学或医学奖

2009 年 10 月 5 日诺贝尔瑞典卡罗林斯卡医学院宣布，将 2009 年诺贝尔生理学或医学奖授予美国加利福尼亚旧金山大学的伊丽莎白·布莱克本、美国巴尔的摩约翰·霍普金医学院的卡罗尔·格雷德、美国哈佛医学院的杰克·绍斯塔克以及霍华德休斯医学研究所，以表彰他们发现了端粒和端粒酶保护染色体的机制。这三人之所以获得诺贝尔奖，是因为他们的研究对癌症和衰老研究具有重要的意义。在细胞分裂时染色体如何完整地自我复制以及染色体如何受到保护以免于退化，机制在于染色体末端——端粒，以及形成端粒的酶——端粒酶。携带基因信息的 DNA 线状长分子挤压形成染色体，端粒就像一顶高帽子置于染色体头上。伊丽莎白·布莱克本和杰克·绍斯塔克发现端粒的一种独特 DNA 序列能保护染色体免于退化。卡罗尔·格雷德和伊丽莎白·布莱克本确定了端粒酶是形成端粒 DNA 的成分。这些发现解释了染色体的末端是如何受到端粒的保护的，以及端粒酶是如何影响端粒的长度的。如果端粒缩短了，细胞就会老化；相反，如果端粒酶的活动显著，端粒的长度也就能得以保持，并且细胞衰老也将延后。癌细胞就是一个例子，癌细胞被认为是具有永久生命力的；相反，某些特定的遗传疾病，由于存在端粒酶的功能缺陷，会导致细胞的损害。这一发现有助于新的治疗措施的研究。

2. 错误积累学说 除了细胞遗传的程序性机制外，细胞寿命的长短也取决于代谢作用损伤和损伤后分子反应之间的平衡。细胞分裂时，由于自由基等有害物质的损害，可诱导脂质过氧化反应，使线粒体等细胞器的膜流动性、通透性和完整性受损，DNA 断裂突变，其修复和复制过程因而发生错误。当 DNA 错误复制后，具有细胞周期 G_1 期检测纠错功能的 *p53* 基因被激活，其蛋白产物诱导细胞周期蛋白依赖性激酶抑制物（cyclin - dependent kinase inhibitor，CKI）p21 和 p16 等蛋白转录增强。p21 和 p16 等蛋白与相应的细胞周期蛋白依赖性激酶（cyclin - dependent kinase，CDK）和细胞周期蛋白（cyclin）复合物结合，可抑制 CDK 的活性。p16 增多还使视网膜母细胞瘤基因（*Rb* 基因）去磷酸化而被激活，从多个环节进一步阻碍细胞进入分裂状态。有证据表明随着年龄增长，干细胞中 *p16* 等基因蛋白表达增加，干细胞自身逐渐丧失自我更新能力。同时，随着错误的积累，生成异常蛋白质，原有蛋白多肽和酶的功能丧失，最终导致细胞老化。

此外，随着个体年龄增长，T、B 淋巴细胞减少，NK 细胞活性下降，细胞因子活性降低，免疫识别功能紊乱，一方面使清除外来病原体及肿瘤细胞等自身异物的功能降低，另一方面导致自身免疫性疾病的发生。此外，神经内分泌失调也是衰老的重要特征之一。下丘脑 - 垂体 - 肾上腺系统在衰老中起重要作用，衰老时神经元也不同程度丧失，儿茶酚胺等神经递质释放减少，性激素等产生降低，激素受体功能减弱。

综上所述，细胞老化的机制既包括基于程序性因素的决定，也包括细胞内外环境中有害因素积累的影响。当机体细胞的老化能按照遗传规定的速度依序进行，便可达到应有的自然寿限（自然老化）。如果有害因素妨碍了细胞的代谢功能，则老化进程加快（早老）。因此可以说，在遗传安排的决定性背景下，细胞代谢障碍是细胞产生老化的重要促发因素。

目标检测

答案解析

1. 何谓适应？适应常表现为哪些变化？各有何特点？

2. 临床上如何判断细胞和组织是否坏死？

3. 何谓坏死？坏死在病理学中如何分类？并叙述各种类型坏死的病理变化。

4. 机体某部位发生坏死后，会如何变化？结局如何？

5. 何谓细胞老化？细胞老化有何特征？

6. 试比较各种细胞死亡的类型，并分析其病理生理学意义。

书网融合……

本章小结   微课   题库

第二章　损伤的修复 🇪 微课

PPT

📖 学习目标

1. 掌握　再生的概念；肉芽组织的概念和作用；瘢痕组织的形态及作用；一期愈合及二期愈合的异同点；骨折愈合的过程。

2. 熟悉　细胞周期及不同类型细胞的再生潜能；皮肤愈合的过程；各种组织的再生过程；肉芽组织及瘢痕组织的形成过程及机制。

3. 了解　影响细胞再生及创伤愈合的因素；干细胞在再生中的作用。

4. 学会肉芽组织及纤维瘢痕的病理组织学观察及描述，具备基本的诊断能力。

　　任何损伤导致机体细胞和（或）组织破坏后，机体对损伤形成的缺损进行修补恢复的过程，称修复（repair），参与修复过程的主要成分包括细胞外基质和各种细胞。修复后可完全或部分恢复原细胞和（或）组织的结构和功能，故修复过程可概括为两种不同的形式。①由损伤周围的同种细胞进行修复，称再生（regeneration）。如能完全恢复原组织的结构和功能，称完全再生。②由纤维结缔组织进行修复，称纤维性修复，可形成瘢痕，也称瘢痕修复。多数情况下，由于有多种组织发生损伤，故上述两种修复过程常同时存在。在此过程中，常常伴有炎症反应。

⇨ 案例引导

临床案例　患者，男，18 岁。

病史：因故致全身多处皮肤烧伤。伤后入院，被诊断为全身多处（60% TBSA）火焰烧伤，深Ⅱ度32%，Ⅲ度13%，重度吸入性损伤等。

查体：脉搏99 次/分，呼吸17 次/分，血压无法测量，体温37.3℃。烧伤面积60% Ⅱ°～Ⅲ°烧伤，分布在头、面、颈、躯干及双上肢，其中颜面部及双上肢部分发黑，创面基底红白相间或略白，其余创面红白相间。双手骨质疏松，两侧多个手掌指关节过伸，多个指间关节屈曲，周围软组织肿胀。

治疗经过：入院后抗感染、营养支持、清创包扎等，并多次在全麻下行"四肢削痂异种皮移植""四肢扩创网状皮移植术，头部取皮术""双上肢，左侧胸扩创取头皮网皮植皮负压术"等。经治疗一年后，全身体表仍感疼痛，双肩关节不能上抬，双肘关节不能伸直，双手十指功能完全丧失，左膝、髋关节活动受限。体格检查见身体烧伤部位皮肤瘢痕明显，隆起于表面。面部也可见细小瘢痕，但未见明显隆起。

讨论　1. 结合病史材料，你认为面部及机体表面皮肤分别为何种愈合？并给出诊断依据。

　　　2. 患者为什么关节活动受限？

　　　3. 试分析，其愈合的影响因素有哪些？

第一节　再　生

再生包括生理性再生和病理性再生。生理性再生是指在生理过程中，某些细胞、组织不断老化、退化、消失，由新生的同种细胞不断增生补充，以保持原有的结构和功能。例如，表皮的表层角化细胞极易脱落，其基底细胞不断地增生、分化，予以补充；消化道黏膜上皮 1~2 天就更新一次；子宫内膜周期性脱落，由基底部细胞增生加以恢复；红细胞寿命平均为 120 天，白细胞的寿命长短不一，短的如中性粒细胞，只存活 1~3 天，因此需大量新生的细胞不断地进行补充。本节所述再生是指病理状态下细胞、组织缺损后发生的再生，即病理性再生。

一、细胞周期和不同类型细胞的再生潜能

细胞周期（cell cycle）由分裂间期（interphase）和分裂期（mitotic phase，M 期）构成。间期包括 G1 期（DNA 合成前期）、S 期（DNA 合成期）和 G2 期（分裂前期）。不同种类的细胞，其细胞周期长短不一，在单位时间内可进入细胞周期进行增殖的细胞数也不相同，因此具有不同的再生能力。一般而言，低等动物比高等动物的细胞或组织再生能力强，幼稚组织比高分化组织的再生能力强；平时易受损伤的组织及生理状态下经常更新的组织有较强的再生能力。

按再生能力的强弱，可将人体细胞分为三类。

1. 不稳定细胞（labile cells）　又称持续分裂细胞（continuously dividing cell）。这类细胞总在不断增殖，以取代退化、衰亡或被破坏的细胞，如表皮细胞、呼吸道和消化道黏膜上皮细胞、男女生殖器官表皮及黏膜被覆细胞、淋巴及造血细胞、间皮细胞等。这些细胞的再生能力很强，由其构成的组织中超过 1.5% 的细胞处于分裂期。干细胞（stem cell）的存在是这类组织不断更新的必要条件，干细胞在每次分裂后，子代之一继续保持干细胞的特性，另一个子代细胞则分化为相应的成熟细胞，如表皮的基底细胞即为典型的成体干细胞。

2. 稳定细胞（stable cells）　又称静止细胞（quiescent cell）。生理情况下，这类细胞增殖不明显，处于静止期（G0）；当受到损伤刺激时，则进入 DNA 合成前期（G1），表现出较强的再生能力。这类细胞包括各种腺体或腺样器官的实质细胞，如胰、肝脏、涎腺、内分泌腺、汗腺、皮脂腺和肾小管的上皮细胞等，由其构成的组织中处于分裂期的细胞低于 1.5%。研究表明，此类组织中的内分泌腺和上皮无干细胞存在。目前认为，器官的再生能力是由其复制潜能决定的，而不是处于分裂期的细胞数量，如肝脏，处于分裂期的细胞比例低于一万五千分之一，但在切除 70% 后，仍可快速再生。

3. 永久性细胞（permanent cells）　又称非分裂细胞（nondividing cell），如神经细胞、骨骼肌细胞及心肌细胞。无论是中枢神经细胞还是周围神经的神经节细胞，在出生后都不能分裂增生，一旦遭受破坏则成为永久性损伤，但不包括神经纤维。在神经细胞存活的前提下，受损的神经纤维有强烈的再生能力。

二、各种组织的再生过程

（一）上皮组织的再生

1. 被覆上皮再生　鳞状上皮损伤后，由损伤边缘或基底细胞增生，以及组织干细胞的分化增殖，并逐渐向缺损的中心区迁移，开始为单层上皮覆盖创面，以后再增生分化成复层鳞状上皮并角化。胃肠黏膜被覆的柱状上皮损伤缺失后，也由邻近上皮的基底细胞或残存腺体的腺颈部上皮增生，覆盖缺损区的表面。新生的上皮细胞起初为立方形，以后增高变为柱状细胞。

2. 腺上皮再生　因腺体受损情况的不同而异。如腺体受损只是腺上皮的损伤而基底膜未被破坏，则腺上皮有很强的再生能力，完全可通过残存的腺上皮细胞增殖而使原腺体完全修复；如果腺体受损时腺上皮及其基底膜同时被破坏，则难以再生。构造较简单的腺体如子宫内膜腺、肠腺等可由残留部细胞再生而修复。肝细胞有活跃的再生能力，可分为三种情况：①肝在部分切除后，通过肝细胞分裂增生，短期内就能使肝脏恢复原有大小；②肝细胞坏死时，无论范围大小，只要肝小叶网状支架完整，从肝小叶周边区再生的肝细胞可沿支架延伸，恢复其正常结构；③肝细胞坏死较广泛，肝小叶网状支架塌陷，网状纤维转化为胶原纤维，或者由于肝细胞反复坏死及炎症刺激，纤维组织大量增生，形成肝小叶内间隔，此时再生的肝细胞难以恢复原有肝小叶结构，成为结构紊乱的肝细胞团，如肝硬化时形成的再生结节。

（二）血管的再生

1. 小血管的再生　毛细血管的再生过程称为血管形成，是以毛细血管的内皮细胞肥大、分裂、增生开始，向外突起以出芽的方式形成实心的细胞条索，进而由血流不断冲击形成管腔（图2-1）。这些新生的毛细血管可进一步互相吻合成网状，以后为适应功能的需要，新生的毛细血管可进一步分化成小动脉或小静脉，其平滑肌等成分可能由血管外未分化的间叶细胞分化而来。

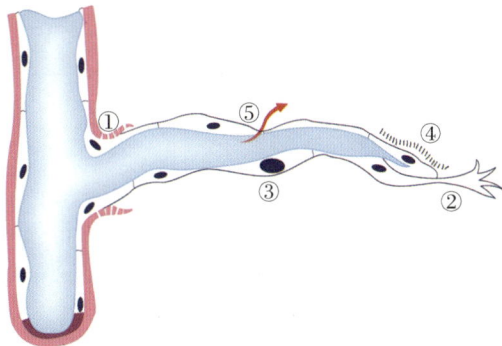

图2-1　毛细血管再生

①基底膜溶解；②细胞移动和趋化；③细胞增生；④细胞管腔形成、成熟及生长抑制；⑤细胞间通透性增加

2. 大血管的修复　大血管断裂后，需手术吻合，吻合处的内皮细胞可分裂增生，互相连接，恢复原来内膜结构。但离断的肌层不易完全再生，由结缔组织增生连接，形成瘢痕修复。

（三）纤维结缔组织的再生

纤维结缔组织具有很强的再生能力。受损后主要靠受损处成纤维细胞的再生进行分裂、增生。成纤维细胞可由静止状态的纤维细胞或未分化的间叶细胞转化而来。幼稚的成纤维细胞胞体较大、椭圆形或因胞体有突起而呈星芒状，胞核体积大、椭圆形、淡染，有1~2个核仁；胞质丰富，略呈嗜碱性，电镜下，胞质内可见丰富的粗面内质网、核糖体及高尔基体，表明该细胞有很旺盛的合成蛋白质的能力。逐渐成熟后，胞核和胞体渐变为梭形，成为成熟的纤维细胞。成纤维细胞在增生分化过程中，可产生一些物质并排至细胞外，在纤维酶的作用下沉淀为原胶原蛋白，以后这些原胶原蛋白再聚合，形成胶原纤维。

（四）肌组织的再生

肌组织的再生能力很弱。横纹肌的再生依肌膜是否存在及肌纤维是否完全断裂而不同。横纹肌细胞是一个多核的长细胞，长可达4cm，核多达数十乃至数百个。损伤不太重而肌膜未被破坏时，肌原纤维仅部分发生坏死，此时中性粒细胞及巨噬细胞进入，吞噬清除坏死物质，残存部分的肌细胞产生肌浆，分化出肌原纤维，从而恢复正常横纹肌的结构；如果肌纤维完全断开，断端肌浆增多，也可有肌原纤维的新生，使断端膨大如花蕾样，但这时肌纤维断端不能直接连接，而是靠纤维瘢痕愈合。愈合后的肌纤维仍可以收缩，并恢复功能；如果整个肌纤维（包括肌膜）均被破坏，则难以再生，此时结缔组织增生连接，形成瘢痕修复。平滑肌也有一定的分裂再生能力，前面已提到小动脉的再生中就有平滑肌的再生；但是断开的肠管或是较大血管经手术吻合后，断处的平滑肌主要通过纤维瘢痕连接。心肌再生能力极弱，破坏后一般都是瘢痕修复。

（五）神经组织的再生

脑及脊髓内的神经细胞破坏后均不能再生，由神经胶质细胞及其纤维修补，形成胶质瘢痕。周围神经受损时，如果与其相连的神经细胞仍然存活，则可完全再生。首先，断处两侧的神经纤维髓鞘及轴突崩解，并被吸收；然后由两端的神经鞘细胞增生形成带状的合体细胞，使断端轴突以每天约 1mm 的速度向远端生长，穿过神经鞘细胞带，最后达到末梢细胞，鞘细胞产生髓磷脂将轴索包绕形成髓鞘（图 2 - 2）。此再生过程常需数月以上才能完成。若断离的两端相隔太远，或者两端之间有瘢痕或其他组织间隔，或者因截肢失去远端，再生轴突均不能到达远端，而与增生的结缔组织混杂、卷曲成团，形成创伤性神经瘤，可引起顽固性疼痛。

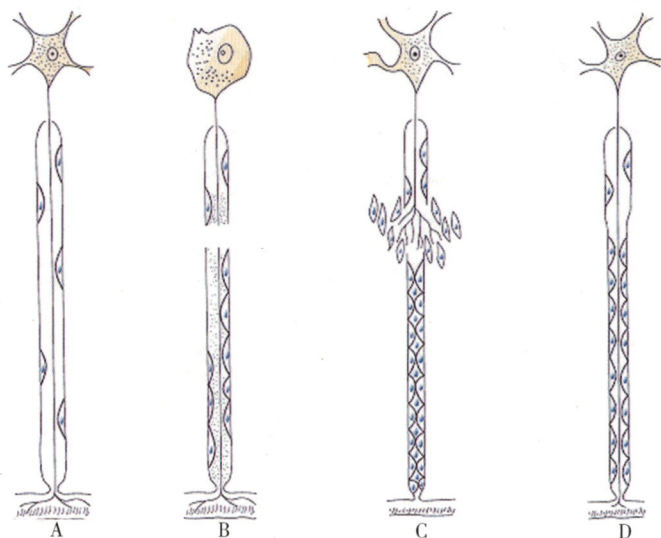

图 2 - 2　神经纤维再生

A. 正常神经纤维；B. 神经纤维断离；C. 远端及近端的一部分髓鞘及轴突崩解，神经膜细胞增生，轴突生长；

D. 神经轴突达末端，多余部分消失

（六）软骨组织和骨组织的再生

软骨的再生起始于软骨膜的增生，这些增生的幼稚细胞形似成纤维细胞，以后逐渐变为软骨母细胞，并形成软骨基质，细胞被包埋在软骨陷窝内而变为静止的软骨细胞。软骨再生能力弱，软骨组织缺损较大时由纤维组织参与修补。骨组织再生能力强，骨折后可完全修复（参见本章第三节）。

三、细胞再生的影响因素

细胞死亡和各种因素引起的细胞损伤，均可刺激细胞增殖。作为再生的关键环节，细胞增殖在很大程度上受内外微环境和各种化学因子的调控。过量的刺激因子或抑制因子缺乏，均可导致细胞增生和肿瘤的失控性生长。

（一）细胞外基质在细胞再生过程中的作用

细胞外基质（extracellular matrix，ECM）在任何组织中都占有相当比例，其主要作用是把细胞连接在一起，借以支撑和维持组织的生理结构和功能。近年来的研究表明，尽管不稳定细胞和稳定细胞都具有完全的再生能力，但再生的细胞能否重新构建为正常组织结构尚依赖 ECM 的调控，因为后者在调控细胞的生物学行为方面发挥更为主动和复杂的作用。ECM 可影响细胞的形态、分化、迁移、增殖和生物学功能，其提供的信息可以调控胚胎发育、组织重建与修复、创伤愈合、纤维化及肿瘤的侵袭等。其主要成分如下。

1. 胶原蛋白（collagen） 是动物体内最常见的一种蛋白，为所有多细胞生物提供细胞外支架。胶原蛋白由三条具有 gly－x－y 重复序列的多 α 链构成三螺旋结构。约 30 条 α 链形成了至少 14 种不同的胶原蛋白。Ⅰ、Ⅱ、Ⅲ型胶原为间质性或纤维性胶原蛋白，体内含量最为丰富；Ⅳ、Ⅴ、Ⅵ型胶原为非纤维性（或无定形）胶原蛋白，存在于间质和基底膜内。胶原蛋白前体在核糖体内合成后，α 链要经过一系列酶的修饰，包括脯氨酸和赖氨酸残基的羟基化，从而使胶原蛋白富含羟化脯氨酸（10%）。胶原前肽的羟基化需要维生素 C，这也可以解释为何维生素 C 缺乏病（坏血病）时可引起创伤愈合不良。α 链经过修饰后，前胶原链形成三螺旋结构。在此阶段，前胶原分子仍为可溶性并含有 N－末端和 C－末端前肽。在分泌过程中或稍后，前胶原肽酶切掉末端前肽链，促进原纤维（常称原胶原）的形成。原纤维形成过程伴随由细胞外赖氨酰氧化酶催化的特异赖氨酸及羟化赖氨酸残基的氧化，从而导致邻近 α 链间的交联，形成稳定的胶原特有的排列结构，正是这种交联结构决定了胶原蛋白的张力强度。

2. 弹性蛋白（elastin） 各种组织（如血管、皮肤、子宫和肺）在结构上均需要弹性以发挥功能，虽然张力强度是由胶原蛋白提供的，但这些组织的回缩能力则由弹性纤维来完成。这些纤维可延长数倍并在张力消失后回缩至其原长度。在形态上，弹性纤维包括一个中轴（由分子量为 70kDa 的弹性蛋白构成），其周围由微丝形成的网状结构围绕。大血管壁、子宫、皮肤和韧带中存在大量弹性蛋白。和胶原蛋白相似，弹性蛋白一级结构中三分之一为甘氨酸，且富含脯氨酸和丙氨酸；和胶原蛋白不同的是，弹性蛋白只含极少的羟化脯氨酸并且无羟化赖氨酸残基。成熟的弹性蛋白含有交联结构以调节其弹性。

3. 黏附性糖蛋白和整合素 黏附性糖蛋白（adhesive glycoprotein）和整合素（integrin）在结构上并不相同，但其共同特性为既能与其他细胞外基质结合，又能与特异性的细胞表面蛋白结合。这样，它们就把不同的细胞外基质以及细胞外基质与细胞之间联系起来。

①纤维连接蛋白（fibronectin）：分子量接近 450kDa，是一种多功能的大分子黏附蛋白，其主要作用是能使细胞与各种基质成分发生粘连。它可由成纤维细胞、单核细胞、内皮细胞及其他细胞产生。纤维连接蛋白与细胞的黏附、伸展和迁移直接相关，另外，还可增强某些细胞如毛细血管内皮细胞对生长因子增殖作用的敏感性。

②层粘连蛋白（laminin）：是基底膜中含量最为丰富的大分子糖蛋白（分子量约 820kDa），由三个不同的亚单位共价结合形成并跨越基底膜。层粘连蛋白一方面可与细胞表面的特异性受体结合，另一方面也可与基质成分如Ⅳ型胶原和硫酸肝素结合，还可介导细胞与结缔组织基质黏附。在体外细胞培养中，它可改变各种细胞的生长、存活、形态、分化和运动。若在培养的内皮细胞中加入成纤维细胞生长因子（FGF），则层粘连蛋白可引起内皮细胞有序排列，然后形成毛细血管管腔，这是血管生成的关键步骤。层粘连蛋白和纤维连接蛋白与许多细胞外基质成分相似，与整合素受体家族成员具有结合能力。

③整合素：是细胞表面受体的主要家族，对细胞和细胞外基质的黏附起介导作用，其特殊类型在白细胞黏附过程中还可诱导细胞与细胞间的相互作用。整合素在体内表达广泛，大多数细胞表面都可表达一种以上的整合素，在多种生命活动中发挥关键作用。例如，由于整合素具有黏附作用，其成为白细胞游出、血小板凝集、发育过程和创伤愈合中的关键因素。另外，某些细胞只有通过黏附才能发生增殖，

通过使整合素介导的细胞与细胞外基质黏附发生障碍，则可导致细胞凋亡。

4. 基质细胞蛋白（matricellular protein） 是一类新命名的分泌性蛋白，可与基质蛋白、细胞表面受体及能作用于细胞表面的其他分子（如生长因子、细胞因子或蛋白水解酶）相互作用。虽然其功能表现为多样性，但都具有影响细胞 – 基质相互作用的能力。这一家族包括：富含半胱氨酸的酸性分泌蛋白（secreted protein acidic and rich in cysteine，SPARC），亦称骨连接素（osteonectin），可促进损伤后发生的组织重建；血栓黏合素（thrombospondin）；骨桥蛋白（osteopontin）；细胞黏合素（tenascin）家族。

5. 蛋白多糖和透明质酸 蛋白多糖（proteoglycans）和透明质酸（hyaluronan）是构成细胞外基质的另一重要成分。其结构包括核心蛋白及与核心蛋白相连接的多糖或多个多糖聚合形成的糖胺多糖（glycosaminoglycan）。蛋白多糖可表现出多样性，某种细胞外基质可含有几种不同的核心蛋白，而每一种核心蛋白又可含有不同的糖胺多糖。常见的一些蛋白多糖包括硫酸肝素（heparin sulfate）、硫酸软骨素（chondroitin sulfate）和硫酸皮肤素（dermatan sulfate）。它们在调控结缔组织的结构和通透性中具有多重作用。透明质酸是大分子蛋白多糖复合物的骨架，与调节细胞增殖和迁移的细胞表面受体有关。透明质酸可结合大量的水分子形成高度水合的凝胶，使多种类型的结缔组织，尤其是关节软骨，具有膨胀、抗压、反弹及润滑的能力。透明质酸亦存在于发生迁移和增殖细胞周围的细胞外基质中，抑制细胞间的黏附并促进细胞迁移。

损伤修复过程中，ECM 经代谢调整，其成分也会有所改变，如Ⅲ型胶原减少而Ⅰ型胶原增多，使组织修复能力增强。然而实质脏器发生慢性炎症时，该脏器的某些间叶来源细胞（如肝脏的贮脂细胞、肺泡隔间叶细胞）可增生、激活、转化为成纤维细胞，最终引起 ECM 过度增多和沉积，器官发生纤维化、硬化。

（二）生长因子

当细胞受到损伤因素的刺激后，可释放多种生长因子（growth factor），刺激同类细胞或同一胚层发育来的细胞增生，促进修复过程。尽管有许多化学介质都可影响细胞的再生与分化，但以多肽类生长因子最为关键，它们除刺激细胞的增殖外，还参与损伤组织的重建。有些生长因子可作用于多种类型的细胞，而有些生长因子只作用于特定的靶细胞。生长因子同样也在细胞移动、收缩和分化中发挥作用。其中较为重要的包括如下。

1. 血小板源性生长因子（platelet derived growth factor，PDGF） 来源于血小板的 α 颗粒，能引起成纤维细胞、平滑肌细胞和单核细胞的增生和游走，并能促进胶质细胞增生。

2. 成纤维细胞生长因子（fibroblast growth factor，FGF） 生物活性十分广泛，几乎可刺激所有间叶细胞，但主要作用于内皮细胞，特别是在毛细血管的新生过程中，能使内皮细胞分裂并诱导其产生蛋白溶解酶，后者溶解基膜，便于内皮细胞穿越生芽。

3. 表皮生长因子（epidermal growth factor，EGF） 是从下颌下腺分离出的一种 6kDa 的多肽，对上皮细胞、成纤维细胞、胶质细胞及平滑肌细胞都有促进增殖的作用。

4. 转化生长因子（transforming growth factor，TGF） 许多细胞都分泌 TGF。TGF – α 的氨基酸序列有 33% ~44% 与 EGF 同源，可与 EGF 受体结合，故与 EGF 有相同作用。TGF – β 由血小板、巨噬细胞、内皮细胞等产生，对成纤维细胞和平滑肌细胞增生的作用依其浓度而异：低浓度可诱导 PDGF 合成、分泌，为间接分裂原；高浓度则抑制 PDGF 受体表达，使其生长受到抑制。此外，TGF – β 还促进成纤维细胞趋化，产生胶原和纤维连接蛋白，抑制胶原降解，促进纤维化发生。

5. 血管内皮细胞生长因子（vascular endothelial growth factor，VEGF） 最初从肿瘤组织中分离提纯，对肿瘤血管的形成有促进作用；也可促进正常胚胎的发育、创伤愈合及慢性炎症时的血管增生。VEGF 还可明显增加血管壁通透性，进而促进血浆蛋白在细胞外基质中沉积，为成纤维细胞和血管内皮细胞长入提供临时基质。由于仅内皮细胞存在 VEGF 受体，故 VEGF 对其他细胞增生的促进作用都是间接的。

6. 具有刺激生长作用的其他细胞因子（cytokines）　白细胞介素 - 1（IL - 1）和肿瘤坏死因子（TNF）能刺激成纤维细胞的增殖及胶原合成，TNF 还能刺激血管再生。此外，还有许多细胞因子和生长因子，如造血细胞集落刺激因子、神经生长因子、IL - 2（T 细胞生长因子）等，对相应细胞的再生都有促进作用。

（三）抑素与接触抑制

抑素（chalone）具有组织特异性，似乎任何组织都可以产生一种抑素以抑制本身的增殖。例如已分化的表皮细胞丧失时，抑素分泌终止，基底细胞分裂增生，直到增生分化的细胞达到足够数量或抑素达到足够浓度为止。前面提到的 TGF - β 虽然对某些间叶细胞增殖起促进作用，但对上皮细胞则是一种抑素。此外，IFN - α、前列腺素 E_2 和肝素在组织培养中对成纤维细胞及平滑肌细胞的增生都有抑素样作用。

皮肤创伤，缺损部周围上皮细胞分裂增生迁移而将创面覆盖而相互接触时，或肝脏部分切除后肝细胞增生使肝脏达到原有大小时，细胞停止生长，不致堆积起来，这种现象称为接触抑制（contact inhibition）。细胞缝隙连接（可能还有桥粒）也许参与接触抑制的调控。

另外，在对血管生成的研究中已发现多种具有抑制血管内皮细胞生长的因子，如血管抑素（angiostatin）、内皮抑素（endostatin）和血小板反应蛋白 1（thrombospondin 1）等。

细胞生长和分化涉及多种信号之间的整合及相互作用。某些信号来自多肽类生长因子、细胞因子和生长抑制因子；另一些则来自细胞外基质的组成成分，并通过整合素依赖性信号转导系统进行传递。虽然某一信号转导系统可被其特异类型的受体所激活，但还存在信号转导系统之间的相互作用，从而使信号整合以调节细胞增殖及细胞的其他生物学行为。

⊕ **知识链接**

组织工程在修复中的作用

　　组织工程是结合生物学、材料学、工程学等为一体的多交叉性学科，致力于发展生物材料以修复、替代损伤组织，改善人体器官生理状态并提高其功能，尽量实现外形与损伤前相一致的人性化需求。组织工程研究主要包括三个要素：种子细胞、支架材料、细胞生长因子，其中，种子细胞和支架材料是组织工程目前研究的重点内容。细胞是一切生物组织最基本的结构和功能单位。干细胞作为人体内一种有潜力的能够分化为其他类型细胞的特殊细胞，是生物工程广泛研究和利用的原材料。支架是用于支撑细胞成长为一个完整组织的框架材料，而人工设计制造的细胞外基质作为组织工程研究的支架材料，是组织工程研究的另一个重要组成部分，它为细胞的生长、黏附、迁移、增殖、分化和细胞间交流提供支持。

第二节　纤维性修复

组织结构的破坏包括实质细胞与间质细胞的损伤，常发生在伴有坏死的炎症中，并且是慢性炎症的特征。此时，即使损伤器官的实质细胞具有再生能力，其修复也不能单独由实质细胞的再生完成，因此这种修复首先通过肉芽组织增生，溶解、吸收损伤局部的坏死组织及其他异物，并填补组织缺损，以后肉芽组织转化成以胶原纤维为主的瘢痕组织，修复便告完成。

一、肉芽组织的形态及作用

(一) 肉芽组织的成分及形态

肉芽组织（granulation tissue）由新生的薄壁毛细血管、增生的成纤维细胞及炎症细胞构成（图 2-3），肉眼表现为鲜红色，颗粒状，触之易出血，柔软湿润，形似鲜嫩的肉芽，故得名（图 2-4）。镜下可见大量由内皮细胞增生形成的实性细胞索及扩张的毛细血管，对着创面垂直生长，并以小动脉为轴心，在周围形成袢状弯曲的毛细血管网。新生毛细血管的内皮细胞核较大，呈椭圆形，向腔内突出。在此种毛细血管的周围有许多新生的成纤维细胞，此外，常有大量渗出液及炎症细胞。炎症细胞中以巨噬细胞为主，也有多少不等的中性粒细胞及淋巴细胞。巨噬细胞能分泌 PDGF、FGF、TGF-β、IL-1 及 TNF，加上创面凝血时血小板释放的 PDGF，进一步刺激成纤维细胞及毛细血管增生。巨噬细胞及中性粒细胞能吞噬细菌及组织碎片，之后被破坏而释放出各种蛋白水解酶，分解坏死组织及纤维蛋白。肉芽组织中无神经组织，故无感觉。

肉芽组织中的一些成纤维细胞的胞质含有肌细丝，此种细胞除有成纤维细胞的功能外，尚有平滑肌细胞的收缩功能，因此为肌成纤维细胞（myofibroblast）。成纤维细胞产生基质及胶原。早期基质较多，以后则胶原越来越多。

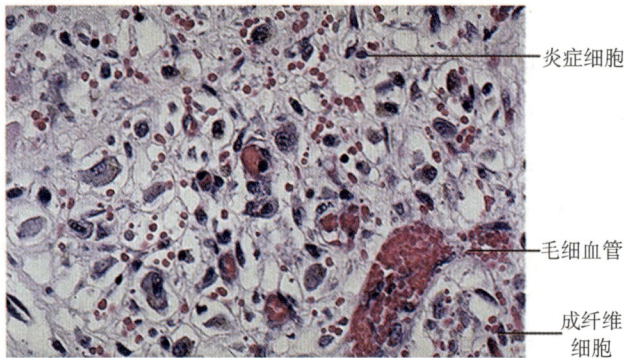

炎症细胞
毛细血管
成纤维细胞

图 2-3　肉芽组织

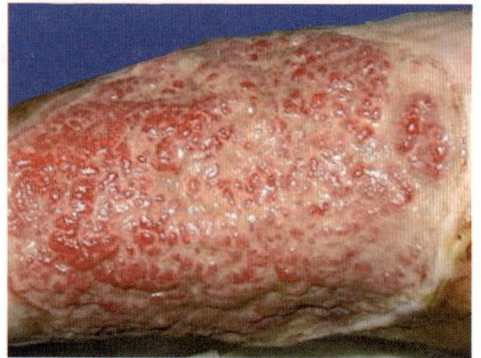

图 2-4　肉芽组织

(二) 肉芽组织的作用及结局

肉芽组织在组织损伤修复过程中的作用为：①抗感染保护创面；②填补创口及其他组织缺损；③机化或包裹坏死、血栓、炎性渗出物及其他异物。肉芽组织在组织损伤后 2~3 天内即可出现，自下向上（如体表创口）或从周围向中心（如组织内坏死）生长推进，填补创口或机化异物。随着时间的推移（如 1~2 周），肉芽组织按其生长的先后顺序，逐渐成熟。其主要形态标志为：间质的水分逐渐被吸收而减少；炎症细胞逐渐减少并消失；部分毛细血管管腔闭塞、数目减少，少数毛细血管管壁增厚，改建为小动脉和小静脉；成纤维细胞产生越来越多的胶原纤维，同时成纤维细胞数目逐渐减少、胞核变细长而深染，变为纤维细胞。时间越长，胶原纤维量越多，而且会发生玻璃样变，细胞和毛细血管减少。至此，肉芽组织成熟为纤维结缔组织，并逐渐转化为瘢痕组织。

二、瘢痕组织的形态及作用

瘢痕（scar）组织是指肉芽组织经改建成熟形成的纤维结缔组织。此时，组织由大量平行或交错分布的胶原纤维束组成。镜下，纤维束为均质红染，即玻璃样变；纤维细胞很少，核细长而深染，组织内血管减少。大体上，局部呈收缩状态，颜色苍白或灰白半透明，质硬韧并缺乏弹性。瘢痕组织的作用及对机体的影响可概括为两个方面。

1. 有利的一面 ①它能把损伤的创口或其他缺损长期填补并连接，可使组织器官的结构保持完整。②由于瘢痕组织含大量胶原纤维，可使组织器官保持其坚固性。

2. 不利或有害的一面

（1）瘢痕收缩　特别是发生于关节附近和重要器官的瘢痕，常引起关节挛缩或活动受限，如十二指肠溃疡瘢痕可引起幽门梗阻。瘢痕收缩的机制可能是由于其中的水分丧失或含有肌成纤维细胞。

（2）瘢痕性粘连　特别是在器官之间或器官与体腔壁之间发生的纤维性粘连，常影响其功能。器官内损伤发生广泛纤维化玻璃样变，可导致器官硬化。

（3）瘢痕组织增生过度　又称肥大性瘢痕。如果这种肥大性瘢痕突出于皮肤表面并向周围不规则地扩延，称瘢痕疙瘩（keloid），临床上常称为"蟹足肿"（图2-5）。其发生机制不清，一般认为与体质有关；也有人认为，可能与瘢痕中缺血缺氧，促使其中的肥大细胞分泌生长因子，使肉芽组织增长过度有关。

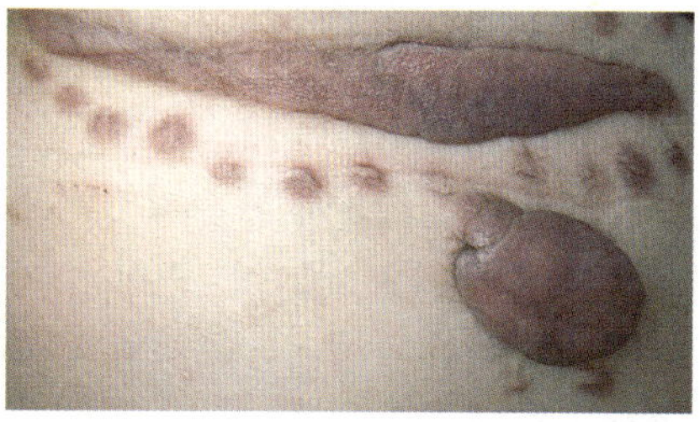

图2-5　瘢痕疙瘩

三、肉芽组织和瘢痕组织的形成过程及机制

肉芽组织在组织损伤后2~3天内即可出现，最初是成纤维细胞和血管内皮细胞的增殖，随着时间的推移，逐渐形成纤维性瘢痕，这一过程包括：①血管生成；②成纤维细胞增殖和迁移；③细胞外基质成分的积聚和纤维组织的重建。

（一）血管生成的过程

从发生学和组织学观点出发，可将广义的血管新生（neovascularization）分为两类。其中一种见于发生初期，由内皮细胞前期细胞或血管母细胞（angioblast）形成新的血管，称血管形成（vasculogenesis）；另外一种是由组织中既存的成熟血管的内皮细胞发生增殖和游走，形成小的血管，称血管生成（angiogenesis）。

血管生成包括：①原有血管基底膜降解并引起毛细血管芽的形成；②内皮细胞向刺激方向迁移；③位于迁移细胞后面的内皮细胞增殖和发育成熟，形成毛细血管管腔，同时内皮细胞外侧出现新的细胞成分如周细胞。较大的血管外出现平滑肌细胞以支撑管腔，维持内皮细胞和周细胞的功能。

所有这些步骤均由生长因子、细胞和细胞外基质的相互作用所调控。

1. 生长因子和受体　尽管许多生长因子均具有促进血管生成活性，但多数实验结果表明，VEGF和血管生成素（angiopoietin）在血管形成中发挥特殊作用。多种间叶细胞均能分泌生长因子，但具有酪氨酸激酶活性的受体则主要存在于内皮。在血管发育的早期，VEGF与血管内皮细胞上的VEGF受体之一——VEGF-R2结合，介导内皮细胞增殖和迁移，然后，VEGF与另一个受体（VEGF-R1）结合并引起毛细血管管腔形成。进一步的血管新生则依赖于血管生成素（Ang1和Ang2）的调控，Ang1与内皮细胞上称为Tie2的受体相互作用，使内皮细胞外侧出现新的细胞，可维持新生血管的稳定；除此之外，Ang1和Tie2的相互作用还可促进血管的成熟，使其从简单的内皮细胞构成的管腔，成为更精细的血管结构并维持内皮细胞处于静止状态。

在发育成熟组织的生理性血管新生（如子宫内膜增殖）和病理性血管新生（如慢性炎症、创伤愈合、肿瘤、视网膜病和早熟等）过程中，VEGF的作用最为重要。VEGF的表达可由一些细胞因子和生长因子如TGF-β、PDGF、TGF-α等诱导，而更令人关注的是，缺氧也是引起VEGF高表达的重要介导因素。其他一些生长因子，如bFGF及其相应受体在血管发育成熟和重构中也发挥重要作用。

2. 细胞外基质　血管生成的关键环节是内皮细胞的运动和直接迁移。这些过程由几类蛋白调控，包括：①整合素；②基质-细胞蛋白，包括血栓黏合素1（thrombospondin 1）、SPARC和细胞黏合素C，其表达异常可导致细胞与基质的相互作用失衡，从而促进血管新生；③蛋白水解酶，如前所述的纤溶酶原激活剂和基质金属蛋白酶，它们在内皮细胞迁移过程中发挥重要作用。另外，这些蛋白酶水解细胞外基质所产生的水解片段也对血管生成起调节作用。如内皮抑素（endostatin）为一种特殊类型的胶原小片段，可抑制内皮细胞增殖和血管形成。

（二）纤维化

在富含新生血管和疏松细胞外基质的肉芽组织内发生纤维化的过程是：①损伤部位的成纤维细胞迁移和增殖；②细胞外基质的积聚。

1. 成纤维细胞增殖　肉芽组织富含新生的毛细血管。VEGF除可促进血管生成外，还能增加血管壁通透性。血管壁通透性的增高导致血浆蛋白如纤维蛋白原和血浆纤维连接蛋白在细胞外基质中积聚，为生长中的成纤维细胞和内皮细胞提供临时基质。多种生长因子可启动成纤维细胞向损伤部位的迁移及随之发生的增殖，包括TGF-β、PDGF、EGF、FGF和促纤维化性细胞因子如IL-1和TNF-α，这些生长因子来源于血小板和各种炎症细胞以及活化的内皮细胞。在肉芽组织中，巨噬细胞除作为清除细胞外碎片、纤维蛋白和其他外源性物质的重要细胞外，还对TGF-β、PDGF和bFGF的表达有正反馈调节作用，因而促进成纤维细胞的迁移和增殖。若有适当的趋化性刺激，肥大细胞、嗜酸性粒细胞和淋巴细胞数量也相应增加。每种细胞皆可直接或间接地调节成纤维细胞的迁移和增殖。TGF-β因其在纤维组织积聚中发挥多种作用，被认为是引起感染性纤维化最重要的生长因子。肉芽组织中的大多数细胞都可产生TGF-β，引起成纤维细胞迁移和增殖、胶原和纤维连接蛋白合成增加、降低金属蛋白酶对细胞外基质的降解作用。TGF-β对单核细胞具有趋化性并引起血管生成。例如，在许多人和实验性动物的慢性纤维化性疾病中，证明其组织中TGF-β的表达明显增强。

2. 细胞外基质积聚　在修复过程中，增生的成纤维细胞和内皮细胞的数量逐渐减少。成纤维细胞开始合成更多的细胞外基质并在细胞外积聚。纤维性胶原是修复部位结缔组织的主要成分，对创伤愈合过程中张力的形成尤为重要。胶原的合成早在3~5天即开始出现，并根据创口的大小可持续数周。许多调节成纤维细胞增殖的生长因子同样可刺激细胞外基质的合成，而这些因子在创伤愈合时又由白细胞和成纤维细胞所分泌。

（三）组织重构

肉芽组织转变为瘢痕的过程，也包括细胞外基质的结构改变过程。一些能刺激胶原和其他结缔组织分子合成的生长因子，还有调节金属蛋白酶合成与激活的作用，而金属蛋白酶是降解细胞外基质成分的关键酶。细胞外基质合成与降解的最终结果不仅导致结缔组织的重构，而且又是慢性炎症和创伤愈合的重要特征。

胶原和其他细胞外基质成分的降解可由锌离子依赖性的基质金属蛋白酶家族来完成。中性粒细胞弹性蛋白酶、组织蛋白酶G、激肽、纤溶酶及蛋白水解酶虽可降解细胞外基质成分，但它们为丝氨酸蛋白水解酶，而非金属蛋白酶。金属蛋白酶家族包括：①间质胶原酶，降解Ⅰ、Ⅱ、Ⅲ型纤维性胶原；②明胶酶（又称Ⅳ型胶原酶），降解明胶及纤维连接蛋白；③基质溶素（stromelysin），降解蛋白多糖、层粘连蛋白、纤维连接蛋白和无定形胶原；④膜型金属蛋白酶。金属蛋白酶可由成纤维细胞、巨噬细胞、中性粒细胞、滑膜细胞和一些上皮细胞等多种细胞分泌，并由生长因子（PDGF、FGF）、细胞因子（IL-1、TNF-α）及吞噬作用和物理作用等刺激因素所诱导。TGF-β和类固醇在生理条件下有抑制胶原酶降解胶原的作用，譬如仅可以切断胶原的三螺旋结构使其成为两个大小不等的片段，然后由其他蛋白水解酶继续降解。这一过程若无控制地进行，对机体是有害的，但在组织内金属蛋白酶是以无活性的酶原形式分泌的，并需要化学刺激如次氯酸和蛋白酶（纤溶酶）才能活化。活化型金属蛋白酶可由特异性金属蛋白酶组织抑制剂（TIMP）家族快速抑制，大多数间质细胞可分泌 TIMP，从而有效地控制降解过程。可见，创伤愈合过程中胶原酶及其抑制剂的活性在受到严密调控的同时，也成为损伤部位清除坏死物质和结缔组织重构的必要条件。

第三节　创伤愈合

创伤愈合（wound healing）是指机体遭受外力作用后，皮肤、骨骼等组织出现离断或缺损后的愈复过程，包括各种组织的再生和肉芽组织增生、瘢痕形成等过程，表现为各种过程的协同作用。

一、皮肤创伤愈合

（一）创伤愈合的基本过程

最轻度的创伤仅限于皮肤表皮层，可通过上皮再生愈合；稍重者包括皮肤和皮下组织出现伤口；严重的创伤可有肌肉、肌腱、神经的断裂及骨折。本节以皮肤手术切口为例，将创伤愈合的基本过程叙述如下。

1. 伤口的早期变化　伤口局部有不同程度的组织坏死和血管断裂出血，数小时内便出现炎症反应，表现为充血、浆液渗出及白细胞游出，故局部红肿。早期白细胞浸润以中性粒细胞为主，3 天后以巨噬细胞为主。伤口中的血液和渗出液中的纤维蛋白原很快凝固形成凝块，有的凝块表面干燥形成痂皮，凝块及痂皮起着保护伤口的作用。

2. 伤口收缩　2~3 天后，边缘的整层皮肤及皮下组织向中心移动，伤口迅速缩小，直到 14 天左右停止。伤口收缩的意义在于缩小创面。不过在各种具体情况下，伤口缩小的程度因伤口部位、伤口大小及形状而不同。伤口收缩是由边缘新生的肌成纤维细胞的牵拉作用引起，与胶原无关，伤口收缩的时间正好是肌成纤维细胞增生的时间。

3. 肉芽组织增生和瘢痕形成　约从第 3 天开始，从伤口底部及边缘长出肉芽组织填平伤口。毛细血管以每日延长 0.1~0.6mm 的速度增长，其方向大都垂直于创面，并呈袢状弯曲。第 5~6 天起，成纤维细胞产生胶原纤维，其后一周胶原纤维形成活跃，以后逐渐缓慢下来。随着胶原纤维越来越多，瘢痕开始形成。大约在伤后 1 个月，瘢痕完全形成。可能由于局部张力的作用，瘢痕中的胶原纤维最后与皮肤表面平行。

4. 表皮及其他组织再生　创伤发生 24 小时内，伤口边缘的基底细胞即开始增生，并在凝块下面向伤口中心迁移，形成单层上皮，覆盖于肉芽组织的表面。当这些细胞彼此相遇时，则停止迁移，并增生、分化成为鳞状上皮。健康的肉芽组织对表皮再生十分重要，因为它可提供上皮再生所需的营养及生长因子。如果肉芽组织长时间不能将伤口填平并形成瘢痕，则上皮再生将延缓；在另一种情况下，由于异物及感染等刺激而过度生长的肉芽组织高出皮肤表面，也会阻止表皮再生，因此临床上常需切除。若伤口过大（一般认为直径超过 20cm 时），则再生表皮很难将伤口完全覆盖，往往需要植皮。

皮肤附属器（毛囊、汗腺及皮脂腺）如遭完全破坏，则不能完全再生，需瘢痕修复。肌腱断裂后，初期也是瘢痕修复，但随着功能锻炼而不断改建，胶原纤维可按原来肌腱纤维方向排列，达到完全再生。

（二）创伤愈合的类型

根据损伤程度及有无感染，创伤愈合可分为以下两种类型。

1. 一期愈合 (healing by first intention)　见于组织缺损少、创缘整齐、无感染、经黏合或缝合后创面对合严密的伤口。这种伤口只有少量的血凝块，炎症反应轻微，表皮再生在 24~48 小时内便可将伤口覆盖。肉芽组织在第 3 天就可从伤口边缘长出并很快将伤口填满。第 5~7 天，伤口两侧出现胶原纤维连接，已可拆线，切口达临床愈合标准，然而肉芽组织中的毛细血管和成纤维细胞仍继续增生，胶原不断积聚，切口可呈鲜红色，甚至可略高出皮肤表面。随着水肿消退，浸润的炎症细胞减少，血管改建且数量逐渐减少，第 2 周末瘢痕开始 "变白"，这个 "变白" 的过程需数月的时间。1 个月后，覆盖切口的表皮结构已基本正常，纤维结缔组织仍富含细胞，胶原组织不断增多，抗拉力强度在 3 个月达到顶峰，切口数月后形成一条白色线状瘢痕（图 2-6）。

2. 二期愈合 (healing by second intention)　见于组织缺损较大、创缘不整、哆开、无法整齐对合，或伴有感染的伤口。这种伤口的愈合和一期愈合比较有以下不同：①由于坏死组织多或感染，继续引起局部组织变性、坏死，炎症反应明显。只有等到感染被控制，坏死组织被清除以后，再生才能开始；②伤口大，收缩明显，从伤口底部及边缘长出多量的肉芽组织将伤口填平；③愈合的时间较长，形成的瘢痕较大（图 2-7）。

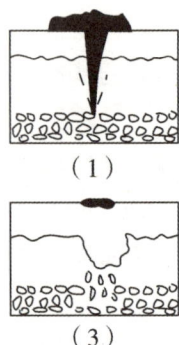

（1）　　（2）

（3）　　（4）

图 2-6　创伤一期愈合

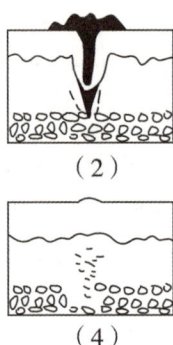

（1）　　（2）

（3）　　（4）

图 2-7　创伤二期愈合

二、骨折愈合

骨折（bone fracture）通常可分为外伤性骨折和病理性骨折两大类。骨的再生能力很强。骨折愈合的好坏、所需的时间与骨折的部位、性质、错位的程度、年龄以及引起骨折的原因等因素有关。一般而言，经过良好复位的单纯性外伤性骨折，几个月内便可完全愈合，恢复正常结构和功能。骨折愈合过程包括以下几个阶段（图 2-8）。

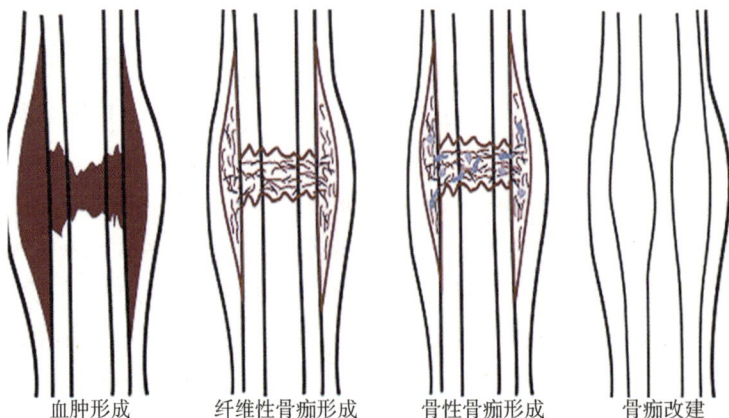

血肿形成　　纤维性骨痂形成　　骨性骨痂形成　　骨痂改建

图 2-8　骨折愈合过程

1. 血肿形成　骨组织和骨髓都有丰富的血管，在骨折的两端及其周围伴有大量出血，形成血肿，数小时后血肿发生凝固，与此同时，常出现轻度炎症反应。由于骨折伴有血管断裂，在骨折早期，常可见到骨髓坏死，骨皮质亦可发生坏死，如果坏死灶较小，可被破骨细胞吸收；如果坏死灶较大，则形成游离的死骨片。

2. 纤维性骨痂形成　骨折后的 2~3 天，血肿开始由肉芽组织取代而机化，继而发生纤维化形成纤维性骨痂，或称暂时性骨痂，肉眼及 X 线检查见骨折局部呈梭形肿胀。约 1 周，上述增生的肉芽组织及纤维组织可进一步分化，形成透明软骨。透明软骨的形成一般多见于骨外膜的骨痂区，骨髓内骨痂区则少见。

3. 骨性骨痂形成　上述纤维性骨痂逐渐分化出骨母细胞，并形成类骨组织，以后出现钙盐沉积，类骨组织可转变为编织骨（woven bone）。纤维性骨痂中的软骨组织也经软骨化骨过程演变为骨组织，至此形成骨性骨痂。

4. 骨痂改建或再塑　编织骨由于结构不够致密，骨小梁排列紊乱，达不到正常功能所需。为了适应骨活动时所受应力，编织骨经过进一步改建成为成熟的板层骨，皮质骨和髓腔的正常关系以及骨小梁正常的排列结构也重新恢复。改建是在破骨细胞的骨质吸收及骨母细胞的新骨质形成的协调作用下完成的。

三、影响创伤愈合的因素

损伤的程度、组织的再生能力，伤口有无坏死组织和异物以及有无感染等因素决定修复的方式、愈合的时间及瘢痕的大小。因此，治疗原则应是缩小创面（如对合伤口），防止再损伤、感染，促进组织再生。影响再生修复的因素包括全身及局部因素两方面。

（一）全身因素

1. 年龄　青少年的组织再生能力强、愈合快。老年人则相反，组织再生能力差，愈合慢，这与老年人血管硬化、血液供应减少有很大关系。

2. 营养　严重的蛋白质缺乏，尤其是含硫氨基酸（如甲硫氨酸、胱氨酸）缺乏时，肉芽组织及胶原形成不良，伤口愈合延缓。维生素 C 对愈合也很重要。这是由于 α-多肽链中的两个主要氨基酸——脯氨酸和赖氨酸必须经羟化酶羟化，才能形成前胶原分子，而维生素 C 具有催化羟化酶的作用，因而维生素 C 缺乏时，前胶原分子难以形成，从而影响胶原纤维的形成。在微量元素中，锌对创伤愈合有重要作用，手术后伤口愈合迟缓的患者，皮肤中锌的含量大多比愈合良好的患者低。因此，补给锌能促进愈合，其作用机制可能与锌是细胞内一些氧化酶的成分有关。

（二）局部因素

1. 感染与异物　感染对再生修复的影响很大。许多化脓菌产生一些毒素和酶，能引起组织坏死，溶解基质或胶原纤维，加重局部组织损伤，妨碍创伤愈合；伤口感染时，渗出物很多，可增加局部伤口的张力，常使正在愈合或已缝合的伤口裂开，或者导致感染扩散而加重损伤；坏死组织及其他异物，也妨碍愈合并有利于感染。因此，伤口如有感染或有较多的坏死组织及异物，必然是二期愈合。临床上对于创面较大，已被污染但尚未发生明显感染的伤口，施行清创术以清除坏死组织、异物和细菌，并可在确保没有感染的情况下缝合创口，这样有可能使本来是二期愈合的伤口达到一期愈合。

2. 局部血液循环　一方面可保证组织再生所需的氧和营养，另一方面对坏死物质的吸收及控制局部感染也有重要作用。因此，局部血供良好时，则再生修复较为理想，相反，如下肢血管有动脉粥样硬化或静脉曲张等病变，使局部血液循环不良，则该处伤口愈合迟缓。

3. 神经支配　正常的神经支配对组织再生有一定的作用。例如麻风引起的溃疡不易愈合，是神经受累致使局部神经性营养不良的缘故。自主神经损伤，使局部血液供应发生变化，对再生的影响更为明显。

4. 电离辐射 能破坏细胞、损伤小血管、抑制组织再生，因此可影响创伤的愈合。

（三）影响骨折愈合的因素

凡影响创伤愈合的全身及局部因素对骨折愈合都会起作用。此外，尚需强调以下三点。

1. 骨折断端及时、正确的复位 完全性骨折由于肌肉的收缩，常常发生错位或有其他组织、异物的嵌塞，可使愈合延迟或不能愈合。及时、正确的复位是为以后骨折完全愈合创造必要的条件。

2. 骨折断端及时、牢靠的固定 骨折断端即便已经复位，由于肌肉活动仍可错位，因而复位后及时、牢靠的固定（如打石膏、小夹板或髓腔钢针固定）更显重要，一般要固定到骨性骨痂形成后。

3. 早日进行全身和局部功能锻炼，保持局部良好的血液供应 由于骨折后常需复位、固定及卧床，虽然有利于局部愈合，但长期卧床致血运不良，又会延迟愈合。局部长期固定不动也会引起骨骼及肌肉的失用性萎缩、关节强直等不利后果。因此，在不影响局部固定的情况下，应尽早离床活动。

骨折愈合障碍者，有时新骨形成过多，形成赘生骨痂，愈合后有明显的骨变形，影响功能的恢复；有时纤维性骨痂不能变成骨性骨痂并出现裂隙，骨折两端仍能活动，即形成假关节。

目标检测

答案解析

1. 何谓再生？按再生能力的强弱，可将人体细胞分为哪几类？
2. 简述上皮组织及纤维结缔组织的再生过程。
3. 简述肉芽组织的概念、组织学成分及作用。
4. 试比较肉芽组织与瘢痕组织的异同。
5. 简述骨折愈合的过程。
6. 查阅文献，了解组织工程在修复中的应用。

书网融合……

本章小结　　　　　微课　　　　　题库

第三章　局部血液循环障碍 ^e微课

PPT

📖 学习目标

1. 掌握　淤血、血栓形成和栓塞的概念；血栓的类型及其形态特点和好发部位，如何鉴别；血栓栓塞的常见部位及其后果。

2. 熟悉　肝、肺淤血的病理形态特征及其后果；血栓的结局及对机体的影响；梗死的概念、原因、类型及形态学特征；淤血、血栓形成、血栓、栓塞及梗死的区别及相互关系。

3. 了解　出血的概念及后果。

4. 学会水肿的发生机制及不同部位水肿的辨别。

　　机体内环境的恒定及新陈代谢功能活动的进行有赖于正常的血液循环。一旦血液循环发生障碍，并且超过了神经体液所能调节的范围时，可引起相应组织器官的代谢障碍、功能失调和形态改变，并出现各种临床表现，严重者可导致机体死亡。

　　血液循环障碍可分为全身性和局部性两大类，两者既有区别，又有联系。全身性血液循环障碍是整个心、血管系统功能失调（如心功能不全、休克等）的结果；局部血液循环障碍是指某个器官或局部组织的循环异常，表现为：①局部组织血管内血液含量异常，如充血、淤血或缺血；②血液内出现异常物质，如血栓形成、栓塞及梗死；③血管内成分逸出血管，如出血、水肿等。局部血液循环障碍及其所引起的病变是疾病的基本病理改变，常出现在许多疾病过程中。

⇒ 案例引导

　　临床案例　患者，女，37岁。

　　主诉：左小腿红肿3天，发热2天。现病史：3天前不慎左小腿跟腱上方被刺破，未加重视。3天后局部出现明显红、肿伴疼痛，下肢活动受限，并有发热。

　　既往史：患者16岁开始患风湿性心脏病，近3年来经常反复发生心功能不全，平时常有时轻时重的双下肢浮肿。

　　入院体检：左小腿跟腱上方有2.9cm×0.6cm的伤口，局部红、肿，并附有脓性渗出物，压迫腓肠肌。二尖瓣听诊区，有Ⅲ级舒张期及Ⅱ级收缩期杂音，双肺部有湿性啰音。体温38.8℃，脉搏96次/分，呼吸26次/分。白细胞总数$16×10^9$/L，中性粒细胞0.86，淋巴细胞0.13，嗜酸性粒细胞0.01。尿蛋白（＋）。大便常规检查正常。

　　入院诊断：①左小腿（创伤后）化脓；②左小腿静脉炎；③慢性风湿性心瓣膜病伴心力衰竭。

　　住院经过：入院后按抗感染、抗心力衰竭等常规治疗，并卧床休息。入院后第2天，患者自述局部疼痛加剧。入院后第3天，患者在早上起床洗脸后，自觉左胸疼痛。X线检查发现双肺有散在性的大小不一的浸润性阴影，提示支气管肺炎可能。2天后症状减轻。入院第5天下午，患者下床解大便时，突然呼吸困难，心跳加快，血压下降，虽经积极抢救，仍无效而死亡。

　　讨论　1. 根据以上病案，你诊断是什么疾病？依据是什么？

　　　　　　2. 考虑死亡原因是什么？

第一节 充 血

局部器官或组织的血管扩张，血管内血液含量增多称为充血（hyperemia）。可分为动脉性充血和静脉性充血两类（图3-1）。

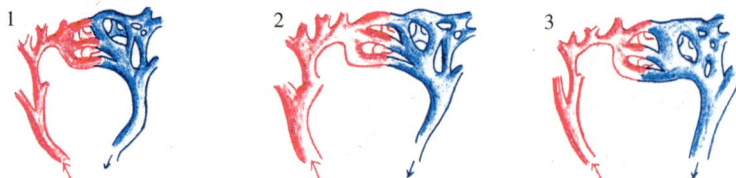

图3-1 血流状态模式图
1. 正常；2. 动脉性充血；3. 静脉性充血

一、动脉性充血

因动脉输入血液过多而致局部组织或器官的血管内血量增多，称动脉性充血（arterial hyperemia），又称主动性充血（active hyperemia），简称充血。

（一）原因

凡能引起细、小动脉扩张的任何原因，都可引起局部组织和器官的充血。细、小动脉的扩张是血管舒张神经兴奋性增高或舒血管活性物质释放所致。动脉性充血可分为生理性充血和病理性充血。生理性充血通常在组织器官功能活动增强时发生，如进食后的胃肠道充血，肢体运动时骨骼肌充血以及情绪激动时面颈部皮肤充血等。在各种病理状态下发生的充血称为病理性充血。

1. 炎性充血 为较常见的病理性充血。在炎症早期，由于致炎因子刺激引起的轴突反射及炎症介质的作用，局部细动脉和毛细血管扩张，称炎性充血。

2. 侧支性充血 动脉阻塞时，局部组织缺血缺氧，该部产生的氧化不全产物反射性地影响血管运动神经，使其周围的吻合支扩张充血，称侧支性充血。侧支性充血具有一定的代偿作用，可在不同程度上改善局部的血液循环。

3. 减压后性充血 局部组织器官的动脉长期承受压迫而缺血时，血管张力降低，一旦压力突然解除，受压组织内的细、小动脉即发生反射性扩张充血，称减压后充血。例如，迅速抽出大量腹水或摘除腹腔巨大肿瘤后，腹内压力突然解除，可致腹腔器官发生减压后性充血，严重时可造成脑缺血而晕厥。

（二）病理变化

动脉性充血主要表现为细、小动脉和毛细血管扩张，局部组织内血液灌注量增多，使体积轻度增大。发生于体表的充血，由于动脉血含氧量高，代谢旺盛，局部组织颜色鲜红，温度略升高。充血组织功能活动增强，如黏膜的动脉性充血，可有腺体分泌亢进的现象。

（三）后果

动脉性充血在大多数情况下是一种暂时性现象，原因消除后即可恢复正常，通常对机体无不良后果。动脉性充血时，局部氧和营养物质的输入增多，代谢及功能活动增强，故对机体是有利的，临床上常采用热敷的方法等造成动脉性充血，促进局部组织代谢，以治疗某些疾病。若动脉已有病变，如高血压或动脉粥样硬化，脑内小动脉瘤形成或先天性动脉畸形等，充血可能促使脑血管破裂而出血，造成严重的后果。

二、静脉性充血

由于静脉回流受阻，血液淤积在毛细血管和小静脉内，使局部组织或器官的含血量增多，称静脉性充血（venous hyperemia）或被动性充血（passive hyperemia），简称淤血（congestion）。静脉性充血均为病理性，对机体的影响较大，可以发生于局部，也可发生于全身，因而具有重要的临床意义。

（一）原因

由于静脉分支多，只有当静脉受压或阻塞而又不能建立有效的侧支循环时，才会发生淤血。

1. 静脉受压　静脉受压时，其管腔变狭窄或闭塞，血液回流受阻，导致器官或组织淤血。常见有绷带包扎过紧而引起的肢体淤血；妊娠后期子宫压迫髂静脉引起的下肢淤血、水肿；肿瘤、炎症包块或瘢痕组织压迫局部静脉而引起相应部位淤血；肠扭转、肠套叠时肠系膜静脉受压引起的肠淤血等。

2. 静脉腔狭窄或阻塞　如静脉内膜炎性增厚、静脉内血栓形成及肿瘤细胞瘤栓、血栓栓子等阻塞所引起的相应部位或组织器官的淤血。通常组织内静脉的分支多，互相连接，形成侧支循环；只有当较大的静脉干受压、阻塞或多条静脉受压，血液不能充分地通过侧支回流时，才会出现淤血。

3. 心力衰竭　心力衰竭时，由于心肌收缩力减弱，心输出量减少，致使静脉回流受阻而引起淤血。如心肌梗死或风湿性心脏病等引起左心衰竭时，可导致肺静脉回流受阻而发生肺淤血；肺动脉狭窄或肺源性心脏病所致的右心衰竭时，体循环淤血，常见有肝淤血。全心衰竭时，可致全身性淤血。

（二）病理变化

淤血可以是全身性的，也可以是局部性的。淤血的器官体积增大，重量增加，包膜紧张，质地变实。切面有多量暗红色的液体流出。淤血的组织由于血液内还原血红蛋白增多，呈暗红色；如在皮肤黏膜处呈紫蓝色，称发绀（cyanosis）。淤血的组织器官血流缓慢，血量减少，血液中氧分压降低，代谢功能低下，产热减少，故局部温度降低。光镜可见淤血组织器官内小静脉和毛细血管扩张，充满红细胞；有时可伴水肿，严重时可有漏出性出血。

（三）后果

淤血的后果取决于静脉受压、阻塞发生的程度、速度、部位、持续时间及局部侧支循环建立的情况等。持续淤血的常见后果如下。

1. 淤血性水肿　淤血局部血流缓慢，使毛细血管内流体静压升高和缺氧，继而引起毛细血管壁通透性轻度增高，水、盐和少量蛋白漏出。漏出液潴留在组织内，引起淤血性水肿（congestive edema）；漏出液积聚于体腔内引起积液，如胸水、腹水或心包积液等。

2. 淤血性出血　淤血严重时，缺氧使毛细血管壁损伤加重，红细胞也可通过管壁漏出到组织内，形成点状或斑状出血，称淤血性出血（congestive hemorrhage）。

3. 实质细胞萎缩、变性、坏死　淤血时由于组织缺氧、代谢障碍，氧化不全的代谢产物堆积，轻者可引起实质细胞萎缩、变性，重者引起坏死。

4. 淤血性硬化　由于长期缺氧及细胞崩解产物的刺激或某些生长因子的作用，可使组织内网状纤维胶原化和纤维组织增生，从而使器官变硬，造成淤血性硬化（congestive sclerosis）。

（四）重要器官的淤血

1. 肺淤血　由左心衰竭引起。如二尖瓣狭窄时，在心脏舒张期，左心房血液不能充分流入左心室，血液淤积于左心房内，使其压力升高，导致肺静脉回流受阻，引起肺淤血。肉眼观察：肺脏体积增大，重量增加，呈暗红色，质地变实，切开时可见切面有淡红色或暗红色泡沫样液体流出。光镜下：肺小静脉及肺泡壁毛细血管高度扩张淤血，肺泡壁因淤血水肿而变厚；肺泡腔内有水肿液，其中常有少量红细胞和巨噬细胞；巨噬细胞吞噬红细胞，将血红蛋白分解成棕黄色颗粒状的含铁血黄素，这种吞噬含铁血黄素的巨噬细胞称为心衰细胞（heart failure cell）（图3-2），多见于肺泡腔内，亦可见于肺间质或患者的痰液内。长期淤血时，肺间质纤维组织增生及网状纤维胶原化，使肺质地变硬；同时由于含铁血黄素的沉积，肺组织呈棕褐色，称肺褐色硬变（brown induration of lung）。临床上，患者可有明显气促、缺氧、紫绀，咳出大量粉红色泡沫痰，并易继发肺部感染。

2. 肝淤血　常由右心衰竭或全心衰竭引起，偶可由肝静脉或下腔静脉阻塞引起。肉眼观察：肝脏体积增大，重量增加，被膜紧张，质地较实；表面及切面可见红（淤血区）、黄（脂肪变性区）相间的条纹状结构，似槟榔的切面，称"槟榔肝"（nutmeg liver）（图3-3）。光镜下：肝小叶中央静脉及其附近的肝窦高度扩张淤血，淤血区的肝细胞因缺氧和受压而发生萎缩、变性、坏死甚至消失；小叶周边区肝细胞因缺氧而发生脂肪变性。长期慢性肝淤血时，由于小叶中央区肝细胞萎缩消失，发生网状纤维胶原化及纤维组织增生，使肝脏质地变硬，形成淤血性肝硬化（congestive liver cirrhosis）。与门脉性肝硬化不同，淤血性肝硬化的病变较轻，肝小叶改建不明显，不形成门脉高压且不产生肝功能衰竭。

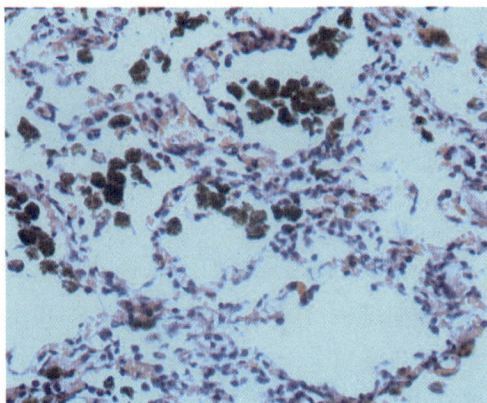

图3-2　肺淤血（镜下）
肺泡壁毛细血管扩张淤血，肺泡腔内有漏出的
红细胞，肺泡腔内可见大量的心衰细胞

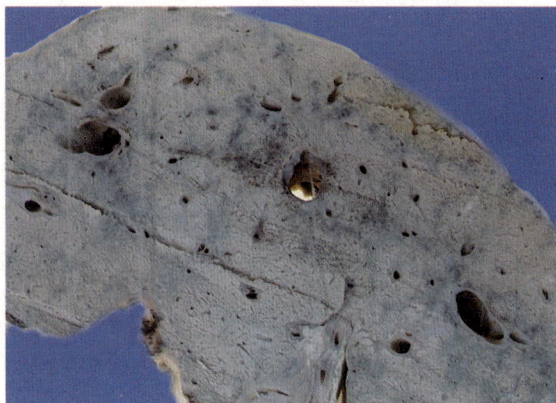

图3-3　慢性肝淤血（槟榔肝）

第二节　出　血

血液从心腔或血管逸出，称出血（hemorrhage）。血液流至体外者，称外出血；血液流出而聚积于组织间隙或体腔内时，称内出血。内出血可发生在身体的任何部位，按出血方式、出血量和发生部位的不同，可有不同的名称。皮肤黏膜的小点状出血灶，称瘀点（petechiae）；直径在1~2cm或以上的较大斑片状出血，称瘀斑（ecchymosis）；组织内局限性大出血，称血肿（hematoma）；血液聚积于体腔内，称积血（hematocele），如胸腔积血、腹腔积血等。

鼻黏膜出血，称鼻衄（epistaxis）；呼吸道出血经口咳出，称咯血（hemoptysis）；消化道出血经口呕出，称呕血（hematemesis）；血液自肛门排出，称便血（hematochezia）；泌尿道出血随尿排出，称尿血（hematuria）；子宫大出血，称血崩（metrorrhagia）。

一、原因和类型

按血液逸出的机制，可分为破裂性出血和漏出性出血。

（一）破裂性出血

心脏或血管壁破裂所致的出血，称破裂性出血（disruptive hemorrhage）。常见的原因如下。

1. 血管的机械性损伤　如刀伤、枪伤、挫伤等。

2. 破坏性病变侵蚀血管壁　如肺结核、胃十二指肠溃疡、恶性肿瘤等对病变部位血管的侵蚀破坏。

3. 心血管壁本身的病变　如心肌梗死、室壁瘤或动脉瘤形成时，因心肌壁或血管壁脆弱不能承受血流的压力而发生破裂出血。

4. 静脉破裂　常见于肝硬化时食管下段静脉曲张，破裂出血。

5. 毛细血管破裂　多发生于局部软组织损伤时。

（二）漏出性出血

由于毛细血管壁通透性增高，血液自扩大的内皮细胞间隙和受损的血管基底膜漏出，称漏出性出血（diapedetic hemorrhage）。漏出性出血的原因如下。

1. 血管壁损害　常见于缺氧、感染、中毒等使毛细血管内皮细胞及血管壁受损；维生素 C 缺乏时，毛细血管壁内皮细胞结合处的基质和血管外的胶原合成障碍而致通透性增高。

2. 血小板减少和血小板功能障碍　再生障碍性贫血、白血病、血小板减少性紫癜等使血小板生成不足或破坏过多；尿毒症，某些药物如吲哚美辛、阿司匹林可使血小板黏附与凝集功能降低；一些细菌的内毒素和外毒素也有破坏血小板的作用。当血小板减少到一定数量（$5 \times 10^9/L$ 以下）时，可致漏出性出血。

3. 凝血因子缺乏　①凝血因子合成减少：如肝实质细胞受损，既可使纤维蛋白原合成减少，又因摄入的维生素 K 不足，引起凝血酶原以及凝血因子Ⅶ、Ⅸ、Ⅹ的合成减少。②凝血因子消耗过多：如弥散性血管内凝血时。③先天性疾病：如血友病时可因凝血因子Ⅷ、Ⅸ缺乏，导致血液凝固障碍而有出血倾向。

二、病理变化

新鲜的小出血灶（如皮肤黏膜的瘀点、瘀斑），肉眼观呈暗红色，以后随着红细胞降解形成含铁血黄素而呈棕黄色。光镜下可见组织内有多少不等的红细胞和吞噬含铁血黄素的巨噬细胞。较多量的局部组织出血常形成血肿，可被吸收或发生机化、包裹。

三、后果

出血的后果因出血量、出血速度和部位的不同而异。小量缓慢的出血，可不引起严重后果；但小量持续或反复的出血，可导致缺铁性贫血。急性大量出血，短时内丧失循环血量的20%～25%时，可发生失血性休克。发生在重要器官的出血，可导致严重后果，如心脏破裂引起心包内出血（心包填塞）可导致急性心功能不全；脑出血可致偏瘫等甚至死亡。

第三节　血栓形成

活体的心血管内，血液成分形成固体质块的过程称为血栓形成（thrombosis），所形成的固体质块称为血栓（thrombus）。与血凝块（clot）不同，血栓是在活体的心血管内由流动的血液形成，而血凝块则是由心血管外或死后静止的血液凝固而形成。

生理情况下，血液在心血管内循环流动而保持液体状态，有赖于血液中相互拮抗的凝血系统和抗凝血系统保持动态平衡：血液中的凝血因子不断地、有限地被激活，形成微量纤维蛋白，沉积在血管内膜上，随即又被激活的纤维蛋白溶解酶所溶解；此外，已激活的凝血因子也可被单核－吞噬细胞系统吞噬而清除，因此不发生凝血。在一定条件下，血液内这种凝血与抗凝血的动态平衡被破坏，则使凝血过程增强而致血栓形成。

一、血栓形成的条件及机制

血栓形成是血液在流动状态下由于血小板的活化和凝血因子被激活致血液发生凝固。血栓形成的条件有以下三个方面。

（一）心血管内皮细胞的损伤

正常心血管内膜的内皮细胞为单层细胞薄膜屏障，具有抗凝和促凝两种功能，在生理情况下，以抗凝作用为主。①隔绝血流中的血小板、凝血因子和内皮下有促凝作用的胶原之间的接触，防止凝血过程启动。②生成抑制血小板黏集的物质：如二磷酸腺苷酶，可将 ADP 转变为腺嘌呤核苷酸而抑制血小板黏集；前列环素（PGI_2）和一氧化氮（NO），能抑制血小板黏集和扩张血管。③生成拮抗凝血酶或凝血因子的物质：如抗凝血酶Ⅲ，与肝素结合可发挥强大的抗凝作用；凝血酶调节蛋白（thrombomodulin），是凝血酶的受体，与凝血酶结合后激活蛋白 C（肝脏合成的一种血浆蛋白），而活化的蛋白 C 与内皮细胞合成的蛋白 S 协同作用，可灭活凝血因子 V 和Ⅷ而发挥抗凝作用；硫酸乙酰肝素等物质，可阻止血液在内皮细胞表面形成血栓。④生成组织型血浆素原：内皮细胞合成组织型血浆素原活化因子（tissue－type plasminogen activator，t－PA），促血浆素原（纤溶酶原）转变为纤溶酶，促进纤维蛋白溶解。

心血管内皮细胞的损伤是血栓形成的最重要因素。当内皮细胞损伤后，局部薄膜屏障破坏，使其抗凝功能降低，易导致血栓形成。

1. 损伤内皮细胞的促凝作用 损伤的内皮细胞可释放出组织因子和能使胶原黏着的血管性血友病因子（von Willebrand factor，vWF），启动外源性和内源性凝血途径。当内皮细胞受损脱失时，内皮下暴露的胶原纤维有较强的促凝作用，能激活凝血因子Ⅻ，启动内源性凝血途径。

2. 血小板的活化 在凝血过程中起关键作用的是血小板的活化，其主要表现为下述三个连锁反应。

（1）黏附反应（adhesion） 血小板黏附于内皮下胶原的过程需要起桥梁连接作用的 vWF 的参与，黏附后的血小板内微丝和微管收缩、变形，称黏性变态。

（2）释放反应（release reaction） 黏附后的血小板被激活，出现释放反应。释放的 α 颗粒含纤维蛋白原、纤维连接蛋白、凝血因子 V 和Ⅷ、vWF、血小板第 4 因子、血小板生长因子和转化生长因子等；释放的 δ 颗粒（致密颗粒）内含 ADP、Ca^{2+}、组胺、5－HT、肾上腺素等。其中，ADP、Ca^{2+} 和血小板合成的血栓素 A_2（thromboxane，TXA_2）与血栓形成关系最为密切。

（3）黏集反应（aggregation） 血小板在 ADP、Ca^{2+} 和 TXA_2 的作用下，彼此之间不断黏集、成堆，称血小板黏集堆。初期的黏集是可逆的，随着外源性凝血过程的激活，凝血酶产生并与血小板表面的受体结合，使血小板之间连接更加紧密，变为不可逆性血小板融合团块，成为血栓形成的起始点。凝血酶是血栓形成的核心部分，常成为临床治疗血栓的靶点（图 3－4）。

临床上，心血管内膜损伤多见于静脉内膜炎、风湿性和感染性心内膜炎的病变瓣膜、心肌梗死的心内膜、动脉粥样硬化斑块等病变部位。此外，缺氧、细菌毒素、免疫反应、外源性化学物质（如吸烟）、放射性损伤等也可造成血管内皮损伤，易诱发血栓形成。

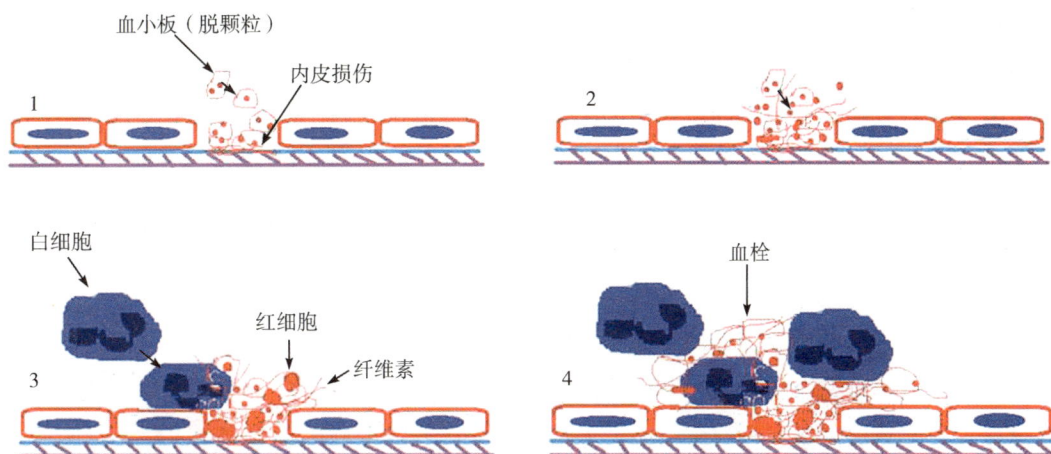

图 3-4　血栓形成过程示意图

1. 血管内皮损伤，血小板（Pt）与内皮下的胶原黏附；2. 血小板释放颗粒（ADP、5-HT、TXA$_2$）；3. ADP、5-HT、TXA$_2$激活血中血小板，血小板发生变形并互相凝集；4. 血小板凝集堆形成，激活凝血过程，内膜受损处形成血栓

（二）血流缓慢或涡流形成

在正常流速和流向的血液中，血液中的有形成分如红细胞和白细胞在血流的中轴流动（轴流），其外是血小板，最外是一层血浆带（边流）。血浆将血液的有形成分与血管壁隔开，阻止血小板与内膜接触和激活。当血流缓慢或形成涡流时，一方面可使轴流变宽甚至消失，血小板得以进入边流，增加了与血管内皮接触和黏附的机会；另一方面，被激活的凝血因子和凝血酶不易被缓慢流动的血液冲走或稀释，易在局部聚集而浓度增高，激发凝血过程。此外，血流缓慢还可造成内皮细胞缺氧和损伤，产生PGI$_2$和t-PA减少而促进血栓形成。因此，血栓多发生于静脉内，这除了与血流较缓慢有关外，还与静脉瓣处的血流易形成涡流有关。据统计，静脉血栓比动脉血栓多4倍；下肢血栓比上肢血栓多3倍，而且多以瓣膜囊为起点。

临床上心力衰竭、手术后或久病卧床的患者，因全身血流缓慢等因素，易发生下肢深静脉或盆腔静脉血栓。二尖瓣狭窄时的左心房内，动脉瘤内或血管分支处，因血流缓慢及容易出现涡流，常并发血栓形成。

（三）血液凝固性增加

血液凝固性增加是指血液中血小板和凝血因子增多，或纤维蛋白溶解系统活性降低，导致血液凝固性增高时，易发生血栓形成。在严重创伤、手术后或产后，由于严重失血，血液中补充了大量幼稚的、新生的血小板，其黏滞性高，易发生黏集；而且其他凝血因子如Ⅻ、Ⅶ、凝血酶原及纤维蛋白原的含量也增多。大面积烧伤时，除上述因素外，还可因血浆丧失、血液浓缩、黏稠度增加而易形成血栓。异型输血时，因红细胞和血小板破坏，释放出大量血小板因子和凝血因子，易形成血栓。某些癌症患者（肺癌、胃癌、胰腺癌）及胎盘早期剥离者，因组织坏死释放出大量组织因子，激活外源性凝血系统，可引起广泛的血栓形成。此外，妊娠、高脂血症、吸烟、冠状动脉粥样硬化时，可因血小板增多或黏性增高而诱发血栓形成。

血栓形成常是上述几个因素共同作用的结果，其中某一因素可能起主要作用。例如创伤、手术后卧床患者的血栓形成，除血管内膜损伤外，同时伴有血液凝固性增高及长期卧床导致的血流缓慢等因素的作用。因此，手术中应尽量避免血管损伤，术后鼓励患者尽早下床活动，以促进血液循环，避免血栓形成。

二、血栓形成的过程和形态

血栓形成包括血小板黏集和血液凝固两个基本过程（图3-5）。

1. 白色血栓　在血栓形成过程中，首先是血小板自血流中不断析出，并在心血管内膜损伤处的裸露胶原上黏附聚集；黏附的血小板被胶原激活，发生黏性变态和释放反应，释出 ADP 和生成 TXA₂；ADP 又进一步使更多的血小板聚集，形成小堆并逐渐增大；同时，在血小板与血小板之间有少量纤维蛋白存在。这种灰白色、质地较坚实，与瓣膜或血管壁黏着紧密的血栓，称白色血栓（white thrombus），又称析出性血栓。白色血栓常位于血流较快的心瓣膜；在静脉性血栓中，白色血栓位于延续性血栓的起始部分，故又称血栓头部。

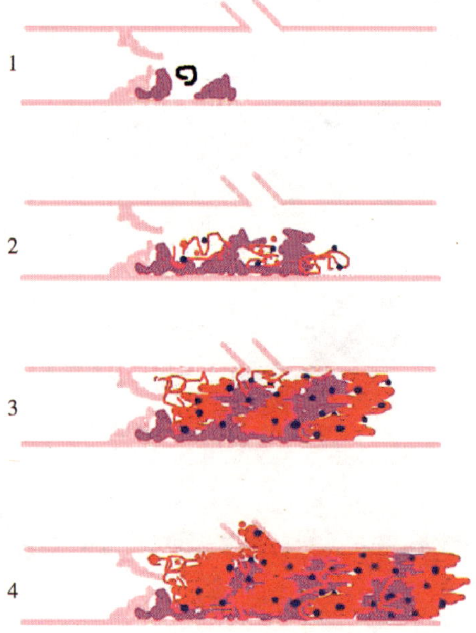

2. 混合血栓　白色血栓形成后，其下游血流进一步减慢和出现涡流，继而在血管壁上形成多个新的血小板黏集堆，并逐渐堆积延伸，形成不规则的珊瑚状突起，称血小板小梁；血小板小梁表面黏附很多白细胞，使血小板小梁之间血流更加缓慢，被激活的凝血因子浓度逐渐增加，大量的纤维蛋白原转变为纤维蛋白，形成纤维蛋白网，网眼中充满红细胞和少许白细胞。肉眼观呈红白相间的波纹状血栓，称混合血栓（mixed thrombus）。混合血栓主要见于静脉，常构成延续性血栓的体部；发生于心腔内、动脉粥样硬化斑块部或动脉瘤内的可称为附壁血栓（mural thrombus）；位于二尖瓣狭窄时左心房内的常形成球形血栓。

图 3 - 5　静脉内血栓形成示意图
1. 静脉瓣膜内血流形成漩涡，血小板沉积；
2. 血小板继续沉积形成小梁，小梁表面有白细胞黏附；
3. 血小板小梁间形成纤维蛋白网，网眼中充满红细胞；
4. 血管腔阻塞，局部血流停滞，血液凝固

3. 红色血栓　当混合血栓逐渐增大以致血管腔完全阻塞时，则形成闭塞性血栓（occlusive thrombus）。此时，其下游血流停滞，血液可迅速发生凝固而形成红色血凝块，即为红色血栓（red thrombus），构成延续性血栓的尾部。红色血栓亦称为凝固性血栓，初形成时光滑湿润，有一定弹性，和死后血凝块相似；陈旧的红色血栓，则因水分被吸收，变得干燥、易碎，易脱落成为栓子而造成栓塞。

4. 透明血栓　多发生于微循环的血管内，主要在毛细血管，因此只能在显微镜下观察到，故称微血栓（micro thrombus）。微血栓由纤维蛋白及少量血小板构成，又称纤维素性血栓；光镜下为均质红染的小血栓，故又称透明血栓（hyaline thrombus）。主要见于弥散性血管内凝血（DIC）。

三、血栓的结局

1. 软化、溶解、吸收　新近形成的血栓，由于纤维蛋白溶解酶活性增高及血栓内白细胞崩解释放的蛋白水解酶的作用，可使血栓软化并逐渐溶解，形成细小颗粒或液体融入血液或被吞噬细胞吞噬。小的血栓可被完全溶解吸收；大的血栓多为部分软化，当其被血流冲击形成碎块脱落后，可形成血栓栓子，易造成栓塞。

2. 机化、再通　如果纤维蛋白溶解酶系统活性不足，血栓存在时间较长时则发生机化。在血栓形成后 1~2 天，血栓附着处的内膜下，由新生的毛细血管和成纤维细胞等形成的肉芽组织可向血栓内生长，并逐渐取代血栓，这一过程称为血栓机化；至第 3~4 天，可使血栓牢固地附着在血管壁上。中等大的血栓经 2~4 周可完全机化。机化后的血栓与管壁紧密粘连，不易脱落；在动脉粥样硬化病灶

上形成的附壁血栓机化后，可造成管腔狭窄；如在血栓机化的过程中，血栓逐渐干燥、收缩，其内部或与血管壁间出现裂隙，新生的内皮细胞长入并覆盖其表面，形成新的管腔，并相互沟通，可使被阻塞的血管部分地恢复血流，这种现象称为再通（recanalization）（图3-6）。溶血栓药［链激酶（SK）、尿激酶（UK）和组织型纤溶酶原激活剂（t-PA）］静脉输注或导管局部用药都可使血管再通。它的作用是使纤溶酶原转化为纤溶酶，后者溶解血栓中已形成的纤维蛋白，较抗凝疗法更为直接而有效。最好在血栓形成后1~2天内使用。活血化瘀类的中药也可使血管再通，有效改善患者的血液流变学状态，从而进一步改善患者的临床症状和体征，提高生活质量，减少致残率。

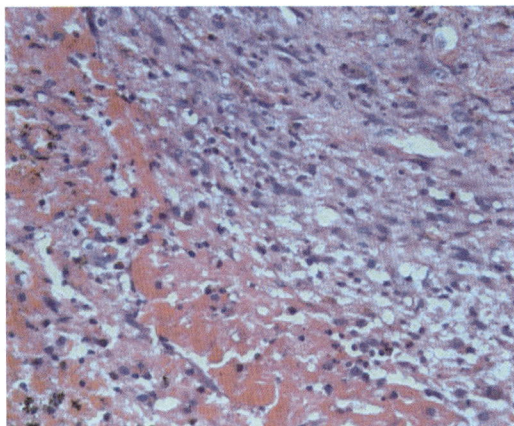

图3-6 血栓机化

左侧见未完全机化的血栓，右侧为肉芽组织

3. 钙化 当血栓被软化，又未完全机化时，则可发生钙盐沉积，成为静脉石（phlebolith）或动脉石（arteriolith）。当机化血栓内的纤维组织发生玻璃样变时，也可进一步发生钙化。

四、血栓对机体的影响

（一）血栓形成的防御意义

血栓形成能对破裂的血管起到止血作用，在血管损伤处形成的血栓可堵塞伤口而阻止出血；血栓形成还可防止出血，如肺结核空洞或胃、十二指肠溃疡时，病变区的血管内有血栓形成，可以防止血管被侵蚀而破裂出血；炎症灶小血管内有血栓形成，则可防止细菌及其毒素的蔓延扩散。

（二）血栓形成的不利影响

在多数情况下，血栓形成对机体可造成不同程度的不利影响。

1. 阻塞血管 动、静脉血栓会阻塞血管，其后果决定于器官和组织内有无充分的侧支循环。①动脉血栓未完全阻塞血管腔时，可引起局部组织缺血而萎缩；如完全阻塞而又缺乏有效的侧支循环时，可引起局部组织的缺血性坏死，如心冠状动脉血栓形成造成心肌梗死，脑动脉血栓形成引起脑梗死，血栓闭塞性脉管炎引起患肢坏疽等。②静脉血栓形成后，若未建立有效的侧支循环，则引起局部组织淤血、水肿、出血甚至坏死，如肠系膜静脉主干血栓形成引起肠出血性梗死。

2. 栓塞 血栓可部分或整体脱落成为栓子，随血流运行，引起栓塞，如含有细菌的栓子脱落，可引起栓塞组织的败血性梗死或栓塞性脓肿。

3. 心瓣膜变形 常见于风湿性心内膜炎和亚急性细菌性心内膜炎：心瓣膜上较大的赘生物和因赘生物机化可引起瓣膜增厚、变硬、粘连等，造成瓣膜口的狭窄或关闭不全，导致心瓣膜病。

4. 出血 见于DIC，由于微循环广泛性微血栓形成，消耗大量凝血因子和血小板，从而造成血液的低凝状态，导致全身广泛性出血和休克。

⊕ **知识链接** ┈┈

血栓抽吸术

　　血栓抽吸术治疗老年急性心肌梗死：经动脉鞘管送入指引导管，先将0.36mm（0.014in）的PTCA 导丝送至梗死相关血管（IRA）病变远端，在X线透视下，保持最大负压缓慢推送将血栓抽吸导管的尖端置入狭窄及血栓病变部位，将抽吸导管尾端与30ml负压吸引管连接，同时缓慢前送或后撤导管，通过负压抽吸冠状动脉内血流、局部血栓和碎片物质，将吸引出来的液体组织储存于收集器内，根据冠状动脉造影结果，重复以上步骤2~5次，直至无血栓影像，前向血流改善为止。

第四节　栓　塞

　　在循环血液中出现不溶性的异常物质，随血流至远处阻塞血管的现象，称栓塞（embolism）。阻塞血管的异常物质称为栓子（embolus）。栓子的种类很多，可以是固体、液体或气体，其中最常见的为脱落的血栓栓子；其他栓子还有进入血流的脂肪滴、气体、羊水、瘤细胞团等，也可引起栓塞，但较少见。

一、栓子的运行途径

　　栓子的运行途径一般与血流方向一致（图3-7），最终阻塞在口径与其相当的血管造成栓塞。

　　1. 来自右心内及体循环静脉系统的栓子　随血流进入肺动脉主干或其分支，可引起肺栓塞。某些体积小又富弹性的栓子（如脂滴、气泡或羊水栓子）可通过肺泡壁毛细血管回流入左心，继而进入体循环动脉系统，阻塞动脉小分支。

　　2. 来自左心、肺静脉或体循环动脉系统的栓子　随动脉血流运行，阻塞于各器官的小动脉内，常见于脾、肾、脑、下肢等处。

　　3. 来自门静脉系统的栓子　随血流进入肝内，可引起肝内门静脉分支栓塞。

　　4. 交叉性栓塞（crossed embolism）　少见，在有房、室间隔缺损或动静脉瘘的患者，栓子可通过缺损处由压力高的一侧进入压力低的一侧，产生动、静脉系统的栓子交叉运行，称交叉性栓塞。

　　5. 逆行性栓塞（retrograde embolism）　很少见，主要见于下腔静脉内血栓，在胸、腹腔内压突然升高（如剧烈咳嗽、呕吐、深呼吸等）的情况下，可逆向运行，导致下腔静脉所属的分支如肝、肾、髂静脉等处的栓塞，称逆行性栓塞。

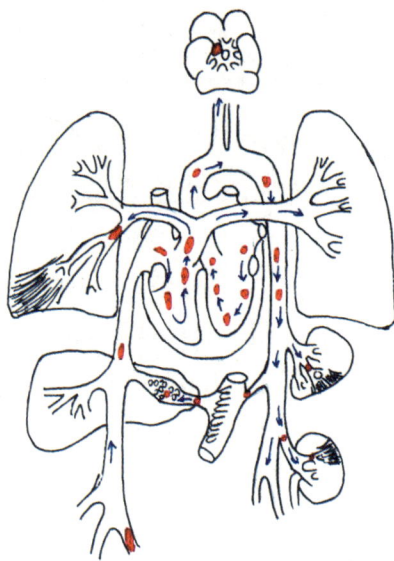

图3-7　栓子运行的途径与栓塞模式图
栓子一般随血流方向运行

二、栓塞的类型及对机体的影响

（一）血栓栓塞

　　由血栓引起的栓塞称为血栓栓塞（thromboembolism），是各种栓塞中最为常见的一种，占所有栓塞的 90% 以上。血栓脱落的原因很多，如身体活动、肢体受到不当按摩、长期卧床后突然起身、治疗性纤维蛋白溶解所致血栓软化等均可使血栓脱落，造成栓塞。由于栓子的来源、大小、数量和栓塞部位的不同，血栓栓塞对机体的影响也不相同。

1. 肺动脉栓塞　造成肺动脉栓塞的栓子 95% 以上来自下肢深静脉，偶可来自盆腔静脉或右心。肺动脉栓塞的后果如下。①少数小栓子可栓塞肺动脉小分支，多见于肺下叶。因肺具有双重血液循环，肺动脉和支气管动脉之间有丰富的吻合支，支气管动脉的血流可通过吻合支供应该区肺组织，可不发生梗死，无严重后果；但当肺已有严重淤血时，支气管动脉的侧支循环不能充分发挥作用，则可引起肺出血性梗死。②多数小栓子或巨大栓子，可分别广泛栓塞于肺动脉的多数小分支、栓塞肺动脉主干或较大分支，患者突然发生不明原因的虚脱、面色苍白、出冷汗、呼吸困难、胸痛、咳嗽等，并有脑缺氧症状如极度焦虑不安、倦怠、恶心、抽搐和昏迷，严重者可因急性呼吸循环衰竭而猝死，称肺动脉栓塞症。

肺动脉栓塞引起猝死的机制尚不十分清楚，一般认为与肺循环的机械性阻塞有关。当肺动脉主干或较大分支被阻塞时，肺动脉内阻力急剧增高，导致急性右心衰竭；同时左心回心血量显著减少，使动脉血压下降，冠状动脉供血不足以及心肌缺血而使患者死亡。目前认为除机械性阻塞因素外，肺动脉栓塞也可能通过神经反射作用和血小板释放 5 – HT 和 TXA_2，引起肺动脉、支气管动脉、冠状动脉痉挛和支气管痉挛而致猝死。两侧肺动脉痉挛和支气管动脉痉挛可引起急性右心衰竭和窒息，支气管痉挛可加重窒息程度，冠状动脉痉挛还可导致心脏停搏。

目前，肺动脉栓塞症的发病较常见，已引起较多的关注。采取以下措施可以防止肺栓塞的发生。①手术应做到操作轻柔、细致，减少组织损伤。在分娩过程中应及时纠正脱水，防止血液凝固性增加。②早期下床活动，促进血液回流，增强血液循环。③必要时应用预防性抗凝血疗法。

2. 动脉系统栓塞　栓子 80% 来自左心，如亚急性感染性心内膜炎时的心瓣膜赘生物、二尖瓣狭窄时的左心房附壁血栓、心肌梗死的附壁血栓。其余来自于动脉，如动脉粥样硬化性溃疡和主动脉瘤内膜的附壁血栓。罕见有来自腔静脉的栓子，通过房间隔缺损进入左心，发生交叉性栓塞。动脉栓塞以心、脑、肾、脾为常见，由于这些器官缺乏有效的侧支循环，易导致局部组织的梗死；下肢大动脉或肠系膜动脉主干的栓塞可引起下肢坏疽或肠坏疽；上肢和肝脏动脉栓塞时，因吻合支丰富、双重血供而很少发生梗死。

（二）脂肪栓塞

循环血流中出现脂肪滴阻塞小血管，称脂肪栓塞（fat embolism）。脂肪栓塞的栓子常来源于长骨粉碎性骨折或严重脂肪组织挫伤或烧伤，由于脂肪细胞破裂，游离出的脂肪滴经破裂的小静脉进入血流所致。近年发现，血脂过高、酗酒、糖尿病、慢性胰腺炎患者也可发生脂肪栓塞，可能是由于呈悬乳状态的血脂不能保持稳定而游离成脂肪滴所致。

脂肪栓塞的发病除与机械性阻塞微血管有关外，脂肪分解释出游离脂肪酸引起局部血管内皮损伤也是其发病因素之一。少量脂滴入血可被巨噬细胞吞噬或被血中的脂肪酶分解而消除，对机体无影响。脂肪栓塞的后果取决于栓塞的部位及脂滴的大小和量的多少，以及全身受累的程度。脂肪栓塞主要对肺和神经系统产生不利影响，当进入肺循环内的脂滴量达 9 ~ 20g 时：直径大于 $20\mu m$ 的脂滴栓子栓塞于肺小动脉和毛细血管，可使肺循环总面积丧失 3/4；同时，脂滴分解出的脂肪酸可损伤血管内皮使血管壁通透性升高，引起肺水肿、出血及肺不张，并影响其气体交换，患者可死于窒息或急性右心衰竭。直径小于 $20\mu m$ 的脂滴可通过肺泡壁毛细血管，经肺静脉和左心，引起全身多器官的栓塞，其中最常见阻塞脑血管，引起脑水肿和血管周围点状出血；脑栓塞严重时，可导致昏迷、死亡。

（三）气体栓塞

大量空气迅速进入血液循环或原来溶于血液内的气体迅速游离，形成气泡阻塞心血管，称气体栓塞

（gas embolism）。前者为空气栓塞（air embolism）；后者是在从高气压环境急速转到低气压环境的减压过程中发生的气体栓塞，称减压病（decompression sickness）

1. 空气栓塞　多由于静脉损伤、破裂，空气通过损伤的静脉入血所致。如头颈静脉、锁骨下静脉及胸壁内静脉等近心静脉外伤时，空气可因吸气时静脉腔内负压而由破裂口吸入静脉；分娩或流产时，由于子宫强烈收缩，空气被挤入破裂的子宫壁静脉窦内。

少量空气随血液流入肺组织后会溶解，不引起严重后果。若进入静脉的空气量超过100ml，此时空气在右心聚集，因心脏跳动，空气和血液搅拌成可压缩和膨胀的泡沫血，阻塞右心和肺动脉出口，使静脉血不能回流入右心，造成严重循环障碍，患者可出现呼吸困难，甚至迅速死亡。部分气泡可进入肺动脉，阻塞肺动脉分支，也可通过毛细血管进入体循环动脉系统，阻塞心脑血管，造成严重后果。

2. 减压病　又称沉箱病（caisson disease）或潜水员病（diver disease），是气体栓塞的一种。人体从高气压环境迅速进入常压或低气压环境，原来溶解于血液、组织液和脂肪组织中的气体包括氧气、二氧化碳和氮气迅速游离形成气泡。氧和二氧化碳可溶于体液内被吸收，但氮气在体液内溶解迟缓，导致在血液和组织内形成很多微小气泡或融合成大气泡，引起气体栓塞，又称氮气栓塞。氮气析出可在血管中形成广泛栓塞，引起局部缺血或梗死，轻者可引起肌肉关节和骨的疼痛，严重者可因影响心、脑、肺、肠的功能而致死。

（四）羊水栓塞

羊水栓塞（amniotic fluid embolism）是由于分娩过程中羊水进入母体血液循环所致，为产科少见的严重并发症，发病率大约为五万分之一，发病急骤，85%~90%的患者于分娩过程中或产后突然死亡。羊水栓塞多见于分娩过程中羊膜破裂、胎盘早期剥离、前置胎盘及剖腹产术，尤其在羊膜已破又有胎儿阻塞产道而阻碍羊水流出时，由于子宫强烈收缩，宫内压增高，可将羊水压入破裂的子宫壁静脉窦内，经血液循环进入肺动脉分支及毛细血管内引起羊水栓塞。光镜下可见肺小动脉和毛细血管内有羊水成分（如胎儿脱落的角化上皮、胎毛、胎脂、胎粪和黏液），以及纤维素性血栓；少量羊水也可通过肺毛细血管到左心，引起全身各器官栓塞。

发生羊水栓塞的产妇可突然出现咳嗽、呼吸困难、紫绀、休克、抽搐、昏迷直至死亡。其死亡的机制较复杂，一般认为有以下方面：①羊水具有凝血致活酶的作用，会激活母体凝血过程，诱发DIC；②羊水中的胎儿代谢产物入血引起过敏性休克；③羊水栓子阻塞肺动脉及羊水内含有的血管活性物质引起反射性血管痉挛。

（五）其他类型栓塞

其他类型栓塞包括肿瘤细胞栓塞、细菌栓塞、寄生虫栓塞等。恶性肿瘤细胞团栓塞，可在栓塞部位形成转移瘤；细菌团栓塞，可造成病原体播散及多数脓肿形成；寄生虫、虫卵栓塞（血吸虫成虫和虫卵、阿米巴滋养体等），可引起局部缺血和疾病的蔓延播散；偶见其他异物进入血流引起栓塞。

第五节　梗　死

器官或局部组织由于血管阻塞、血流停止导致缺氧而发生的坏死，称梗死（infarction）。梗死一般是由于动脉阻塞而引起的局部组织缺血坏死，但静脉阻塞使局部血流停滞缺氧也可引起梗死。

一、梗死形成的原因和条件

任何引起血管管腔阻塞，导致局部组织血液循环中断和缺血的原因均可引起梗死。

（一）梗死形成的原因

1. 血栓形成和栓塞 是梗死最常见的原因，如冠状动脉和脑动脉血栓形成或栓塞所引起的心肌梗死和脑梗死；在脾、肾、肺的梗死中，由栓塞引起者比动脉血栓形成引起者多见。

2. 血管受压闭塞 见于肿瘤对局部血管的压迫，或肠扭转、肠套叠、嵌顿疝等对肠系膜动脉、静脉的压迫而引起的肠梗死。

3. 动脉持续性痉挛 单纯的动脉痉挛不至于引起梗死；多数是在动脉粥样硬化伴有血管腔狭窄的情况下，再发生血管强烈而持续的痉挛（如情绪激动、过度劳累、严寒等因素刺激），可导致血管闭塞，血流中断引起梗死。

（二）梗死形成的条件

1. 供血血管的类型 机体大多数器官的血管都有丰富的吻合支，有的器官有双重循环，当其血管阻塞后，侧支循环易建立，通常不易发生梗死（如肝、肺）。而肾和脾是由终末动脉供血的器官，心脏和脑虽有一些侧支循环，但吻合支管腔小，一旦动脉迅速发生阻塞，由于侧支循环不能有效建立，极易发生梗死。

2. 血流阻断发生的速度 缓慢发生的血流阻断，可为吻合支血管逐步扩张、建立侧支循环提供时间。若病变发展较快或为急速发生的血流阻断（如血栓栓塞），侧支循环不能及时建立或建立不充分时，则发生梗死。

3. 组织对缺氧的耐受性 大脑神经元对缺氧的耐受性最低，血液供应中断3~4分钟即可引起梗死。心肌纤维对缺氧也敏感，缺血20~30分钟会发生坏死。骨骼肌尤其是纤维结缔组织对缺氧的耐受性最强，因而不易发生梗死。

4. 血液的含氧量 在严重失血、贫血、心力衰竭时血含氧量低，或休克时血压明显降低的情况下，血管腔部分闭塞造成动脉供血不足，对缺氧耐受性低的心、脑组织也会发生梗死。

二、梗死的类型及病理变化

根据梗死区含血量的多少和有无合并细菌感染，将梗死分为以下三种类型。

（一）贫血性梗死

贫血性梗死（anemic infarct）多发生于组织结构致密、侧支循环不丰富的实质器官，如脾、肾、心。当这些器官动脉阻塞后，该供血区及附近的动脉分支发生反射性痉挛，该区内原有的血液被挤压到周围的组织中；缺血区组织中大部分细胞变性坏死，部分细胞水肿而体积增大，挤压间质中的小血管；且红细胞崩解后血红蛋白被吸收，故梗死灶呈灰白色，又称白色梗死（white infarct）。

贫血性梗死灶的形状与动脉分支的分布有关，如脾、肾的血管分支呈锥体形，其梗死灶也呈锥体形，切面呈楔形，尖端朝向脏器的门部，底部朝向脏器的表面（图3-8、图3-9）。心冠状动脉分支不规则，故心肌梗死灶常呈不规则的地图状。梗死灶与正常组织交界处常见暗红色充血出血带。

新鲜梗死灶因吸收水分而稍肿胀，表面略隆起，继之病灶表面下陷，质地坚实，暗红色出血带消失，最后形成瘢痕组织。光镜下，梗死组织为凝固性坏死，早期梗死灶可见核固缩、核碎裂和核溶解以及胞质红染等坏死的特征，但组织结构轮廓仍保存，其外围有不等量的中性粒细胞，形成炎症细胞浸润带。晚期，梗死灶被肉芽组织代替，最后完全机化形成瘢痕。

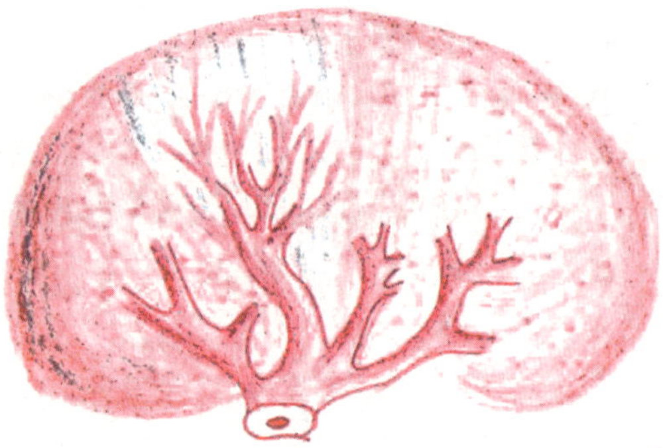

图3-8 肾贫血性梗死与肾动脉分支模式图

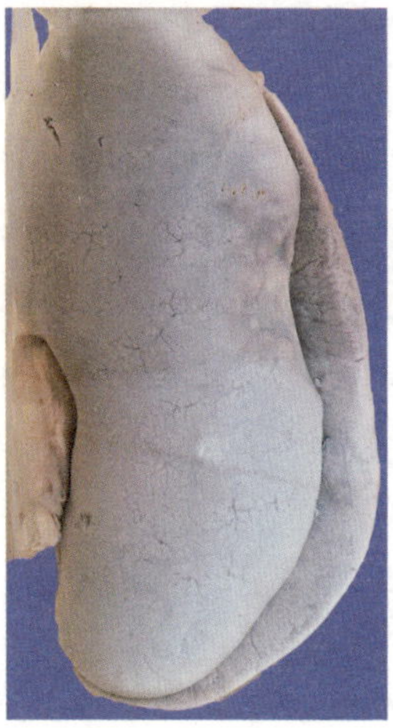

图3-9 肾贫血性梗死（表面）

（二）出血性梗死

出血性梗死（hemorrhagic infarct）常发生于组织疏松和具有双重血液循环的器官，如肺、肠。梗死灶因有明显的弥漫性出血，故称出血性梗死；因梗死灶呈暗红色，又称红色梗死（red infarct）。出血性梗死的形成，除动脉阻塞外，还须具备以下条件。

1. 严重淤血　是出血性梗死形成的重要先决条件。由于器官内有严重淤血，静脉内流体静压升高，阻碍了侧支循环的建立，导致局部组织发生梗死。组织坏死后，原先淤积在静脉内的血液可经坏死的血管漏入梗死区，造成弥漫性出血；由于局部压力下降，侧支循环的血液亦可进入梗死区，加重梗死灶的出血。

2. 双重血液循环　肺脏具有肺动脉和支气管动脉双重血液供应，两者之间有丰富的吻合支；肠虽无双重循环，但吻合支特别丰富，这些器官一般不容易发生梗死。但在器官有严重静脉淤血的基础上，当一支动脉被阻塞，而另一支动脉由于不能克服静脉淤血的阻力，以致局部组织循环障碍而可发生梗死。同时，梗死区血管破坏可导致弥漫性出血。

3. 组织疏松　肺和肠的组织较疏松，梗死初起时组织间隙内可容纳大量出血；当组织坏死而膨胀时，也不能把漏出的血液挤出梗死灶，因而梗死灶伴明显出血。

肺出血性梗死多发于肺下叶，梗死灶底部位于肺膜，尖端指向肺门，呈椎体形，暗红色。光镜下可见梗死灶内肺组织充满血液，肺泡结构不清。临床上患者常有咳血症状，伴胸痛，听诊可闻及胸膜摩擦音。

肠出血性梗死多见于小肠，梗死灶呈节段性（因肠系膜动脉呈辐射状供血），暗红色或紫黑色，肠腔内充满暗红色血性液体，肠壁坏死可并发穿孔，造成弥漫性腹膜炎，后果严重（图3-10）。

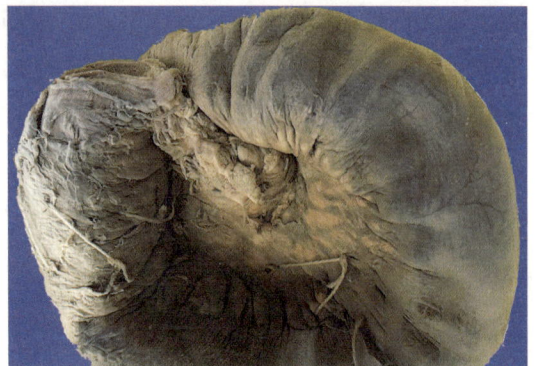

图3-10 肠出血性梗死

（三）败血性梗死

败血性梗死由含有细菌的栓子阻塞血管引起。常见于急性感染性心内膜炎，含细菌的栓子从心内膜脱落，随血流运行而引起相应组织器官动脉栓塞所致。梗死灶内可见有细菌团及大量炎症细胞浸润，若有化脓性细菌感染时，可出现脓肿形成。

三、梗死的影响和结局

梗死对机体的影响取决于梗死发生的器官，梗死灶的大小、部位及有无细菌感染等因素。脾、肾等小范围梗死对机体影响不大：如脾梗死累及包膜，可因局部炎症反应而感刺痛；肾梗死通常仅引起腰痛和血尿，局部梗死不致影响肾功能。心、脑等重要器官梗死，轻者出现功能障碍，重者可危及生命。败血性梗死，如为化脓菌感染，常形成脓肿。肺、肠或肢体梗死，易发生腐败菌感染，引起相应部位坏疽，后果严重。

梗死灶形成时，病灶周围的血管扩张充血，并有中性粒细胞和巨噬细胞渗出，继而形成肉芽组织。在梗死发生 24 ~ 48 小时后，肉芽组织已开始从梗死灶周围长入病灶：小的病灶可被肉芽组织取代，日后变为瘢痕；大的梗死灶不能完全被机化，则由病灶周围增生的纤维组织将其包裹，病灶内部可发生钙化。脑梗死则易液化形成囊腔，周围可由增生的胶质瘢痕包裹。

第六节　水　肿

水肿（edema）是指组织间隙内的体液增多。如果体液积聚在体腔则称为积水，如脑积水、胸腔积水（胸水）、心包积水、腹腔积水（腹水）等。按发病原因，水肿可分为心性水肿、肝性水肿、肾性水肿、营养不良性水肿、淋巴性水肿、炎性水肿等。

一、水肿的发病机制

毛细血管血压的升高或胶体渗透压的降低均能导致组织间液的增加和水肿形成。水肿也可由局部炎症介质影响血管壁通透性引起。当淋巴管阻塞（如肿瘤压迫）时，淋巴液回流障碍，也会导致水肿。由淤血引起的水肿，其水肿液为低蛋白含量的漏出液，比重往往低于 1.012；相反，由炎症形成的水肿液为富含蛋白的渗出液，比重一般大于 1.020。

（一）静脉流体静压的增高

静脉回流障碍可引起局部静脉流体静压的升高，如下肢深部静脉血栓形成使受影响的下肢出现水肿。全身性静脉流体静压增高则往往由右心充血性心力衰竭引起，其结果是造成全身性水肿。然而，右心充血性心力衰竭引起水肿，除因为静脉流体静压升高外，还有更为复杂的因素参与。充血性心力衰竭时，心脏排出量减少，导致肾灌注减少，从而启动肾素 - 血管紧张素 - 醛固酮（renin - angiotensin - aldosterone）分泌系统，引起肾脏的钠、水潴留。水钠潴留的目的是使血管内血容量增加，从而改善心排出量，恢复正常肾灌注量。然而，由于心力衰竭的存在，其并不能相应地增加心排出量，静脉内积存过量的液体，导致压力升高，进入组织间的液体增加，最终出现水肿（图 3 - 11）。

此外，左心衰竭时可引起肺淤血水肿；肿瘤压迫局部静脉或静脉血栓形成可使毛细血管的流体静压增高，引起局部水肿；妊娠子宫压迫髂总静脉导致下肢水肿。

（二）血浆胶体渗透压的降低

血浆胶体渗透压主要由血浆白蛋白维持，当血浆白蛋白合成减少或大量丧失时，血浆胶体渗透压下降，平均实际滤过率相应增大，组织液的生成增加。

血浆白蛋白降低的原因很多：①蛋白质合成障碍，见于肝硬化或严重营养不良；②蛋白质分解代谢增强，见于慢性消耗性疾病，如结核、恶性肿瘤等；③蛋白质丧失过多，见于肾病综合征时大量蛋白质从尿中丧失。

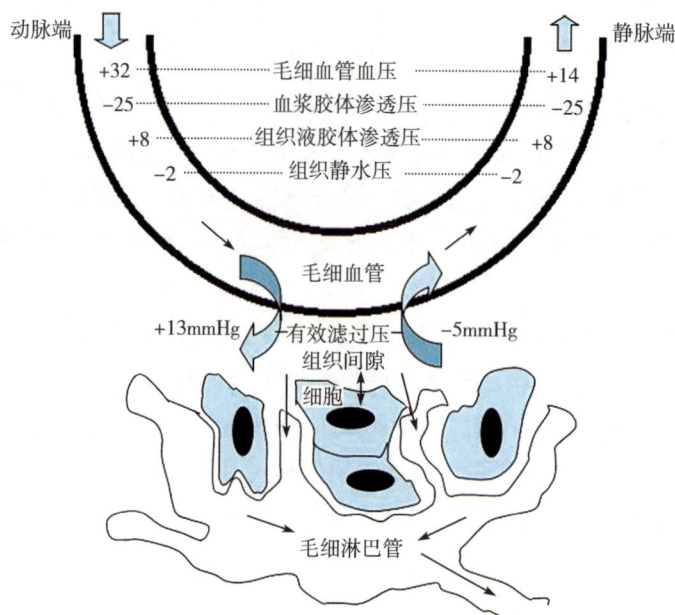

图 3-11　毛细血管内外液体交换示意图

血浆胶体渗透压降低致使液体进入组织间隙，引起血浆容量减少，随着肾灌注流量的相应减少，也会出现继发性醛固酮增多症（secondary aldosteronism）。然而，钠、水潴留并不能纠正血浆白蛋白含量降低，因而不能恢复血浆容量，反而加重了水肿。

此外，血管外组织胶体渗透压的增高也会造成水肿，如炎症时，局部组织细胞坏死崩解，大分子蛋白质分解成小分子，使局部胶体渗透压升高，加上炎症时毛细血管壁通透性增加，血浆蛋白渗出至组织内，局部组织出现水肿。

（三）淋巴回流障碍

当淋巴道堵塞时，淋巴回流受阻或不能代偿地加强回流，含蛋白的水肿液在组织间隙聚积，可形成淋巴性水肿。如乳腺癌治疗时将乳腺或腋下淋巴结手术切除或使用放射治疗，导致淋巴回流受阻，可引起患侧上肢的严重水肿。乳腺癌时，由于癌细胞浸润阻塞乳腺皮肤表浅淋巴管，导致皮下组织水肿，临床出现所谓"橘皮"样外观，小凹陷由皮肤的毛囊牵拉引起。丝虫病时，腹股沟淋巴管和淋巴结纤维化，淋巴回流受阻，引起患肢和阴囊水肿，严重时称象皮病（elephantiasis）。

二、水肿的病理变化

水肿的肉眼改变为组织肿胀，颜色苍白而质软，切面有时呈胶冻样。镜下水肿液积聚于细胞和纤维结缔组织之间或腔隙内，HE 染色为透亮空白区，细胞外基质成分被水肿液分隔。若水肿液内蛋白质含量多，如炎症性水肿时，可呈现同质性微粒状深红染；蛋白质含量少，如心性或肾性水肿时，则呈淡红染。尽管任何组织器官都可发生水肿，但皮下、肺、脑为最常见。

1. 皮下水肿　不同原因引起的皮下水肿，其部位分布各异，可以是弥漫性，也可以局部性。右心衰竭性水肿是典型的体位性水肿，长期站立时下肢水肿，而卧床时骶部水肿。由肾功能不全或肾病综合征引起的水肿影响全身各部位，但早期时首先影响疏松结缔组织，如眼睑水肿。皮肤水肿时表面紧张、苍白，用手指压时留下凹陷，称凹陷性水肿（pitting edema）。

2. 肺水肿　引起肺水肿的最常见原因是左心衰竭，其次为肾功能衰竭、成人呼吸窘迫综合征（adult respiratory distress syndrome，ARDS）、肺部感染和过敏反应。水肿液积聚于肺泡腔内，使肺肿胀有弹性，质变实，重量比正常增加 2 ~ 3 倍，切面有淡红色泡沫状液体渗出。

3. 脑水肿　脑水肿可以位于局部受损伤的脑组织如脓肿、肿瘤灶的周围；也可为全脑性水肿，如脑炎、高血压危象和脑静脉流出通道阻塞。脑外伤可以引起局部或全脑水肿，取决于损伤的性质和程度。脑水肿在肉眼观察时可见脑组织肿胀，脑回变扁平，脑沟变浅，重量增加。镜下见脑组织疏松，血管周围空隙加宽。

三、水肿对机体的影响

水肿对机体的影响取决于水肿的部位、程度、发生速度及持续时间。全身性皮下水肿有时可以指示心力衰竭和肾功能衰竭，对诊断有帮助。局部的皮肤水肿影响伤口的愈合和感染的清除。肺水肿影响通气功能，甚至引起死亡。肺水肿时，水肿液不但聚集在肺泡壁毛细血管周围，阻碍氧气交换，而且聚集在肺泡腔内，形成有利于细菌感染的环境。脑水肿由于可引起颅内压增高，致脑疝形成，或压迫脑干的血管，影响血液供应，往往可造成患者的快速死亡。喉头水肿引起气道阻塞，可引起患者窒息死亡。

目标检测

答案解析

1. 试用槟榔肝的镜下改变解释其肉眼病变特征。
2. 列出血栓形成的条件，简述血栓的类型及构成。
3. 简述血栓形成的条件及其关系。
4. 梗死的类型有哪些？各好发生于什么脏器？简述贫血性梗死及出血性梗死的病变特点。

书网融合……

本章小结　　　　微课　　　　题库

第四章　炎　症

PPT

📖 学习目标

1. 掌握　炎症的概念和基本病理变化；急慢性炎症的类型及病理特点；肉芽肿性炎的概念和特点。

2. 熟悉　炎症的局部表现和全身反应；炎症介质的概念、类型及作用；急性炎症血流动力学改变；渗出液与漏出液的区别；急性炎症的结局。

3. 了解　炎症的原因和分类；急性炎症的病变过程与发生机制。

4. 学会炎症发生发展过程中形态功能的动态演化规律，具备分析各种炎症性疾病的具体临床表现和病理变化之间对应关系的能力。

内、外环境中各种损伤性因素作用于机体，可引起细胞、组织和器官发生相应的损伤性变化，与此同时，受损局部和全身也会发生一系列复杂的保护性反应，以局限和消灭损伤性因子、清除和吸收已发生坏死的组织细胞，进而修复损伤。机体这种复杂而完善的防御性反应称为炎症反应。在人类疾病中，最常见、最重要的是炎症性疾病，如感冒、肺炎、心肌炎、肝炎、肾炎、脑膜炎、外伤性感染、结核病及过敏性疾病等，其基本过程都属于炎症。如果没有炎症反应，人类将无法应对各种损伤而难以生存。炎症是损伤、抗损伤和修复的统一过程。但在许多疾病过程中，过度的炎症反应也可以引起机体不同程度的损伤。

⇒ 案例引导

临床案例　患儿，女，10岁。

病史：10天前无明显诱因感觉右腿疼痛，次日即发热，右侧大腿中段逐渐红肿增粗、疼痛加重。

体格检查：体温39.6℃，脉搏95次/分，呼吸26次/分。神志清楚，急性病面容。左下睑结膜有针尖大小的出血点。右大腿中段明显肿胀，颜色暗红，皮温增高，并有压痛。听诊心前区有不规则杂音；两肺有小水泡音。肝脏大，下界在右肋缘下2~5cm。

辅助检查：白细胞14.0×10^9/L，中性粒细胞90%，淋巴细胞7%，单核细胞2%，血红蛋白75g/L，红细胞3.1×10^{12}/L；尿中有少许脓细胞。

治疗经过：入院后切开右股部，排出大量脓液，积极抗感染治疗。术后第2天突然出现烦躁不安，面色苍白，出冷汗，脉搏细弱，随即心跳呼吸停止，抢救无效死亡。

尸体剖检：右股外侧中段肌肉内脓肿，含黄色脓液15ml。心肌、肺、肝、肾、膀胱等见多个脓肿（培养有金黄色葡萄球菌生长）。主动脉瓣可见质软而脆的赘生物。左心室前壁有一脓肿已破裂，心包腔内积血。双肺重量增加，广泛充血、实变，有多个大小不等的出血区及灰黄色粟粒大小的脓肿。肝脏右叶有多个灰黄色病灶，直径1~2cm。

讨论　1. 结合病史及尸检材料，做出病理诊断，并给出诊断依据。

2. 主要死亡原因。

第一节　概　述 e 微课1

一、炎症的概念

炎症（inflammation）是指具有血管系统的活体组织对损伤因子所发生的一种以防御为目的、以局部血管反应为中心环节的病理过程。虽然单细胞生物和其他不具备血管系统的多细胞生物对损伤因子也可发生反应，如吞噬或其他清除有害因子的反应，但这些都不能称为炎症。炎症只发生于脊椎动物和人类，由于具备血管系统，机体形成了以液体和白细胞渗出为特征、以局部血管反应为中心环节的炎症反应。

炎症是疾病过程中最常见的病理过程，可以发生于任何组织器官，人类的大多数疾病都与炎症有关。在炎症过程中，一方面损伤因子直接或间接造成组织和细胞的破坏；另一方面通过血管反应、液体和白细胞渗出，稀释、杀伤和清除损伤因子；同时，机体通过实质细胞和间质细胞的再生，使受损伤的组织得以修复和愈合。但在某些情况下，炎症反应及后续的修复过程对机体也会产生不同程度的危害。如药物或毒物导致机体出现严重的过敏反应可危及生命；喉头水肿可致出现呼吸困难甚至窒息；纤维素性心包炎时渗出物机化可导致缩窄性心包炎，限制心脏搏动。实质上，炎症反应是以损伤为起始、修复愈合而告终的复杂病理过程，损伤和抗损伤反应贯穿炎症始终。因此，正确认识并理解炎症本质的两面性，对认识炎症反应、治疗炎症性疾病具有极为重要的临床意义。

二、炎症的原因

任何能够引起组织损伤的因素都可成为炎症的原因，也称致炎因子。虽然致炎因子种类繁多，但按其性质的不同，可归纳为以下几类。

1. 生物性因子　是引起炎症最常见的原因，包括各种病原微生物如细菌、病毒、真菌、立克次体、支原体、螺旋体和寄生虫等，其中以细菌和病毒最为常见。细菌及其所产生的内、外毒素可直接损伤组织细胞而引起炎症；病毒在受感染的细胞内复制，导致细胞坏死；具有抗原性的病原体可诱发机体免疫反应而引起组织损伤，最终导致炎症的发生。由生物性因子引起的炎症称为感染（infection）。感染是最常见且最重要的一类炎症。

2. 物理性因子　如机械性损伤、高温、低温、放射线、紫外线以及残留于组织内的异物等。

3. 化学性因子　包括外源性和内源性化学物质。外源性化学物质有强酸、强碱等腐蚀性物质及强氧化剂、松节油、芥子气等；内源性化学物质如坏死组织的分解产物及在某些病理条件下堆积于组织内的代谢产物，如尿素等。

4. 免疫反应　机体异常的免疫状态可导致不适当或过度的免疫反应而引起炎症。临床常见的超敏反应性疾病大多有炎症反应的参与：Ⅰ型超敏反应，如过敏性鼻炎、荨麻疹；Ⅱ型超敏反应，如抗基底膜型肾小球肾炎、风湿性心肌炎；Ⅲ型超敏反应，如感染后肾小球肾炎、类风湿关节炎；Ⅳ型超敏反应，如结核病、接触性皮炎等。

上述致炎因子并非必然引起炎症，各类损伤因子作用于机体是否引起炎症反应以及炎症反应的类型、强弱不仅与损伤因子的性质、强度及持续时间等因素有关，还与机体对损伤因子的敏感性密切相关。如免疫功能不完善的幼儿和免疫功能低下的老年人，易患肺炎，病情也较严重；接种过预防疫苗的儿童，对该病原体常表现为耐受。除机体全身功能状态外，局部因素如局部血液循环障碍也可影响炎症的发生和发展。因此，炎症反应的发生和炎症过程取决于致炎因子和机体自身状态两方面的综合作用。

三、炎症的基本病理变化

虽然各类炎症性疾病在临床表现和病理形态学上有诸多差异，仍可以将炎症局部概括为三种基本病理变化：变质（alteration）、渗出（exudation）和增生（proliferation）。各类炎症性疾病在发生发展过程中，这三种基本病理变化都是同时存在的，但常以其中之一为主，并且往往按照一定的先后顺序发生。炎症早期以变质和渗出性变化为主，后期以增生性改变为主，三者是相互密切联系的。从本质上讲，变质属于损伤性过程，而渗出和增生则属于抗损伤和修复过程。

1. 变质　炎症局部组织细胞发生的变性和坏死统称为变质。变质可发生于实质细胞，也可见于间质组织。实质细胞的变质性改变主要包括细胞水肿、脂肪变性、细胞内玻璃样变性、凝固性坏死和液化性坏死等；间质结缔组织的变质性改变则主要表现为结缔组织玻璃样变性、黏液样变性和纤维素样坏死等。变质主要由致炎因子直接损伤引起，也可以是炎症病灶内局部血液循环障碍和炎症产物共同作用的结果。

2. 渗出　炎症局部组织血管内的液体成分、各类血浆蛋白和白细胞通过血管壁进入组织间隙、体腔、体表及黏膜表面的过程称为渗出。渗出的液体和细胞成分总称为渗出液（exudate）或渗出物，在炎症过程中发挥着重要的防御作用。

渗出是炎症最具特征性的病理变化。炎症时血管壁通透性升高和白细胞主动游出是渗出液产生的主要原因。此外，小分子血浆蛋白外渗造成血管内胶体渗透压降低，而血管外组织液胶体渗透压上升以及血管扩张引起的微循环内流体静压升高等，都是导致液体渗出的原因。炎症时，渗出液蓄积在血管外组织间隙中称为炎性水肿（inflammatory edema），潴留于浆膜腔则称为炎性积液（inflammatory hydrops）。而在一些非炎性疾病过程中，局部血液循环障碍、血管内外流体静压失衡导致液体漏出，形成漏出液（transudate）。临床常见的胸腔积液、腹腔积液和心包腔积液可以是炎性渗出液，也可以是心衰、低蛋白血症或其他疾病所造成的漏出液。渗出液与漏出液的发生机制和成分有所不同，正确区分两者对于某些疾病的临床诊断和鉴别有很大帮助（表4-1）。

表 4-1　渗出液与漏出液的区别

	渗出液	漏出液
原因和机制	炎症时血管壁通透性升高	淤血时血管内流体静压升高
蛋白质含量	> 30g/L	< 30g/L
比重	> 1.018	< 1.018
有核细胞数	> 1000×10^6/L	< 300×10^6/L
Rivalta 实验	阳性	阴性
凝固性	能自凝	不能自凝
外观	混浊	澄清

血管壁通透性增加所导致的炎性渗出的意义主要表现在以下几个方面。①稀释、中和毒素，减轻毒素对局部组织细胞的损伤。②为局部浸润的白细胞带来氧及营养物质，运走炎症灶内的代谢产物。③渗出液中的抗体和补体等成分能杀灭病原微生物。④渗出液所含的纤维蛋白原激活后转变为纤维蛋白交织成网，能限制病原微生物扩散，也可限制吞噬细胞移动，有利于其在局部发挥吞噬作用，使病灶局限；纤维蛋白网在炎症后期也可成为修复的支架。⑤渗出液中的白细胞能够吞噬和杀灭病原微生物，清除坏死的组织细胞。⑥炎症局部的病原微生物和毒素可随渗出液进入淋巴回流而到达局部淋巴结，刺激细胞免疫和体液免疫的产生。

3. 增生　炎症时在致炎因子、组织坏死产物或某些理化因子的刺激下，炎症局部细胞增殖、细胞数增多，称增生。此过程以巨噬细胞、血管内皮细胞和成纤维细胞的增殖最为常见，在某些情况下炎症局部的实质细胞也可增生。一般在炎症后期或慢性炎症时增生现象较为显著，增生过程涉及多种生长因子，其机制与再生和修复过程相似。炎症的增生属于防御性反应，具有限制炎症扩散和修复损伤的积极作用。如增生的巨噬细胞能够吞噬病原微生物和清除坏死组织，增生的成纤维细胞和血管内皮细胞可形成肉芽组织，使炎症局限化以及后期形成瘢痕组织而修复损伤。但是增生过度也可以影响器官的功能，如急性肾炎时的增生反应可造成肾小球的缺血、有效滤过率降低，导致原尿生成减少；肝脏纤维组织增生过度可以导致肝硬化的发生。

四、炎症的局部表现和全身反应 🅔 微课 2

（一）炎症的局部表现

炎症局部常表现为红、肿、热、痛和功能障碍，发生在体表的急性炎症尤为明显。炎症时局部血管扩张、充血、血流速度加快，导致局部动脉供血增多、代谢增强、产热增多，因此局部组织颜色变红（初期为鲜红色，后期为暗红色），温度升高。炎性充血以及血管壁通透性升高使血液成分渗出到血管外和慢性炎症时的增生性反应，均可造成局部肿胀。炎症局部疼痛与多种因素有关，如炎性渗出引起组织肿胀，局部张力增高，压迫或牵拉神经末梢可引起疼痛；局部代谢产物 K^+、H^+ 的积聚可刺激感觉神经末梢而引起疼痛；而某些炎症介质如 PGE_2、缓激肽等的刺激也是引起疼痛的重要原因。炎症局部实质细胞的变性、坏死，炎性渗出物造成的机械性阻塞、压迫，疼痛引起的保护性反应，均可引起炎症局部组织和器官的功能障碍。

（二）炎症的全身反应

炎症反应主要发生在损伤局部，但病变局部与整体之间又相互影响。尤其当炎症蔓延扩散时常常出现较为明显的全身反应，统称急性期反应，是机体对病原微生物或其他致炎因子刺激所产生的细胞因子的反应。炎症急性期反应包括发热、外周血白细胞数目改变、急性期反应蛋白合成增多、慢波睡眠增加、厌食、寒战等。

1. 发热　急性感染时常伴有发热。在炎症过程中引起发热的物质称为致热原。外源性致热原包括细菌毒素、病毒、螺旋体、疟原虫和抗原－抗体复合物等；内源性致热原主要是细胞因子，如白细胞介素－1（IL－1）、肿瘤坏死因子（TNF）和前列腺素 E（PGE）等。外源性致热原不直接致热，主要是促使内源性致热原的产生和释放。内源性致热原则直接作用于体温调节中枢，使体温调定点上移而引起发热。如细菌内毒素脂多糖（LPS）可刺激白细胞产生 IL－1 和 TNF，二者是介导炎症急性期反应最重要的细胞因子，它们可作用于下丘脑的体温调节中枢，通过增强环氧合酶活性，使局部细胞分解花生四烯酸而使 PGE_2 产生增多，PGE_2 可上调体温调定点而引起发热。因此，临床上使用非甾体类抗炎药，如阿司匹林，可通过抑制前列腺素的产生而退热。一定程度的发热，可使机体代谢增强，促进抗体形成，通过诱导急性期反应蛋白（如 C－反应蛋白等）的产生而增强吞噬细胞的吞噬能力和肝脏解毒能力，具有积极的防御意义。但高热或长期发热则会影响机体的正常代谢，导致机体功能紊乱，特别是导致中枢神经系统功能障碍而引起严重后果。如果炎症病变严重，而体温不升反降，往往提示机体抵抗力低下、预后不良。

2. 外周血白细胞增多　在细菌感染所引起的炎症中，外周血白细胞数量增多是常见表现。白细胞计数通常可攀升到 15000～20000/mm³，病情严重时可达 40000～100000/mm³，此情况称为类白血病反应。IL－1 和 TNF 等细胞因子可刺激骨髓库加速释放白细胞，从而引起末梢血白细胞数量增多，且相对不成熟的杆状核中性粒细胞占比增加，称"核左移"。在持续感染时，集落刺激因子还可诱导骨髓造血前体细胞的增殖，从而通过白细胞的产量增加和释放加速，弥补炎症病灶内白细胞的消耗。在不同类型的炎症中，增多的白细胞种类也不完全相同，多数细菌感染可诱导中性粒细胞增多；某些病毒感染可引起淋巴细胞数量增多，如单核细胞增多症、流行性腮腺炎和风疹等；嗜酸性粒细胞增多常见于支气管哮喘、过敏反应和寄生虫感染等疾病。并非所有的炎症均能引起白细胞数量增多，如在伤寒杆菌、立克次体和原虫等病原体引起的感染时，外周血白细胞往往不增多，有时反而减少，其机制有待进一步研究。

五、炎症的类型

炎症的分类方法很多，可根据炎症的持续时间、基本病变性质、病变程度和炎症累及的器官进行分类。

1. 根据炎症的持续时间分类 这种分类方法基本能反映炎症性疾病的临床经过和主要病变特点，有利于诊断和治疗，故常为临床采用，一般可将炎症分为急性炎症（acute inflammation）和慢性炎症（chronic inflammation）。

（1）急性炎症 病程较短，仅持续数天，一般不超过一个月。局部常以变质和渗出性病变为主，浸润的炎症细胞主要是中性粒细胞，如急性肝炎、急性阑尾炎等；有时也可表现为增生性病变，如伤寒、急性毛细血管内增生性肾小球肾炎等。急性炎症的局部表现和全身反应较典型，如果炎症呈暴发性经过，仅持续数小时至数天，组织器官短期内发生严重损害，称超急性炎症，如青霉素过敏反应、器官移植超急性排斥反应。某些炎症的临床经过介于急性和慢性之间，病程约一至数月，称亚急性炎症，大多由急性炎症迁延而来，如亚急性重型肝炎；也可一开始就呈亚急性经过，如亚急性感染性心内膜炎。

（2）慢性炎症 持续时间长，可达数月至数年；致炎因子毒力低，但常常持续存在且易引起异常免疫反应，局部以增生性病变为主；浸润的炎症细胞主要为淋巴细胞、浆细胞和单核 – 巨噬细胞。

2. 根据炎症的基本病变性质分类 分为变质性炎、渗出性炎和增生性炎。任何炎症均包含这三种基本病理变化，但往往以其中一种病变为主。以变质为主时称为变质性炎，如病毒性肝炎；以增生为主时称为增生性炎，如肉芽肿性炎；以渗出为主时称为渗出性炎，此时还可根据渗出物的性质分为浆液性炎、纤维素性炎、化脓性炎和出血性炎，将在本章第二节详述。

3. 根据炎症的病变程度分类 可分为轻度、中度和重度炎症。

4. 根据炎症的累及器官分类 在发生炎症的器官后加"炎"字，如脑膜炎、肺炎、心肌炎、肝炎、肾炎等。临床上还常常根据受累器官的解剖学部位、病变形态或致病因子等进一步修饰，如肾小球肾炎、萎缩性胃炎、病毒性心肌炎等。

第二节　急性炎症

急性炎症是机体对损伤因子的一种快速反应，其目的是把白细胞和血浆蛋白（如抗体、补体和纤维蛋白等）运送到炎症病灶，杀伤和清除致炎因子。急性炎症过程中，炎症局部主要发生血管反应和白细胞反应，表现为局部血流动力学改变、血管壁通透性升高以及白细胞的渗出和吞噬等过程。

一、急性炎症过程中的血管反应 📱微课3

（一）血流动力学改变

急性炎症过程中，局部组织受到损伤后，迅速发生血管口径和血流状态的改变。其变化一般按下列顺序发生（图4-1）。

1. 细动脉痉挛 损伤发生后迅速出现短暂的细动脉收缩，持续时间仅几秒钟。其机制可能是神经反射使肾上腺素能神经纤维兴奋的结果，某些化学介质也起一定作用。炎症局部表现为颜色苍白。

2. 血管扩张和血流加速　细动脉短暂痉挛后随即扩张，继而毛细血管床扩张开放，局部血流加速，血流量增加，形成动脉性充血即炎性充血，是局部发红、发热的原因。血管扩张的发生机制与神经和体液因素均有关。神经因素即轴突反射，局部冲动沿传入神经分支不进入脊髓而直接经传出神经到达效应器官，其作用时间短暂。以炎症介质为代表的体液因素（如组胺、一氧化氮、缓激肽和 PG 等）对血管扩张的发生起更为重要的作用，它们主要通过作用于血管平滑肌而引起血管扩张。

3. 血流速度减慢　主要是微血管通透性升高的结果。在血管扩张、口径增大的基础上，炎症局部血管壁通透性升高，富含蛋白质的液体向血管外渗出，导致血管内红细胞浓集和血液黏稠度增加，最后在扩张的小血管内挤满红细胞，血流停滞。随着血流停滞的进一步发展，以中性粒细胞为主的白细胞向血管壁靠近，通过细胞表面的黏附分子与血管内皮细胞黏附，为白细胞游出创造必要的条件。上述炎症局部的血流动力学改变的发生速度和历时长短主要取决于致炎因子的种类和刺激的强度。极轻度刺激引起的血流加快仅持续 10 ~ 15 分钟，而后恢复正常；轻度刺激引

正常血流

血管扩张，血流加快

血管进一步扩张，血流开始变慢，血浆渗出

血流缓慢，白细胞游出血管

血流显著变慢，白细胞游出增多，红细胞漏出

图 4 - 1　急性炎症时的血流动力学变化

起的血流加快可持续数小时，然后血流速度减慢甚至停滞；较重的刺激，15 ~ 30 分钟内即可出现血流停滞；而严重损伤可在几分钟内即发生血流停滞，且持续时间较长。此外，血流动力学改变在炎症病灶的不同部位也不尽相同，如烧伤病灶中心已经发生血流停滞，但周边部位的血管可能仍处于扩张充血状态。

（二）血管壁通透性增加

血管壁通透性增加是导致炎症局部液体和蛋白质渗出的重要原因。微循环毛细血管通透性主要与血管内皮细胞的完整性密切相关，炎症过程中影响血管内皮细胞完整性的因素主要有以下几个方面（图 4 - 2）。

内皮细胞收缩，主要累及微静脉

内皮细胞收缩和穿胞作用，主要累及微静脉

内皮细胞损伤，累及微动脉、毛细血管和微静脉

新生毛细血管具有高通透性

图 4 - 2　血管壁通透性升高的主要机制

1. 内皮细胞收缩　内皮细胞收缩导致微静脉的内皮间隙扩大，是造成血管壁通透性升高的主要机

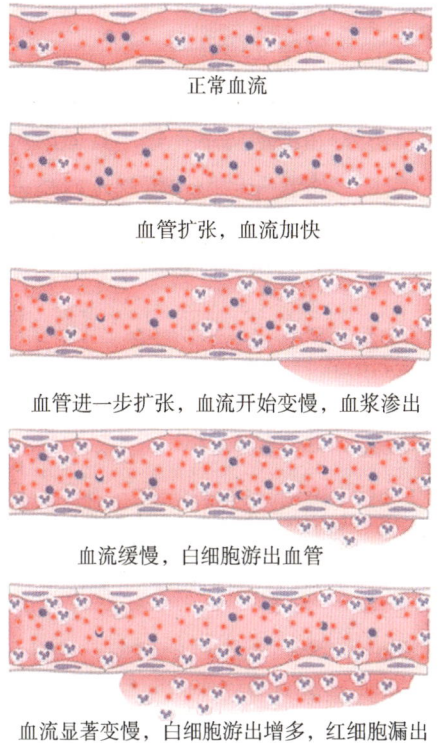

制。当组胺、缓激肽、白细胞三烯（leukotriene，LT）、P 物质等化学介质与内皮细胞的相应受体结合后，内皮细胞立即收缩，细胞间连接分离，形成宽 0.5~1.0μm 的细胞间隙，这种反应持续时间短（仅15~30 分钟），故称速发短暂反应（immediate transient response）。这种反应只累及毛细血管后静脉，而毛细血管和细动脉不受累，其原因可能与上述化学介质的受体在微静脉的内皮细胞上分布较多有关。导致内皮细胞收缩的另一机制是内皮细胞的细胞骨架重构，IL-1、TNF、干扰素-γ（IFN-γ）以及低氧可启动这种机制。该过程与速发短暂反应不同，多发生于受刺激后的 4~6 小时，且持续时间较长，这种反应可同时累及毛细血管和微静脉。

2. 穿胞作用增强　内皮细胞胞质内存在着由囊泡性细胞器相互连接形成的穿胞通道（transtocyplasmic channel），富含蛋白质的液体通过穿胞通道穿过内皮细胞的现象，称穿胞作用（transcytosis）。某些因子如血管内皮生长因子（VEGF）、组胺、白细胞三烯等物质均可通过增加穿胞通道的数量或尺寸而使血管壁通透性升高。

3. 内皮细胞损伤　在急性炎症过程中，受损的血管内皮细胞发生坏死脱落使血管壁通透性迅速升高，此机制可分为直接损伤和间接损伤两种。一方面，严重的损伤（如烧伤或化脓菌的感染）可直接导致内皮细胞变性、坏死、脱落，血管壁通透性立即升高并在高水平上持续数小时或数天，直到血管内血栓形成或受损血管被修复，此过程称为速发持续反应（immediate sustained response）。包括微静脉、毛细血管和微动脉在内的所有微循环血管均可受累。轻、中度热损伤或 X 线和紫外线以及某些细菌毒素引起的血管壁通透性升高，常延迟 2~12 小时发生，但可持续数小时至数天，称迟发延续反应（delayed prolonged response），主要累及微静脉和毛细血管。另一方面，炎症反应时黏附于血管内皮细胞上的白细胞被激活后，释放出的活性氧类代谢产物及蛋白水解酶也能造成内皮细胞损伤、脱落，从而导致血管壁通透性升高。

4. 新生毛细血管壁的高通透性　在炎症修复过程中，由血管内皮细胞增殖形成的新生毛细血管，因其本身分化不成熟，且细胞间连接不完整，因此具有高通透性。这也是炎症愈复阶段出现局部水肿的主要原因。

尽管引起血管壁通透性升高的机制各不相同，但它们都可以对某一刺激所引起的炎症反应发挥协同作用。如烧伤时，在内皮细胞收缩、直接和间接内皮细胞损伤以及新生毛细血管的高通透性等因素的共同影响下，血管壁通透性持续升高，致使大量液体外渗，这也是严重烧伤患者容易发生致命性体液丧失的原因。

二、急性炎症过程中的白细胞反应 e 微课4

炎症时，白细胞参与一系列复杂的连续过程，主要包括：①白细胞渗出血管并聚集到感染和损伤的部位；②白细胞激活，发挥吞噬作用和免疫作用；③白细胞介导的组织损伤作用。

（一）白细胞渗出

血液中的白细胞通过血管壁游出到血管外的过程称为白细胞渗出，是炎症反应的重要特征。白细胞渗出过程是一个复杂的连续过程，主要包括白细胞边集和滚动、黏附、游出和在组织内游走等阶段，并在趋化因子的作用下到达炎症病灶，发挥防御作用（图 4-3）。

1. 白细胞边集和滚动　由于炎症局部血流状态的改变，出现血管扩张、血流变慢甚至停滞，此时血管内的轴流逐渐消失，白细胞得以进入边流而靠近血管壁，称白细胞边集（leukocytic margination）。发生边集的白细胞在血流推动下沿血管内皮细胞表面缓慢滚动，并不时黏附于内皮细胞，称白细胞滚动（leukocytic rolling）。

选择素（selectin）介导白细胞滚动过程及与内皮细胞的黏附。选择素有三种类型：P 选择素，表达

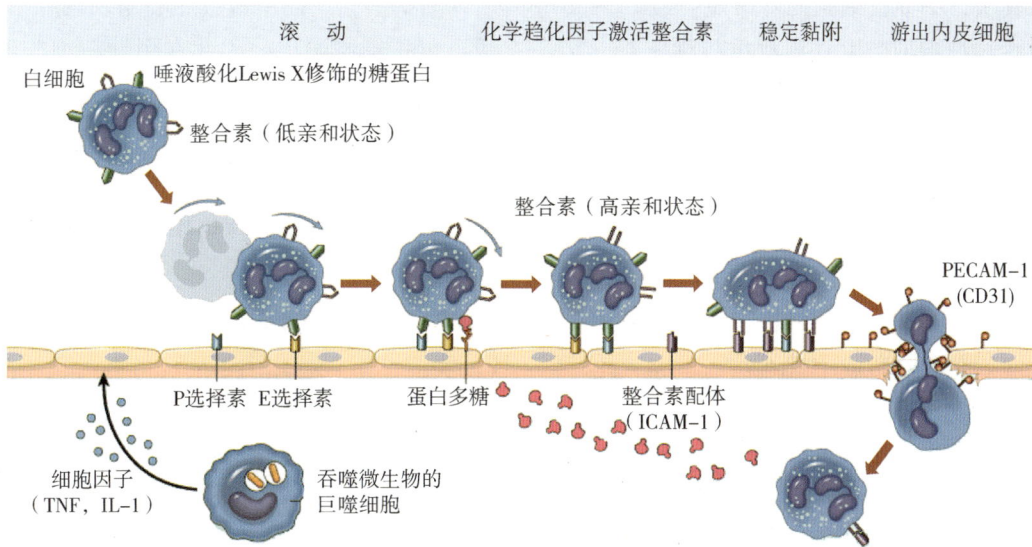

图 4 – 3 急性炎症时中性粒细胞的渗出过程

于内皮细胞和血小板；E 选择素，表达于内皮细胞；L 选择素，表达于白细胞。P 选择素和 E 选择素通过它们的凝集素结构域与糖蛋白的唾液酸化 Lewis X 结合，介导中性粒细胞、单核细胞、T 淋巴细胞在内皮细胞表面的滚动。L 选择素可以与内皮细胞的含糖细胞黏附分子 1、CD34 结合。正常的血管内皮细胞一般不表达或仅少量表达选择素，炎症时感染灶或损伤灶内释放的细胞因子使内皮细胞激活，从而使选择素表达水平升高。因此，白细胞主要结合炎症病灶内的血管内皮细胞并游出血管。

2. 白细胞黏附 附壁的白细胞与内皮细胞之间的贴附并不牢固，很容易被血流冲走。通过细胞黏附分子与特异性受体的结合，白细胞与内皮细胞发生牢固的黏附，这是白细胞从血管中游出的前提。参与这一过程的黏附分子包括血管内皮细胞黏附分子（免疫球蛋白超家族分子）和白细胞表面的黏附分子（整合素）。介导白细胞滚动和黏附的机制包括：黏附分子再分布、诱导黏附分子的合成与表达以及增强黏附分子的亲和性。正常情况下，白细胞表面的整合素以低亲和力形式存在，而在炎症灶内，内皮细胞、巨噬细胞和成纤维细胞等释放的化学趋化因子可激活附着于内皮细胞上的白细胞，使其表面的整合素发生构象改变，转变为高亲和力形式。与此同时，巨噬细胞释放的 IL – 1 和 TNF 等细胞因子可激活内皮细胞，使其表面的整合素配体表达增加。当白细胞表面的整合素与内皮细胞表面的配体结合后，白细胞的细胞骨架发生改变，从而使其紧紧黏附于内皮细胞。

3. 白细胞游出 白细胞通过血管壁进入组织间隙的过程称为白细胞游出（emigration）。黏附于内皮细胞表面的白细胞沿内皮表面缓慢移动，在内皮细胞连接处伸出伪足插入内皮细胞间隙，在血小板内皮细胞黏附分子（platelet endothelial cell adhesion molecule，PECAM – 1，又称 CD31）的介导下，以阿米巴样运动方式从内皮细胞间隙逸出，到达内皮细胞和基底膜之间，通过分泌胶原酶溶解基底膜，从而游出到血管外，然后通过白细胞表面的整合素和 CD44 分子而黏附于细胞外基质，使白细胞滞留于炎症病灶。白细胞游出主要发生于炎症局部毛细血管后微静脉，也可见于肺的毛细血管。一个白细胞通常需 2～12 分钟才能完全穿过血管壁。中性粒细胞、单核细胞、淋巴细胞、嗜酸性粒细胞和嗜碱性粒细胞都是以此种阿米巴样运动方式游出血管的。另外，当血管壁损伤严重时红细胞也可漏出，但这是个被动过程，是由血管内流体静压把红细胞沿白细胞游出的途径或内皮细胞坏死脱落的裂口推出血管，红细胞本身没有运动能力。

炎症的不同阶段，游出的白细胞种类不尽相同。在急性炎症的早期（6～24 小时）中性粒细胞首先游出，24～48 小时后则以单核细胞浸润为主。其主要原因是炎症的不同阶段表达的黏附分子和趋化因子不同；其次，中性粒细胞的寿命短，经24～48小时后即崩解消失，而单核细胞在组织内存活时间长；另外，中性粒细胞能产生并释放单核细胞趋化因子，诱导单核细胞游出，因此在中性粒细胞停止游出后，单核细胞仍可持续游出。此外，由于致炎因子的类型和性质差异，渗出的白细胞也不同，如葡萄球菌和链球菌感染以中性粒细胞渗出为主，病毒感染以淋巴细胞渗出为主，在一些过敏反应和寄生虫感染时，则以嗜酸性粒细胞渗出为主。

4. 趋化作用　白细胞游出血管后，通过趋化作用而聚集到炎症病灶。趋化作用（chemotaxis）是指白细胞沿化学物质的浓度梯度向炎症区域中的化学刺激物做定向移动的过程。能引起白细胞定向移动的化学刺激物称为趋化因子。趋化因子的作用具有特异性，有些趋化因子只吸引中性粒细胞，而另一些趋化因子则吸引单核细胞或嗜酸性粒细胞等。此外，不同的炎症细胞对趋化因子的反应能力也不同，中性粒细胞和单核细胞对趋化因子的反应较显著，而淋巴细胞对趋化因子的反应较弱。趋化因子可以是外源性物质，如可溶性细菌产物；也可以是内源性化学物质，如补体成分（特别是 C5a）、白细胞三烯 B_4（LTB_4）和趋化性细胞因子（如 IL－8）等。

研究表明，白细胞表面分布有趋化因子受体，能特异性识别趋化因子并与之结合而激活信息通道，通过使细胞外钙离子内流、动员细胞内的储存钙等方式，使细胞内游离钙浓度升高，导致细胞骨架重组，从而使白细胞伸出伪足做定向移动。许多趋化因子不仅能刺激白细胞产生定向移动，还能激活白细胞，使其黏附作用增强、产生和释放某些化学介质。

（二）白细胞激活

白细胞游出后聚集到感染或坏死组织部位，并通过多种受体来识别病原微生物和坏死的组织细胞碎片，然后被激活，发挥吞噬、杀伤和清除作用。这些受体包括如下。①微生物产物受体：白细胞 TLRs（toll－like receptors）主要在细胞膜和胞质内的内体小泡表达，可以识别细胞外以及吞入细胞内的微生物产物，目前已发现十余种哺乳动物 TLRs，分别可以识别细菌脂多糖、蛋白多糖、脂类及病毒的双链 RNA 等成分。②G 蛋白偶联受体：主要表达于中性粒细胞和巨噬细胞等多种白细胞，可识别含有 N－甲酰甲硫氨酸末端的细菌短肽。所有的细菌蛋白都起始于 N－甲酰甲硫氨酸，而哺乳动物蛋白很少起始于 N－甲酰甲硫氨酸（线粒体内合成的蛋白除外）。③调理素受体：调理素（opsonin）是指存在于血清中的一类能增强吞噬细胞吞噬活性的蛋白质，主要包括抗体的 Fc 段、补体 C3b 等。细菌等颗粒状物被血清调理素包裹的过程，称调理素化（opsonization）。之后，吞噬细胞借助其表面的 Fc 受体和 C3b 受体识别并黏附已经被调理素化的细菌。④细胞因子受体：感染病原微生物后，机体产生多种细胞因子，这些细胞因子通过与白细胞表面的受体结合而激活白细胞。其中最重要的细胞因子是 IFN－γ，由自然杀伤细胞和被抗原激活的 T 淋巴细胞产生，主要激活巨噬细胞。

激活后的白细胞在炎症灶内杀伤病原微生物和清除致炎因子，主要依靠吞噬作用和免疫作用执行局部的防御功能。

1. 吞噬作用　是指炎症病灶聚集的白细胞吞入、杀伤、降解病原微生物和组织碎片的过程，是炎症反应最为重要的防御环节。具有吞噬作用的白细胞称为吞噬细胞（phagocyte）。执行吞噬作用的白细胞主要有中性粒细胞和巨噬细胞，而嗜酸性粒细胞的吞噬功能较弱。

（1）中性粒细胞　又称小吞噬细胞，吞噬能力强，胞质内含有嗜天青颗粒和特异性颗粒。嗜天青颗粒内含有酸性磷酸酶、中性蛋白酶、髓过氧化物酶（myeloperoxidase，MPO）、阳离子蛋白、磷脂酶 A_2 和溶菌酶等，后四种成分构成最重要的杀菌体系，而酸性磷酸酶和中性蛋白酶能够消化和降解组织碎片及死亡菌体。特异性颗粒则含碱性磷酸酶、溶菌酶、乳铁蛋白和磷脂酶 A_2，能溶解细菌表面的糖蛋白，杀灭细菌。中性粒细胞是急性炎症、化脓性炎症及炎症早期最常见的炎症细胞。

（2）巨噬细胞　主要来源于血液中的单核细胞，胞质丰富，溶酶体内含有酸性磷酸酶和过氧化物酶等。其从血管中游出后，可被致敏的淋巴细胞、细菌产物等激活，体积增大，细胞活性和吞噬能力增强。巨噬细胞通常出现于急性炎症后期、慢性炎症、某些非化脓性炎症（结核、伤寒）、病毒及寄生虫感染时，主要作用为吞噬和清除病原体、异物和较大的组织碎片。在不同情况下，巨噬细胞可出现各种不同的形态特征，如吞噬含脂质膜的细菌（如结核杆菌）时，其胞质增多，染色较浅，整个细胞与上皮细胞相似，称上皮样细胞（也称类上皮细胞）；有时吞噬脂质较多，胞质内出现许多脂滴空泡，呈泡沫状，称泡沫细胞。如果异物体积较大，巨噬细胞可以通过多个细胞的融合或核分裂而胞质不分裂形成多核巨细胞，对异物进行包围和吞噬。

（3）嗜酸性粒细胞 数量少，胞质内充满粗大的嗜酸性颗粒。其吞噬功能较弱，主要吞噬抗原 - 抗体复合物，减轻过敏反应；也可借助抗体与寄生虫表面结合，杀死虫体或虫卵。因此，嗜酸性粒细胞多见于过敏性疾病和寄生虫感染。

吞噬过程包括识别和附着、吞入、杀伤和降解三个连续过程（图 4 - 4）。

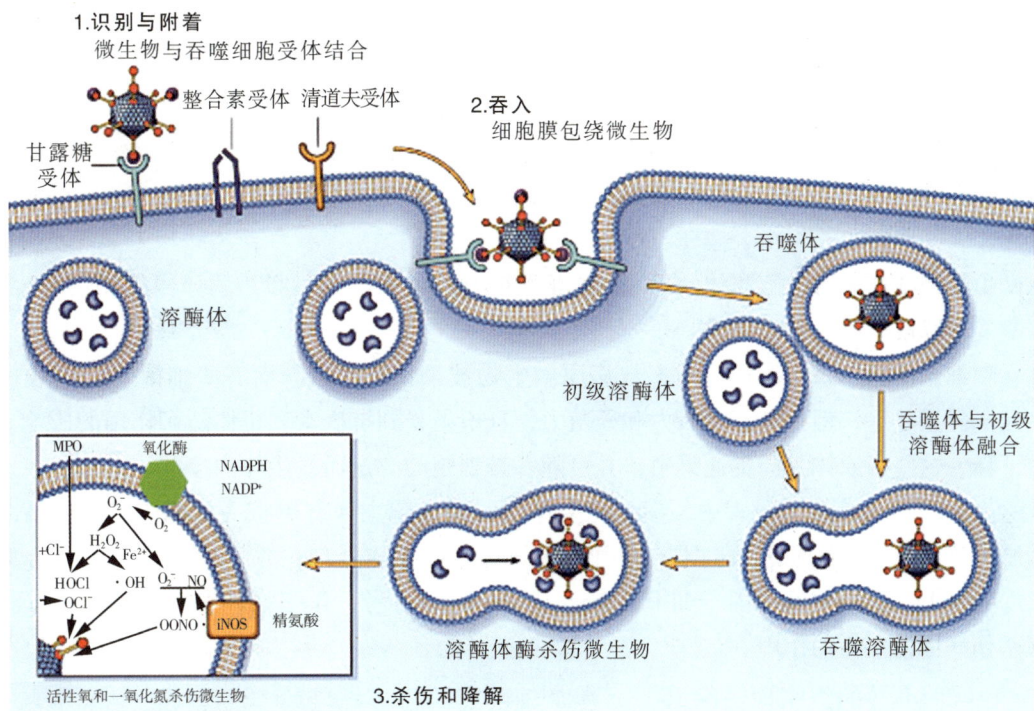

图 4 - 4 白细胞吞噬过程

识别和附着：吞噬细胞主要借助细胞表面的甘露糖受体、清道夫受体和各种调理素受体来识别并结合病原微生物。甘露糖受体可与糖蛋白和糖脂末端的甘露糖和海藻糖残基结合，而病原体的细胞壁常含有甘露糖和海藻糖成分，哺乳类动物细胞的糖蛋白和糖脂末端为唾液酸或 N - 乙酰半乳糖胺，故吞噬细胞能吞噬病原体和外来细胞却不会吞噬自身细胞。清道夫受体也可与病原体的细胞壁结合。渗出液中的调理素通过包裹病原微生物而增强吞噬细胞的吞噬功能。

吞入：细菌与吞噬细胞表面发生牢固黏着后，可刺激吞噬细胞伸出伪足，随着伪足延伸和互相融合，形成由吞噬细胞的胞膜包围吞噬物的泡状小体，即所谓的吞噬体（phagosome）。吞噬体逐渐脱离细胞膜进入细胞内部，并与初级溶酶体融合，形成吞噬溶酶体（phagolysosome），溶酶体酶倾注其中，细菌在吞噬溶酶体内被杀伤、降解。在此过程中，吞噬细胞也可向周围组织中释放少量活性产物而导致组织损伤。

杀伤和降解：进入吞噬溶酶体的病原体和细胞碎片可被赖氧机制和非赖氧机制杀伤和降解（killing

and degradation），前者为主要杀伤途径。

赖氧机制主要是通过活性氧和活性氮（如 NO）完成。上述吞噬作用使白细胞耗氧量剧增，可达正常的 2~20 倍，称呼吸爆发（respiratory burst）。活性氧由激活的白细胞氧化酶（NADPH 氧化酶，至少由 7 种蛋白组成）产生，后者使还原型辅酶 II（NADPH）氧化产生超氧负离子（O_2^-）。大多数超氧负离子经自发歧化而转变为 H_2O_2。

H_2O_2 杀菌能力弱，但在有卤化物（Cl^-）存在的条件下，中性粒细胞嗜天青颗粒中的髓过氧化物酶（MPO）能将 H_2O_2 还原生成 $HOCl^-$。$HOCl^-$ 是一种强氧化剂和杀菌因子。因此，H_2O_2 – MPO – 卤化物三者共同构成中性粒细胞最有效的杀菌系统，其杀菌能力比 H_2O_2 单独作用高 50 倍。

NO 由一氧化氮合成酶作用于精氨酸而产生，也参与病原体的杀伤。NO 与 O_2^- 相互作用产生具有高活性的自由基——过氧亚硝基（ONOO·），这些氧自由基和氮自由基可攻击破坏病原体的脂质、蛋白和核酸。

非赖氧机制对病原体的杀伤作用主要如下。①防御素（defensins）是存在于白细胞颗粒内的一种富含精氨酸的阳离子多肽，可通过损伤病原体的细胞膜而杀伤微生物。②溶菌酶可通过水解细菌表面的糖肽外衣而杀伤病原微生物。③白细胞特异性颗粒内的乳铁蛋白和嗜酸性粒细胞内的主要碱性蛋白（MBP）虽然杀菌能力弱，但对寄生虫具有毒性作用。④杀菌通透性增加蛋白（bactericidal permeability increasing protein，BPI）能激活磷脂酶而降解细胞膜磷脂，增加细菌外膜的通透性，主要对某些革兰阴性菌起作用。

病原微生物被杀伤后可被溶酶体内的酸性水解酶降解，尤其是当吞噬溶酶体内的 pH 降至 4~5 时，酸性水解酶发挥降解作用达最佳效果。

通过吞噬细胞的上述杀伤作用，大多数病原微生物被杀伤和降解。而有些细菌（如结核杆菌）在白细胞内处于静止状态，但仍具有生命力和繁殖力，且不易受到抗生素和机体防御作用的影响。一旦机体免疫力下降，这些病原体又能迅速繁殖，并可随吞噬细胞的游走而发生体内播散。

2. 免疫作用　在炎症反应过程中，参与免疫作用的白细胞主要有单核 – 巨噬细胞、淋巴细胞和浆细胞。病原微生物等作为抗原进入机体，先由巨噬细胞进行吞噬处理，并将抗原信息呈递给 T 细胞或 B 细胞，致敏的 T 细胞释放淋巴因子如 IFN – γ（参与细胞免疫），B 细胞产生抗体（参与体液免疫），从而发挥杀伤病原微生物的作用。

（三）白细胞介导的组织损伤作用

激活的白细胞在杀灭病原微生物、清除坏死组织细胞的同时，还能将活性产物（包括溶酶体酶、活性氧自由基、PG 和白细胞三烯等）释放到细胞间质中，均可导致血管内皮细胞和组织损伤；坏死崩解的白细胞也能释放出大量损伤性物质。这种由白细胞介导的组织损伤可见于许多炎症性疾病，如急性移植排斥反应、急性肾小球肾炎、类风湿关节炎等。因此，治疗此类疾病时适当控制白细胞渗出具有一定的临床意义。

白细胞在机体的防御反应中发挥极为重要的核心作用，白细胞的数量不足或功能障碍均可影响其吞噬和免疫功能，导致患者出现严重的反复的感染。艾滋病患者由于体内 $CD4^+$ 辅助 T 细胞被大量破坏及巨噬细胞功能受到抑制，引起严重的免疫缺陷，常因机会性感染而致死。此外，黏附分子合成障碍、NADPH 氧化酶基因缺陷等都可影响白细胞的黏着、识别、趋化、吞入和杀伤降解等环节而导致其功能障碍。

三、炎症介质在炎症过程中的作用

炎症时的血管反应和白细胞反应都是通过一系列化学因子的作用实现的。介导和参与炎症反应的某些化学活性物质称为炎症介质（inflammatory mediator），包括外源性（如细菌产物）和内源性（来自细胞和血浆）两大类。炎症介质在急性炎症的形成和发生发展过程中具有极为重要的意义。

炎症介质种类繁多，作用机制复杂，具有某些共同特点。①内源性炎症介质来源于细胞和血浆：来自细胞的炎症介质常以颗粒的形式储存于细胞内，在需要的时候释放到细胞外，或在致炎因子的刺激下合成并释放；来自血浆的炎症介质多以前体的形式存在，需经蛋白水解酶的裂解作用而被激活。②大多数炎症介质主要通过与靶细胞表面的特异性受体结合而发挥生物学效应，但也有部分炎症介质本身具有酶活性（如溶酶体蛋白酶）或能介导氧化损伤。③炎症介质作用于靶细胞，可以使其产生次级炎症介质，其效应与初级炎症介质可以相同，也可相反，即可发生放大或拮抗作用。④一种炎症介质可以作用于一种或多种靶细胞，甚至可产生不同的生物学效应，主要取决于细胞和组织类型。⑤多数炎症介质的半衰期很短，一旦从细胞内释放或被激活，很快衰变，或被某些酶灭活，或被拮抗分子抑制、清除。⑥大多数炎症介质具有潜在的致损伤效应。

（一）细胞释放的炎症介质

1. 血管活性胺（vascular amines） 包括组胺（histamine）和5-羟色胺（serotonin，5-HT）。由于它们已经储存在细胞的分泌颗粒中，一旦接受刺激即可迅速释放并发挥作用，因此常常是炎症反应中释放的第一批介质。

组胺主要存在于肥大细胞的颗粒中，也存在于嗜碱性粒细胞和血小板内。物理因素（如创伤、温度刺激）、免疫反应、补体片段（如过敏毒素C3a、C5a）、白细胞来源的组胺释放蛋白、神经肽（如P物质）、细胞因子（如IL-1、IL-8）等，均可诱发肥大细胞脱颗粒、释放组胺。组胺的主要作用是使细动脉扩张和细静脉通透性升高。

5-羟色胺也称为血清素，主要存在于血小板和肠嗜铬细胞中，当胶原纤维、凝血酶、二磷酸腺苷（ADP）和免疫复合物等因素刺激血小板凝集时被释放出来，其作用与组胺相似。

2. 花生四烯酸（arachidonic acid，AA）代谢产物 花生四烯酸是一种二十碳不饱和脂肪酸，在体内主要以脂化形式广泛存在于多种组织的细胞膜上。正常细胞中无游离AA存在。在致炎因子的作用下，细胞内磷脂酶A_2被激活，从而使AA从细胞膜上释放出来。在炎症反应时，磷脂酶主要来源于中性粒细胞的溶酶体。AA本身非炎症介质，它主要通过两种途径发挥作用，一是经环氧合酶途径生成前列腺素（prostagladin，PG），二是经脂氧合酶途径生成白细胞三烯（LT），参与炎症反应和凝血过程（图4-5）。

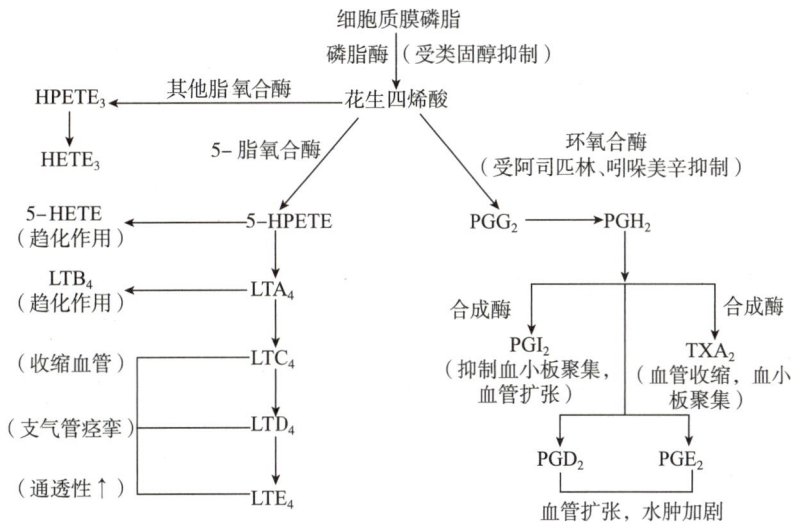

图4-5 炎症过程中花生四烯酸的代谢

（1）前列腺素（PGs）　由肥大细胞、巨噬细胞和血管内皮细胞等产生，包括 PGE_2、PGD_2、$PGF_{2\alpha}$、PGI_2 和 TXA_2，参与炎症的全身反应和血管反应。TXA_2 主要由血小板产生，能促使血小板聚集和引起血管收缩；PGI_2 主要由血管内皮细胞产生，可抑制血小板聚集和引起血管扩张；PGD_2 主要由肥大细胞产生，而产生 PGE_2 和 $PGF_{2\alpha}$ 的细胞种类较多，三者可协同作用，引起血管扩张和促进组织水肿的发生。除此之外，PGs 还能引起发热和疼痛，PGE_2 可使皮肤对疼痛刺激更为敏感，并在感染时与细胞因子相互作用而引起发热。

（2）白细胞三烯　包括 LTB_4、LTC_4、LTD_4 和 LTE_4 等。LTB_4 是中性粒细胞趋化因子和激活物，能引起中性粒细胞聚集并使其黏附于内皮细胞，产生活性氧类产物和促使溶酶体酶释放；LTC_4、LTD_4 和 LTE_4 则能引起强烈的血管收缩、支气管痉挛和小静脉通透性升高。临床应用类固醇激素类药物可以抑制脂氧合酶途径，减轻炎症反应。

（3）脂质素（lipoxin，LX）　也是通过脂氧合酶途径产生的，但与 PGs 和 LT 不同，其主要是炎症反应的抑制因子。主要功能是抑制中性粒细胞的趋化作用及阻止其黏附于内皮细胞，从而抑制炎症反应，可能与炎症的消散有关。

临床上的大多数抗炎药物是通过抑制 AA 代谢而发挥作用的。如解热镇痛类药物（阿司匹林、吲哚美辛等）可通过抑制环氧合酶途径，减少 PGs 合成而达到治疗作用；齐留通（Zileuton）可抑制脂氧合酶而减少 LT 的产生，用于治疗哮喘；糖皮质激素可通过抑制磷脂酶 A_2、环氧合酶 -2 和细胞因子（如 IL-1、TNF）等基因的转录，发挥更为强大的抗炎作用。

3. 血小板激活因子（platelet activating factor，PAF）　是另一种磷脂源性的炎症介质，来源于血小板、嗜碱性粒细胞、中性粒细胞、单核细胞和内皮细胞。除了能激活血小板外，PAF 还可引起血管、支气管收缩。在极低浓度下，PAF 可使血管扩张和小静脉通透性增加，其作用比组胺强 100～10000 倍。PAF 还可以引起白细胞与血管内皮细胞黏附，促进白细胞趋化和脱颗粒。体外人工合成的 PAF 受体拮抗剂能在某些条件下抑制炎症反应。

4. 活性氧和一氧化氮（NO）　炎症局部的中性粒细胞和巨噬细胞受到病原微生物、免疫复合物、细胞因子或其他炎症因子刺激后，合成并释放多种活性氧（如 O_2^-、H_2O_2 和 ·OH），杀灭和降解被吞噬的病原微生物和坏死的组织细胞碎片。活性氧的少量释放能促进趋化因子、细胞因子和细胞间黏附分子的表达，增强和放大炎症反应；但其大量释放则会引起组织损伤。

NO 是一种可溶性气体，主要由血管内皮细胞、巨噬细胞和脑内某些神经细胞产生，在一氧化氮合成酶的作用下，这些细胞利用精氨酸合成 NO。NO 在炎症过程中有双重作用。一方面，NO 可导致平滑肌细胞松弛，引起小血管扩张；另一方面，NO 可抑制炎症反应，抑制血小板黏附、聚集和脱颗粒，抑制肥大细胞诱导的炎症反应，并且是白细胞聚集的抑制因子。因此，NO 被认为是调控炎症反应的内源性因子。NO 及其衍生物可杀伤病原微生物，是宿主抗感染的炎症介质。

5. 细胞因子和化学趋化因子　细胞因子主要由激活的淋巴细胞和巨噬细胞产生，也可由内皮细胞、上皮细胞和结缔组织细胞产生。细胞因子通过与靶细胞表面特异性受体结合而发挥致炎作用，也可影响和调节其他炎症细胞的功能。介导和参与炎症反应的细胞因子主要有以下类型：①调节淋巴细胞增殖、分化和激活的细胞因子，如 IL-2 和 IL-4 等；②调节自然免疫的细胞因子，如 TNF-α、IL-1β、IFN-α、IFN-β 及 IL-6；③激活巨噬细胞的因子，如 IFN-γ、IFN-α、IFN-β、IL-5、IL-10 和 IL-12；④刺激造血及调节白细胞生长、分化的细胞因子，如 IL-3、集落刺激因子（CSF）和肝细胞因子等；⑤对各种炎症细胞都有趋化作用的细胞因子。

上述因子中，TNF-α 和 IL-1 是介导炎症的主要因子。它们可以促进内皮细胞与白细胞的黏着，促进中性粒细胞的趋化作用，激活间质组织释放蛋白水解酶，也可引起急性炎症的发热、嗜睡等。

化学趋化因子是一类小分子蛋白质，主要作用是刺激白细胞的招募和调控白细胞在组织中的迁移。C－X－C 趋化因子对中性粒细胞有趋化作用，C－C 趋化因子对单核细胞、嗜碱性粒细胞和淋巴细胞有趋化作用，C 趋化因子对淋巴细胞有特异性的趋化作用。如趋化因子 CX3C，能使单核细胞和 T 淋巴细胞黏附于内皮细胞，并对其有趋化作用。

6. 溶酶体酶　吞噬过程及吞噬细胞的死亡均可导致溶酶体内酶的释放。部分溶酶体酶可致血管壁通透性升高和趋化作用增强而促进炎症反应，但更主要的作用是引起组织破坏，如中性蛋白酶（弹性蛋白酶、胶原酶等）可通过破坏胶原纤维、纤维蛋白、弹性蛋白、基底膜及软骨等成分，导致严重的组织坏死和溶解，如化脓性炎症。

机体的血清和组织液中同时也存在抗蛋白酶系统，如 α_1－抗胰蛋白酶主要对中性粒细胞的弹性蛋白酶起抑制作用，α_1－抗胰蛋白酶缺乏的患者在临床上常常出现以组织损伤为主的炎症反应。

7. 神经肽　如 P 物质能引起血管扩张和血管壁通透性升高，也能引起疼痛。

（二）血浆来源的炎症介质

血浆中存在着补体系统、激肽系统和凝血－纤溶系统，是三类相互关联的重要炎症介质（图4－6）。

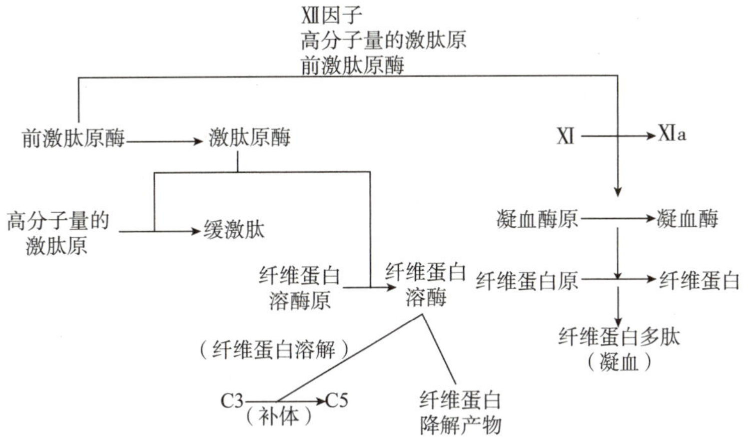

图4－6　激肽、凝血、纤维蛋白溶解及补体的相互作用

1. 补体系统　由 20 多种蛋白质组成，具有增加血管壁通透性、化学趋化和调理素化作用。主要通过经典途径（抗原－抗体复合物）、替代途径（病原微生物的表面分子，如内毒素）和凝集素途径激活。补体系统中以 C3 和 C5 的激活最重要，其裂解片段 C3a 和 C5a 是最重要的炎症介质。主要作用表现为三个方面：①C3a 和 C5a（又称过敏毒素）通过引起肥大细胞释放组胺导致血管扩张和血管壁通透性升高，C5a 还能激活花生四烯酸代谢的脂氧合酶途径，使中性粒细胞和单核细胞进一步释放炎症介质；②C5a 引起中性粒细胞黏着于血管内皮细胞，并且是中性粒细胞和单核细胞的趋化因子；③C3b 结合于细菌细胞壁时具有调理素作用，可增强中性粒细胞和单核细胞的吞噬活性。

2. 激肽系统　激活的终产物是缓激肽（bradykinin），其主要作用包括：①引起细动脉扩张，细静脉通透性增加以及使血管以外的平滑肌收缩，并具有致痛作用；②激活Ⅻ因子，产生的Ⅻa片段使前激肽原酶转变为激肽原酶，后者既可促进缓激肽的生成，又能再激活Ⅻ因子，从而使原始刺激进一步放大；③激肽原酶具有趋化活性，并且能使 C5 转化为 C5a。

缓激肽引起血管壁通透性升高的作用强烈，但半衰期很短，在随血液通过肺循环时被迅速灭活，因此其作用主要局限在血管壁通透性增加的早期。

3. 凝血系统和纤维蛋白溶解系统　Ⅻ因子激活后不仅能启动激肽系统，还能同时启动凝血系统和纤维蛋白溶解系统。激活的凝血系统和纤溶系统中存在一些重要的炎症介质：①凝血酶，可增加白细胞的黏附性以及促使成纤维细胞增生；②纤维蛋白多肽，是纤维蛋白原转化为纤维蛋白过程的中间产物，可使血管壁通透性升高，并对白细胞有趋化作用；③Xa 因子，可致血管壁通透性升高及促进白细胞渗出；④纤维蛋白溶酶，可裂解补体 C3 形成 C3a；⑤纤维蛋白降解产物，可使血管壁通透性升高。

主要炎症介质的作用小结于表 4 - 2。

表 4 - 2　主要的炎症介质及其作用

功能	炎症介质的种类
血管扩张	组胺、5 - HT、缓激肽、前列腺素（PGE_2、PGD_2、PGF_2、PGI_2）、NO
血管壁通透性升高	组胺、5 - HT、缓激肽、C3a、C5a、LTC_4、LTD_4、LTE_4、PAF、P 物质
趋化作用	LTB_4、C5a、细菌产物、中性粒细胞阳离子蛋白、细胞因子（IL - 8、TNF）
发热	细胞因子（IL - 1、TNF）、PGs
疼痛	PGE_2、缓激肽
组织损伤	活性氧类产物、溶酶体酶、NO

四、急性炎症反应的终止

虽然急性炎症是机体的积极防御反应，但由于其可引起组织损伤，急性炎症反应受到机体的严密调控并适时终止。炎症反应的终止机制如下：①致炎因子刺激产生的炎症介质，半衰期短并迅速降解，在致炎因子被清除后，随着炎症介质的衰减，炎症反应逐渐减弱；②中性粒细胞在组织中的半衰期短，当其离开血液循环后，于数小时至 2 天内发生凋亡而死亡；③炎症反应本身会释放一系列终止信号，例如脂质素、TGF - β、IL - 10 等，主动终止炎症反应。

五、急性炎症的病理学类型 🔲 微课5

组织器官类型、组织反应的轻重程度以及致炎因子种类的不同，都会影响急性炎症的形态学表现。在急性炎症过程中，通常以渗出性病变最明显。根据急性炎症过程中渗出物主要成分的差异，可将急性炎症分为浆液性炎、纤维素性炎、化脓性炎和出血性炎。

（一）浆液性炎

浆液性炎（serous inflammation）是以浆液渗出为特征的炎症。浆液性渗出物的成分主要来自血浆，也可由内衬于腹膜腔、胸膜腔或心包腔的间皮细胞分泌，含有 3% ~5% 的蛋白质，主要是白蛋白，同时混有少量中性粒细胞和纤维蛋白。浆液性炎多见于某些急性炎症的早期，常发生于黏膜、浆膜、皮肤和疏松结缔组织等处。黏膜的浆液性炎又称为浆液性卡他性炎，卡他（catarrh）源自希腊语，是指渗出物沿黏膜表面顺势流下的意思。如感冒初期的鼻炎，鼻黏膜排出大量稀薄的浆液性分泌物；浆膜的浆液性炎可引起体腔积液，如胸腔积液、腹腔积液和心包腔积液等；皮肤的浆液性炎症，如皮肤 II 度烧伤或病毒感染，浆液性渗出物可在表皮内和表皮下形成皮肤水疱（图 4 - 7）。黏膜和浆膜发生浆液性炎症时，渗出物常含有少量变性和坏死脱落的上皮或间皮细胞。

浆液性炎一般较轻，易于消退，渗出的浆液很快经血管或淋巴管吸收。但有时因浆液渗出过多可导致严重后果，如发生于喉头的浆液性炎症，严重的水肿可引起窒息；心包腔和胸膜腔内有大量浆液渗出时，可严重影响心、肺功能。

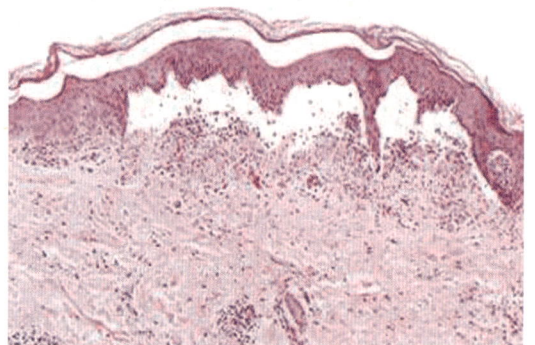

图 4 - 7　皮肤的浆液性炎

（二）纤维素性炎

纤维素性炎（fibrinous inflammation）是以渗出物含有
大量纤维蛋白为特征的炎症。血浆中处于溶解状态的纤维蛋白原渗出血管进入局部组织，在组织因子的
作用下转变为纤维蛋白，即纤维素。光镜下，HE切片中纤维蛋白呈红染的颗粒状、条索状或相互交织
成网状，间隙中混有中性粒细胞及坏死细胞的碎片（图4-8）。纤维蛋白原的大量渗出说明血管壁损伤
严重，通透性明显增加，多由某些细菌毒素（如白喉杆菌、痢疾杆菌和肺炎球菌的毒素）以及各种内
源性或外源性毒素（如尿毒症时的尿素和汞中毒时的汞）所引起。

纤维素性炎好发于黏膜、浆膜和肺组织，其特征
如下。

1. 黏膜 发生于黏膜的纤维素性炎，渗出物中的纤维
蛋白、中性粒细胞、坏死组织和病原菌常混合在一起，形
成灰白色的膜状物（假膜），覆盖于黏膜表面，故称假膜
性炎（pseudomembranous inflammation），主要发于上呼吸
道和消化道黏膜。由于局部组织的结构特点不同，有的假
膜牢固附着于深部组织，不易脱落（如咽白喉）；有的假
膜却与黏膜损伤部联系松散，容易脱落（如气管白喉），
脱落的假膜可堵塞支气管而引起窒息（图4-9）。

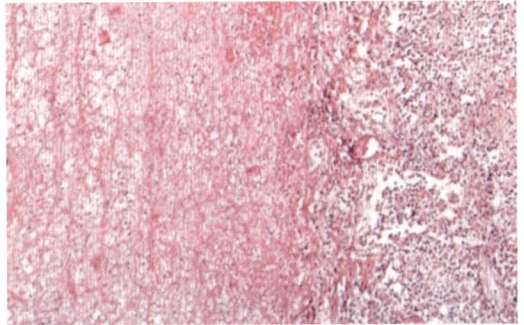

图4-8 纤维素性胸膜炎
左侧为渗出的纤维蛋白

2. 浆膜 浆膜的纤维素性炎常见于胸膜腔和心包腔，
如肺炎球菌引起的纤维素性胸膜炎及风湿性心包炎。发生在心包的纤维素性炎，由于心脏搏动的牵拉作
用，使心外膜上的纤维蛋白形成绒毛状物，覆盖于心脏表面，又称"绒毛心"（图4-10），机化后可引
起纤维性粘连。

3. 肺 肺的纤维素性炎常见于大叶性肺炎，病变的肺泡腔内充满纤维蛋白，其间可见大量的中性
粒细胞渗出。若渗出的纤维蛋白不能被充分地溶解吸收，可发生机化而引起肺肉质变。

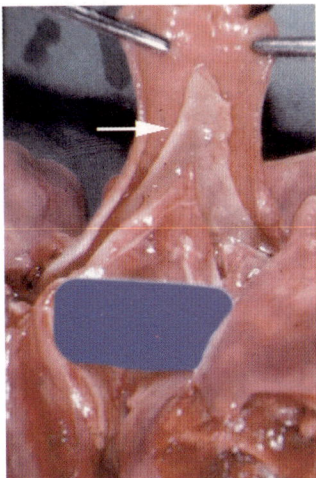

图4-9 气管白喉
管腔内可见白色假膜形成

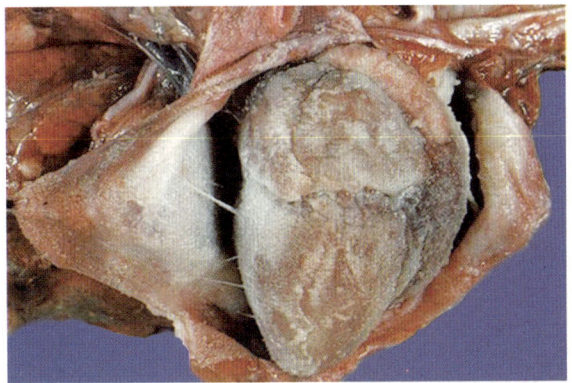

图4-10 纤维素性心包炎形成绒毛心

（三）化脓性炎

化脓性炎（purulent inflammation）是以大量中性粒细胞渗出为主，并伴有不同程度的组织坏死和脓

液形成为特征。多由葡萄球菌、链球菌、脑膜炎双球菌、大肠埃希菌等化脓菌感染引起，亦可因坏死组织继发感染产生。炎症局部组织中大量中性粒细胞坏死、崩解，所释放的蛋白水解酶将坏死组织溶解液化的过程称为化脓。所形成的脓性渗出物称为脓液（pus），含有大量变性坏死的中性粒细胞（也称脓细胞），还含有细菌、被溶解的坏死组织碎屑和少量浆液，表观呈浑浊凝乳状，灰黄或黄绿色。由葡萄球菌引起的脓液较为浓稠，而由链球菌引起的脓液则较为稀薄。依病因和发生部位的不同，可将化脓性炎分为以下三类。

1. 表面化脓和积脓　表面化脓是指发生在黏膜或浆膜表面的化脓性炎。黏膜的化脓性炎又称为脓性卡他性炎，此时中性粒细胞向黏膜表面渗出，而深部组织没有明显的炎症细胞浸润。如化脓性尿道炎或化脓性支气管炎时，渗出的脓液可通过尿道、支气管排出体外。当化脓性炎发生在浆膜腔或胆囊、输卵管的黏膜时，脓液不能排出而蓄积于管腔内，称积脓（empyema）。

2. 蜂窝织炎　发生于疏松结缔组织的弥漫性化脓性炎称为蜂窝织炎（phlegmonous inflammation），常见于皮肤、肌肉和阑尾（图4-11）。溶血性链球菌为主要致病菌，它能分泌透明质酸酶，降解结缔组织中的透明质酸；分泌链激酶，溶解纤维蛋白。加之病变组织疏松，细菌容易通过组织间隙和淋巴管蔓延扩散。病变组织内有大量中性粒细胞弥漫性浸润，与周围组织分界不清，但局部组织一般不发生明显的坏死和溶解，因此单纯蜂窝织炎痊愈后一般不留痕迹，严重患者病变进展迅速，全身中毒症状严重。

3. 脓肿　脓肿（abscess）是指器官或组织内的局限性化脓性炎，主要特征为局部组织发生坏死溶解，形成充满脓液的腔。脓肿可发生于皮下和内脏器官，主要由金黄色葡萄球菌感染引起，其产生的毒素可使局部组织坏死，继而大量中性粒细胞渗出，之后中性粒细胞坏死崩解形成脓细胞，并释放出蛋白水解酶使坏死组织液化，形成含有脓液的空腔（图4-12）。金黄色葡萄球菌还产生血浆凝固酶，能使渗出的纤维蛋白原转变为纤维蛋白，限制细菌的扩散，因而病变较局限。此外，金黄色葡萄球菌还具有层粘连蛋白受体，使其易黏附于血管壁并进入血流，被带到远隔器官而形成迁徙性脓肿（metastatic abscess）。小脓肿可以吸收消散，较大的脓肿由于脓液过多，吸收困难，常常需要切开排脓或穿刺抽脓。脓腔内常由肉芽组织填补修复，最后形成瘢痕。

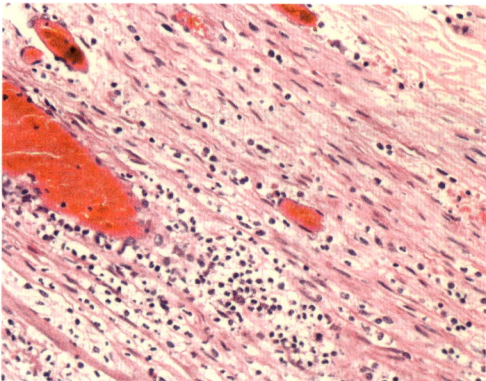

图4-11　蜂窝织性阑尾炎
阑尾肌层内可见大量中性粒细胞弥漫性浸润

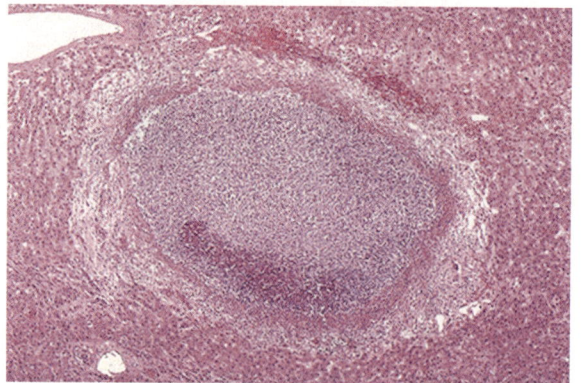

图4-12　肝脓肿
肝脏内可见一脓肿形成，脓肿壁清晰，其内呈液化性坏死

疖（furuncle）是毛囊、皮脂腺及其周围组织所发生的脓肿。疖中心部分液化变软后，脓液便可破出。痈（carbuncle）是多个疖的融合，在皮下脂肪、筋膜组织中形成的多个互相沟通的脓肿，必须及时切开引流、排脓后，局部才能修复愈合。

（四）出血性炎

出血性炎（hemorrhagic inflammation）的炎症灶内的血管壁损伤严重，渗出物含有大量红细胞。常见于毒力强的病原微生物感染所引起的烈性传染病，如流行性出血热、钩端螺旋体病或鼠疫等。

上述各型渗出性炎可单独发生，也可同时并存，如浆液纤维素性炎、纤维素性化脓性炎等。此外，在炎症发展过程中，一种炎症类型可转变为另一种类型，如从浆液性炎开始，可进一步发展成为纤维素性炎或化脓性炎。

六、急性炎症的结局

炎症的损伤与抗损伤反应贯穿炎症的全过程。致炎因子的性质、数量和作用时间，机体的抵抗力和反应性以及治疗的条件等诸多因素，决定了炎症的发生、发展和结局。大多数急性炎症能够痊愈，少数可迁延为慢性炎症，极少数可蔓延扩散到全身。

（一）痊愈

急性炎症过程中致病因子被及时清除，若炎性渗出物较少或坏死组织范围较小，可被完全溶解吸收，通过周围正常组织细胞的再生，可以完全恢复原来的组织结构和功能，称完全愈复；如炎症病灶的坏死范围较大，则由肉芽组织增生进行修复，最后形成瘢痕组织，称不完全愈复。

（二）迁延为慢性炎症

在机体抵抗力低下或治疗不彻底的情况下，致炎因子不能在短期内清除，可在机体内持续存在并不断损伤组织，造成炎症迁延不愈，病变时轻时重，最后转为慢性炎症。如急性病毒性肝炎转变为慢性肝炎。

（三）蔓延扩散

在机体的抵抗力低下或病原微生物数量多、毒力强的情况下，病原微生物可不断繁殖并通过组织间隙向周围组织、器官蔓延或经淋巴道、血道向全身扩散。

1. 局部蔓延　炎症局部的病原微生物经组织间隙或自然管道向周围组织和器官蔓延。如急性膀胱炎可向上蔓延到输尿管或肾盂。炎症局部蔓延可形成糜烂、溃疡、瘘管、窦道和空洞。

2. 淋巴道蔓延　急性炎症时所渗出的富含蛋白质的水肿液、部分白细胞和病原微生物可通过淋巴回流至局部淋巴结，引起淋巴管炎和部属淋巴结炎。如足部感染时腹股沟淋巴结可肿大，在感染灶与肿大的腹股沟淋巴结之间出现皮肤红线，即为淋巴管炎。病原微生物进入淋巴管后可通过淋巴回流入血，引起血行蔓延。

3. 血行蔓延　炎症灶内的病原微生物及其毒素可直接侵入血流或经淋巴引流进入血液循环，引起菌血症、毒血症、败血症和脓毒败血症。

（1）菌血症　细菌由局部病灶经血管或淋巴管侵入血流，从血液中可查到细菌，但并无全身中毒症状，称菌血症（bacteremia）。一些炎性疾病的早期就有菌血症（如大叶性肺炎、流行性脑脊髓膜炎、伤寒等），在菌血症阶段，肝、脾和骨髓等处的吞噬细胞可组成一道防线，以清除细菌。

（2）毒血症　细菌毒素或毒性产物被吸收入血，而细菌本身不入血，称毒血症（toxemia）。临床上可出现高热、寒战等中毒症状，同时伴有心、肝、肾等实质细胞的变性或坏死，严重者甚至出现中毒性休克。

（3）败血症　毒力强的细菌进入血液后，不仅没有被清除，反而大量繁殖并产生毒素，引起严重的全身性中毒症状和相应的病理变化，称败血症（septicemia）。患者除了有毒血症的临床表现外，还常出现皮肤和黏膜的多发性出血点，以及脾肿大和全身淋巴结肿大。此时，血培养常可查出相应的致病菌。

（4）脓毒败血症 由化脓菌引起的败血症可进一步发展成为脓毒败血症（pyemia）。此时除有败血症的临床表现外，血中的菌落可随血流到达全身各处，在肺、肾、肝及皮下、软组织等处形成多发性小脓肿。显微镜下，脓肿局部可见大量中性粒细胞局限性浸润并伴有局部组织的化脓性溶解破坏，还可在脓肿中央的毛细血管和小血管中见到细菌菌落，说明脓肿是由栓塞于器官毛细血管的化脓菌所引起，故称栓塞性脓肿（embolic abscess）或转移性脓肿（metastatic abscess）。

⊕ 知识链接

抗生素滥用与细菌耐药

抗生素（antibiotics）是由某些微生物在生活过程中产生的、对其他某些病原微生物具有抑制或杀灭作用的一类化学物质，某些抗生素还具有抑制肿瘤细胞增生活性的作用。1928 年英国人弗莱明发现青霉素，并于 1941 年将其成功应用于临床医疗，时至今日，科学家已发现近万种抗生素，使全球感染性疾病的死亡率明显下降。

抗生素的广泛应用挽救了许多患者的生命，抗生素滥用所带来的危害也越来越受到社会的重视。目前，细菌对抗生素的耐药性已由单类耐药逐渐发展为多重耐药，甚至不断进化出具有广谱耐药性的"超级细菌"。一旦细菌产生耐药性的速度远远快于新药开发的速度，就会使人类在遭遇细菌感染时面临无药可用的困境，甚至出现 WHO 曾提出的"滥用抗生素将使人类回到无抗生素时代"的局面。

造成抗生素滥用的原因很多，包括医疗机构对抗生素的管理措施不当，公民的医学素养不高，医药企业对经济利益的过分追求等方面。作为医务工作者，应不断提高自身的诊疗水平，严格掌握抗生素的应用指征和适应症，尊重药理，对症用药，纠正普通民众"预防性应用抗生素"的错误观念，促进人类健康事业的发展。

第三节 慢性炎症

慢性炎症是指持续数周甚至数年的炎症，其中连绵不断的炎症反应、反复的组织损伤和修复反应相伴发生，故慢性炎症常常以局部增生性变化为主要表现。慢性炎症多由急性炎症迁延而来，也可为低毒性或低强度的致炎因子长期持续性刺激所致，一开始即表现为慢性经过。根据慢性炎症的形态学特点，可将其分为两类：一般慢性炎症（又称非特异性慢性炎）和肉芽肿性炎（又称特异性慢性炎）。

引起慢性炎症的原因主要包括：①低毒力的病原微生物持续感染（如幽门螺杆菌引起的慢性胃炎，结核杆菌引起的结核病等）；结核杆菌、梅毒螺旋体和某些真菌常可引起机体迟发型超敏反应，形成肉芽肿性炎；②长期接触内源性或外源性的低毒性因子，如二氧化硅引起的硅肺，内源性血脂成分异常引起的动脉粥样硬化等；③由自身抗原引起的自身免疫反应，如类风湿关节炎及系统性红斑狼疮等。

一、一般慢性炎症的病理学特点

非特异性慢性炎症也称为一般慢性炎症，在临床上最常见，其基本形态学特点为：①炎症局部以淋巴细胞、浆细胞和单核细胞浸润为主，反映了机体对损伤因子的持续反应；②组织破坏，主要由持续存在的致炎因子和浸润的炎症细胞引起；③常有较明显的纤维结缔组织、血管以及上皮细胞和腺体等实质细胞的增生，以修复或替代损伤组织。

慢性炎症的纤维结缔组织增生常伴有较多瘢痕形成，可造成管道性脏器的狭窄；而在某些部位可形成一些特殊改变，如炎性息肉，是指在致炎因子的长期作用下，局部的黏膜上皮、腺体和间质肉芽组织局限性增生所形成的突出于黏膜表面的炎性肿块（图 4 - 13）。息肉一般为数厘米大小，常有蒂与基底部相连，临床多见于鼻黏膜和子宫颈等部位。炎性假瘤（inflammatory pseudotumor）是由于局部组织的炎性增生，形成边界清楚、肉眼和 X 线观察与肿瘤相似的团块。炎性假瘤在临床上常发生于眼眶和肺，发生于眼眶的炎性假瘤主要由淋巴组织大量增生形成；发生于肺的炎性假瘤主要由肉芽组织和增生的肺泡上皮构成，伴有巨噬细胞、多核巨细胞、淋巴细胞和浆细胞等慢性炎症细胞的大量增生。

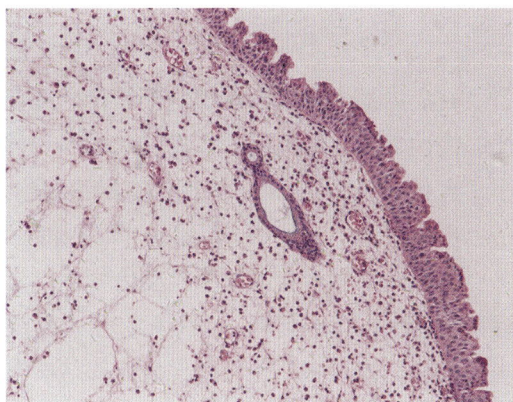

图 4 - 13　鼻息肉

息肉向黏膜表面突出，表面被覆纤毛柱状上皮，
间质水肿，有大量炎症细胞浸润，另可见增生的腺体

单核 - 吞噬细胞系统的激活是慢性炎症的一个重要特征。该系统包括血液中的单核细胞和组织内的巨噬细胞（如肝脏的 Kupffer 细胞、脾脏和淋巴结的窦组织细胞、肺泡巨噬细胞和中枢神经系统内的小胶质细胞等），二者均来源于骨髓，单核细胞离开血液后迁移到各种组织内，进一步分化为巨噬细胞（图4 - 14）。血液中单核细胞的半衰期仅为 1 天，组织中巨噬细胞的生存期则为数月至数年。急性炎症 24 ~ 48 小时后，单核细胞在黏附分子和化学趋化因子的作用下，从血管中渗出并聚集到炎症病灶，转化为巨噬细胞，并可继续增殖。

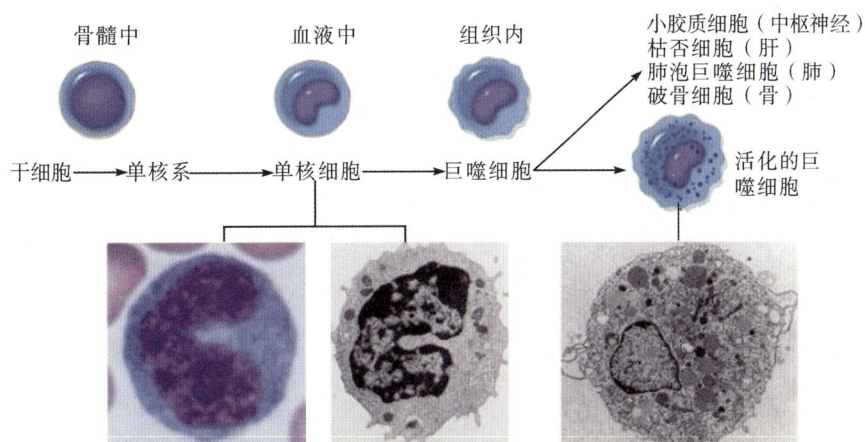

图 4 - 14　单核 - 巨噬细胞的成熟

巨噬细胞除了具有吞噬功能外，还可以被激活，激活后的巨噬细胞表现为：细胞体积增大；溶酶体酶、活性氧和活性氮水平升高；产生细胞因子、生长因子和其他炎症介质；细胞代谢更加活跃；吞噬和杀伤病原微生物的能力增强。能激活单核 - 巨噬细胞的因子包括：细菌毒素、致敏 T 细胞释放的 IFN - γ 以及其他化学介质、细胞外基质成分等。激活的单核 - 巨噬细胞可释放多种生物活性物质，有利于吞噬和杀灭病原微生物，但生物活性物质释放过多也可导致组织损伤和引起组织纤维化。

淋巴细胞是慢性炎症中浸润的另一种炎症细胞，当其接触抗原后可被激活，分别通过细胞免疫和体液免疫途径参与局部慢性炎症过程。嗜酸性粒细胞和肥大细胞也是慢性炎症的参与者，但主要参与某些与寄生虫感染、异物或过敏性反应相关的慢性炎症过程。

二、肉芽肿性炎

炎症局部出现以巨噬细胞及其衍生细胞增生为主，形成境界清楚的结节状病灶（即肉芽肿）为特征的慢性炎症，称肉芽肿性炎（granulomatous inflammation）。它是一种特异性慢性炎症。肉芽肿一般较小，直径为 0.5~2mm，周围常有淋巴细胞浸润及成纤维细胞和胶原纤维包绕。巨噬细胞的衍生细胞包括上皮样细胞（epithelioid cells）和多核巨细胞（multinucleated giant cell）。

引起肉芽肿性炎的原因包括生物性因素和非生物性因素。常见的如结核杆菌、麻风杆菌、螺旋体、真菌和寄生虫以及石棉、滑石粉、手术缝线等。根据肉芽肿形态特点的不同，医务人员可做出较准确的病因诊断。如典型的伴干酪样坏死的结核肉芽肿，可诊断为结核病。但形态不典型者往往需做特殊的辅助检查，如细菌培养、抗酸染色、血清学检查及聚合酶链反应（PCR）才能确诊。

根据致炎因子和发病机制的不同，可将肉芽肿性炎分为两类：感染性肉芽肿和异物性肉芽肿。

1. 感染性肉芽肿（infectious granuloma）　较常见，是由病原微生物诱导的细胞免疫反应所引起。巨噬细胞吞噬病原体后，将抗原信息呈递给 T 细胞并使其致敏，致敏的 T 细胞再次接触抗原时可产生多种细胞因子，如 IL-2 可诱导 T 细胞进一步增殖分化，IFN-γ 可激活巨噬细胞，使其演变为上皮样细胞和多核巨细胞。

结核性肉芽肿是最具代表性的感染性肉芽肿（图 4-15）。典型的结核结节中心常为干酪样坏死，周围是呈放射状排列的上皮样细胞，构成肉芽肿主体，其间散在有朗汉斯巨细胞（Langhans giant cell），结节外层有淋巴细胞浸润、成纤维细胞和胶原纤维包绕。上皮样细胞的体积大，胞质丰富，淡粉色，细胞间界限不清，细胞核呈圆形或卵圆形，染色浅淡甚至呈空泡状，核内可有 1~2 个核仁。电镜观察，其胞核内常染色质增多；线粒体、滑面内质网和溶酶体增多；粗面内质网、核蛋白体和高尔基复合体也增多；但细胞膜上 Fc 和 C3b 受体却明显减少。这些变化提示上皮样细胞的吞噬能力明显降低，转而具有合成和向细胞外分泌的功能。多核巨细胞由上皮样细胞融合而来，或因胞核分裂而胞质不分裂形成，其体积大（直径可达 300μm），细胞核数目可达几十个甚至上百个，功能与上皮样细胞相似，胞核排列于胞质周边呈马蹄状或花环状，或浓集于细胞的一侧，称 Langhans 巨细胞。

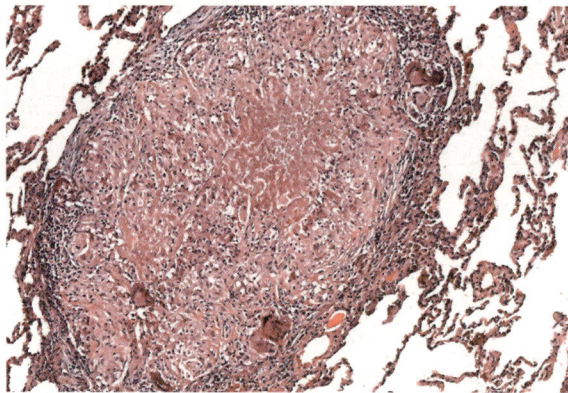

图 4-15　结核性肉芽肿
肺组织内有境界清楚的结节样病灶，中心有干酪样坏死，外围散在朗汉斯巨细胞

2. 异物性肉芽肿（foreign body granuloma）　是由外来异物引起的慢性肉芽肿性炎症，如手术缝线、粉尘、石棉纤维等。异物的体积常较大，单个巨噬细胞无法吞噬，因而形成由上皮样细胞和异物巨细胞聚集其周围的结节状病灶。异物巨细胞的细胞核常常杂乱无章地分布在胞质中，胞质内还可见到无法消化的异物成分。

目标检测

答案解析

1. 简述急性炎症过程中白细胞的渗出过程。
2. 试比较脓肿与蜂窝织炎的异同。
3. 简述急性炎症的类型及其特点。
4. 何谓肉芽肿性炎？并列出结核性肉芽肿的主要成分。
5. 查阅文献资料，理解炎症性疾病与临床抗生素使用之间的关系。

书网融合······

| 本章小结 | 微课1 | 微课2 | 微课3 | 微课4 | 微课5 | 题库 |

第五章　免疫性疾病

学习目标

1. 掌握　免疫性疾病的概念；系统性红斑狼疮及类风湿关节炎的典型病变；艾滋病的病理变化及临床病理联系。

2. 熟悉　自身免疫病的概念及类型；艾滋病的病因、发病机制及流行病学特征；移植排斥反应的病理变化。

3. 了解　自身免疫病的发病机制；系统性红斑狼疮和类风湿关节炎的病因及发病机制；免疫缺陷病的概念及分类；艾滋病的临床诊疗及预后；移植排斥反应的发病机制及分型。

4. 学会常见免疫性疾病的病理组织学观察及诊断，能分析常见免疫性疾病的临床问题。

免疫应答是机体在进化过程中所获得的识别"自己"和"非己"的能力。正常情况下，机体对"自己"产生免疫耐受，对"非己"通过适当的免疫应答进行识别和清除，以维持机体内环境的稳定。病理情况下，免疫应答异常（过高或过低，或对自身组织产生应答），会引起组织损伤，导致免疫性疾病。广义的免疫性疾病还包括先天或后天性因素导致的免疫系统结构或功能的异常。本章着重介绍自身免疫病、免疫缺陷病以及移植排斥反应。

案例引导

临床案例　患者，男，23岁。

病史： 因发热、咳嗽、乏力1个月余就诊。患者于1个月前无明显诱因发热，多呈低热，一般不超过38℃，伴咳嗽、乏力、全身不适。在外自行服用退热、消炎药（具体不详）后，治疗效果不佳。既往无输血及静脉吸毒史，但有同性性行为史。

体格检查： 见颈部及腹股沟多个淋巴结肿大，无压痛。

实验室检查： 血红蛋白110g/L，白细胞3.4×10^9/L，中性粒细胞70%，淋巴细胞30%，血清抗HIV（+）。

讨论　1. 该患者诊断为何病？病变特点如何？
　　　　2. 该病的传播途径是什么？如何预防？

第一节　自身免疫病

自身免疫病（autoimmune disease，AID）是指在遗传与环境因素的影响下，诱发自身抗原改变和免疫系统异常引起免疫耐受的破坏和终止，产生自身抗体和（或）自身反应性T细胞，导致组织损伤和器官功能障碍的原发性免疫性疾病。自身抗体的存在并不等同于自身免疫病，在无自身免疫病的正常人，特别是老年人，血液中可检测出抗甲状腺球蛋白、抗双链DNA等自身抗体。自身抗体的存在不一定引起组织损伤，但对一些自身免疫病有诊断价值。受损或抗原性发生变化的组织，亦可激发自身抗体的产生，如心肌梗死后激发产生的抗心肌自身抗体，但此抗体并无致病作用，是一种继发性自身免疫应答。因此，要确定自身免疫病的存在，一般需要具备以下条件：①有自身免疫应答存在；②排除继发性免疫应答的可能；③排除其他病因的存在。

一、发病机制

免疫耐受（immune tolerance）是指机体对自身抗原处于无应答或微弱应答状态。根据 T、B 淋巴细胞的成熟程度，接触抗原的方式和量的不同，可获得中枢耐受或外周耐受。中枢耐受发生在中枢免疫器官，又称中枢删除；外周耐受发生在外周淋巴器官，包括 T 细胞无能、活化诱导的细胞凋亡和 T 细胞外周抑制等。免疫耐受的丧失和终止是自身免疫病发生的根本机制。遗传、感染、激素、年龄、环境等多种因素也可使免疫耐受机制发生紊乱，导致免疫系统功能异常，从而发生自身免疫病。

1. 免疫耐受的丧失和隐蔽抗原的暴露 下列情况可导致自身免疫耐受的丧失：①T 细胞"免疫不应答"功能的丧失；②T 细胞激活，未能诱导自身凋亡；③Tr 细胞和 Th 细胞功能失衡；④交叉免疫反应；⑤隐蔽抗原的释放。

2. 遗传因素 自身免疫病的易感性与遗传因素密切相关：①某些自身免疫病存在家族史，如系统性红斑狼疮、自身免疫性溶血性贫血、自身免疫性甲状腺炎等；②某些自身免疫病与人类白细胞抗原（human leukocyte antigen，HLA）特别是与 HLA - II 类抗原相关，例如系统性红斑狼疮与 DR_2、DR_3 相关，类风湿关节炎与 DR_1、DR_4 相关；③存在自身免疫病相关基因，如人类强直性脊柱炎与 HLA - B_{27} 密切相关，将 HLA - B_{27} 基因转移至大鼠，可致大鼠发生强直性脊柱炎。大多数自身免疫病受多个易感基因影响，其中影响最大的是 HLA 基因，在自身免疫中的确切作用尚未完全清楚。

3. 感染因素 细菌、病毒和支原体等各种微生物可导致自身免疫病的发生。可能的机制有：①存在自身抗原；②在微生物的作用下，自身抗原决定簇发生改变，或微生物抗原与组织的抗原结合形成复合抗原，从而回避了 Th 细胞的耐受；③微生物产物导致非特异性多克隆淋巴细胞激活，引起炎症反应；④Tr 细胞功能丧失。

此外，性别、年龄、内分泌、紫外线、吸烟、局部组织损伤等对自身免疫病的发生均有一定影响。临床资料表明，自身免疫病多见于女性，提示女性激素可能对某些自身免疫病有促发作用。

二、类型

根据免疫应答累及的部位，自身免疫病可分为两类（表 5-1）。①器官或细胞特异性自身免疫病：病理损害和功能障碍仅限于抗体或致敏淋巴细胞所针对的某一特定器官或细胞。②系统性自身免疫病：自身抗原为多器官组织的共有成分，例如细胞核、线粒体等，故能引起多器官组织的损害，因其病变主要出现在多种器官的结缔组织或血管内，又称胶原血管病或结缔组织病。本节简述几种常见的系统性自身免疫病，其他参见有关章节相应内容。

表 5-1 自身免疫病的类型

器官或细胞特异性自身免疫病	系统性自身免疫病
慢性淋巴细胞性甲状腺炎	系统性红斑狼疮
自身免疫性溶血性贫血	类风湿关节炎
恶性贫血伴自身免疫性萎缩性胃炎	干燥综合征
自身免疫性脑脊髓炎	IgG4 相关性疾病
自身免疫性睾丸炎	炎性肌病
肺出血肾炎综合征	系统性硬化

续表

器官或细胞特异性自身免疫病	系统性自身免疫病
自身免疫性血小板减少症	结节性多动脉炎
1 型糖尿病	
重症肌无力	
Graves 病	
溃疡性结肠炎	
自身免疫性肝炎	
原发性胆汁性肝硬化	
膜性肾小球病	

(一) 系统性红斑狼疮

系统性红斑狼疮（systemic lupus erythematosus，SLE）是一种较常见的系统性自身免疫病，由以抗核抗体为主的多种自身抗体引起。临床表现复杂多样，主要有发热、皮损（如面部蝶形红斑）以及关节、浆膜、肝、肾和心脏等多器官多部位损害。年轻女性多见，常有家族史，病程迁延反复，预后不良，患者多因尿毒症、心力衰竭或出血而死亡。

1. 病因及发病机制 尚不明确，其发生可能与遗传、环境、药物、感染、激素及免疫功能异常等多种因素有关。多因素相互作用导致机体免疫耐受的破坏和大量自身抗体的产生是 SLE 发生的根本原因。抗核抗体是其中最主要的自身抗体，分为抗 DNA（双链、单链）抗体、抗组蛋白抗体、抗 RNA – 非组蛋白抗体和抗核糖核蛋白（Smith 抗原）抗体四类。其中，抗双链 DNA 抗体及抗 Smith 抗体具有相对特异性，临床常用间接免疫荧光法检测患者血清中抗核抗体的类型。此外，许多患者血清中还可检出抗自身红细胞、淋巴细胞和血小板的抗体。

自身抗体和抗原形成免疫复合物，介导Ⅲ型超敏反应引起多数内脏病变，其中，DNA – 抗 DNA 复合物所致的血管和肾小球病变为主要病变。其次为抗血细胞抗体经Ⅱ型超敏反应导致相应血细胞的损伤溶解，引起全血细胞减少。抗核抗体并无直接的细胞毒性，但可攻击变性或受损的细胞，与细胞核接触后引起核肿胀、均质化，形成狼疮小体（LE 小体）。LE 小体呈圆形或椭圆形，HE 染色时因苏木素着色呈紫红色或紫色，故也称苏木素小体，为诊断 SLE 的特征性依据，主要见于肾小球或肾间质。LE 小体对中性粒细胞和巨噬细胞具有趋化作用，在补体作用下可促进细胞吞噬，吞噬了 LE 小体的细胞称为狼疮细胞（LE 细胞）。

2. 病理变化 SLE 病变多样，但除 LE 细胞外，其他病变无特异性。基本病理变化表现为急性坏死性细、小动脉炎，几乎存在于所有患者并累及全身各器官。活动期病变以纤维素样坏死为主，慢性期表现为血管壁纤维化伴管腔狭窄，血管周围有淋巴细胞浸润伴水肿及基质增加。

（1）皮肤病变 约80%的 SLE 患者有不同程度的皮肤损伤，以面部蝶形红斑最为典型；亦可累及躯干和四肢，日晒可加重皮损。镜下观，表皮常有萎缩、角化过度，毛囊角质栓形成、基底层液化，表皮与真皮交界处水肿，基底膜、小动脉壁和真皮的胶原纤维可发生纤维素样坏死，血管周围常有淋巴细胞浸润。免疫荧光可见真皮与表皮交界处 IgG、IgM 及补体 C3 的沉积，形成颗粒状或团块状荧光带，即"狼疮带"，对本病具有诊断意义。

（2）关节病变 约95%的 SLE 患者有不同程度的关节受累，典型病变为滑膜炎，严重者可伴有关节畸形。镜下观，滑膜充血水肿，单核细胞、淋巴细胞浸润，紧接上皮处浅表部位的结缔组织内可见纤维素样坏死，很少侵犯关节软骨等深部组织。

（3）肾脏病变 几乎所有 SLE 患者都存在肾脏病变。超过 50% 的 SLE 患者出现以狼疮性肾炎为主要表现的肾脏损害。狼疮性肾炎可表现为原发性肾小球肾炎的各种组织学类型，其中以弥漫增生性多见，其次为膜性、系膜增生性及局灶性较多见，晚期可发展为慢性硬化性肾小球肾炎。弥漫增生性肾小球肾炎中，内皮下大量免疫复合物的沉积是 SLE 急性期的特征性病变（图 5 - 1）。LE 小体的出现对本病有诊断意义。肾功能衰竭是 SLE 患者死亡的主要原因。

（4）心脏病变 约半数病例有心脏受累，以心瓣膜非细菌性疣赘性心内膜炎最为典型。赘生物主要累及二尖瓣或三尖瓣，亦可累及心内膜或腱索，单个或多个不等，直径为 1～4mm，分布及形态不规则。此赘生物病变不同于其他类

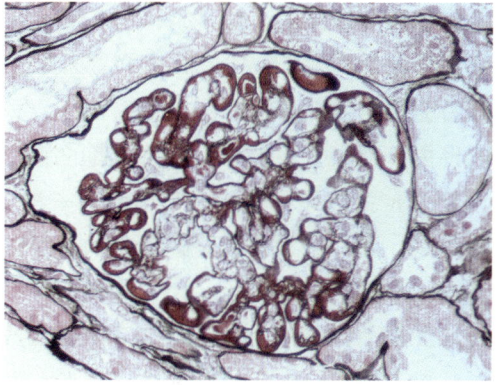

图 5 - 1 狼疮性肾炎（PASM - Masson 染色）

肾小球呈典型的"白金耳"样改变，
内皮下广泛的免疫复合物沉积

型赘生物，风湿性心内膜炎的赘生物较小，1～2mm，串珠状单行排列于瓣膜闭锁缘，不易脱落；感染性心内膜炎的赘生物较大，直径为 0.5～2cm，易脱落。镜下观亦不相同，此赘生物由纤维蛋白、坏死碎屑和炎症细胞构成，基底部可发生纤维素样坏死，伴炎症细胞浸润，后期发生机化。

（5）脾脏和淋巴结病变 脾略增大，常见滤泡增生。红髓中可见大量浆细胞，内含 IgG 及 IgM。最突出的变化是中央动脉管壁增厚伴动脉周围纤维化，形成洋葱皮样改变。全身淋巴结可有不同程度的肿大，窦内皮增生，其中见较多浆细胞，小血管变化与脾脏所见相同。

（6）其他组织器官病变 主要病变表现为急性血管炎。在骨髓中可见具有诊断意义的 LE 小体，血液检查可见全血细胞减少。此外，还可见肺间质纤维化和肝汇管区非特异性炎症。

（二）类风湿关节炎

类风湿关节炎（rheumatoid arthritis，RA）是一种全身性自身免疫病，以多发性和对称性的非化脓性、增生性滑膜炎为主要表现，因炎症加剧和缓解反复交替进行，常引起关节软骨和关节囊的破坏，最终导致关节强直和畸形。本病在女性多见，多发生于 25～55 岁，呈慢性经过，有遗传倾向。绝大多数患者血清及滑膜液中可检出类风湿因子（rheumatoid factor，RF）及其免疫复合物，RF 的本质是抗自体 IgG 分子 Fc 段的自身抗体，以 IgM 为主，也有 IgG、IgA 和 IgE，其滴度水平与疾病严重程度一致，是临床诊断和预后判断的重要指标。

1. 病因及发病机制 尚不清楚，可能与遗传、免疫和感染因素有关。目前认为细胞免疫在类风湿关节炎中发挥主要作用，病变滑膜中浸润的淋巴细胞大部分是活化的 CD4$^+$Th 细胞。CD4$^+$Th 细胞能分泌多种细胞因子，活化其他免疫细胞（B 细胞、其他 T 细胞和巨噬细胞）分泌炎症介质等而致病。其中，IL - 1 和 TGF - β 可引起滑膜细胞和成纤维细胞增殖，刺激滑膜细胞和软骨细胞分泌蛋白水解酶和基质降解酶，导致滑膜和关节软骨的破坏。此外，体液免疫也参与本病的发生。血液循环中的 RF 在本病发生中的意义尚不明确，但存在于关节的 RF 被认为是导致炎症反应的原因。滑膜液中的 IgG 型 RF 可形成免疫复合物（IgG - 抗 IgG），固定并激活补体，通过Ⅲ型超敏反应引起组织损伤。

导致 T 细胞激活或 RF 形成的原因尚不清楚，推测可能与 EB 病毒、支原体、小 DNA 病毒和分枝杆菌等感染有关。

2. 病理变化

（1）关节病变 多始发于手、足小关节，亦是最常受累的部位，进而累及肘、腕、膝、踝及脊椎等全身多处大关节。常为多发性、对称性关节受累，病理表现为慢性滑膜炎：①滑膜增厚，表面可形成绒毛状突起，滑膜细胞增生，呈多层；②滑膜内大量淋巴细胞、巨噬细胞和浆细胞浸润，可见淋巴滤泡

形成；③大量新生血管形成；④血管翳（pannus）形成，由于破骨细胞功能活跃，引起溶骨性破坏，滑膜组织向骨内生长，关节腔内大量肉芽组织增生侵蚀关节软骨面形成血管翳。血管翳逐渐向心性伸展，最后完全覆盖关节软骨，充满关节腔，发生纤维化和钙化，引起永久性关节强直。临床上患者常出现晨僵伴关节肿胀、疼痛，较晚期患者的掌指关节可呈"天鹅颈"样畸形。

（2）关节以外的病变　RA是一种全身性疾病，可累及多种器官组织。类风湿小结（rheumatoid nodule）是关节以外类风湿病中最常见的病变，具有一定的特征性。约1/4患者发生于皮下，前臂的伸侧或其他受力部位多见；其次为肺、脾、心包、大动脉和心瓣膜。镜下呈类风湿性肉芽肿改变：中央为大片纤维素样坏死物，周围有呈栅栏状或放射状排列的上皮样细胞，外围为肉芽组织，最终发生纤维化。皮下结节存在的时间较长，可持续数月或数年不退。血管受累可发生急性坏死性动脉炎。病变累及浆膜可导致纤维素性胸膜炎或心包炎。

第二节　免疫缺陷病

免疫缺陷病（immunodeficiency diseases，IDD）是一组免疫系统发育不全或遭受损害所致免疫功能缺陷引起的疾病，通常分为原发性免疫缺陷病和继发性免疫缺陷病两种类型。

免疫缺陷病的临床表现因其性质不同而异。①体液免疫缺陷：患者主要表现为抗体的产生能力低下导致反复发作的细菌感染。患者淋巴组织中既无生发中心，也不产生浆细胞。血清免疫球蛋白定量测定有助于这类疾病的诊断。②细胞免疫缺陷：患者在临床上可表现为严重的病毒、真菌、胞内寄生菌（如结核杆菌等）及某些原虫的感染。患者的淋巴结、脾及扁桃体等淋巴样组织器官发育不良或萎缩，胸腺依赖区及外周血淋巴细胞明显减少，功能降低，迟发型超敏反应微弱或缺如。免疫缺陷患者临床表现复杂多样，容易发生机会性感染、自身免疫病和恶性肿瘤。

一、原发性免疫缺陷病

原发性免疫缺陷病又称为先天性免疫缺陷病，发病率低，多见于婴幼儿，与遗传有关。按免疫缺陷性质的不同，可分为特异性免疫缺陷病和非特异性免疫缺陷病。特异性免疫缺陷病可分为体液免疫缺陷为主、细胞免疫缺陷为主以及两者兼有的联合性免疫缺陷三类。此外，还有补体缺陷、吞噬细胞缺陷等非特异性免疫缺陷病（表5-2）。临床主要表现为反复感染，严重威胁生命。

表5-2　原发性免疫缺陷病常见类型

体液免疫缺陷为主	联合性免疫缺陷
原发性丙种球蛋白缺乏症	重症联合免疫缺陷病
孤立性 IgA 缺乏症	Wiscott – Aldrich 综合征
普通变异型免疫缺陷病	毛细血管扩张性共济失调症
细胞免疫缺陷为主	腺苷酸脱氢酶缺乏症
DiGeorge 综合征	吞噬细胞数量和（或）功能缺陷
Nezelof 综合征	补体缺陷
黏膜皮肤念珠菌病	

二、继发性免疫缺陷病 ⓔ微课

继发性免疫缺陷病又称为获得性免疫缺陷病，可发生于任何年龄，较原发性者更为常见，多由后天因素，如严重感染、恶性肿瘤、代谢性疾病、应用免疫抑制剂、放射治疗和化疗等原因引起。许多疾病可伴发继发性免疫缺陷病，包括感染（艾滋病、麻疹、风疹、麻风、结核病、巨细胞病毒感染等）、恶性肿瘤（霍奇金淋巴瘤、白血病、骨髓瘤等）、自身免疫病（SLE、RA 等）、免疫球蛋白丢失（肾病综合征）、免疫球蛋白合成不足（营养缺乏）、淋巴细胞丢失（药物、系统感染等）、使用免疫抑制剂和衰老等。

继发性免疫缺陷病可为持久性的，亦可为暂时性的，无特征性的病理变化。常因伴发机会性感染引起严重后果，因此，及时的诊断和治疗十分重要。本节仅阐述其代表性疾病——获得性免疫缺陷综合征（acquired immunodeficiency syndrome，AIDS），即艾滋病。该病发病率与日俱增，严重威胁着人类健康。

AIDS 是以严重免疫缺陷伴机会性感染和（或）继发性肿瘤为主要特征的致命性传染病。本病传播迅速，发病缓慢，病死率极高。临床表现为发热、乏力、体重下降、全身淋巴结肿大及神经系统症状。本病于 1981 年由美国疾病控制中心报道以来，目前已遍布全球，1985 年传入我国后，经过播散，现已进入流行期，故防治工作十分严峻。

（一）病因和发病机制

1. 病因 AIDS 是由人类免疫缺陷病毒（human immunodificiency virus，HIV）感染引起。HIV 属于逆转录病毒，目前从 AIDS 患者中分离得到两种类型的 HIV，即 HIV-1 和 HIV-2。HIV-1 是引起全球艾滋病流行的病原体，HIV-2 主要在西非和西欧呈区域性流行。我国存在 HIV-1 和 HIV-2 两个病毒类型及其 8 种亚型的混合感染。

HIV-1 的病毒结构已清楚，为圆形或椭圆形，外层为双层脂质膜，膜上嵌有由病毒编码的两种特异糖蛋白，即外膜蛋白 gp120 和跨膜蛋白 gp41，在感染宿主细胞的过程中起重要作用。包膜内侧为 p17 内膜蛋白，衣壳由 gp24 衣壳蛋白组成，具有高度特异性，为确定 HIV 感染的重要指标。病毒核心呈圆柱状，内含由两条相同单正链 RNA 构成的病毒基因组和三种酶（逆转录酶、蛋白酶及整合酶）（图 5-2）。HIV-1 基因组包括 9 个基因，其中，gag、pol 和 env 基因分别编码核心蛋白、逆转录酶和嵌于膜上的糖蛋白，tat、rev 和 nef 基因具有调控病毒复制的功能。已发现一些患者通过血液途径感染了缺乏 nef 基因的 HIV，并未发展为 AIDS，提示可将病毒调控蛋白作为抗 AIDS 药物的靶点，或采用缺乏关键调控蛋白的 HIV 突变体作为疫苗。

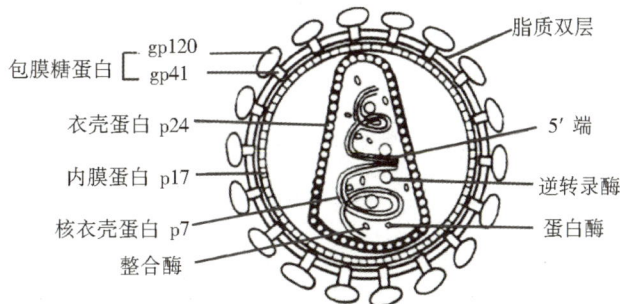

图 5-2 HIV 结构示意图

AIDS 的传染源是本病患者和无症状病毒携带者。HIV 主要存在于宿主血液、精液、子宫、阴道分泌物和乳汁中，其他体液如唾液、尿液及泪液等中偶可分离出病毒。AIDS 的传播途径包括：①性接触传播，最为常见，全球 HIV 的传播 75% 通过此途径；②血液或血制品传播，应用被病毒污染的针头或注射器做静脉注射，输注含有病毒的血液或血液制品等；③母-婴传播，母体病毒经胎盘感染胎儿，也可在分娩时或哺乳时传播；④其他，如器官移植、医务人员的职业性感染等，少见。

2. 发病机制 HIV 主要累及免疫系统和中枢神经系统。发病机制如下。

（1）HIV 感染 CD4⁺T 细胞　CD4 分子是 HIV 的主要受体，HIV 通过其外膜糖蛋白 gp120 与靶细胞膜表面 CD4 分子结合，引起病毒膜蛋白变构，暴露新的位点与靶细胞膜表面的趋化因子受体 CXCR4（T 细胞）或 CCR5（巨噬细胞或树突状细胞）结合，导致构象改变，从而使病毒与宿主细胞融合而进入细胞。在逆转录酶的作用下，HIV RNA 逆转录成前病毒 DNA，然后经数月至数年的临床潜伏期，被某些因子（如 TNF、IL-6 等）激活而开始不断转录，产生新的病毒颗粒，通过直接或间接途径损伤 CD4⁺T 细胞，并以芽生方式释放入血，侵犯其他靶细胞，导致严重的细胞免疫功能缺陷和体液免疫功能异常，从而引起机会感染和恶性肿瘤的发生。

（2）HIV 还可感染其他免疫细胞　淋巴结生发中心的滤泡树突状细胞可受到 HIV 感染而致数目大幅减少，并成为 HIV 的储存库。存在于脑、肺和淋巴结等器官组织中的单核-巨噬细胞能抵抗 HIV 的致细胞病变作用，被 HIV 感染后不被溶解，成为 HIV 病毒的储存场所。由于单核-巨噬细胞具有游走功能，可携带病毒向其他组织播散，一旦通过血-脑屏障，可引起中枢神经系统感染（图 5-3）。

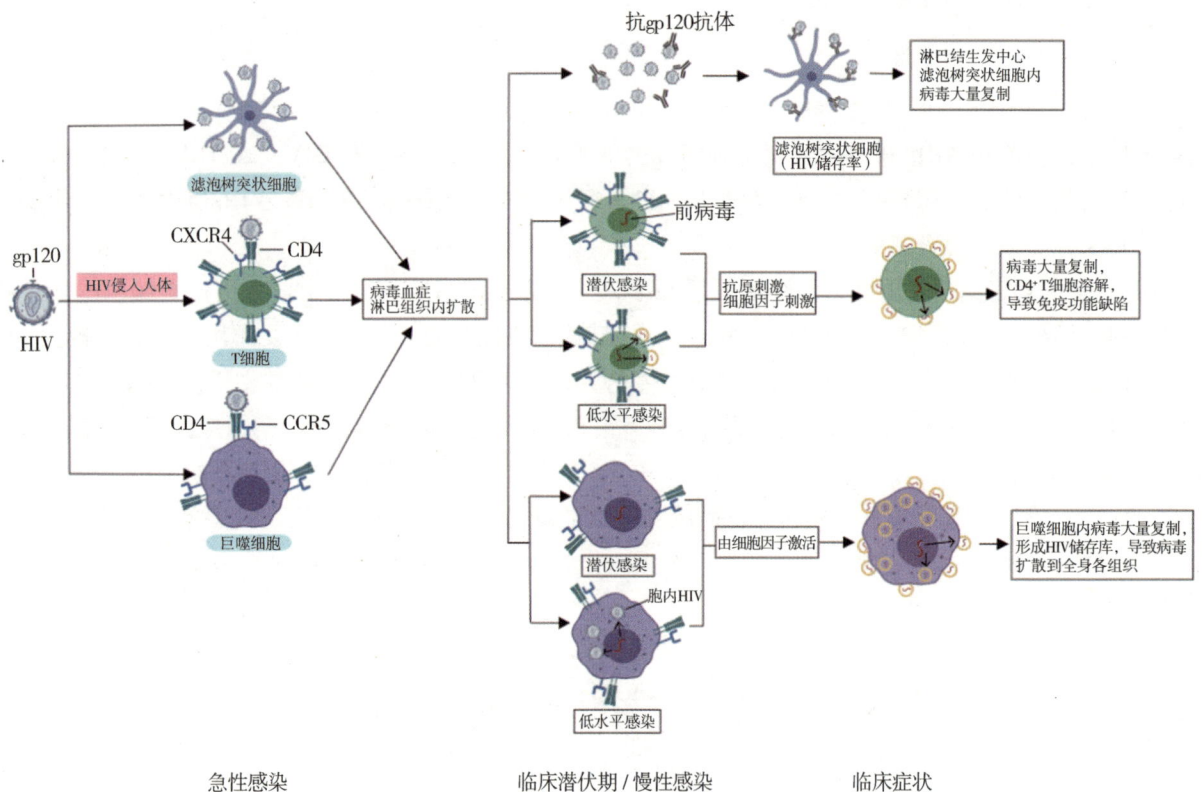

图 5-3　HIV 感染、AIDS 发病机制示意图

（二）病理变化

主要表现为全身淋巴组织的变化、机会性感染和继发恶性肿瘤三个方面。

1. 淋巴组织的变化　淋巴结病变早期往往出现淋巴结肿大。镜下可见淋巴滤泡明显增生，生发中心活跃，髓质内有较多浆细胞。随着病变的发展，滤泡逐渐被破坏，滤泡外层淋巴细胞减少或消失，小血管增生，生发中心被零落分割。副皮质区 CD4⁺T 细胞进行性减少，浆细胞浸润。晚期滤泡萎缩，淋巴细胞几乎消失殆尽，淋巴结呈现一片荒芜，仅有少量巨噬细胞和浆细胞残留，有时可见机会性致病菌感染，特殊染色可见大量分枝杆菌、真菌等病原微生物，肉芽肿形成等细胞免疫反应少见。胸腺、脾脏、消化道等处的淋巴组织萎缩，淋巴细胞减少。

2. 机会性感染　多发机会性感染是 AIDS 的另一特点，感染范围广泛，可累及各器官，其中以中枢神经系统、肺、消化道受累最为常见。由于严重的免疫缺陷，感染所致的炎症反应往往轻而不典型。例如 AIDS 伴发肺部结核菌感染，少见典型的肉芽肿性病变形成，但病灶中的结核杆菌却很多。大部分患者可经历一次或多次肺孢子虫感染，约占因机会性感染死亡病例的 50%，因此，肺孢子虫感染对本病的诊断具有一定的参考价值。其他感染还包括：中枢神经系统感染弓形虫或新型隐球菌所致的脑炎或脑膜炎，巨细胞病毒和乳头状瘤空泡病毒所致的进行性多灶性白质脑病等，由 HIV 直接引起的脑膜炎、亚急性脑病、痴呆等；消化道感染白色念珠菌、沙门菌、鸟型结核分枝杆菌等所致的假膜性肠炎、化脓性炎等。

3. 恶性肿瘤　约 30% 的 AIDS 患者可继发 Kaposi 肉瘤，淋巴瘤亦是其常见的伴发肿瘤。

（三）临床病理联系

本病潜伏期较长，一般经数月至十年或更长时间才发展为 AIDS。根据 WHO 和美国疾病控制与预防中心修订的 HIV 感染的临床分类，可将其分为三大类。A 类：包括急性感染、无症状感染和持续性全身淋巴结肿大综合征。B 类：包括免疫功能低下时出现的 AIDS 相关综合征、继发细菌或病毒感染、发生淋巴瘤等。C 类：患者已有严重免疫缺陷，出现各种机会性感染、继发性肿瘤以及神经系统症状等 AIDS 表现。

而 AIDS 按病程可分为三个阶段。①早期（急性期）：感染 HIV 3~6 周后，病毒在体内复制，引起咽痛、发热、肌肉酸痛等一些非特异性症状。由于患者免疫反应能力尚好，2~3 周后这些症状可自行缓解。②中期（慢性期）：机体的免疫功能与病毒之间处于相互抗衡阶段，某些病例停留在此期可长达数年或不再进入后期。此期病毒复制持续处于低水平，临床可无明显症状或出现明显的全身淋巴结肿大，常伴发热、乏力、皮疹等。③后期（危险期）：机体免疫功能全面崩溃，患者有持续发热、乏力、消瘦、腹泻，并出现神经系统症状，明显的机会性感染及恶性肿瘤，血液检测淋巴细胞明显减少，$CD4^+T$ 细胞减少尤为显著，细胞免疫反应丧失殆尽。

本病预后差，迄今尚未成功研制有效的 HIV 疫苗。目前 AIDS 的治疗策略是通过抗病毒治疗和免疫调节药物多环节抑制病毒复制，阻止 AIDS 进程。大力开展预防 AIDS 的健康教育，对防止 AIDS 的流行至关重要。

⊕ **知识链接**

世界艾滋病日

为提高人们对艾滋病的认识，WHO 将每年的 12 月 1 日定为世界艾滋病日，因为第一个艾滋病病例是在 1981 年这天诊断出来的。自设立以来，世界各国和国际组织都会在每年的这一时期设一个明确的宣传主题，举办相关活动，开展各种形式的宣传教育，普及预防艾滋病的相关知识。

世界艾滋病日的标志是红绸带，含义是：红绸带像一条纽带，将世界人民紧紧联系在一起，共同抗击艾滋病，它象征着我们对艾滋病患者和感染者的关心与支持；象征着我们对生命的热爱和对和平的渴望；象征着我们要用"心"来参与预防艾滋病的工作。

第三节　移植排斥反应

移植（transplantation）是指机体的某种细胞、组织或器官因损伤而导致不可复性的结构及功能损害时，将相应健康细胞、组织或器官植入机体的过程，是临床上重要的治疗手段之一。提供移植物的个体称为供者，而接受移植的个体称为受者。根据移植物的来源及供、受者间免疫遗传背景的差异，可将移植分为自体移植、同系移植、同种异体移植和异种移植，其中，同种异体移植是目前临床上组织、器官移植的主要类型。移植成败的关键取决于移植物能否适应新的受体环境并为受体所容纳和接受，即移植排斥反应。本节着重介绍移植排斥反应的机制、实体器官移植及骨髓移植时排斥反应的类型和病理变化。

一、移植排斥反应的机制

移植排斥反应（transplant rejection）是一种十分复杂的免疫学现象，涉及细胞和抗体介导的多种免疫损伤机制，在不同的排斥反应中，二者的作用不同，引起的病变也各异。供者与受者 HLA 的差异程度决定移植排斥反应的程度。

（一）单向移植排斥理论

移植排斥反应包括宿主抗移植物反应（host versus graft reaction，HVGR）和移植物抗宿主反应（graft versus host reaction，GVHR）两种。前者见于一般实质器官移植，宿主免疫系统针对移植物产生的排斥反应，其中 T 细胞介导的迟发型超敏反应与细胞毒作用对移植物的排斥起重要作用，抗体介导的免疫应答也参与不同类型的排斥反应。后者主要见于免疫组织或器官的移植，如同种异型骨髓移植、造血干细胞移植和胸腺移植等。在机体的免疫功能缺陷，而移植物又具有大量免疫活性细胞的情况下，宿主无力排斥植入的组织器官，而移植物中的供者免疫活性细胞可被宿主的组织相容性抗原所活化，产生针对宿主组织细胞的免疫应答，导致宿主全身性的组织损伤。HVGR 和 GVHR 均属于单向移植排斥理论。

单向移植排斥理论反映自然状态下的移植排斥规律，但在临床器官移植的条件下，受者由于使用免疫抑制药物，移植排斥的方式和特点可能与自然状态不同。近年来，在一系列临床发现的基础上，移植排斥理论框架发生了重大改变，形成了双向移植排斥理论。

（二）双向移植排斥理论

双向移植排斥理论的主要观点是：在实体器官移植和骨髓移植中，HVGR 和 GVHR 可同时发生，只是在不同的移植类型中两者表现的强度不同。持续应用免疫抑制剂可诱导各种免疫调节机制逐渐减弱，使机体最终出现一种无反应状态，形成供、受体白细胞共存的微嵌合（microchimerism）现象。此现象长期存在可导致受者对供者器官的移植耐受，不成熟树突状细胞在微嵌合体形成的移植耐受中发挥关键作用。目前，双向移植排斥理论和微嵌合现象的发生被认为是器官移植排斥反应产生的主要机制。

二、实体器官移植排斥反应

实体器官移植排斥反应按发病机制及形态变化的不同，可分为超急性排斥反应、急性排斥反应和慢性排斥反应三类。下面以肾移植中各类排斥反应的病理变化为例加以介绍，类似的变化亦可见于其他器官移植。

1. **超急性排斥反应** 一般出现于移植器官与受者血管接通后数分钟至数小时内，是宿主对移植物的一种迅速、剧烈的排斥反应。该反应与受者血循环中已先有供者特异性 HLA 抗体存在，或二者 ABO 血型不符有关，本质上属Ⅲ型超敏反应。病理变化：可见移植物迅速由粉红或健康色泽转为暗红色，伴出血和梗死，出现花斑状外观；镜下以广泛分布的急性小动脉炎、血栓形成和组织缺血性坏死为特征。现因术前广泛采用组织交叉配型，本型已属少见。

2. **急性排斥反应** 是器官移植中最常见的排斥反应。在未经治疗者，此反应可发生在移植后数天之内；在经过免疫抑制治疗者，可在数月或数年后突然发生。此种排斥反应以细胞免疫为主，病理表现为肾间质明显水肿，伴以大量 CD4⁺或 CD8⁺T 细胞为主的淋巴细胞、单核细胞浸润，局部肾小管坏死，临床表现为骤然发生的移植肾功能衰竭，免疫抑制剂治疗疗效较好；也有以体液免疫为主的，常表现为亚急性血管炎，即血管内膜增厚，管腔狭窄或闭塞，临床表现为移植肾功能减退，免疫抑制剂治疗疗效不佳。有时两者可同时存在。

3. 慢性排斥反应　由急性排斥反应延续发展而来，多发生于移植后数月至数十年内。常表现为慢性进行性的移植器官损伤及功能衰竭。病理变化：肉眼可见移植肾体积明显缩小，并形成多少不等的瘢痕；镜下见血管内膜纤维化，导致管腔狭窄，肾小球萎缩、纤维化、玻璃样变性，肾小管萎缩，间质纤维组织增生，单核细胞、淋巴细胞及浆细胞浸润。免疫抑制剂治疗效果不佳，是目前导致移植物不能长期存活的主要原因。

三、骨髓移植排斥反应

骨髓移植可纠正受者造血系统及免疫系统不可逆的严重疾病，目前临床已应用于再生障碍性贫血、免疫缺陷病、造血系统肿瘤和某些非造血系统肿瘤等疾病。骨髓移植所面临的两个主要问题是 GVHD 和 HVGR。

GVHD 可发生于具有免疫活性细胞或其前体细胞的骨髓，植入由于原发性疾病或因采用药物、放射线照射而导致免疫功能缺陷的受者体内时，是骨髓移植后常见并发症，限制了移植的成功率，甚至危及患者的生命。根据临床表现和病理改变，可将 GVHD 分为急性和慢性两种。急性反应一般在移植后 3 个月内发生，可引起皮肤、肠上皮和肝的损伤；慢性反应是急性反应的延续或于移植 3 个月后发生，皮肤病变类似于系统性硬化。GVHD 虽可在移植前通过 HLA 配型来降低其排斥反应的强度，但难以彻底根除。清除供者骨髓中的 T 细胞虽可能降低 GVHD 的发生率，却使移植失败和白血病复发的概率增加。

HVGR 主要由宿主的 T 细胞和 NK 细胞介导。T 细胞介导的排斥反应的机制与实体器官排斥反应的机制相同。供体骨髓细胞因为不能与表达于 NK 细胞表面的宿主自身 HLA-1 分子特异性的抑制性受体结合，而被宿主 NK 细胞直接识别、攻击和破坏。

移植的成败在很大程度上取决于移植排斥反应的防治，其主要原则是严格选择供者、抑制受者免疫应答、诱导移植免疫耐受以及移植后免疫监测等。

目标检测

答案解析

1. 简述系统性红斑狼疮和类风湿关节炎的主要病理变化。
2. 试述艾滋病的病理变化及临床病理联系。如何预防？
3. 以肾移植为例，试述实体器官移植排斥反应的类型及病理变化。

书网融合……

本章小结　　　　微课　　　　题库

第六章　肿　瘤

PPT

📖 **学习目标**

　　1. 掌握　肿瘤的概念、一般形态和组织结构、异型性、生长与扩散、命名原则；癌前疾病（或病变）、异型增生和原位癌的概念；良性肿瘤与恶性肿瘤的区别、癌与肉瘤的区别。

　　2. 熟悉　肿瘤的分类；肿瘤对机体的影响；肿瘤的分级与分期；常见上皮组织和间叶组织肿瘤的病变特点。

　　3. 了解　其他组织常见肿瘤；肿瘤的病因学和发病学，肿瘤发生的分子生物学基础。

　　4. 学会肿瘤的命名规律，具备运用异型性等病理知识区别良性肿瘤与恶性肿瘤、癌与肉瘤的能力。

　　肿瘤（tumor，neoplasm）是一类常见病、多发病，其中，恶性肿瘤严重危害人类健康，已成为全球最大的公共卫生问题。所有的恶性肿瘤总称为癌症（cancer）。国际癌症研究中心（International Agency for Research on Cancer，IARC）2020年全球最新癌症负担数据显示：全球新发癌症病例1929万，我国约457万；全球死亡病例996万，我国约300万。我国肺癌无论是发病率或死亡率，均高居首位。2020年，乳腺癌成为全球发病率第一的癌症，在我国居第四。肿瘤的防治任重而道远，防治的重心也有从治疗转向预防的趋势。

　　肿瘤的预防、诊断和治疗，是医学科学中十分重要的组成部分，通过长期不断的发展，形成了一个专门的分支，我们称之为肿瘤学（oneology）。本章主要介绍肿瘤的概念、一般形态特点、分化和异型性、命名和分类、生长和转移、分级与分期、对机体的影响、癌前疾病（或病变）、异型增生和原位癌、病因和发病机制、常见肿瘤等内容。

⇒ **案例引导**

　　临床案例　患者，女，50岁。左上腹疼痛、消瘦2个月入院。

　　现病史：患者于2个月前自觉上腹部无规律性疼痛，2个月来疼痛逐渐加重，食欲逐渐减退，体重减轻，乏力。曾自服药物治疗，但效果不明显。

　　既往史：无慢性胃炎及胃溃疡病史，其余无特殊。

　　体格检查：体温38℃，脉搏120次/分，呼吸30次/分，血压120/80mmHg。一般情况尚好，明显消瘦。左锁骨上处可触及蚕豆大的淋巴结，较硬、固定、不痛。剑突下饱满，可触及一2cm×3cm大的肿块，肝脏稍大。

　　直肠指检：于直肠前凹可触及蚕豆大小肿物，稍硬、固定。盆腔双侧皆可触及拳头大小的肿物，质硬。

　　辅助检查：B超示：肝左叶近表面多个占位性病变；双侧卵巢包块影像。胸部X线片无异常发现。直肠镜检查：无异常发现。胃镜：胃小弯距幽门2cm处见一个形态不规则的巨形溃疡，面积约4cm×3cm，呈火山口样，底部凹凸不平。镜检病理诊断为：黏液性腺癌，低分化，侵及浆膜层。

　　治疗经过：患者入院后采用化学药物治疗，但病情继续恶化，终因全身衰竭死亡。

　　讨论　1. 患者胃部镜检见到的改变如何？

　　　　　　2. 分析推测，患者肝脏、直肠前凹、卵巢各发生了什么病变？是如何发生的？镜下形态如何？

　　　　　　3. 患者最合理的病理诊断是什么？

第一节 概 述 ⓔ微课

一、肿瘤的概念

肿瘤是机体在各种致瘤因素的作用下，局部组织的细胞在基因水平上失去对其生长的正常调控，导致克隆性异常增生而形成的新生物，常形成局部肿块，因而得名。

二、肿瘤性增生与非肿瘤性增生的区别

与肿瘤性增生（肿瘤细胞的克隆性异常增生）相对的概念是非肿瘤性增生，它包括正常组织生理状态下的增生及炎症、修复等病理状态下的增生。两种增生在本质上是不同的。肿瘤性增生一般是单克隆性的，即一个肿瘤中的肿瘤细胞群，是由发生了肿瘤性转化的单个细胞反复分裂繁殖而产生的子代细胞组成。肿瘤细胞不同程度地失去了分化成熟的能力，呈现异常的形态、功能和代谢。肿瘤细胞获得了不断增长的能力，即使致瘤因素消除，增生仍持续存在，这种自主性生长不受机体调控，与机体需要不协调。非肿瘤性增生一般是多克隆性的，增生过程产生的细胞群，是从不同的亲代细胞衍生而来的子代细胞。增生的细胞分化成熟，具有正常组织细胞的形态、功能和代谢特点，与机体需要协调，当原因消除后，增生即停止。

值得提醒的是，非肿瘤性增生，特别是在慢性炎症时，有可能转变为肿瘤性增生。

第二节 肿瘤的一般形态和组织结构

一、肿瘤的一般形态

肿瘤的大体形态多种多样，观察时应注意肿瘤的数目、大小、形状、颜色和质地等。这些信息在一定程度上可反映肿瘤的良、恶性。

1. 数目及大小 肿瘤通常为一个（称单发瘤）；少数可为多个（称多发瘤），如神经纤维瘤病、子宫肌瘤等。肿瘤的大小不一，小者极小，甚至在显微镜下才能发现，如甲状腺的微小癌；大者很大，可重达数千克乃至数十千克，如卵巢的囊腺瘤。一般而言，肿瘤的大小与肿瘤的性质（良、恶性）、生长时间和发生部位有一定的关系。生长于体表或大的体腔（如腹腔）内的肿瘤，生长空间充裕，有时可长得很大；生长于密闭的狭小腔道（如颅腔、椎管）内的肿瘤则一般较小。肿瘤极大者通常生长缓慢，生长时间较长，且多为良性。恶性肿瘤生长迅速，短期内即可带来不良后果，常长得不大。若出现多个肿瘤，排除常见多发性肿瘤，要考虑是否为恶性肿瘤转移。

2. 形状 肿瘤的形状各种各样，取决于肿瘤的生长部位、组织来源、生长方式、周围组织的性质和肿瘤的良、恶性等。有乳头状、菜花状、绒毛状、息肉状、结节状、分叶状、浸润性包块状、弥漫肥厚状、溃疡状和囊状等形状（图6-1）。

3. 颜色 一般肿瘤的切面多呈灰白或灰红色，与其含血量的多少，有无变性、坏死、出血，以及是否含有色素等有关。有时可根据肿瘤的色泽大致推测其是何种肿瘤，如脂肪瘤呈黄色，血管瘤多呈红色或暗红色，黑色素瘤呈黑色，绿色瘤呈绿色等。

4. 质地 肿瘤的质地与肿瘤的种类、肿瘤实质与间质的比例以及有无变性、坏死等有关。实质多于间质时肿瘤一般较软，反之则较硬。如乳腺髓样癌质软，骨瘤质硬，发生坏死时变软，钙化时变硬。

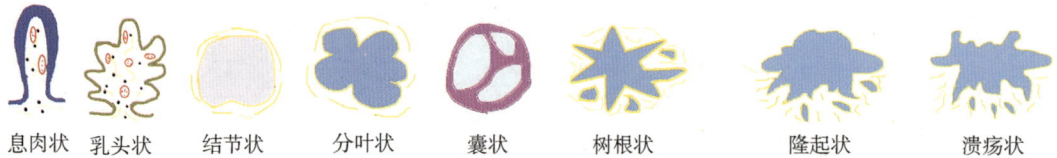

息肉状　乳头状　结节状　分叶状　囊状　树根状　隆起状　溃疡状

图6-1　肿瘤大体形态

二、肿瘤的组织结构

肿瘤的组织结构呈多样性，但一般可分为实质（parenchyma）和间质（mesenchyma, stroma）两部分（图6-2）。然而需注意的是，有的肿瘤可无间质，如绒毛膜癌、白血病等。

肿瘤的实质是肿瘤细胞的总称，是肿瘤的主要成分，具有特异性，决定肿瘤的生物学特征以及每种肿瘤的特殊性。通常根据肿瘤的实质细胞来判断肿瘤的组织来源（histogenesis）、分类及良、恶性等。肿瘤的间质一般由结缔组织、血管和淋巴管组成，可见数量不一的淋巴细胞等单个核细胞浸润。间质成分不具特异性，对肿瘤实质起支持和营养作用，对肿瘤细胞的生长、分化及迁移能力也有重要影响。

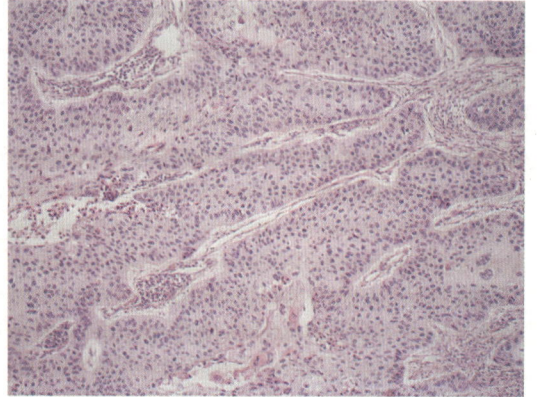

图6-2　鳞癌的实质和间质
癌细胞呈巢状排列，实质和间质分界清楚

第三节　肿瘤的分化和异型性

分化（differentiation）一词在组织胚胎学中是指幼稚或原始细胞发育成为成熟细胞的过程，在肿瘤学中则是指肿瘤组织在形态、结构和功能上与某种正常组织的相似之处，这种相似的程度称为肿瘤的分化程度（degree of differentiation）。如与骨组织相似的肿瘤，提示其向骨组织分化。分化极差，从而无法判断其分化方向的肿瘤称为未分化（undifferentiated）肿瘤。

肿瘤组织无论在细胞形态还是组织结构上，都与其起源的正常组织有不同程度的差异，这种差异称为异型性（atypia）。肿瘤异型性的大小反映肿瘤的分化程度。异型性小，分化程度高；异型性大，分化程度低。良性肿瘤的结构和功能与起源的正常组织相似，接近成熟，分化程度高，异型性不明显；恶性肿瘤与正常组织差异较大，分化程度低，异型性大。故异型性是区别良、恶性肿瘤的主要组织学依据。

一、肿瘤组织结构的异型性

肿瘤组织在空间排列方式（包括细胞的极向、排列的结构及其与间质的关系等）上与其起源的正常组织的差异，称肿瘤的组织结构异型性。良性肿瘤的细胞异型性不明显，一般与其起源的正常细胞相似，因此，诊断良性肿瘤的主要依据是其组织结构的异型性。如子宫平滑肌瘤的瘤细胞和正常子宫平滑肌细胞很相似，只是其排列与正常组织不同，呈编织状。恶性肿瘤组织结构异型性明显，失去正常的组织结构，瘤细胞排列紊乱，层次增多或极性消失。如纤维肉瘤，其瘤细胞多、大小不一，胶原纤维很少，排列紊乱，与正常纤维组织的结构相差较大。

二、肿瘤细胞形态的异型性

良性肿瘤细胞的异型性小，一般与其起源的正常细胞相似。而恶性肿瘤细胞具有高度的异型性，表现为以下方面。

1. 肿瘤细胞的多形性 恶性肿瘤细胞形态各样，通常比正常细胞大，呈现明显的多形性，可出现体积巨大的瘤巨细胞（图6-3）。有些分化很差的肿瘤，如肺的小细胞癌，其瘤细胞较正常细胞小，形态和大小比较一致。

2. 肿瘤细胞核的多形性 恶性肿瘤细胞核体积常增大，核质比接近1:1（正常为1:4~1:6）；核大小、形状及染色不一，常出现双核、多核、巨核或奇异形核；核内DNA增多，核染色深，常呈粗颗粒状，分布不均，堆积于核膜下，导致核膜增厚；核仁明显、大，数目增多，可达3~5个；核分裂象（mitotic figure）增多，并出现病理性核分裂象，如不对称性、多极性、顿挫性等（图6-4），这对于诊断恶性肿瘤具有重要的意义。

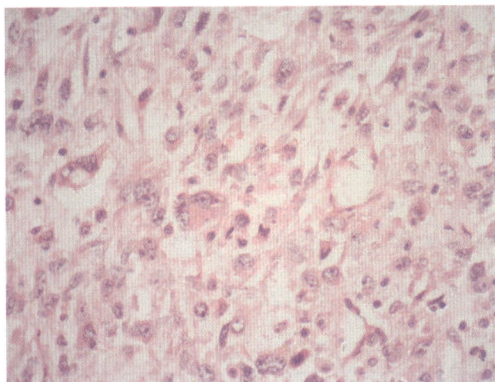

图6-3 恶性肿瘤细胞异型性
肿瘤细胞形态及大小差异较大，呈多形性，可见瘤巨细胞

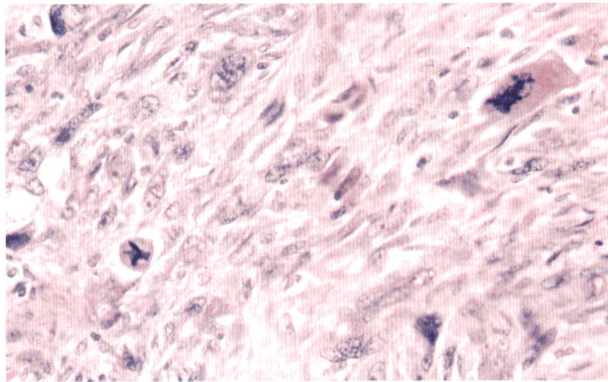

图6-4 病理性核分裂象
不对称性、三极性、多极性核分裂象

3. 肿瘤细胞质的改变 恶性肿瘤细胞的胞质内由于核蛋白体增多而多呈嗜碱性。但有的瘤细胞由于异常分泌物或代谢产物的不同，如激素、角蛋白、黏液、糖原、脂质和色素等，而具有不同特点，这对于识别肿瘤的组织来源有一定帮助。

第四节 肿瘤的命名和分类

一、肿瘤的命名原则

人体肿瘤的种类繁多，命名十分复杂。一般根据肿瘤组织来源和生物学行为来命名。

（一）良性肿瘤的命名

通常是在其组织来源名称后加"瘤"字，如来源于脂肪组织的良性肿瘤称为脂肪瘤（lipoma），来源于纤维结缔组织的良性肿瘤称为纤维瘤（fibroma）。有时还结合肿瘤的形态特点命名，如腺瘤呈乳头状生长、有囊腔形成者称为乳头状囊腺瘤（papillaqcystadenoma）。

（二）恶性肿瘤的命名

1. 癌（carcinoma） 来源于上皮组织的恶性肿瘤统称为癌，命名时在其组织来源名称后加"癌"字。如来源于鳞状上皮的恶性肿瘤称为鳞状细胞癌（squamous cell carcinoma），来源于腺上皮的恶性肿瘤称为腺癌（adenocarcinoma）。

2. 肉瘤（sarcoma） 来源于间叶组织（包括纤维结缔组织、脉管、脂肪、肌肉、骨、软骨组织等）的恶性肿瘤统称为肉瘤，其命名方式是在组织来源名称后加"肉瘤"，如纤维肉瘤（fibrosarcoma）、横纹肌肉瘤（rhabdomyosarcoma）、骨肉瘤（osteosarcoma）等。

3. 癌肉瘤（carcinosarcoma） 若一个肿瘤中既有癌的成分，又有肉瘤的成分，则称癌肉瘤。

（三）肿瘤的特殊命名

少数肿瘤不按照上述原则命名，需特殊记忆。例如：①有些来源于某种幼稚细胞或组织的肿瘤，称母细胞瘤（blastoma），这类肿瘤大多数为恶性，如神经母细胞瘤、肾母细胞瘤、髓母细胞瘤、视网膜母细胞瘤等；少数为良性肿瘤，如骨母细胞瘤、软骨母细胞瘤、肌母细胞瘤等；②有些恶性肿瘤以研究者名或"病"来命名，如霍奇金淋巴瘤（Hodgkin lymphoma）、尤文肉瘤（Ewing sarcoma）、白血病等；③有些肿瘤虽带有一个"瘤"字，但实际上是恶性肿瘤，如精原细胞瘤、无性细胞瘤等；④有些恶性肿瘤的命名在前面加"恶性"二字，如恶性脑膜瘤、恶性神经鞘瘤等；⑤有些结合肿瘤细胞的形态来命名，如印戒细胞癌、透明细胞癌等；⑥有些肿瘤命名中有"瘤病"二字，指良性肿瘤的多发状态，如脂肪瘤病、神经纤维瘤病、血管瘤病等；⑦转移瘤的命名是转移部位加上"转移性"，再加上原发瘤的名称，如肝癌转移至肺部，肺内的肿瘤称为"肺转移性肝癌"。

二、肿瘤的分类

肿瘤的分类通常依据其组织来源和生物学行为，也包括肿瘤的临床病理特征及预后。目前全世界统一的肿瘤分类由世界卫生组织（WHO）制定。表6-1简单列举了常见肿瘤的分类。

表6-1 常见肿瘤的分类

起源组织	良性肿瘤	恶性肿瘤
上皮组织		
鳞状上皮细胞	鳞状细胞乳头状瘤	鳞状细胞癌
基底细胞		基底细胞癌
腺上皮细胞	腺瘤	腺癌
尿路上皮（移行上皮）	尿路上皮乳头状瘤	尿路上皮癌
间叶组织		
纤维组织	纤维瘤	纤维肉瘤
脂肪组织	脂肪瘤	脂肪肉瘤
平滑肌组织	平滑肌瘤	平滑肌肉瘤
横纹肌组织	横纹肌瘤	横纹肌肉瘤
血管组织	血管瘤	血管肉瘤
淋巴管组织	淋巴管瘤	淋巴管肉瘤
骨组织	骨瘤	骨肉瘤
软骨组织	软骨瘤	软骨肉瘤
滑膜组织		滑膜肉瘤
间皮		恶性间皮瘤

续表

起源组织	良性肿瘤	恶性肿瘤
淋巴造血组织		
淋巴组织		淋巴瘤
造血组织		白血病
神经组织和脑脊髓膜		
胶质细胞		弥漫性星形细胞瘤、胶质母细胞瘤
神经细胞	神经节细胞瘤	神经母细胞瘤、髓母细胞瘤
神经鞘细胞	神经鞘瘤	恶性神经鞘瘤
脑脊髓膜	脑膜瘤/脊膜瘤	恶性脑膜瘤/脊膜瘤
其他肿瘤		
胎盘滋养叶细胞	葡萄胎	侵袭性葡萄胎、绒毛膜上皮癌
生殖细胞		精原细胞瘤、无性细胞瘤、胚胎性癌
性腺或胚胎剩件中的全能细胞	成熟畸胎瘤	不成熟畸胎瘤
黑色素细胞		黑色素瘤

第五节 肿瘤的生长和扩散

具有局部浸润和远处转移能力是恶性肿瘤最重要的生物学特点。目前，对肿瘤生长与扩散的生物学特性的研究已成为肿瘤病理学的重要研究内容。

一、肿瘤的生长

（一）肿瘤的生长速度

各种肿瘤的生长速度有很大差别，主要取决于肿瘤细胞的分化成熟程度。一般来讲，成熟程度高、分化好的良性肿瘤生长速度缓慢，可长达几年甚至十几年。但短期内生长突然加快，应考虑有恶变的可能。成熟程度低、分化差的恶性肿瘤生长速度较快，短期内即可形成明显肿块，并且由于血管形成及营养供应相对不足，易发生出血、坏死等继发改变。影响肿瘤生长速度的因素很多，如肿瘤细胞的倍增时间（doubling time）、生长分数（growth fraction）、肿瘤细胞的生成和死亡的比例等。

1. 肿瘤细胞的倍增时间 指细胞分裂繁殖为两个子代细胞所需的时间。多数恶性肿瘤细胞的倍增时间与正常细胞（24～48 小时）相似或者稍长于正常细胞。因此，恶性肿瘤的生长速度快不一定是由此造成的。

2. 生长分数 指肿瘤细胞群体中处于增殖状态的细胞的比例。处于增殖状态的细胞，不断分裂繁殖，细胞完成一次分裂形成子代细胞的过程称为一个细胞周期（cell cycle），由 G_1、S、G_2 和 M 期四期组成。DNA 的复制在 S 期进行，细胞的分裂发生在 M 期。G_1 期为 S 期做准备，G_2 期为 M 期做准备。恶性肿瘤形成初期，细胞分裂繁殖活跃，生长分数高。随着肿瘤的生长，有的肿瘤细胞进入静止期（G_0 期），停止分裂繁殖。许多抗肿瘤的化学治疗药物是通过干扰细胞增殖起作用的。因此，生长分数高的肿瘤对于化学治疗敏感。如果一个肿瘤中非增殖期细胞数量较多，它对化学药物的敏感性可能就比较低。对于这种肿瘤，可以先进行放射治疗或手术，缩小或大部去除瘤体，此时残余的 G_0 期肿瘤细胞可再进入增殖期，从而增加肿瘤对化学治疗的敏感性。

3. 肿瘤细胞的生成和死亡的比例 是影响肿瘤生长速度的一个重要因素。肿瘤生长过程中，由于营养供应和机体抗肿瘤反应等因素的影响，一些肿瘤细胞会死亡，并且常以凋亡的形式发生。肿瘤细胞的生成与死亡的比例，可能在很大程度上决定肿瘤是否能持续生长、能以多快的速度生长。促进肿瘤细胞死亡和抑制肿瘤细胞增殖，是肿瘤治疗的两个重要方面。

（二）肿瘤的生长方式

肿瘤的生长方式主要有三种：膨胀性生长、外生性生长和浸润性生长。

1. 膨胀性生长（expansive growth） 是大多数良性肿瘤的生长方式。肿瘤生长缓慢，不侵犯周围正常组织，随着肿瘤体积的增大，将周围组织推开或挤压。肿瘤常呈结节状或分叶状，周围常有完整包膜，与周围组织分界清楚（图6-5），临床检查时肿瘤活动度良好，手术易摘除，术后一般不复发。

2. 外生性生长（exophytic growth） 发生在体表、体腔和自然管道（如消化道、泌尿道等）的肿瘤，常向表面生长，形成乳头状、息肉状、蕈伞状或菜花状，称外生性生长（图6-6）。良性肿瘤和恶性肿瘤均可有此生长方式，但恶性肿瘤在外生性生长的同时，其基底部常向组织深部浸润，因其生长迅速，血液供应不足，表面常发生坏死，形成凹凸不平、边缘隆起的恶性溃疡。

3. 浸润性生长（infiltrating growth） 是大多数恶性肿瘤的生长方式。肿瘤生长迅速，如树根状、蟹足状生长并浸润破坏周围组织，一般无包膜，与周围组织紧密连接、分界不清，肿瘤固定、活动度小，手术时需大范围切除，且术后易复发（图6-7）。

图6-5 良性肿瘤的膨胀性生长（子宫肌瘤）
肿瘤呈结节状，有包膜，境界清楚，挤压周围正常组织

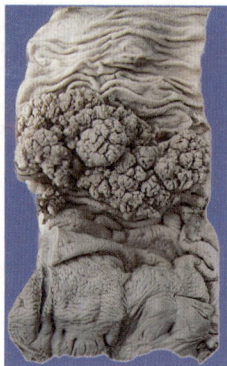

图6-6 直肠癌
肿瘤呈息肉状向肠腔突起

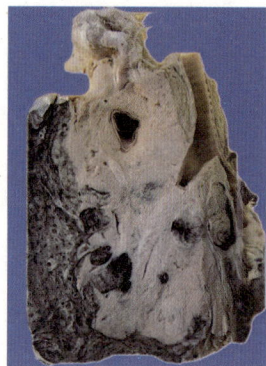

图6-7 恶性肿瘤的浸润性生长（肺癌）
灰白色的癌组织在肺组织内呈浸润性生长

（三）肿瘤血管生成

肿瘤获得血液供应是肿瘤形成过程中一个极为重要的阶段和条件。肿瘤直径达到 1～2mm 后，若无新生血管生成以提供营养，则不能继续增长。实验显示，肿瘤有诱导血管生成（angiogenesis）的能力。肿瘤细胞本身及炎症细胞（主要是巨噬细胞）能产生血管生成因子（angiogenesis factor），如血管内皮细胞生长因子（vascular endothelial growth factor，VEGF）、成纤维细胞生长因子（fibroblast growth factor，FGF）、血小板源性生长因子（platelet - derived growth factor，PDGF）、肿瘤坏死因子 - α（TNF - α）等，诱导新生血管的生成。血管内皮细胞和成纤维细胞表面有血管生成因子受体。血管生成因子与其受体结合后，可促进血管内皮细胞分裂和毛细血管出芽生长。肿瘤细胞也可以诱导多种抗血管生成因子形成，如野生型 p53 基因可以诱导血小板反应蛋白1（thrombospondin 1）的形成，从而抑制肿瘤血管形成。此外还发现，血管抑素（angiostatin）、内皮抑素（endostatin）和脉管抑素（vasculostatin）等也具有潜在抑制血管形成的作用。肿瘤血管生成是由血管生成因子和抗血管生成因子共同控制的。近年研究还显示，肿瘤细胞本身可形成类似血管、具有基底膜的小管状结构，可与血管交通，作为不依赖于血管生成

的肿瘤微循环或微环境成分，称"血管生成拟态"（vaseulogenic mimicry）。因此，抑制肿瘤血管生成或"血管生成拟态"或许是抗肿瘤治疗的新途径。

🌐 知识链接

抗肿瘤血管生成药物

　　第一个获准进入临床使用的抗肿瘤血管生成的药物是贝伐单抗（Bevacizumab）。它是人源化的 VEGF 中和抗体，为抗 VEGF 单克隆抗体。贝伐单抗可与 VEGF 结合，阻止 VEGF 与血管内皮细胞表面的 VEGF 受体结合，抑制 VEGF 的促肿瘤血管生成作用，从而抗肿瘤。经多中心随机对照Ⅲ期试验，证实贝伐单抗对转移性大肠癌有效。

（四）肿瘤的演进和异质性

恶性肿瘤在生长过程中变得越来越富有侵袭性的现象称为肿瘤的演进（progression），包括生长加快、浸润周围组织和远处转移等。这种生物学现象的出现与肿瘤的异质性有关。肿瘤的异质性（heterogeneity）是指由单克隆来源的肿瘤细胞在生长过程中形成在侵袭能力、生长速度、对激素的反应、对抗癌药物的敏感性等方面有所不同的亚克隆的过程。此时，这一肿瘤细胞群不再是由完全一样的肿瘤细胞组成，而是由具有异质性的肿瘤细胞群组成。其原因是在肿瘤的生长过程中，可能有附加的基因突变作用于不同的瘤细胞，使得瘤细胞的亚克隆获得不同的特性。例如需要较多生长因子的亚克隆可因生长因子缺乏而不能生长或生长速度下降，而有些需要较少生长因子的亚克隆在此时即可生长。机体的抗肿瘤反应可杀死那些具有较高抗原性的亚克隆，而抗原性低的亚克隆则可以逃避机体的免疫监视。由于这种选择，肿瘤生长过程中能保留那些适应存活、生长、浸润与转移的亚克隆。

近年研究显示，一个肿瘤中有少数肿瘤细胞具有启动（initiate）和维持（sustain）肿瘤生长、保持自我更新（self-renewal）能力，这些细胞称为肿瘤干细胞（cancer stem cell，CSC）。要彻底治愈恶性肿瘤，就必须将肿瘤干细胞全部清除。因此，对肿瘤干细胞的进一步研究，将有助于深入认识肿瘤发生、肿瘤生长及其对治疗的反应，以及新的治疗手段的探索。目前，已经在白血病、乳腺癌、肺癌、前列腺癌、大肠癌等中证实了 CSC 的存在。

二、肿瘤的扩散

肿瘤扩散是恶性肿瘤的生物学特性之一，包括直接蔓延和转移两种方式。

（一）直接蔓延

随着恶性肿瘤的不断长大，肿瘤细胞沿着组织间隙、淋巴管、血管或神经束衣连续不断地浸润生长，侵入并破坏周围正常组织或器官，称直接蔓延（direct spread）。例如晚期乳腺癌可蔓延到胸肌、胸腔甚至到达肺脏；晚期子宫颈癌可向前蔓延到膀胱、向后蔓延到直肠；胰头癌可蔓延到肝脏、十二指肠。

（二）转移

恶性肿瘤细胞从原发部位侵入淋巴管、血管或体腔，被带到其他处继续生长，形成与原发瘤同样类型的继发性肿瘤，称转移（metastasis）。所形成的继发性肿瘤称为转移瘤（metastatic tumor）或继发瘤（secondary tumor）。常见的转移途径有三种。

　　1. 淋巴道转移　为癌转移的最常见途径。癌细胞侵入淋巴管后，随淋巴回流，首先到达局部淋巴结的边缘窦，并逐渐累及整个淋巴结，破坏淋巴结的正常结构，使淋巴结肿大，质地变硬。相邻转移的淋巴结可彼此粘连融合成团。局部淋巴结发生转移后，肿瘤细胞随着淋巴循环可继续转移至下一站淋巴结，最后从胸导管进入血流，引起血道转移（图6-8、图6-9）。值得注意的是，有的肿瘤可以逆行转移或者越过相应的引流淋巴结发生跳跃式转移。临床上最常见的癌转移淋巴结是左锁骨上淋巴结，此种转移称为锁骨上浸润，其原发部位多位于肺和胃肠道。

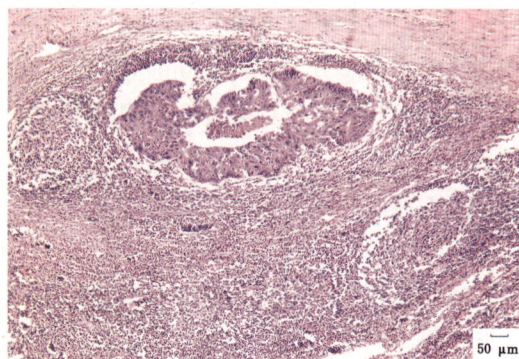

图6-8　淋巴道转移

1. 原发癌；2. 沿输入淋巴管播散；3. 癌细胞首先聚集在边缘窦；
4. 经输入淋巴管逆行性播散；5. 向下一站淋巴结播散

图6-9　淋巴结转移性腺癌

癌细胞侵入淋巴结后，聚集于边缘窦并继续增殖

　　2. 血道转移　为肉瘤最常见的转移途径，但一些血供丰富的癌和晚期癌也常发生血道转移，如绒毛膜癌等。恶性肿瘤细胞侵入血管，随着血流到达远处器官继续生长，形成转移瘤。由于静脉和毛细血管壁薄且血管内压力低，肿瘤细胞多经此入血，少数也可经淋巴管入血。进入血管系统的恶性肿瘤细胞常聚集成团，称瘤栓（tumor embolus）。肉瘤组织薄壁的血管丰富，容易被肿瘤细胞侵入。

　　血道转移的途径与栓子运行途径相似，即进入体循环静脉的肿瘤细胞经右心到肺，在肺内形成转移瘤，如骨肉瘤的肺转移；侵入门静脉系统的肿瘤细胞，首先会发生肝转移，如胃、肠癌的肝转移等；进入肺静脉的肿瘤细胞，可经左心随主动脉血流到达全身各器官，常到脑、骨、肾及肾上腺等处形成转移瘤；侵入胸、腰、骨盆静脉的肿瘤细胞，可通过吻合支进入脊椎静脉丛，可引起脊椎及脑转移，此时可不出现肺的转移，如前列腺癌的脊椎转移。

　　血道转移可见于许多器官，但最常见的是肺和肝。原发性肺癌和原发性肝癌是常见的恶性肿瘤，因此，鉴别这两个器官的肿瘤是原发肿瘤还是转移瘤具有非常重要的临床意义。转移瘤的特点是多个散在分布的边界清楚、大小较一致的结节，且多位于器官表面（图6-10）。由于瘤结节中央出血、坏死而下陷，可形成所谓的"癌脐"。

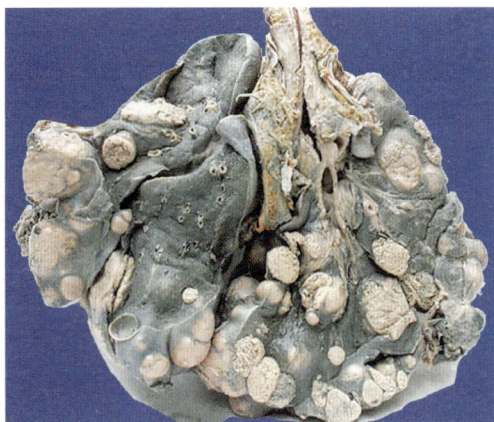

图 6 - 10　肺转移癌

肺表面可见多个大小不一的灰白色圆形结节，边界清楚

3. 种植性转移　体腔内器官的恶性肿瘤蔓延至器官表面时，瘤细胞可脱落，像播种一样种植在体腔内其他器官的表面，形成转移瘤，称种植性转移（transcoelomic metastasis），常见于腹腔。如胃癌破坏胃壁、侵及浆膜后，可在腹腔和盆腔脏器表面形成广泛的种植性转移。卵巢的 Krukenberg 瘤多为胃黏液癌经腹腔种植到卵巢所形成的继发性肿瘤（图 6 - 11）。肺癌常在胸腔形成广泛的种植性转移。小脑的髓母细胞瘤可经脑脊液转移到脑的其他部位，形成种植性转移。值得注意的是，体腔的种植性转移常伴有血性浆液性积液，这可能是由于：①浆膜下淋巴管或毛细血管被瘤栓堵塞，毛细血管通透性增加，液体漏出；②肿瘤细胞破坏血管引起出血。体腔积液可含有不等量的肿瘤细胞。

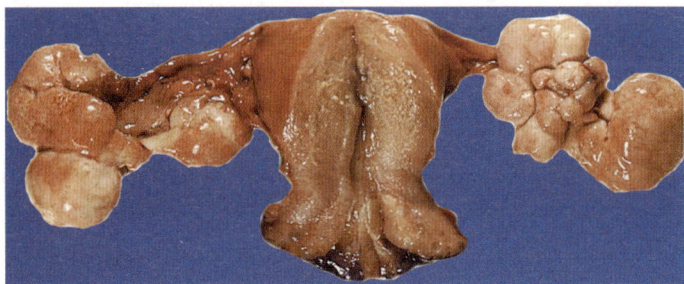

图 6 - 11　Krukenberg 瘤

双侧的卵巢和输卵管肿大，有多个灰白色瘤结节

第六节　肿瘤的分级与分期

　　肿瘤的分级与分期一般用于恶性肿瘤。恶性肿瘤的分级是根据恶性肿瘤分化程度的高低、异型性的大小以及病理性核分裂象数目的多少等进行分级，通常将恶性肿瘤分为三级：Ⅰ级为高分化，属低度恶性；Ⅱ级为中分化，属中度恶性；Ⅲ级为低分化，属高度恶性。某些肿瘤也采用低级别（low grade，分化较好）和高级别（high grade，分化较差）的两级分级法。这种分类法的优点是简单易掌握，但缺乏定量标准，不能完全排除主观因素。

　　肿瘤的分期方案很多，国际上常用的是 TNM 分期方案，主要是根据原发瘤大小、浸润范围和深度、局部和远处淋巴结转移情况以及有无血道转移等来进行。T 代表肿瘤原发灶的情况，随着肿瘤体积增大和周围组织的破坏，依次用 $T_1 \sim T_4$ 表示，Tis 代表原位癌。N 代表局部淋巴结受累程度，N_0 表示无淋巴结受累，随着淋巴结受累程度的增加，依次用 $N_1 \sim N_3$ 表示。M 代表血道转移，M_0 表示无血道转移，M_1

表示有血道转移。

肿瘤的分级与分期对临床医生制订治疗方案和评估预后有重要的参考价值，一般来说，肿瘤分级和分期越高，预后越差，生存率越低。

第七节　肿瘤对机体的影响

一、良性肿瘤对机体的影响

良性肿瘤分化较成熟，生长缓慢，无浸润和转移，对机体的影响较小。但因其发生部位不同或继发改变，有时也可引起较为严重的后果。主要表现如下。

1. 局部压迫和阻塞　是良性肿瘤对机体的主要影响，其严重程度与发生部位密切相关。如发生在体表的良性肿瘤，除少数因过大有局部压迫症状外，一般对机体影响不大。若生长在自然管道，突入管腔，则造成阻塞，例如支气管壁的平滑肌瘤可引起严重的呼吸困难；肠平滑肌瘤可引起肠梗阻或肠套叠；颅内的脑膜瘤可压迫脑组织，阻塞脑脊液循环，引起颅内压升高等相应的神经系统症状。

2. 继发性改变　良性肿瘤也可发生继发性改变，并对机体造成不同程度的影响。如肠的乳头状腺瘤、膀胱的乳头状瘤和子宫黏膜下肌瘤等肿瘤，表面可发生溃疡，继而引起出血和感染；支气管壁的良性肿瘤阻塞气道后，可引起分泌物潴留而导致肺内感染。

3. 激素分泌过多　内分泌腺的良性肿瘤可分泌过多的激素，而引起相应的症状。如肾上腺嗜铬细胞瘤分泌过多的儿茶酚胺，可引起阵发性高血压；胰岛细胞瘤分泌过多的胰岛素，可引起阵发性低血糖；甲状旁腺瘤可产生过多的甲状旁腺激素，导致纤维囊性骨病；垂体生长激素腺瘤分泌过多的生长激素，可引起巨人症或肢端肥大症等。

二、恶性肿瘤对机体的影响

恶性肿瘤由于分化不成熟，生长速度快，浸润破坏器官的结构，引起相应的功能障碍，并可发生转移，因而对机体的影响严重。

1. 器官结构和功能的破坏　恶性肿瘤能破坏原发部位及浸润和转移部位器官的结构和功能。如肝癌广泛破坏肝细胞引起肝功能衰竭，骨肉瘤引起骨质破坏造成病理性骨折等。

2. 继发性改变　恶性肿瘤常发生出血、坏死、溃疡、穿孔、感染等继发性改变。肿瘤代谢产物、坏死组织或合并感染常引起发热，肿瘤压迫、浸润神经组织可引起顽固性疼痛，胃肠道癌的穿孔可导致出血、急性腹膜炎等。

3. 恶病质　晚期恶性肿瘤患者常常出现疲乏无力、极度消瘦、贫血和全身衰竭的状态，称恶病质（cachexia）。其发生原因可能是由于恶性肿瘤生长迅速，消耗大量营养物质，疼痛影响患者的进食和睡眠，肿瘤出血、感染、发热或肿瘤组织坏死所产生的毒性产物等引起机体的代谢障碍。近年来发现巨噬细胞产生的肿瘤坏死因子（TNF）可降低食欲和增强分解代谢，与恶病质的发病也有一定关系。

4. 异位内分泌综合征　一些非内分泌腺的恶性肿瘤可产生和分泌激素或激素类物质，引起内分泌紊乱而出现相应的临床症状，称异位内分泌综合征（ectopic endocrine syndrome），这类肿瘤称为异位内分泌肿瘤（ectopic endocrine tumor）。此类肿瘤以癌居多，如肺癌、胃癌、肝癌、肾癌等；也可见于肉瘤，如纤维肉瘤、平滑肌肉瘤、横纹肌肉瘤等。这类肿瘤可产生促肾上腺皮质激素（ACTH）、胰岛素、甲状旁腺素（PTH）、抗利尿激素（ADH）、人绒毛膜促性腺激素（HCG）、生长激素（GH）、促甲状腺素（TSH）、降钙素（calcitonin）等十余种激素，可引起相应激素过多的临床症状。如肺小细胞癌可产生 ACTH，造成满月脸、高血脂、向心性肥胖、腹和腿皮肤紫纹、周围性水肿、高血压等库欣（Cushing）综合征的症状。恶性肿瘤异位内分泌的原因可能与肿瘤细胞的基因表达异常有关。

5. 副肿瘤综合征 由肿瘤的代谢产物或异常免疫反应及其他原因，引起内分泌、神经、肾脏、造血、消化、骨关节和皮肤等系统发生病变，出现相应的临床表现，称副肿瘤综合征（paraneoplastic syndrome）。如肺腺癌患者可表现为杵状指和长骨骨膜炎；肾癌患者可出现红细胞增多症、高钙血症、Cushing 综合征和高血压等多种副肿瘤综合征。这些表现不是由肿瘤的直接蔓延或转移引起，而是通过上述途径间接引起。异位内分泌综合征也属于副肿瘤综合征。正确认识副肿瘤综合征，可以帮助发现一些隐匿性的早期肿瘤；同时也要注意，已确诊的患者出现此类症状时，也应考虑有副肿瘤综合征的可能，避免将之误认为是肿瘤转移所致而放弃治疗，如肿瘤治疗有效，这些综合征可减轻或消失。

第八节 良性肿瘤和恶性肿瘤的区别

良性肿瘤和恶性肿瘤在生物学特性和对机体的影响上有显著不同。良性肿瘤一般对机体影响小，易于治疗，疗效好；恶性肿瘤危害较大，治疗复杂，疗效差。因此，区别肿瘤的良、恶性对于正确的诊断和治疗具有重要的临床意义。目前，二者的区别主要依据病理形态学上的异型性，并结合其生物学特性（浸润、转移）等多项指标。表 6-2 是良、恶性肿瘤的主要区别点。

表 6-2　良性肿瘤与恶性肿瘤的区别

	良性肿瘤	恶性肿瘤
分化程度	分化好，异型性小，与起源组织形态相似	分化差，异型性大，与起源组织形态差异大
核分裂象	无或少见	多见，可见病理性核分裂象
生长速度	缓慢	较快
生长方式	膨胀性或外生性生长，常有包膜，与周围组织分界清楚	浸润性或外生性生长，无包膜，与周围组织分界不清楚
继发性改变	较少见	常有出血、坏死、感染、溃疡形成等
转移	不转移	常有转移
复发	手术后一般不复发	手术后易复发
对机体的影响	较小，主要为局部压迫或阻塞	严重，除压迫阻塞外，常破坏原发和转移部位组织引起出血、坏死、感染、恶病质等，甚至导致死亡

要强调的是，良性肿瘤和恶性肿瘤的病理形态表现和生物学行为并无绝对界限，有些肿瘤介于良性、恶性之间，称交界性肿瘤（borderline tumor），如卵巢交界性浆液性乳头状囊腺瘤和交界性黏液性囊腺瘤。交界性肿瘤可局部复发，通常不发生转移，多次复发后可向恶性发展，临床上应加强随访。恶性肿瘤的恶性程度也各不相同，有的较早发生转移，如鼻咽癌；有的转移较晚，如子宫内膜癌；有的几乎不发生转移，如皮肤的基底细胞癌。某些良性肿瘤如不及时治疗，可转变为恶性肿瘤，称恶变，如结肠乳头状腺瘤可恶变为结肠腺癌。而极个别的恶性肿瘤（如黑色素瘤），有时由于机体免疫力加强等原因，可以停止生长甚至完全自然消退。因此，肿瘤良、恶性的判断要综合考虑，必要时还需结合临床，充分考虑患者的临床表现、影像学资料和其他检查结果。

第九节 常见肿瘤的举例

一、上皮组织肿瘤

上皮组织包括被覆上皮和腺上皮。上皮组织发生的肿瘤最为常见，对人类危害最大的恶性肿瘤大部分起源于上皮组织。

（一）上皮组织良性肿瘤

1. 乳头状瘤（papilloma） 是由被覆上皮发生的良性肿瘤，向表面呈外生性生长，形成许多手指样或乳头状突起，外观可似绒毛或菜花样。肿瘤根部常变细成蒂与正常组织相连。光镜下每个乳头由具有小血管的纤维结缔组织构成轴心，其表面覆有增生的上皮（图6-12）。上皮因起源部位不同而异，可为鳞状上皮、柱状上皮、移行上皮。常见于鳞状上皮、移行上皮被覆的部位，如皮肤、鼻腔、外阴、喉、外耳道、膀胱等处。在膀胱、阴茎和外耳道的乳头状瘤易恶变。

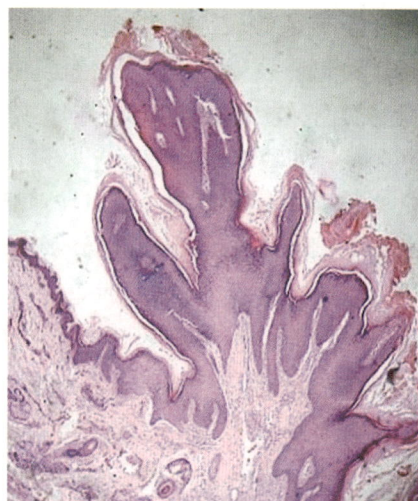

图6-12 皮肤乳头状瘤
乳头表面覆盖的增生鳞状上皮，
纤维结缔组织构成轴心

2. 腺瘤（adenoma） 是由腺上皮发生的良性肿瘤，多见于甲状腺、卵巢、乳腺、涎腺、肠道等处。发生于以上各器官的腺瘤多呈结节状，常有完整包膜；发生于黏膜面的腺瘤多呈息肉状、蕈伞状。分化较好的腺瘤具有一定的分泌功能。常见的腺瘤如下。

（1）囊腺瘤（cystadenoma） 好发于卵巢，亦可见于胰腺等。由于腺瘤组织中无导管形成，其腺体分泌物潴留，腺腔逐渐扩大并相互融合形成囊腔，故称囊腺瘤。肉眼可见单个或多个大小不一的囊腔。根据肿瘤成分和形态特点，可分为浆液性囊腺瘤、黏液性囊腺瘤（图6-13），部分腺上皮可向腔内形成乳头状突起，称乳头状囊腺瘤。其中，卵巢浆液性乳头状囊腺瘤易发生恶变，转变为乳头状囊腺癌。

（2）纤维腺瘤（fibroadenoma） 是女性乳腺常见的良性肿瘤，多为单个，结节状，境界清楚，有包膜。光镜下肿瘤由增生的腺体及纤维组织共同构成。现归于乳腺纤维上皮性肿瘤。

（3）多形性腺瘤（pleomorphic adenoma） 多发生在涎腺，特别常见于腮腺。肉眼呈结节状或分叶状，境界清楚，光镜下由腺体、黏液样基质、软骨样基质等多种成分组成，构成肿瘤的多形性特点。本瘤多见于中年人，生长缓慢，但切除后较易复发，少数可发生恶变。

（4）管状腺瘤（tubular adenoma）与绒毛状腺瘤（villous adenoma） 多见于直肠和结肠。常呈息肉状生长突向肠腔。根据其肿瘤细胞排列成的形状的不同，分为：肿瘤性腺上皮排列成腺管状结构，占80%以上时称为管状腺瘤（图6-14）；呈细长乳头状、绒毛状突起时称为绒毛状腺瘤；两种成分混合存在称为管状绒毛状腺瘤。家族性结肠多发性腺瘤性息肉病几乎都发展为腺癌，且癌变时患者年龄较轻。

图6-13 卵巢黏液性囊腺瘤
切面呈多房性囊腔，腔内有黏液性的分泌物潴留

图6-14 肠管状腺瘤
肿瘤细胞异型性小，排列呈腺管状结构

（二）上皮组织恶性肿瘤

由上皮组织发生的恶性肿瘤统称为癌，多见于40岁以上的人群，是人类最常见的一类恶性肿瘤。癌生长速度快，常以浸润性生长为主，故与周围组织分界不清。发生在皮肤、黏膜表面的可呈息肉状、菜花状、蕈伞状，肿瘤表面常有坏死及溃疡形成；发生在实质器官内的常为不规则结节状，呈蟹足状或树根样向周围组织浸润，质地较硬。切面常为灰白色，较干燥。光镜下可见癌细胞呈巢状、腺管状或条索状排列，与间质分界清楚；网状纤维染色可见网状纤维位于癌巢周围，而癌细胞间无网状纤维。大多数癌早期易发生淋巴道转移，到晚期可发生血道转移。

常见的癌有以下几种。

1. 鳞状细胞癌（squamous cell carcinoma） 简称鳞癌。常发生于有鳞状上皮覆盖的部位，如皮肤、口腔、唇、喉、食管、子宫颈、阴道、阴茎等处；亦见于可发生鳞状上皮化生的部位，如支气管、胆囊、肾盂等处。肉眼观常呈菜花状，表面可坏死形成溃疡。光镜下，癌细胞形成大小不等的团块或条索状的癌细胞巢，并向深层浸润。分化好的鳞癌细胞间可见细胞间桥，在癌巢中央可见红染同心圆状排列的角化物，称角化珠（keratin pearl）或癌珠（图6-15）。分化差的鳞癌无角化珠形成，亦无细胞间桥，癌细胞异型性明显并见较多核分裂象。

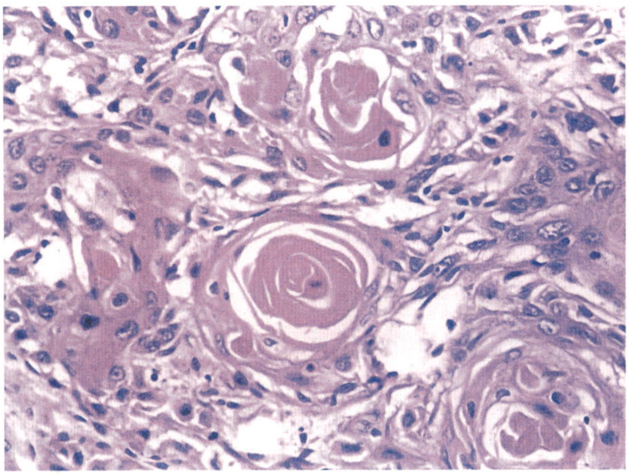

图6-15　高分化鳞癌
癌巢内可见角化珠

2. 基底细胞癌（basal cell carcinoma） 多见于老年人面部，如眼睑、鼻翼、颊部等处。癌巢主要由深染的基底细胞样癌细胞构成。本癌生长缓慢，表面常形成溃疡，并浸润破坏深层组织，但较少发生转移，对放射治疗敏感，临床上呈低度恶性经过。

3. 尿路上皮癌（urothelial cell carcinoma） 亦称移行细胞癌，来源于膀胱、肾盂、输尿管等处的被覆上皮，患者临床上常有无症状血尿。肉眼观肿瘤多呈乳头状、息肉状、结节状、溃疡状，单发或多发。光镜下癌细胞似移行上皮，不同程度异型增生和浸润性生长，根据组织学形态分为低级别和高级别尿路上皮癌。

4. 腺癌（adenocarcinoma） 是腺上皮来源的恶性肿瘤，常见于胃肠道、肺、乳腺、胆囊、子宫等器官。肉眼观肿瘤形态多样，可呈息肉状、结节状、菜花状，常伴有溃疡形成。光镜下，腺癌组织学形态复杂，癌细胞常形成大小不等、排列不规则的腺样结构。临床诊断中根据腺样结构分化高低及细胞异型性大小，分为高、中、低分化腺癌。当腺癌主要由腺管构成时，称管状腺癌（tubular adenocarcinoma）（图6-16）；当伴有大量乳头状结构时，称乳头状腺癌（papillary adenocarcinoma）；当腺腔高度扩张呈囊状时，称囊腺癌（cyst adenocarcinoma）；当癌细胞向囊腔内呈乳头状生长时，称乳头状囊腺癌。有时低分化腺癌可无腺样结构而形成实体癌巢（旧称实性癌）。

癌组织分泌大量黏液，称黏液癌（mucoid carcinoma）。肉眼观呈灰白色，湿润，半透明胶冻样，又称胶样癌（colloid carcinoma）。常见于胃及肠道。光镜下，可见黏液堆积于腺腔内，并可由于腺体崩解而形成黏液池，此时可见散在或小堆的癌细胞漂浮于黏液中。有时黏液聚集于癌细胞内，将细胞核挤向一边，使癌细胞呈印戒状，称印戒细胞（signet-ring cell）。以印戒细胞为主要成分的黏液癌称为印戒细胞癌（signet-ring cell carcinoma）（图6-17）。

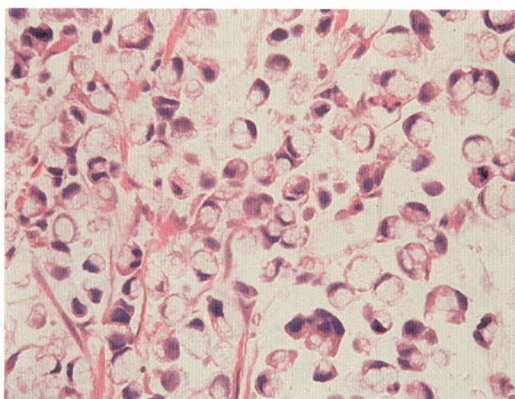

图 6-16　管状腺癌

癌细胞排列呈管状

图 6-17　印戒细胞癌

黏液聚集将细胞核挤向一侧，癌细胞呈印戒状

二、间叶组织肿瘤

（一）间叶组织良性肿瘤

1. 脂肪瘤（lipoma）　常见于背、肩、颈、腹壁及四肢近端的皮下组织。肿瘤大小不一，直径从数厘米至数十厘米不等，常为单发，也可为多发，肉眼观呈结节状或分叶状，质地柔软，有薄包膜，淡黄色，似脂肪组织。光镜下，由肿瘤性的脂肪细胞构成不规则的小叶结构，小叶间有纤维组织分隔（图 6-18）。一般无明显症状，易于手术切除，切除后不复发。

2. 平滑肌瘤（leiomyoma）　常发生于子宫，其次为胃、肠道。肿瘤为圆形、卵圆形或结节状，质地较韧，切面灰白，呈编织状或漩涡状（图 6-5）。光镜下，瘤组织由形态比较一致的梭形细胞构成，形态类似平滑肌细胞，瘤细胞呈束状、平行或编织状排列，胞质丰富、红染，核呈杆状，两端钝圆（图6-19）。手术后常不复发。

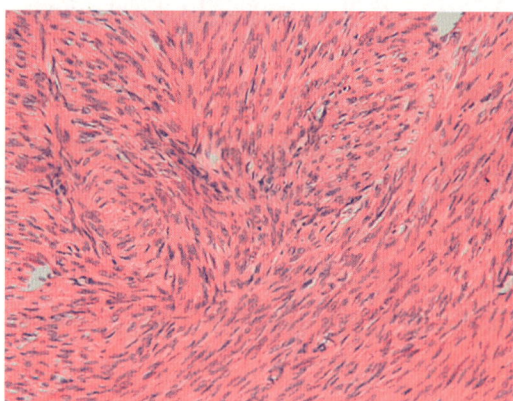

图 6-18　脂肪瘤

图 6-19　子宫平滑肌瘤

3. 血管瘤（hemangioma）　多为先天性，常见于皮肤、肌肉、内脏等部位。发生在皮肤或黏膜处常为斑块状，不突出或略突出于表面，呈鲜红色或暗红色，压之褪色；在内脏器官多呈结节状。血管瘤常为浸润性生长方式，无包膜，界限不清，一般随身体的发育而长大，到成年后即停止发展。常分为毛细血管瘤（由增生的毛细血管构成，图6-20）、海绵状血管瘤（由扩张的血窦构成）及静脉性血管瘤（由厚壁扩张的静脉血管构成）等类型。

4. 淋巴管瘤（lymphangioma）　多发生于儿童头颈部、腋窝等处，肿物柔软，常有波动感，由大小不等扩张的淋巴管构成，内含淋巴液。可分为毛细淋巴管瘤、海绵状淋巴管瘤和囊状淋巴管瘤等类型。

5. 骨瘤（osteoma） 好发于颅面骨，呈不规则结节状骨性肿块，境界清楚，灰白色、坚硬，直径常小于3cm。光镜下由分化成熟的骨构成，但失去正常骨质的结构和排列方向。

6. 软骨瘤（chondroma） 好发于手足短骨，生长缓慢，局部症状轻，肿瘤呈淡蓝色或灰白色，半透明，可有钙化、黏液变或囊性变。光镜下由较成熟的软骨细胞和软骨基质构成，呈分叶状结构。

（二）间叶组织恶性肿瘤

来源于间叶组织的恶性肿瘤统称为肉瘤，较癌少见，好发于青少年。肉瘤体积常较大，质软，切面常为灰红色、细腻、湿润，似鱼肉状，易发生出血、坏死、囊性变。光镜下，肉瘤细胞弥漫性生长，实质与间质分界不清，间质结缔组织少，血管丰富，故肉瘤常先经血道转移。肉瘤细胞间存在网状纤维。免疫组织化学染色，肉瘤细胞表达间叶组织标记（如波形蛋白 vimentin 等）阳性。区分癌与肉瘤，对肿瘤的诊断与治疗均有重要意义，二者的区别见表6-3。

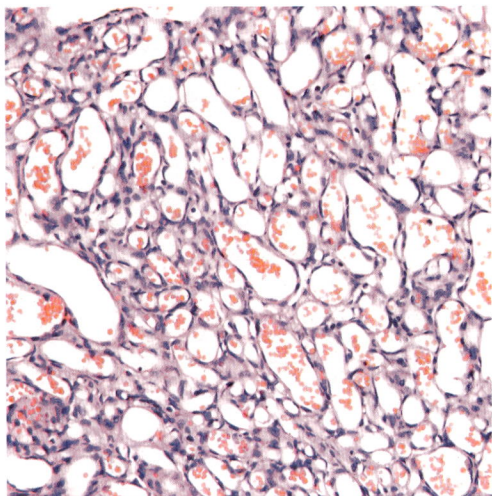

图6-20 皮肤毛细血管瘤

表6-3 癌与肉瘤的区别

	癌	肉瘤
组织来源	上皮组织	间叶组织
发病率	较高，约为肉瘤的9倍，多见于40岁以上成人	较低，多见于青少年
肉眼观特点	质较硬、色灰白、较干燥	质软、灰红、细嫩、湿润、鱼肉状
光镜下特点	癌细胞成巢，实质与间质分界清，纤维组织常有增生	肉瘤细胞弥漫分布，实质与间质分界不清，间质结缔组织少，血管丰富
网状纤维	癌巢周围有网状纤维，癌细胞间无网状纤维	肉瘤细胞间有网状纤维
转移	多经淋巴道转移	多经血道转移
免疫组化	表达上皮标记阳性	表达间叶组织标记阳性

肉瘤的常见类型有以下几种。

1. 纤维肉瘤（fibrosarcoma） 较少见，好发于四肢皮下组织。肿瘤呈圆形或分叶状，切面灰白色、鱼肉状。光镜下，肿瘤细胞呈梭形，似成纤维细胞，具有不同程度的异型性，与胶原纤维成束交错，呈鱼骨状或人字形排列，可见核分裂象（图6-21）。局部复发率高，可转移至肺、骨等处。婴儿型纤维肉瘤的预后较成人型好。

2. 脂肪肉瘤（liposarcoma） 为肉瘤较常见类型，多发生于大腿深部的软组织或腹膜后。肿瘤多呈结节状，常有假包膜。分化较好者似脂肪瘤；分化较差者呈黏液样或鱼肉样。光镜下，肉瘤细胞形态多样，可见分化差的星形、梭形、小圆形或多形性的脂肪母细胞，胞质内可见大小不一的脂质空泡（图6-22），苏丹Ⅲ染色呈橘红色；也可见分化成熟的脂肪组织；间质常有丰富的丛状毛细血管网和黏液样变性。

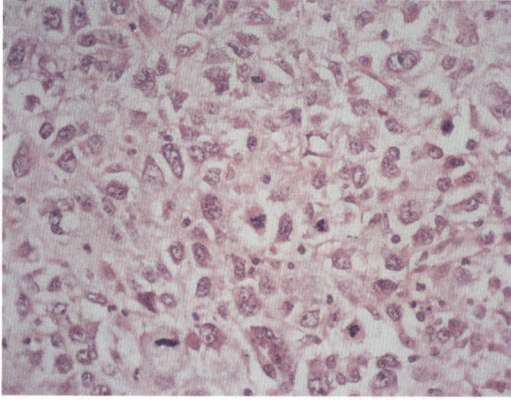

图 6 – 21　纤维肉瘤

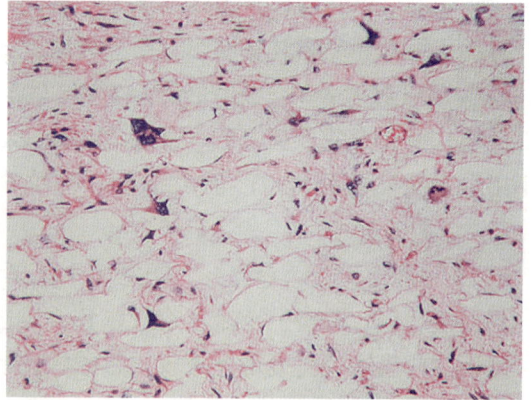

图 6 – 22　脂肪肉瘤

3. 横纹肌肉瘤（rhabdomyosarcoma）　为儿童常见的软组织恶性肿瘤，常发生于头颈部、泌尿生殖道等处，偶见于四肢。肿瘤常呈结节状，灰红色、湿润、质软，无包膜，与周围组织境界不清。发生于泌尿生殖道者，常向腔内突出，形成多个灰红色柔软的结节，状如葡萄样，称葡萄状肉瘤。光镜下，肿瘤细胞酷似不同发育阶段的骨骼肌细胞，分化较好者红染的胞质内可见横纹和纵纹。该肿瘤恶性程度高，生长迅速，易发生血道转移，预后差，约 90% 以上在 5 年内死亡。

4. 平滑肌肉瘤（leiomyosarcoma）　好发于中老年人，子宫和胃、肠道多见。肿瘤为圆形或不规则结节状，色灰红、鱼肉样、无包膜。光镜下，高分化型肿瘤细胞呈梭形，异型性小；低分化型肿瘤细胞异型性明显，可呈圆形、卵圆形、多边形等，核染色深，核仁明显，核分裂象易见。

5. 血管肉瘤（hemangiosarcoma）　起源于血管内皮细胞，可发生于皮肤、乳腺、肝、脾、骨等器官和软组织。头面部皮肤的血管肉瘤较多见，肿瘤多隆起于皮肤表面，呈丘疹状或结节状，灰白或暗红色，常发生出血、坏死。光镜下，肿瘤细胞常形成大小不一、形状不规则的血管腔样结构，肿瘤细胞有不同程度的异型性。分化差者，细胞成片增生，血管腔样结构不明显。

6. 骨肉瘤（osteosarcoma）　为骨最常见的恶性肿瘤。常见于青年人，好发于四肢长骨的干骺端，尤其是股骨下端和胫骨上端。肿瘤呈梭形肿大，境界不清，切面呈灰白、鱼肉状，常见出血、坏死，破坏骨皮质，易发生病理性骨折。X 线检查，肿瘤内见肿瘤性骨小梁所致的日光放射状阴影，肿瘤上、下两端的骨皮质与掀起的骨外膜之间形成一个三角形的隆起，称 Codman 三角。光镜下，由椭圆形、梭形及多边形的肿瘤细胞组成，肿瘤细胞有不同程度的异型性，弥漫分布，其间可见肿瘤性骨样组织或骨组织。恶性程度高，生长较快，容易经血道转移至肺。

三、其他组织常见肿瘤

（一）皮肤黑素细胞痣和黑色素瘤

由神经外胚叶起源的肿瘤种类很多，可分为中枢神经系统肿瘤、周围神经系统肿瘤、弥散神经内分泌系统（diffuse neuroendocrine system，DNES）来源的肿瘤。此处仅介绍黑色素瘤及其相关的皮肤黑素细胞痣，其余见各论中有关章节。

1. 皮肤黑素细胞痣（melanocytic nevus）　来源于表皮基底层的黑色素细胞，为良性错构瘤性畸形的增生性病变，但有的可恶变为黑色素瘤。根据其在皮肤组织内发生部位的不同，可分为三种类型：皮内痣，是最常见的一种，痣细胞仅在真皮内生长，呈巢状或条索状排列；交界痣，痣细胞呈多角形或上皮样，在表皮下层（限于基底膜带）生长，形成多个细胞巢，此型色素痣较易恶变为黑色素瘤。复合痣，即同时有交界痣和皮内痣。

2. 黑色素瘤（melanoma） 曾称恶性黑色素瘤，是一种能产生黑色素的高度恶性肿瘤，预后较差。多见于30岁以上的成人，发生于皮肤者以足底部、外阴及肛周多见，也可发生于黏膜和内脏。肿瘤可以一开始即为恶性，但通常由交界痣恶变而来。临床出现黑痣色素加深，体积增大，周围出现卫星痣，生长加快，或破溃、发炎、出血等均提示恶变可能。光镜下，黑色素瘤的组织结构复杂多样，瘤细胞排列成巢状、条索状或腺泡样；瘤细胞呈多边形或梭形，核大，常有粗大的嗜酸性核仁，胞质内可有黑色素颗粒（图6-23）。

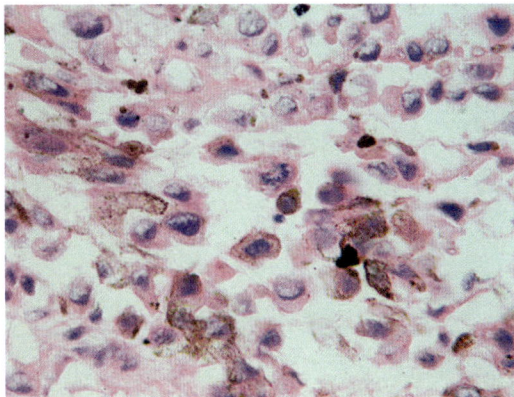

图6-23 黑色素瘤

（二）畸胎瘤

畸胎瘤是来源于生殖细胞的肿瘤，具有向体细胞分化的潜能，肿瘤多由2个或3个胚层组织成分混杂组成，故名畸胎瘤。常发生于卵巢、睾丸，少数见于躯干中线部位，如颅底、松果体、纵隔、腹膜后、骶尾部。多见于青少年。90%~95%的畸胎瘤为良性，少数为恶性。

1. 良性畸胎瘤 是卵巢最常见的肿瘤之一，多为囊性，称成熟性囊性畸胎瘤；少数为实性。肉眼观，肿瘤常为囊性，囊内充满毛发、皮脂样物。切面可见皮肤、脂肪、软骨、骨、牙齿等结构。光镜下，可见2个或3个胚层的各种成熟组织，常见鳞状上皮、毛囊、汗腺、皮脂腺、脂肪组织，亦可见成熟神经组织、呼吸道上皮、消化道上皮、软骨、甲状腺滤泡等。

2. 未成熟性畸胎瘤 为恶性的生殖细胞肿瘤。肉眼观，多为实性分叶状，切面可见大小不一的囊腔。光镜下，由数量不等的未成熟胚胎组织（多为原始神经管和菊形团，亦可见未成熟的骨、软骨等，偶见神经母细胞瘤成分）混合以不同比例的成熟组织所构成。含幼稚未成熟组织越多，恶性度越高。

（三）霍奇金淋巴瘤、非霍奇金淋巴瘤和髓系肿瘤

这是一类来源于淋巴造血组织的较为常见的恶性肿瘤，具体内容见淋巴造血系统疾病相关章节。

第十节 癌前疾病（或病变）、异型增生和原位癌

早期识别癌前疾病（或病变）、异型增生及原位癌是防止肿瘤发生发展及早期诊断和治疗的重要环节。

一、癌前疾病（或病变）

癌前疾病（或病变）（precancerous disease or lesions）是指某些具有癌变潜在可能性的疾病（或良性病变），如长期存在即有可能转变为癌。临床上常见的癌前疾病（或病变）有以下几种。

1. 黏膜白斑 常发生于口腔、外阴、阴茎及食管等处黏膜，肉眼呈白色增厚的斑块，故称白斑。主要病理变化是该处黏膜的鳞状上皮过度增生和过度角化，可出现细胞异型性，长期不治愈有可能转变为鳞状细胞癌。

2. 乳腺导管上皮非典型增生 常发生多发性微小钙化，多见于40岁左右的女性，其发展为浸润性乳腺癌的风险约为普通人群的5倍。

3. 大肠腺瘤 常见，可为单发或多发性。主要类型包括绒毛状腺瘤、管状腺瘤、绒毛管状腺瘤，其中，绒毛状腺瘤更易癌变。家族性腺瘤性息肉病几乎均可癌变。

4. 慢性萎缩性胃炎 慢性萎缩性胃炎伴有胃黏膜腺体不完全型肠上皮化生，与肠型胃癌的发生关系较密切。

5. 慢性溃疡性结肠炎 在溃疡反复发作和黏膜增生的基础上可发展为结肠癌。

6. 皮肤慢性溃疡 经久不愈的皮肤溃疡，尤其是小腿的慢性溃疡可发展为鳞状细胞癌。

7. 肝硬化 乙型与丙型肝炎病毒感染所致的肝硬化患者，相当一部分发展为肝细胞性肝癌。

二、异型增生和原位癌

近年来，学术界倾向使用异型增生（dysplasia）这一术语来描述与肿瘤形成相关的非典型增生。表现为增生的细胞大小不一，核大深染，核质比失调，核分裂象增多，但一般不见病理性核分裂象；细胞层次增多、排列较乱，极性消失。异型增生分为轻、中、重三级。以鳞状上皮为例，轻、中度分别累及上皮层下部的 1/3 和 2/3，病因去除后可恢复正常；而重度常累及上皮层 2/3 以上，尚未达全层，很难逆转，常转变为癌。

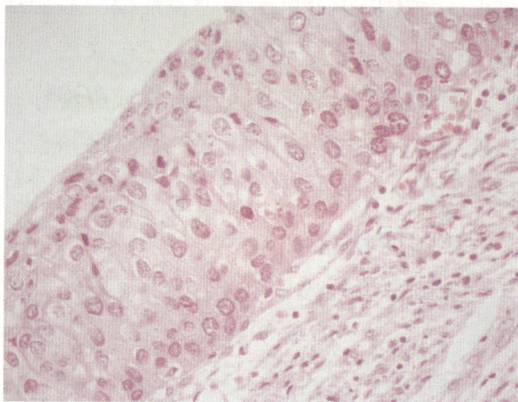

图 6 - 24　子宫颈原位癌
癌细胞累及子宫颈上皮全层，但未突破基底膜

异型增生的细胞累及上皮全层，但尚未突破基底膜而向下浸润性生长，称原位癌（carcinoma in situ）。常发生于鳞状上皮或尿路上皮被覆的部位，例如子宫颈（图 6 - 24）、食管及皮肤。鳞状上皮原位癌有时可累及黏膜腺体，尚未侵破腺体基底膜的，仍是原位癌，称原位癌累及腺体。此外，乳腺导管上皮发生癌变而尚未侵破基底膜者，可称导管原位癌或导管内癌。原位癌是一种早期癌，若早期发现、积极治疗，可防止其发展为浸润癌。

上皮内瘤变（intraepithelial neoplasia）是指上皮从异型增生到原位癌这一连续的过程。上皮内瘤变分为三级：轻度和中度异型增生分别称为上皮内瘤变Ⅰ级和Ⅱ级；重度异型增生和原位癌称为上皮内瘤变Ⅲ级，这是因为二者常难以截然划分，而且处理原则基本一致。目前对于癌前病变，也有采用 2 级分类法的趋势，如子宫颈上皮内瘤变（cervical intraepithelial neoplasia，CIN）Ⅰ级称为低级别鳞状上皮内病变（low grade squamous intraepithelial lesion，LSIL），Ⅱ、Ⅲ级统称为高级别鳞状上皮内病变（high grade squamous intraepithelial lesion，HSIL）。

第十一节　肿瘤的病因学和发病学

一、环境致瘤因素

（一）化学致癌因素

化学致癌因素是最主要的环境致癌因素，现已知对动物有致癌作用的化学致癌因素约有 1000 多种，其中有些可引起人类的肿瘤。随着工业的发展，将产生更多的化学物质污染环境，使恶性肿瘤的发病率呈不断上升趋势。

1. 间接作用的化学致癌物 多数化学致癌物需在体内（主要在肝脏）代谢活化后才能致癌，称间接致癌物。

（1）多环芳烃类　这是数量最多、分布最广、与人类关系最密切的一类致癌物。多存在于石油、煤焦油中。其中 3，4 - 苯并芘是煤焦油的主要致癌成分，有强致癌性，可由有机物的燃烧产生，存在于工厂排出的煤烟、汽车的尾气、烟草点燃的烟雾中。近年来肺癌的发生率增加与工业城市严重的大气污染有密切关系。此外，烟熏和烧烤的鱼、肉等食品也含有多环芳烃，这可能与某些地区胃癌高发有关。

（2）芳香胺类与氨基偶氮染料 芳香胺类致癌物包括乙萘胺、4－氨基联苯、联苯胺等，与印染厂和橡胶厂工人的膀胱癌发生率较高有关。氨基偶氮类染料，如过去食品工业中曾使用过的奶油黄、猩红等可引起实验性肝细胞癌。

（3）亚硝胺类 具有较强的致癌作用，致癌谱广，可在许多实验动物中诱发各种不同的器官肿瘤。亚硝酸盐可作为肉、鱼类食品的保存剂与着色剂，也可由细菌分解硝酸盐产生。在胃内的酸性环境中，亚硝酸盐与来自食物中的各种二级胺合成亚硝胺，能引起肝、肾、肺、食管、胃、肠等的肿瘤。我国河南林州市食管癌的高发与食物中亚硝胺含量高有关。

（4）真菌毒素 黄曲霉菌广泛存在于霉变的食物中，尤以霉变的花生、玉米及谷类中含量最多，产生的黄曲霉毒素有多种，其中，黄曲霉毒素 B_1 的致癌性最强，这种毒素可使 p53 发生点突变而失活，诱发肝细胞癌。在肝癌高发区调查显示黄曲霉毒素 B_1 污染水平高，同时这些地区也是乙型肝炎病毒（HBV）感染的高发区，因此，HBV 感染与黄曲霉毒素 B_1 的协同作用可能是肝癌高发的主要致癌因素。

2. 直接作用的化学致癌物 少数化学致癌物不需要体内代谢活化即可致癌，称直接致癌物。这类致癌物为弱致癌剂，致癌时间长，主要有烷化剂和某些元素及有机化合物。

（1）烷化剂类 这是一类具有烷化作用的有机物分子，其中某些功能基团有致癌作用。如抗肿瘤药氮芥、环磷酰胺、亚硝基脲等，它们既可用于肿瘤的治疗，又可在数年后诱发第二种恶性肿瘤（如白血病等），要谨慎使用。

（2）其他直接致癌物 金属元素如铬、镍、镉、铍等对人类有致癌作用。如镉与前列腺癌、肾癌的发生有关；接触镍的工人，鼻咽癌和肺癌的发生率明显增加。此外，一些非金属元素和有机化合物也能致癌，如砷能诱发皮肤癌、氯乙烯可致塑料工人发生肝血管肉瘤、苯致白血病等。

（二）物理致癌因素

物理致癌因素的种类很多，有的具有直接致癌作用，有的只有促癌作用。已证实的主要有电离辐射和紫外线照射。

1. 电离辐射 是指 X 射线、γ 射线及亚原子微粒等的辐射。长期接触 X 射线及镭、铀、钴、锶等放射性同位素，又无必要的防护，可引起各种恶性肿瘤。长期吸入如钴、氡等放射性粉尘的矿工，肺癌发生率明显增高；日本长崎、广岛原子弹爆炸后的幸存者，经长期观察发现，其慢性粒细胞白血病发生率明显增高，甲状腺癌、乳腺癌、肺癌等的发生率亦较高。辐射能使染色体断裂、易位、发生点突变，因而激活癌基因或灭活抑癌基因。

2. 紫外线照射 长期过度照射紫外线可引起皮肤癌，尤其见于白种人和照射后色素不增加的有色人种。正常皮肤上皮细胞含有 DNA 修复酶，可将损伤的 DNA 修复。长期照射紫外线，细胞内 DNA 吸收了光子，使其中相邻的两个嘧啶连接，形成嘧啶二聚体，妨碍 DNA 分子复制。着色性干皮病患者由于先天性缺乏 DNA 修复酶，不能修复紫外线所致的 DNA 损伤，易患皮肤癌。

（三）生物致癌因素

1. 肿瘤病毒 能引起人或动物形成肿瘤的病毒称为肿瘤病毒（tumor virus），现已知有上百种病毒可引起肿瘤，包括 DNA 肿瘤病毒和 RNA 肿瘤病毒。

（1）DNA 肿瘤病毒 感染细胞后，病毒基因若整合到宿主的 DNA 中，可引起细胞的转化。与人类肿瘤发生密切相关的 DNA 病毒主要有三种。

①人类乳头状瘤病毒（human papilloma virus, HPV）：有多种亚型，高危型 HPV（如 16、18 型）

与子宫颈、肛门生殖区等处的鳞状细胞癌关系密切，大多数宫颈癌活检标本中可检测出 HPV DNA。某些 HPV 亚型（如 6、11 型）与生殖道和喉等部位的乳头状瘤发生有关。HPV 的基因产物（如 $E6$ 和 $E7$ 蛋白）与抑癌基因（Rb 和 $p53$）的产物结合后，可使后者失去对细胞生长的抑制功能，引发肿瘤。此外，HPV 作为始动因子，还需要其他体细胞突变（如 RAS 突变）的协同才发挥致癌作用。

②Epstein - Barr 病毒（Epstein - Barr virus，EBV）：EBV 与伯基特（Burkitt）淋巴瘤、鼻咽癌等有关。EBV 与 B 细胞有很强的亲和性，能使受感染的 B 细胞发生多克隆增生，再附加突变，发展为单克隆增生，形成淋巴瘤。鼻咽癌在我国南方和东南亚多见，肿瘤细胞中有 EBV 基因组，其结构在同一肿瘤的所有肿瘤细胞中是一致的。

③乙型肝炎病毒（hepatitis B vires，HBV）：一些研究发现，HBV 感染者发展为肝细胞癌的概率是未感染者的 200 倍。HBV 不含转化基因，可能是通过编码 HBx 蛋白使受染肝细胞的几种生长促进基因激活，并且 HBx 蛋白与 p53 结合可干扰生长抑制功能，导致损伤的肝细胞癌变。

（2）RNA 肿瘤病毒　是逆转录病毒（retrovirus），它们通过转导或插入突变两种机制将其遗传物质整合到宿主 DNA 中，使宿主细胞转化。可分为急性转化病毒和慢性转化病毒，前者含有病毒癌基因，如 $v-src$、$v-abl$、$v-myb$ 等，这些病毒感染细胞后，以病毒 RNA 为模板，通过逆转录酶合成 DNA 片断整合到宿主细胞的 DNA 链中并表达，导致细胞转化；后者本身并不含癌基因，但是有促进基因转录的启动子或增强子，当感染宿主细胞后也可通过逆转录酶的作用插入宿主细胞 DNA 链中的原癌基因附近，引起原癌基因激活和过度表达，使宿主细胞转化。

人类 T 细胞白血病/淋巴瘤病毒 1（human T - cell leukemia/lymphoma virus I，HTLV - 1）是目前发现的一种与人类肿瘤发生密切相关的 RNA 肿瘤病毒，主要与发生于日本和加勒比海地区的"成人 T 细胞白血病/淋巴瘤（ATL）"有关。HTLV - 1 病毒在人类中通过性、血液制品和哺乳传播，其靶细胞是 $CD4^+$ 的 T 细胞亚群（辅助 T 细胞）。受染人群发生白血病的概率为 1%。HTLV - 1 转化 T 细胞的机制不清，但可能与 tax 基因有关。Tax 基因产物可激活几种宿主基因的转录，如 $c-fos$、$c-sis$、IL - 2 及其受体的基因、GM - CSF（粒 - 单细胞集落刺激因子）基因等，可使 T 细胞发生增殖而形成肿瘤。

2. 幽门螺杆菌（helicobacter pylori，HP） 为革兰阴性杆菌，幽门螺杆菌感染与胃黏膜相关淋巴组织淋巴瘤（MALT 淋巴瘤）的发生密切相关。其机制可能是幽门螺杆菌感染后，刺激 T 细胞增生，增生的 T 细胞分泌淋巴因子导致 B 细胞发生多克隆性增生，再演变为单克隆性增生，最终发生淋巴瘤。幽门螺杆菌感染，尤其是发生在胃窦和幽门的幽门螺杆菌胃炎，也与一些胃腺癌的发生有关，发生率约为 3%。

3. 寄生虫 埃及血吸虫感染患者膀胱癌的发病率高；日本血吸虫流行区结肠癌的发病率高，癌组织间有大量陈旧的血吸虫卵沉积；华支睾吸虫感染者胆管细胞癌的发病率较高。寄生虫感染与相应癌的关系可能是虫卵、虫体的机械性刺激或虫体分泌的化学物质引起局部组织增生，进而癌变。

二、肿瘤与遗传

遗传因素在一些肿瘤的发生中起重要作用。例如，遗传性肿瘤综合征患者的染色体和基因异常，使他们比其他人患某些肿瘤的机会大大增加。

1. 常染色体显性遗传性肿瘤综合征 这类肿瘤属单基因遗传，是以常染色体显性遗传规律出现的，如家族性多发性腺瘤性息肉病、神经纤维瘤病、视网膜母细胞瘤、肾母细胞瘤、神经母细胞瘤等。现已知此类肿瘤发生遗传性基因突变或缺失的都是肿瘤抑制基因，如 Rb、$NF-1$、APC 等，肿瘤的发生需要二次突变。

2. 常染色体隐性遗传性肿瘤综合征 如毛细血管扩张性共济失调症患者易发生急性白血病和淋巴

瘤；Bloom 综合征（先天性毛细血管扩张性红斑及生长发育障碍）患者易发生白血病和其他恶性肿瘤；着色性干皮病患者经紫外线照射易患皮肤癌等。这些遗传综合征与 DNA 修复基因的异常有关。

3. 肿瘤遗传易感性 一些肿瘤有家族聚集的倾向，如乳腺癌、鼻咽癌、胃肠癌、食管癌、肝癌等。肿瘤遗传易感性反映遗传变异对环境致癌物的敏感程度，其物质基础是遗传基因的差异，决定这类肿瘤的遗传因素是多基因的。

三、肿瘤与免疫

实验和临床观察均证明肿瘤的发生、发展、治疗效果和预后都与机体的免疫状态有关。动物实验发现，无胸腺、无脾脏的裸鼠诱癌率高、诱发时间短。临床上，免疫功能低下（如先天性免疫缺陷、使用免疫抑制剂或 AIDS）患者中，恶性肿瘤发生率明显增加。这些现象提示，正常机体存在着免疫监视（immunosurveillance）机制，能清除发生了肿瘤性转化的细胞，起到抗肿瘤的作用。免疫监视功能下降，肿瘤细胞逃避免疫监视，可能与一些肿瘤的发生、发展有关。

1. 肿瘤抗原引起的免疫反应 发生了肿瘤性转化的细胞可引起机体的免疫反应。引起机体免疫反应的肿瘤抗原可分为两类：①肿瘤特异性抗原，是肿瘤细胞特有的抗原，只存在于肿瘤细胞而不存在于正常细胞；②肿瘤相关抗原，既存在于肿瘤细胞，也存在于某些正常细胞。有些肿瘤相关抗原在胎儿组织中大量表达，在成熟组织中少量或不表达，但在癌组织中表达增加，称肿瘤胎儿抗原（如甲胎蛋白 AFP、癌胚抗原 CEA）；有些肿瘤相关抗原是在正常细胞和肿瘤细胞中都存在的与某个分化方向有关的抗原，称肿瘤分化抗原（如前列腺特异性抗原 PSA）。

肿瘤抗原引起的宿主免疫反应主要是细胞免疫，参与细胞免疫的效应细胞主要有细胞毒性 T 淋巴细胞（cytotoxic T lymphocyte，CTL）、自然杀伤细胞（nature killing cell，NK cell）和巨噬细胞等。它们通过不同的激活方式杀灭肿瘤细胞，是机体抗肿瘤的重要环节。激活的 CTL（CD8$^+$）通过细胞表面的 T 细胞受体与和 MHC 分子组成复合物的肿瘤特异性抗原识别，结合后释放一些酶杀伤肿瘤细胞。NK 细胞激活后识别靶细胞的机制可能是通过 NK 细胞受体和抗体依赖细胞介导的细胞毒作用（ADCC），最终溶解多种肿瘤细胞。T 细胞产生的干扰素 - γ 可激活巨噬细胞，后者产生的肿瘤坏死因子（TNF - α）参与杀伤肿瘤细胞。

2. 肿瘤的免疫逃逸 肿瘤细胞在演进过程中抗原性减弱或丧失，使其避开 CTL 的攻击；肿瘤细胞可破坏宿主的免疫功能，保护肿瘤细胞免受宿主的免疫攻击，使肿瘤持续生长甚至转移，这种现象称为免疫逃逸。对肿瘤患者进行免疫治疗，旨在通过替换机体免疫系统受抑制的成分或刺激内源性反应来增加机体的抗肿瘤能力。免疫治疗已成为肿瘤综合治疗的重要组成部分。

四、肿瘤发生的分子生物学基础

肿瘤形成是一个十分复杂的过程，是细胞生长与增殖的调控发生严重紊乱的结果。总结近年来分子遗传学研究的成果，有以下几点是比较确定的：①从遗传学角度来讲，肿瘤是一种基因病；②肿瘤的形成是肿瘤细胞单克隆性扩增的结果；③环境和遗传的致癌因素引起的细胞遗传物质（DNA）改变的主要靶基因是原癌基因和肿瘤抑制基因，原癌基因的激活和（或）肿瘤抑制基因的失活导致细胞的恶性转化；④肿瘤的发生不只是单个基因突变的结果，而是一个长期、分阶段、多种基因突变积累的复杂过程；⑤机体的免疫监视体系在防止肿瘤发生中起重要作用，肿瘤的发生与免疫监视功能丧失密切相关。

（一）原癌基因、癌基因及原癌基因激活

癌基因最初是在研究逆转录病毒（RNA 病毒）中发现的。某些逆转录病毒能迅速诱发动物肿瘤，并能在体外转化细胞，其含有的能转化细胞的 RNA 片段称为病毒癌基因（viral oncogene，v - onc）。后

来发现，在正常细胞基因组中有着与病毒癌基因十分相似的 DNA 序列，称原癌基因（proto - oncogene），这些基因是调控细胞生长和增殖的正常细胞基因，其产物主要包括生长因子、生长因子受体、信号转导蛋白和转录因子等。原癌基因在各种环境或遗传等因素的作用下，结构发生改变，能引起细胞发生恶性转化，此时称细胞癌基因（cellular oncogene），如 c - ras，c - myc 等。常见的原癌基因、原癌基因的激活方式及相关人类肿瘤见表 6 - 4。

表 6 - 4　常见的原癌基因、编码的蛋白质、激活方式及相关人类肿瘤

蛋白质	原癌基因	激活机制	相关人类肿瘤
生长因子			
PDGF - β 链	sis	过度表达	星形细胞瘤、骨肉瘤等
FGF	fgf3	扩增	胃癌、膀胱癌、乳腺癌、黑色素瘤
生长因子受体			
EGF 受体家族	erb - B1	突变	肺癌
	erb - B2	扩增	乳腺癌、卵巢癌、肺癌、胃癌
信号转导蛋白			
GTP 结合蛋白	ras	点突变	肺癌、结肠癌、胰腺癌、白血病
非受体酪氨酸激酶	abl	转位	慢性粒细胞白血病、急性淋巴细胞白血病
转录因子			
	c - myc	转位	Burkitt 淋巴瘤
	N - myc	扩增	小细胞肺癌、神经母细胞瘤
	L - myc	扩增	小细胞肺癌
细胞周期调节蛋白			
周期素	cycline	扩增	乳腺癌、食管癌
周期素依赖激酶	cdk4	扩增或点突变	胶质母细胞瘤、黑色素瘤、肉瘤

原癌基因转变为细胞癌基因的过程，称原癌基因的激活。原癌基因激活方式主要如下。

1. 点突变　包括碱基替换、插入和缺失，引起编码蛋白质的氨基酸序列改变，从而导致蛋白质的结构改变、功能异常。最为常见的是碱基替换，如促进细胞生长的信号传导蛋白 ras 基因 12 号密码子 GGC 发生单个碱基置换，突变为 GTC，导致 Ras 蛋白的甘氨酸被缬氨酸取代，突变的 Ras 蛋白不能将 GTP 水解为 GDP，使其持续处于活性状态，导致细胞增生过度。

2. 基因扩增　是指基因过度复制、拷贝数增加，产生过量的生长促进蛋白。如神经母细胞瘤中 N - myc 的扩增，乳腺癌中的 HER - 2 的扩增。

3. 染色体重排　包括染色体易位和倒转，可导致原癌基因的表达异常或结构、功能异常，比如可使原癌基因处于强启动子控制之下，转录增强，过度表达；或产生具有致癌能力的融合基因，导致细胞恶化。人 Burkitt 淋巴瘤中，位于 8 号染色体上的 c - myc 转位到 14 号染色体上编码免疫球蛋白重链的基因位点，使得 c - myc 与 IgH 拼接，造成 c - myc 过度表达；慢性粒细胞白血病中，9 号染色体上的原癌基因 abl 转位到 22 号染色体上的 bcr 位点，导致 bcr 蛋白序列取代 abl 蛋白的氨基端，形成功能异常的 bcr/abl 融合基因。

（二）肿瘤抑制基因

正常细胞内还存在一类基因，其产物能抑制细胞生长，即对细胞增殖起负调控作用，称肿瘤抑制基因（tumor suppressor gene），又称抑癌基因。其功能失活或缺失，能促进细胞的肿瘤性转化。肿瘤抑制基因的失活多数是通过等位基因的两次突变或缺失的方式实现的。目前了解最多的是 Rb 基因和 p53 基因，它们的产物都是以转录调节因子的方式调节核转录和细胞周期的核蛋白。主要肿瘤抑制基因和相关

人类肿瘤见表6-5。

表6-5 主要肿瘤抑制基因和相关人类肿瘤

基因	功能	与体细胞相关的肿瘤	与遗传型突变相关的肿瘤
p53	控制细胞周期和凋亡	大多数人类肿瘤	Li-Fraumeni综合征，多发性癌和肉瘤
APC	抑制WNT信号传导	胃癌、结肠癌、胰腺癌	家族性腺瘤性息肉病、结肠癌
Rb	调节细胞周期	视网膜母细胞瘤、骨肉瘤、肺癌、乳腺癌、结肠癌	视网膜母细胞瘤、骨肉瘤
p16	抑制周期素依赖激酶	胰腺癌、食管癌	黑色素瘤
WT-1	抑制基因转录	肾母细胞瘤（Wilms瘤）	Wilms瘤
BRCA-1	DNA修复		女性家族性乳腺癌和卵巢癌
BRCA-2	DNA修复		男性和女性乳腺癌
NF-1	间接抑制ras	神经母细胞瘤	I型神经纤维瘤病、恶性神经鞘瘤

（三）凋亡调节基因

目前认为，细胞凋亡不足与肿瘤的发生、发展及转移均有密切关系。已知$Bcl-2$基因产物能广泛抑制细胞凋亡，延长细胞寿命，它的高表达与多种肿瘤有关。$Bcl-2$基因产物在人前列腺癌、结肠癌、白血病、神经母细胞瘤、滤泡性淋巴瘤等瘤组织中高表达，且与预后不良相关。研究表明，多数肿瘤组织中$p53$基因突变或缺失，导致细胞凋亡减弱，使肿瘤的发生率明显增加。

（四）DNA修复调节基因

人类在生活中接触到的许多致癌物质都能引起细胞内DNA受损（如碱基损伤、DNA链断裂、DNA磷酸化），但正常细胞内的DNA修复机制（如切除、重组、错配修复）可及时予以修复，这对维持细胞遗传基因组的稳定非常重要。存在DNA错配修复基因（mismatch repair，MMR），当其功能失活时，导致基因组DNA微卫星小体不稳定。如遗传性非息肉病性结肠、直肠癌综合征就是由DNA错配修复基因失活引起一段单链DNA在复制时碱基错配，不能修复，形成结肠、直肠癌。

（五）端粒、端粒酶和肿瘤

细胞的复制次数是由一种位于染色体末端的称为端粒（telomeres）的DNA重复序列所控制的，细胞每复制一次，其端粒就缩短一点，端粒缩短到一定程度，细胞老化，最终死亡。端粒酶（telomerase）是一种保持细胞染色体末端的端粒结构、维持细胞具有旺盛增殖能力所必需的酶。生殖细胞中存在端粒酶，可使缩短的端粒得以恢复，因此，生殖细胞有强大的自我复制能力。绝大多数体细胞没有端粒酶活性，因而只能分裂约50次。而许多恶性肿瘤细胞都含有一定程度的端粒酶活性，可能使其端粒不会缩短，从而具有无限增殖能力，此与肿瘤细胞的永生化（immortality）有关。因此，抑制肿瘤细胞端粒酶的活性可能是治疗肿瘤的一种新途径。

（六）表观遗传学

表观遗传（epigenetics）指不引起基因序列改变、在细胞分裂和增殖中可遗传的基因修饰作用，该作用可影响基因表达，从而决定细胞乃至个体表型。表观遗传的变化包括DNA甲基化、组蛋白修饰、染色质重塑和RNA干扰等。这些分子调控机制在基因转录调控过程中发挥重要作用。DNA异常甲基化曾一度被认为是具有良好应用前景的肿瘤诊断和预后评估指标，但是，由于目前尚缺乏简便可靠的甲基化分析方法，将其普遍应用于临床存在一定难度。目前，DNA 甲基转移酶抑制剂已被广泛应用于 DNA 甲基化生物研究和治疗骨髓增生异常综合征。

（七）微小 RNA

微小 RNA（microRNA，miRNA）是一组由 19～25 个核苷酸组成的非编码单链 RNA，通过基因调控来参与细胞增殖、发育、分化、凋亡和免疫调节等一系列重要生命活动。miRNA 与肿瘤发生、发展之间的关系是目前的研究热点之一。近年来发现，50% 以上的 miRNA 基因定位于肿瘤相关的染色体座位或其脆性位点，这些 miRNA 发挥类似于抑癌基因或癌基因的功能。目前认为 miRNA 的突变、缺失及表达水平的异常均与肿瘤的发生、发展密切相关，它参与了肿瘤细胞的增殖、分化、凋亡和转移过程。因此，针对各种肿瘤检测出 miRNA 表达谱可能对于肿瘤的诊断、治疗和预后评估有重要意义。

（八）多步癌变的分子基础

恶性肿瘤的发生是一个长期的、多因素造成的分阶段的过程。单个基因的改变尚不足以造成细胞的完全恶性转化，而是需要多个基因的改变，包括几个癌基因的激活和两个或更多肿瘤抑制基因的失活，以及凋亡调节基因和 DNA 修复基因的改变。以结直肠癌的发生为例，在从结直肠上皮过度增生到结直肠癌的演变过程中，关键性的步骤是原癌基因的激活以及肿瘤抑制基因的失活。这些阶梯性积累起来的不同基因分子水平的改变，可以在形态学的改变上反映出来（图 6-25）。

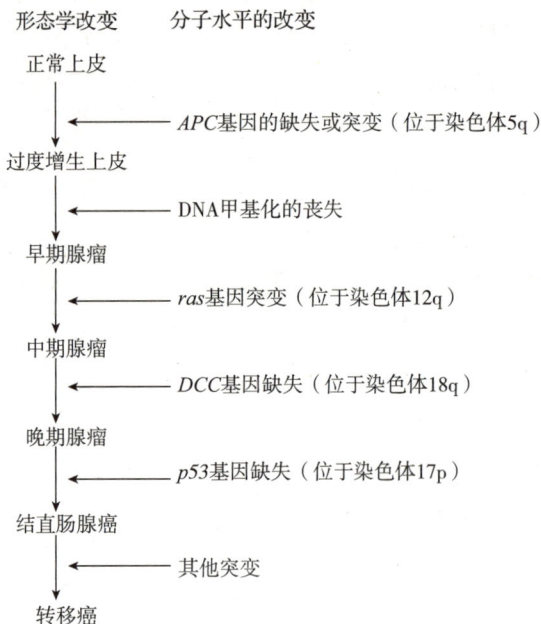

图 6-25　结直肠癌多步骤发生过程中分子生物学和形态学改变的关系

目标检测

答案解析

1. 简述肿瘤性增生与非肿瘤性增生的区别。
2. 试述肿瘤的异型性。

3. 简述良、恶性肿瘤的区别。

4. 如何理解肿瘤的形成是一个长期、分阶段、多种基因突变积累的复杂过程？

5. 生物致癌因素有哪些？

书网融合……

　本章小结　　　　　微课　　　　　题库

第七章　心血管系统疾病

学习目标

1. **掌握**　高血压、动脉粥样硬化和风湿病的病理变化。
2. **熟悉**　感染性心内膜炎、心瓣膜病、心肌病和心肌炎的基本病理变化。
3. **了解**　心包炎、心脏肿瘤和周围血管疾病的病理变化。
4. 学会常见心血管系统疾病的发生发展过程中的病理变化及病变基础，具备这类疾病的临床诊断和辨识思维能力。

心血管系统疾病是危害人类健康的一大组疾病，大多数心血管系统疾病是后天的，如动脉粥样硬化、风湿病等。少数为先天的，如先天性室间隔缺损、心脑血管畸形等。目前，心血管疾病发病率呈上升趋势，在我国，心血管疾病特别是高血压、冠心病及相关并发症等的发病率逐年升高，其在总死亡率中仅次于恶性肿瘤，居第二位。本章主要叙述一些常见的重要的心脏疾病和血管疾病。

⇒ 案例引导

临床案例　患者，男，68 岁。

病史：患者患高血压十余年，药物治疗后血压波动在（130～150）/（95～108）mmHg 之间。5 天前与邻居发生剧烈争执之后突感心前区疼痛，疼痛向左肩及左上肢放射，伴全身冷汗，持续半小时未缓解而急诊入院。以往患者曾有多次类似发作，持续数分钟，休息后缓解。

体格检查：体温 36.7℃，脉搏 128 次/分，呼吸 28 次/分，血压 20/13.33kPa（150/100mmHg）。入院后立即给予吸氧、硝酸甘油静脉滴注等治疗，病情缓解不明显，患者出现呼吸困难、咳嗽，咳粉红色泡沫状痰，给予利尿及扩血管治疗，未见好转，抢救无效死亡。

尸体剖验：心脏重 360g，左冠状动脉主干横切面见管壁呈半月形增厚，左心室壁厚 1.3cm，肉眼观颜色不均匀，部分区域呈灰黄色。左心室及室间隔多处取材，光镜下见大片心肌细胞胞核溶解消失，冠状动脉多处分支取材均可见管壁增厚，左冠状动脉主干管腔狭窄 75% 以上。

讨论　1. 该病例的主要病理诊断及患者的死亡原因是什么？病理诊断依据是什么？

2. 患者为什么会出现发作性心前区疼痛？其发生机制如何？

3. 患者本次心前区剧痛与以往的发作有何不同？其发生机制如何？

第一节　动脉粥样硬化 ℮微课

动脉粥样硬化（atherosclerosis，AS）是心血管系统疾病中最常见的疾病，也是严重危害人类健康的常见病。AS 主要累及大、中动脉，其基本病变是动脉内膜的脂质沉积，内膜灶状纤维化，粥样斑块形成，使动脉管壁增厚、变硬、管腔狭窄，并引起一系列继发性病变，特别是发生在心、脑、肾等重要器官，可引起较为严重的后果。我国的 AS 发病率呈上升趋势，多见于中老年人，以 40～50 岁发展最快，南北方发病率略有差异，北方略高于南方。

动脉粥样硬化与动脉硬化（arteriosclerosis）的含义不同，后者泛指动脉壁增厚、变硬、失去弹性的一组疾病，包括以下三种类型。①AS：相对危险且比较常见。②细动脉硬化（arteriolosclerosis）：常见于糖尿病和高血压继发病变。③动脉中层钙化（medial calcification）：少见，好发于老年人的中等肌型动脉的中膜钙盐沉积。

一、病因和发病机制

（一）危险因素

AS 的确切病因不清，以下因素与其发生密切相关，被视为危险因素。

1. 高脂血症（hyperlipidemia）　是指血浆总胆固醇（total cholesterol，TC）和（或）甘油三酯（triglyceride，TG）的异常增高。AS 病变中的脂质来源于血浆脂蛋白的浸润，主要为游离胆固醇及胆固醇脂，其次为甘油三酯、磷脂和载脂蛋白 B（apoB）。

流行病学调查证实，大多数 AS 患者血浆胆固醇水平比正常人高，而 AS 的严重程度随血浆胆固醇水平的升高而呈线性加重，血浆胆固醇的浓度与冠心病（coronary heart disease，CHD）死亡率呈正相关。血浆低密度脂蛋白（LDL）、极低密度脂蛋白（VLDL）水平的升高是 AS 及由 AS 所引起的心脑血管疾病的最重要危险因素。血浆高密度脂蛋白（HDL）浓度与 AS 的病变程度呈负相关。

目前认为，氧化型 LDL（ox-LDL）是最重要的致 AS 因子。ox-LDL 不能被正常 LDL 受体识别，而被巨噬细胞的清道夫受体（scavenger receptor）识别而快速摄取，促进巨噬细胞形成泡沫细胞。相反，HDL 可通过抑制 LDL 的氧化，参与 ox-LDL 的逆向转运，并可竞争性抑制 LDL 与内皮细胞的受体结合而减少其摄取，从而减少 ox-LDL 引起的损伤。另外，VLDL 及乳糜微粒也与 AS 关系密切，二者的残体可转化为 LDL 而被巨噬细胞摄取。

2. 高血压（hypertension）　是冠心病的独立危险因素，并与其他危险因素有协同作用。据统计，高血压患者与同年龄同性别的无高血压者相比，其 AS 的发病较早、病变较重。高血压促进 AS 发生的机制尚不十分清楚。目前认为，高血压时血流对血管壁的机械性压力和冲击作用增加，引起血管内皮损伤，通透性增加，使血浆脂蛋白易于渗入内膜下；同时，内膜下胶原纤维暴露，引起血小板的黏附与聚集，后者释放生长因子，刺激中膜平滑肌细胞（SMC）增生并迁入内膜，吞噬脂质，并产生胶原纤维、弹性纤维等，促进 AS 的发生。

3. 吸烟　流行病学资料表明，吸烟是心肌梗死的独立危险因素。①大量吸烟可使血液中的 LDL 易于氧化，并引起血液中一氧化碳浓度升高而导致血管内皮细胞缺氧性损伤，ox-LDL 可以使血液中的单核细胞迁入内膜并转化为泡沫细胞。②烟雾内含有一种糖蛋白，可激活凝血因子Ⅶ以及某些致突变物质，后者可使血管壁中膜 SMC 增生。③吸烟可使血小板聚集功能增强和血液中儿茶酚胺浓度升高，也可使不饱和脂肪酸及 HDL 水平降低。这些均有助于 AS 的发生。

4. 能引起继发性高脂血症的疾病

（1）糖尿病（diabetes）　患者血液中 TG 和 VLDL 水平明显升高，HDL 水平降低，而且高血糖可致 LDL 氧化。此外，高血糖状态可引起生物大分子糖基化修饰，形成高级糖基化终产物，后者与血管内皮细胞表面的高级糖基化终产物受体结合，促进血管内皮细胞产生炎症细胞因子及激活其他致炎途径。

（2）甲状腺功能减退和肾病综合征　均可引起高胆固醇血症，使血浆 LDL 明显增高。

（3）高胰岛素血症（hyperinsulinemia）　可促进动脉中膜 SMC 增生，而且血液中胰岛素水平与 HDL 含量呈负相关。

5. 遗传因素　冠心病的家族聚集现象提示遗传因素是 AS 发病的危险因素。家族性高胆固醇血症（familial hypercholesterolemia）患者由于 LDL 受体的基因突变致功能缺陷，导致血浆 LDL 水平极度增高。

现已知，有不少于 20 种遗传性脂蛋白疾病由于某些已知基因改变对脂质的摄取、代谢和排泄产生影响而导致高脂血症。

6. 其他因素

（1）年龄　AS 的发生随年龄的增长而增加。

（2）性别　女性在绝经期前，其发病率低于同年龄组男性；绝经期后，这种差别消失，可能与雌激素具有改善血管内皮功能、降低血浆胆固醇水平的作用有关。

（3）肥胖　肥胖人群易患高脂血症、高血压和糖尿病，从而间接促进 AS 的发生。

（4）病原体感染　有报道称，肺炎支原体、疱疹病毒等感染有促进 AS 发生的作用。

（二）发病机制

AS 的发病机制尚未最后阐明。学说很多，如脂质渗入学说、炎性反应学说、内皮损伤学说、单核 - 巨噬细胞作用学说等。但任何一种学说均不能单独全面解释 AS 的发病机制，不同的学说从不同的角度进行阐述。

1. 脂质渗入学说　高脂血症可直接引起血管内皮细胞的损伤，同时，使内皮细胞通透性增加，这与 LDL 被氧化修饰成为 ox - LDL 有关。LDL 是一种多相（混合）脂蛋白，至少有 15 种亚型。LDL 可概括地分为 3 个等级：大而轻 LDL，中间密度 LDL，小而致密 LDL。小而致密 LDL 微粒的抗氧化作用弱。LDL 被氧化后沉积在内膜下，引起巨噬细胞的清除反应和中膜 SMC 的增生。

2. 炎性反应学说　研究证实，AS 斑块中有大量的炎症细胞浸润，血管壁有大量单核细胞、巨噬细胞和淋巴细胞积聚。AS 病灶中的巨噬细胞能产生氧自由基、蛋白酶，并通过清道夫受体摄取脂蛋白从而介导非特异性免疫反应，同时将外源性抗原提呈给 T 淋巴细胞而启动特异性免疫应答。AS 斑块中的 T 淋巴细胞以 CD4$^+$ Th1 细胞为主，Th1 细胞可通过分泌干扰素、TNF - α，激活巨噬细胞，促进炎症的发生。此外，胆固醇沉积早期即可激活补体，非抗体物质可通过 C3 旁路途径诱导血管壁内补体活化，补体活化后可趋化单核细胞，诱导巨噬细胞转化为泡沫细胞。目前认为，引起 AS 的危险因素如高血压、脂代谢紊乱、糖尿病等也可通过炎症过程导致 AS 的发生。

3. 内皮损伤学说　也称损伤 - 应答反应学说。内皮是血液和血管平滑肌之间的一层屏障，同时也是 AS 所有危险因素共同的靶点，在可见的 AS 斑块出现前很长时间，血管内皮功能损伤就已形成。有研究报道，内皮细胞能够产生大量具有双向功能的分子，使促进和抑制效应达到平衡。当内皮细胞失去维持这一细微平衡的能力时，脂质和白细胞（主要是单核细胞和 T 淋巴细胞）就会侵入内皮，从而引起炎性反应的发生和脂纹的形成。内皮细胞的功能障碍、活化及形态学损伤，可引发血液中的单核细胞、血小板及血管壁中膜 SMC 的变化而最终形成 AS。其具体机制如下：①内皮细胞的通透性增加是 AS 主要的起始环节，是脂质进入动脉壁内皮下的最早病理变化；②使血小板和单核细胞的黏附增加；③分泌多种生长因子，如单核细胞趋化蛋白 - 1（MCP - 1）、成纤维细胞生长因子、转化生长因子（TGF）和血小板源性生长因子（PDGF）等，从而吸引单核细胞聚集并黏附于内皮，并迁入内皮下的间隙，经其表面的清道夫受体、CD36 受体和 Fc 受体介导，大量摄取进入内膜下被氧化的脂质，形成单核细胞源性泡沫细胞。此外，生长因子还能激活动脉中膜 SMC 经内弹力膜的窗孔迁入内膜，而后经其表面的 LDL 受体介导而吞噬脂质，形成 SMC 源性泡沫细胞。

4. 单核 - 巨噬细胞作用学说　AS 斑块含有单核细胞、单核细胞来源的巨噬细胞、ox - LDL 负载的巨噬细胞（即泡沫细胞）和 T 淋巴细胞等炎症细胞。单核 - 巨噬细胞主要有以下作用。①吞噬作用：病变早期的泡沫细胞多来源于血液中的单核细胞，后者进入内皮下转变为巨噬细胞，其表面的特异性受体可与 ox - LDL 结合，从而摄入大量胆固醇，成为泡沫细胞。②参与炎性反应和免疫反应：上述吞噬过程能够通过向细胞外基质释放炎性反应因子而诱发特有的炎性反应。同时，T 细胞是天然免疫细胞，可不依赖抗原特异性而得到活化。③参与增殖反应：巨噬细胞被激活后可释放多种细胞因子和生长因子，导致血小板在损伤的部位聚集，促进中膜 SMC 的迁移和增生。

二、病理变化

（一）基本病理变化

1. 脂纹（fatty streak）　脂点、脂纹是 AS 的早期病变。肉眼观，点状或条纹状黄色不隆起或微隆起于内膜的病灶，常见于主动脉后壁及其分支开口处。光镜下，病灶处的内膜下有大量泡沫细胞（foam cell）聚集，数量不等的 SMC、少量的淋巴细胞、中性粒细胞及较多的基质。泡沫细胞的特点为体积大，圆形或椭圆形，胞质内含有大量小空泡（图7-1）。苏丹Ⅲ染色呈橘黄（红）色，为脂质成分。泡沫细胞来源于从血液中迁入内膜的单核细胞和从中膜迁入内膜的 SMC，电镜下，可将泡沫细胞分为巨噬细胞源性泡沫细胞和肌源性泡沫细胞。

2. 纤维斑块（fibrous plaque）　由脂纹进一步发展而来。肉眼观，内膜表面散在不规则隆起的斑块，颜色由浅黄或灰黄色变为瓷白色（图7-2），瓷白色是因斑块表层胶原纤维增多及发生玻璃样变性所致。光镜下，斑块表层为一层由较多特殊形状的 SMC、胶原纤维及蛋白聚糖组成的厚薄不一的纤维帽。在纤维帽之下可见数量不等的泡沫细胞、SMC、细胞外基质及炎症细胞。

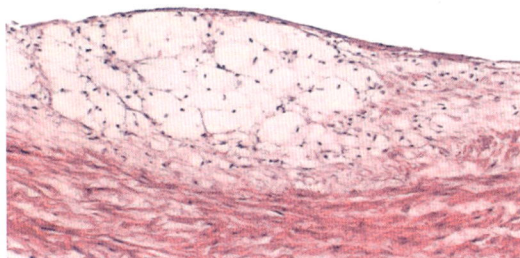

图7-1　泡沫细胞
内膜下见大量泡沫细胞聚集

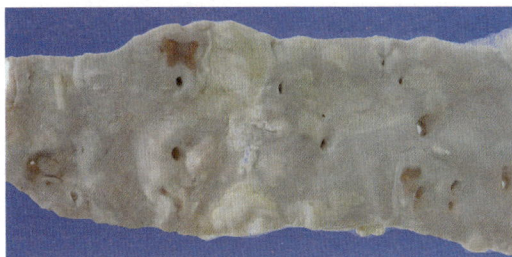

图7-2　主动脉粥样硬化
主动脉内膜表面见隆起的纤维斑块、粥样斑块

3. 粥样斑块（atheromatous plaque）　亦称粥瘤（atheroma），由纤维斑块深层细胞的坏死发展而来。肉眼观，内膜表面可见较明显隆起的灰黄色斑块。切面，斑块表面为一层白色质硬组织（即纤维帽），深部为黄色或黄白色质软的粥样物质。光镜下，在玻璃样变性的纤维帽之下见有大量不定形的坏死崩解产物、胆固醇结晶（针状空隙）和钙盐沉积（图7-3）。斑块底部和边缘出现肉芽组织，少量淋巴细胞和泡沫细胞。中膜变薄，这是因斑块压迫、SMC 萎缩、弹性纤维破坏所致。

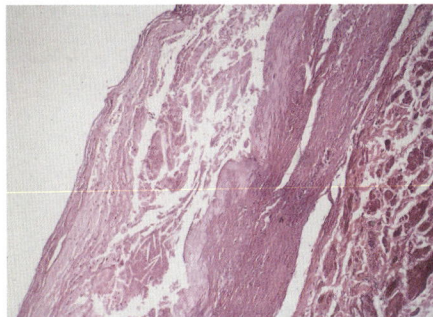

图7-3　粥样斑块
左侧为纤维帽，中间为坏死物和胆固醇结晶裂隙

4. 继发性改变　是指在纤维斑块和粥样斑块的基础上继发的病变。

（1）斑块内出血　为常见的并发症，斑块内新生的血管破裂形成血肿，使斑块进一步隆起，甚至完全闭塞管腔，导致急性血供中断（图7-4）。

（2）斑块破裂　常发生在斑块周边部，表面的纤维帽破裂，粥样物自裂口溢入血流，形成粥瘤样溃疡。进入血流的坏死物质和脂质可形成胆固醇栓子，引起栓塞。

（3）血栓形成　斑块破裂后形成溃疡，因胶原暴露，可促进血栓形成，致动脉管腔阻塞，进而引起组织器官梗死（图7-5）。

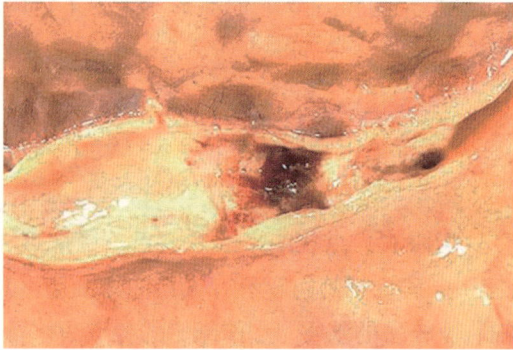

图 7 - 4　继发斑块内出血

斑块内血管破裂，形成血肿，致血管腔进一步狭窄

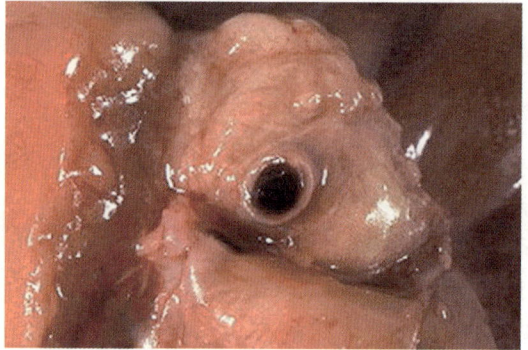

图 7 - 5　继发血栓形成

在粥样斑块的基础上，继发血栓形成使管腔完全阻塞

（4）钙化　在纤维帽和粥瘤病灶内可见钙盐沉积，使管壁变硬、变脆。

（5）动脉瘤形成　严重的粥样斑块底部的中膜平滑肌可发生不同程度的萎缩和弹性下降，在血管内压力的作用下动脉壁发生局限性扩张，形成动脉瘤。动脉瘤破裂可引起大出血。

（6）血管腔狭窄　弹力肌层动脉（中等动脉）可因粥样斑块而导致管腔狭窄，引起相应区域的血供减少，致相应器官发生缺血性病变。

（二）主要动脉的病理变化

1. 主动脉粥样硬化　好发于主动脉的后壁及其分支开口处，以腹主动脉病变最为严重，其次为胸主动脉和主动脉弓，再次为升主动脉。其病变与前述 AS 基本病变相同，但由于主动脉管腔大，虽有严重粥样硬化，但并不引起明显的症状。病变严重者，因中膜萎缩及弹力板断裂使管壁变得薄弱，受血压作用易形成动脉瘤（图 7 - 6）。动脉瘤破裂可引起致命性大出血。

2. 冠状动脉粥样硬化及冠状动脉粥样硬化性心脏病　详见第七章第二节。

3. 颈动脉及脑动脉粥样硬化　病变最常位于颈内动脉起始部、基底动脉、大脑中动脉和 Willis 环（图 7 - 7）。由于纤维斑块和粥样斑块常导致脑动脉管腔狭窄甚至闭塞，使脑组织长期供血不足而发生萎缩，严重脑萎缩者可出现智力减退甚至痴呆。当斑块处继发血栓形成而阻塞管腔时，可引起脑梗死（脑软化）。脑 AS 病变常可形成动脉瘤，动脉瘤主要见于 Willis 环部，若患者血压突然升高，可致小动脉瘤破裂而引起脑出血。

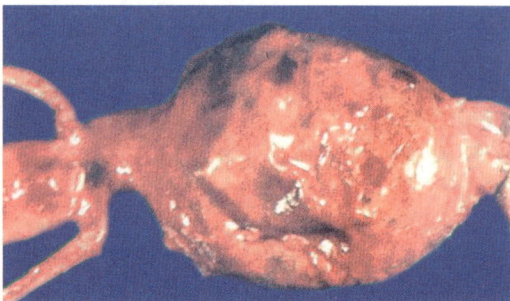

图 7 - 6　腹主动脉瘤

腹主动脉壁局部明显向外扩张

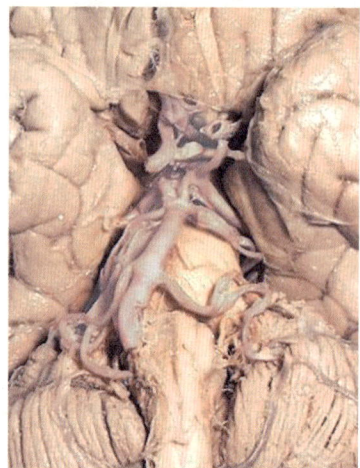

图 7 - 7　大脑基底动脉粥样硬化

4. 肾动脉粥样硬化　病变最常位于肾动脉开口处及主动脉近侧端，也可累及叶间动脉和弓状动脉。斑块致管腔狭窄，可引起肾组织缺血、肾实质萎缩和间质纤维组织增生；如斑块合并血栓形成，可引起肾组织梗死，梗死灶机化后遗留较大凹陷瘢痕，多个瘢痕可使肾脏体积缩小，称 AS 相关性固缩肾。

5. 四肢动脉粥样硬化　病变以下肢动脉为重，常发生在髂动脉、股动脉及前后胫动脉。当较大的动脉管腔狭窄时，可引起下肢供血不足，出现下肢疼痛而不能行走，休息后好转，即所谓间歇性跛行（intermittent claudication）。当肢体长期慢性缺血时，可引起萎缩。当管腔完全阻塞，侧支循环又不能代偿时，可导致缺血部位的干性坏疽。

6. 肠系膜动脉粥样硬化　肠系膜动脉的管腔狭窄甚至阻塞时，患者有剧烈腹痛、腹胀和发热等症状，甚至出现肠梗死、麻痹性肠梗阻及休克等严重后果。

第二节　冠状动脉粥样硬化和冠状动脉粥样硬化性心脏病

一、冠状动脉粥样硬化

冠状动脉粥样硬化（coronary atherosclerosis）是冠状动脉最常见的疾病，也是 AS 中对人类健康威胁最大的疾病，一般较主动脉硬化晚发 10 年。在 20～50 岁组，男性多于女性，北方多于南方；在 35～55 岁组，检出率以每年平均 8.6% 的速度递增。冠状动脉粥样硬化好发部位以左冠状动脉前降支为最多，其余依次为右主干、左主干或左旋支、后降支。重症者可有一支以上的动脉受累，但各支的病变程度可以不同，且常为阶段性受累。

病理变化：其病变与前述 AS 基本病变相同。因冠状动脉比其他所有动脉都靠近心室，最早承受最大的收缩压撞击，又因血管树受心脏形状影响，同时也承受较大的血流切力，因而冠状动脉粥样硬化的程度要比其他器官内同口径血管严重，且斑块性病变多发生于血管的心壁侧；在横切面上，斑块多呈新月形，偏心位，导致管腔呈不同程度的狭窄。根据管腔狭窄的程度分为四级： I 级，≤25%； II 级，26%～50%； III 级，51%～75%； IV 级，≥76%（图 7-8）。

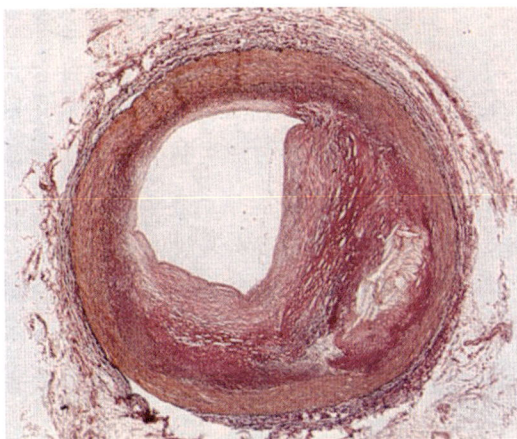

图 7-8　冠状动脉粥样硬化
内膜不规则增厚，粥样斑块形成，管腔狭窄程度为 III 级

冠状动脉粥样硬化常伴发冠状动脉痉挛，可造成急性心脏供血中断，引起心肌缺血和相应的心脏病变，如心绞痛、心肌梗死等，成为心源性猝死的常见原因。

二、冠状动脉粥样硬化性心脏病

冠状动脉性心脏病（coronary heart disease，CHD），简称冠心病，是指因冠状动脉狭窄而造成的缺血性心脏病（ischemic heart disease，IHD）。CHD 绝大多数是由冠状动脉粥样硬化引起的。但是，只有当冠状动脉粥样硬化引起心肌缺血、缺氧的功能性和（或）器质性病变时，才可称为 CHD。

冠心病时，心肌缺血缺氧的原因有冠状动脉供血不足和心肌耗氧量剧增。前者是因斑块致管腔狭窄（>50%），加之继发性复合性病变和冠状动脉痉挛，使冠状动脉灌注期血量下降而引起。后者可因血压骤升、情绪激动、劳累、心动过速等导致心肌负荷增加，冠状动脉相对供血不足引起。

CHD 的主要临床表现如下。

（一）心绞痛

心绞痛（angina pectoris）是冠状动脉供血不足和（或）心肌耗氧量骤增致使心肌急剧的、暂时性的缺血、缺氧所造成的一种常见的临床综合征。心绞痛可因心肌耗氧量暂时增加，超出了已经狭窄的冠状动脉所能提供的氧而发生，也可因冠状动脉痉挛而导致心肌供氧不足而引起。临床表现为阵发性心前区疼痛或压迫感，可放射至左肩、左上肢或左侧背部，持续数分钟，用硝酸酯类制剂或稍休息后症状可缓解。

心绞痛的发生机制：由于缺血、缺氧造成心肌内代谢不全的酸性产物或多肽类物质的堆积，刺激心脏局部的交感神经末梢，信号经 1~5 胸交感神经节和相应脊髓段传至大脑，产生痛觉，并引起相应脊髓段脊神经分布的皮肤区域的压榨和紧缩感。因此，心绞痛是心肌缺血所引起的反射性症状。

心绞痛根据引起的原因和疼痛的程度，国际上习惯分为以下三种。①稳定型心绞痛（stable angina pectoris）：又称轻型心绞痛，一般不发作，可稳定数月，当体力活动过度增加，心肌耗氧量增多时发作。冠状动脉横切面可见斑块阻塞管腔 >75%。②不稳定型心绞痛（instable angina pectoris）：是一种进行性加重的心绞痛。临床上颇不稳定，在负荷或休息时均可发作。患者多有一支或多支冠状动脉的病变。光镜下，常可见到因弥漫性心肌细胞坏死而引起的心肌纤维化。③变异性心绞痛（variant angina pectoris）：又称 Prinzmetal 心绞痛，多无明显诱因，常在休息或梦醒时发作。患者冠状动脉明显狭窄，亦可因发作性痉挛所致。

（二）心肌梗死

心肌梗死（myocardial infarction，MI）是由于冠状动脉供血中断，致供血区持续缺血而引起的心肌坏死。临床上有剧烈而较持久的胸骨后疼痛，用硝酸酯类制剂或休息后症状不能完全缓解，可并发心律失常、休克或心力衰竭。MI 多发生于中、老年人。

1. 类型　根据 MI 的范围和深度，可分为两个主要类型。

（1）心内膜下心肌梗死（subendocardial myocardial infarction）　是指梗死仅累及心室壁内层 1/3 的心肌，并波及肉柱和乳头肌，坏死常表现为多发性、小灶性，直径为 0.5~1.5cm。病变分布常不限于某支冠状动脉的供血范围，而是不规则地分布于左心室室壁的四周，严重时病灶可扩大融合而累及整个心内膜下心肌，呈环状梗死（circumferential infarction）。患者通常有冠状动脉三大支严重动脉粥样硬化性狭窄，当附加休克、心动过速、不适当的体力活动等诱因时，会加重冠状动脉供血不足，造成冠状动脉各支最末梢的心内膜下心肌缺血、缺氧，导致心内膜下 MI。

（2）透壁性心肌梗死（transmural myocardial infarction）　是典型的 MI 类型，也称区域性心肌梗死（regional myocardial infarction），梗死累及心室壁全层或深达室壁 2/3 以上（图 7-9）。病灶较大，直径可达 2.5cm 以上。MI 的部位与闭塞的冠状动脉支供血区相一致，此型 MI 多发生在左冠状动脉前降支的供血区，其中以左心室前壁、心尖部及室间隔前 2/3 最为好发，约占全部 MI 的 50%。约 25% 的 MI 发生于右冠状动脉供血区的左心室后壁、室间隔后 1/3 及右心室。此外还见于左心室后壁，相当于左冠状动脉左旋支的供血区域。右心室和左、右心房发生 MI 者比较少见。透壁性 MI 常有相应的冠状动脉一个分支的突出病变，并往往附加动脉痉挛或血栓形成。

2. 病理变化　MI 多属贫血性梗死。MI 的形态学变化是一个动态过程。一般在梗死 6 小时后肉眼才能识辨，梗死灶呈苍白色，8~9 小时后呈土黄色。光镜下，梗死早期心肌纤维呈凝固性坏死，核碎裂、消失，胞质均质红染或呈不规则粗颗粒状，间质水肿，有不同程度的中性粒细胞浸润。4 天后，梗死灶周围出现充血出血带。7 天至 2 周，梗死灶边缘区开始出现肉芽组织并向梗死灶内长入，呈红色（图 7 - 10）。3 周后肉芽组织开始机化，最终形成瘢痕组织。

图 7 - 9　透壁性心肌梗死

图 7 - 10　心肌梗死

心肌梗死后 7 天，心肌细胞核几乎消失，肌浆变成红染无结构（左侧），可见增生的肉芽组织（右侧）

一般心肌细胞梗死后 30 分钟内，心肌细胞内糖原减少或消失。心肌细胞受损后，肌红蛋白迅速从心肌细胞逸出入血，在 MI 后 6~12 小时内出现峰值。MI 后，心肌细胞内的谷氨酸 - 草酰乙酸氨基转移酶（SGOT）、谷氨酸 - 丙酮酸氨基转移酶（SGPT）、肌酸磷酸激酶（CPK）和乳酸脱氢酶（LDH）透过损伤的细胞膜释放入血。其中，CPK 的同工酶 CK - MB 和 LDH 的同工酶 LDH1 对 MI 的诊断特异性较高。心肌肌钙蛋白（cTn）在心肌损伤时从心肌纤维上降解下来，其升高反映心肌细胞受损，其特异性和敏感性均高于以往的心肌酶检测。

3. 合并症　MI，尤其是透壁性 MI，可并发下列病变。

（1）心脏破裂　是急性透壁性 MI 的严重合并症，占 MI 致死病例的 3%~13%，常发生于梗死后的 2 周内。好发部位是左心室前壁下 1/3 处、室间隔和左心室乳头肌（图 7 - 11）。破裂原因是梗死区心肌细胞坏死，尤其是坏死的中性粒细胞和单核细胞释放大量蛋白水解酶，使梗死灶发生溶解，弹性消失。发生于左心室前壁者，破裂后血液涌入心包腔造成急性心包填塞而导致患者迅速死亡。室间隔破裂后，左心室血液流入右心室，导致急性右心功能不全。

（2）心力衰竭或心源性休克　当心内膜下 MI 累及二尖瓣乳头肌时，可致二尖瓣关闭不全而诱发急性左心衰竭；梗死后心肌收缩力降低或丧失，可致左、右或全心衰竭。

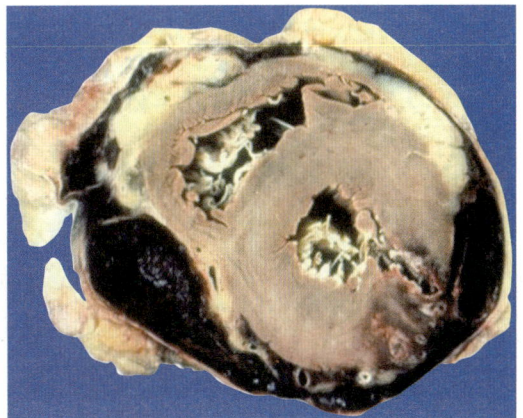

图 7 - 11　心脏破裂并心包填塞

当左心室 MI 面积 >40% 时，心肌收缩力极度减弱，心排血量显著下降，患者可发生心源性休克而死亡。

（3）室壁瘤（ventricular aneurysm）　10%~30% 的 MI 患者合并室壁瘤，可发生在 MI 的急性期，但

常见于 MI 的愈合期。原因是梗死区心肌或瘢痕组织在左心室内压力的作用下形成的局限性向外膨隆。主要发生于左心室前壁近心尖处，可引起心功能不全或继发血栓形成。

（4）附壁血栓形成（mural thrombosis）　多见于左心室，MI 波及心内膜使之粗糙，或室壁瘤处血流形成涡流等原因，可促进局部附壁血栓形成。

（5）急性心包炎　15%～30%的患者在 MI 后 2～4 天发生，由于坏死组织累及心外膜而引起纤维素性心包炎。

（6）心律失常　当 MI 累及传导系统时，可发生期前收缩、传导阻滞以及心室纤颤等心律失常，严重者可导致心脏骤停、猝死。

（三）心肌纤维化

心肌纤维化（myocardial fibrosis）是因中至重度的冠状动脉粥样硬化性狭窄引起的心肌纤维持续性和（或）反复加重的缺血、缺氧的结果，是逐渐发展为心力衰竭的慢性缺血性心脏病。肉眼观，心脏体积增大，心腔扩张，以左心室明显，心室壁厚度一般正常，伴有多灶白色纤维条索。光镜下，心内膜下心肌细胞弥漫性空泡变性，可见多灶性的陈旧性 MI 病灶或瘢痕病灶（图 7-12）。

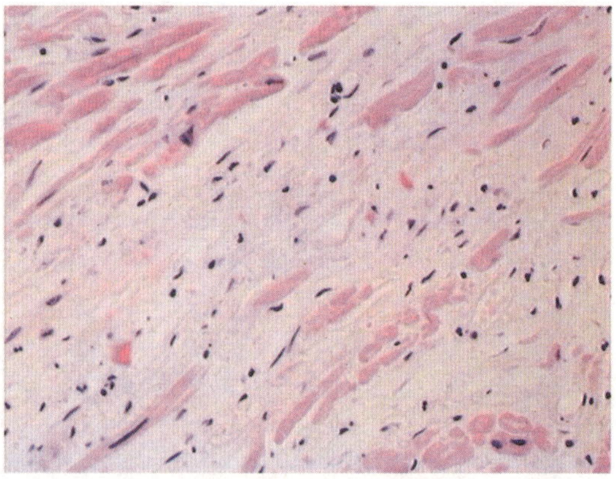

（四）冠状动脉性猝死

冠状动脉性猝死（sudden coronary death）是心源性猝死中最常见的一种。多见于 40～50 岁成年人，男性比女性多 3.9 倍。猝死是指自然发生的、出乎意料的突然死亡。冠状动脉性猝死可发生于某种诱因后，如饮酒、劳累、吸烟及运动后，患者突然昏倒，四肢抽搐，小便失禁，或突然发生呼吸困难，口吐白沫，迅速昏迷。可立即死亡或在 1 至数小时后死亡，有不少病例则在夜间睡眠中死亡。冠状动脉性猝死多发生在冠状动脉粥样硬化的基础上，由于冠状动脉中重度粥样硬化或在此基础上出现继发性病变（如斑块内出血或血栓形成）或痉挛，导致冠状动脉血流突然中断，心肌急性缺血，引起心源性休克或心室纤颤等严重心律失常。无 MI 时也可发生猝死，此类患者通常有致心律失常性基础病变，如心室壁瘢痕或左心室功能不全等。

图 7-12　心肌纤维化
心肌间质广泛纤维化，部分心肌细胞肥大

⊕ **知识链接**

冠状动脉旁路移植与支架介入

冠心病对人类健康危害极大，目前治疗冠心病主要有药物治疗、支架介入及手术三种方式。冠状动脉旁路移植术是取患者自身的血管或用血管替代品将狭窄的冠状动脉的远端与升主动脉连接起来，使血液绕过狭窄部位。冠状动脉支架术是通过介入的方法将冠状动脉狭窄的部位扩张后放入一个支架以支撑狭窄部位，使血管保持持续开放状态，保证冠状动脉的血流畅通。

搭桥手术与支架介入各有优劣：冠状动脉旁路移植术是场"大仗"，需要全麻、开胸、体外循环，手术时间长，现在临床已经较少使用；而支架介入治疗只需局部麻醉，在紧急情况下能迅速达到血运重建。但是，并不是所有冠心病患者都适宜进行支架介入，如血管弯曲、完全闭塞、分岔口、左主干狭窄等时做支架介入就比较困难，而冠状动脉旁路移植术可以解决严重的冠状动脉病变，如多支弥漫性病变、心功能严重受损患者；此外，支架介入也存在自身的缺点，如再狭窄的问题。

第三节　原发性高血压

高血压（hypertension）是以体循环动脉血压持续升高为主要临床表现的疾病，其诊断标准为成年人收缩压≥140mmHg（18.4kPa）和（或）舒张压≥90mmHg（12.0kPa）。高血压可分为两类：原发性高血压（primary hypertension），又称特发性高血压（essential hypertension）；继发性高血压（secondary hypertension），又称症状性高血压（symptomatic hypertension）或特殊类型高血压。

原发性高血压又称为高血压病（hypertension disease），最多见，占高血压的90%～95%，是本节重点叙述的内容。继发性高血压较少见，占5%～10%，是指患有某些疾病（如慢性肾小球肾炎、肾动脉狭窄、肾盂肾炎、盐皮质激素增多症、嗜铬细胞瘤和肾上腺肿瘤等）时出现的血压升高，这种血压升高是某种疾病的症状或体征之一，故又称症状性高血压。特殊类型高血压是指妊娠高血压和某些疾病导致的高血压危象，如高血压脑病、颅内出血、不稳定型心绞痛、急性心肌梗死、急性左心衰竭伴肺水肿、主动脉夹层动脉瘤及子痫等。

一、病因和发病机制

高血压的病因和发病机制复杂，至今尚未完全阐明。本节主要介绍已知与高血压有关的危险因素以及可能的发病机制。

（一）危险因素

1. 遗传因素　动物实验、流行病学和家系研究显示，遗传因素是高血压的重要易患因素。据调查，约有75%的原发性高血压患者具有遗传素质，患者有明显的家族发病倾向。双亲有高血压病史的人群，其高血压患病率比无高血压家族史者高2～3倍；而单亲有高血压病史的人群，其高血压患病率比无高血压家族史者高1.5倍。近年来研究结果表明，遗传缺陷或某些基因变异和（或）突变与高血压发生密切相关。如肾素－血管紧张素系统（RAS）的多个编码基因存在多态性和（或）突变。另外，高血压患者及有高血压家族史而血压正常者的血清中有一种激素样物质，可抑制Na^+，K^+-ATP酶活性，使Na^+/K^+泵功能降低，导致细胞内Na^+、Ca^{2+}浓度增加，细小动脉壁收缩加强，从而使血压升高。目前认为高血压的遗传模式是多基因遗传，但不排除特殊群体高血压可能呈单基因显性遗传。

2. 膳食因素

（1）Na^+的摄入量　大量研究显示，食盐摄入量与高血压的发生密切相关。高钠摄入可使血压升高，摄盐量与血压水平呈正相关。但并非所有人都对钠敏感。

（2）饮酒　中度以上饮酒是高血压发病因素之一。饮酒致急性血压升高可能是血液中的儿茶酚胺类物质及其他激素作用的结果。

（3）K^+和Ca^+的摄入量　多食蔬菜（富含K^+）和富含Ca^+的饮食可降低高血压患病率。

3. 精神心理因素　精神长期或反复处于紧张状态的人或从事相应职业的人，可使大脑皮质功能失调，失去对皮层下血管舒缩中枢的调控能力，当血管舒缩中枢产生持久的以收缩为主的兴奋时，可引起全身细、小动脉痉挛而增加外周血管阻力，血压随之上升，持久的血管痉挛可引起细小动脉硬化，从而引起恒定的血压升高。

4. 神经内分泌因素　一般认为，细动脉的交感神经纤维兴奋性增强是原发性高血压发病的主要神经因素。近年研究发现，神经肽Y等缩血管神经递质具有升压作用，降钙素基因相关肽、P物质等舒血管神经递质有降压作用。

5. 其他因素

（1）肥胖　可以独立地增加心血管病的发病危险。人群中随着体重指数的增高，血压水平和高血压患病率均逐步增高。

（2）体力活动　与高血压呈负相关，缺乏体力活动的人发生高血压的危险高于经常体力活动的人。有研究发现，体力活动具有降压的作用，并且可以减少降压药物的剂量。此外，吸烟、年龄增长也是促使血压升高的相关因素。

（二）发病机制

关于原发性高血压的发病机制，曾提出许多学说，但是无论哪一个学说都不能完全解释高血压的发病机制，表明高血压的发病机制是相当复杂的。动脉血压取决于心排血量的大小和外周阻力之积。因此，凡是能引起心排血量和外周阻力增加的各种因素，均可导致血压升高。

1. 钠、水潴留　因 Na^+ 在体内过多，引起水潴留，使细胞外液增加，致心排血量增加，血压升高。摄入的盐过多而且又对 Na^+ 敏感的人群，主要是通过钠、水潴留的途径引起血压升高。遗传因素，如肾素 - 血管紧张素系统多种基因缺陷或上皮 Na^+ 通道蛋白单基因突变等，均可导致钠、水潴留，从而发生高血压。丘脑 - 垂体 - 肾上腺活动增强时，肾上腺皮质分泌醛固酮增多，使肾脏 Na^+ 排泄减少，钠、水潴留，导致血压升高。

2. 功能性的血管收缩　血管平滑肌的收缩和舒张受自主神经支配。血管平滑肌的紧张性活动主要来自交感缩血管神经中枢，特别是内脏血管的紧张性几乎均由交感缩血管神经的冲动来维持。因此，凡能引起交感缩血管神经兴奋的因素均可引起血管收缩。此外，血液和组织液中的一些化学物质（如乙酰胆碱、儿茶酚胺、血管升压素、前列腺素、5 - 羟色胺、肾素等）可通过作用于心血管活动来调节血压。如交感神经兴奋可通过分泌大量的去甲肾上腺素（儿茶酚胺类），作用于细小动脉平滑肌受体，引起细小动脉收缩或痉挛，从而使外周阻力增加。同时，交感神经兴奋的缩血管作用可导致肾缺血，刺激球旁装置的 ε 细胞分泌肾素，肾素入血，使血管紧张素原转变为血管紧张素 I，后者随血流经过肺、肾组织时，在血管紧张素活化酶的作用下形成血管紧张素 II，后者可通过直接使细小动脉收缩以及刺激肾上腺皮质分泌醛固酮，引起钠、水潴留，进而血容量增加，使血压升高。血管升压素也称为血管加压素，具有强烈的缩血管作用，它是通过激活血管平滑肌的血管升压素受体而发挥作用的。脑内乙酰胆碱通过间接增加外周交感紧张性而使动脉血压升高。高血压时，血管对缩血管物质的反应性增高，而对舒血管物质的反应性降低，导致血管张力和外周阻力持续性增高；另外，血管平滑肌膜电位升高、钙通道活动增加与钾通道功能减弱、钙泵活性下降等，都是致血管平滑肌收缩过程中的重要环节。目前，在血管平滑肌电压依赖性钙通道活动的调节方面，G 蛋白的介导作用、蛋白激酶 C 与磷酸化、去磷酸化机制已引起学者的关注。

3. 结构性的血管肥厚　血管内皮细胞既可产生收缩血管物质，也能产生舒张血管物质。血管内皮功能紊乱主要表现为血管舒缩物质、促生长因子产生异常以及血管反应性异常和血管舒缩机制失衡，过度的或长期的血管收缩使细小动脉血管壁中膜 SMC 增生和肥大，导致血管壁增厚、管腔缩小，外周阻力增加，引起血压升高。

二、类型和病理变化

原发性高血压可分为良性高血压和恶性高血压两类。

（一）良性高血压

良性高血压（benign hypertension），又称缓进性高血压（chronic hypertension），约占原发性高血压的 95%，多见于中、老年，病程长，进程缓慢，可达十余年或数十年。按病变的发展可分为三期。

1. 功能紊乱期　为高血压的早期阶段。基本病变为全身细小动脉间歇性痉挛收缩，血管、心脏、肾脏、脑及眼底无器质性病变。临床表现为血压升高，但常有波动，可伴有头晕、头痛，经过适当休息和治疗，血压可恢复正常。

2. 动脉病变期

（1）细动脉硬化（arteriolosclerosis）　是原发性高血压的主要病变特征，表现为细小动脉壁玻璃样变。最易累及肾入球小动脉、视网膜动脉和脾中央动脉。

因细动脉长期痉挛，加之血管内皮细胞受长期的高血压刺激，致内皮细胞受损，细胞间隙扩大，通透性增强，血浆蛋白渗入内皮下以及更深的中膜；同时，SMC 分泌大量细胞外基质并因缺氧而变性、坏死，遂使血管壁逐渐由血浆蛋白、细胞外基质和坏死的 SMC 产生的修复性胶原纤维及蛋白多糖所代替，正常管壁结构消失，发生玻璃样变性，致细动脉壁增厚，管腔狭窄甚至闭塞（图 7 - 13）。

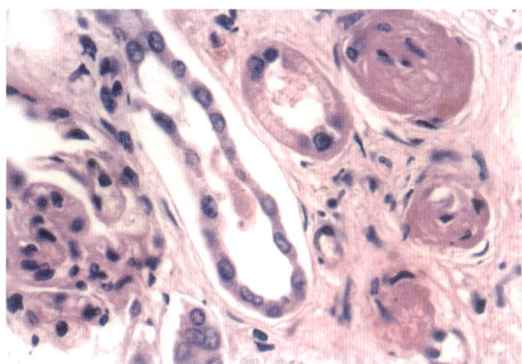

图 7 - 13　原发性高血压之肾入球小动脉玻璃样变性
肾入球小动脉管壁增厚呈均质红染，管腔狭窄甚至闭塞

（2）小动脉硬化　主要累及肌型小动脉，如肾小叶间动脉、弓状动脉及脑的小动脉等。光镜下，小动脉内膜胶原纤维及弹性纤维增生，内弹力膜分裂。中膜 SMC 不同程度地增生、肥大，并伴有胶原纤维和弹性纤维增生，致血管壁增厚，管腔狭窄。

（3）大动脉硬化　主动脉无明显病变或伴发动脉粥样硬化。

3. 内脏病变期

（1）心脏　左心室因血压持续升高，外周阻力增大，心肌负荷增加，发生代偿性肥大。心脏重量增加，可达 400g 以上（在正常男性约 260g，女性约 250g）。肉眼观，左心室壁增厚，可达 1.5～2.0cm（正常在 1.0cm 以内）。乳头肌和肉柱增粗变圆，但心腔不扩张，相对缩小，称向心性肥大（concentric hypertrophy，图 7 - 14）。光镜下，心肌细胞增粗、变长，伴有较多分支。心肌细胞核肥大，圆形或椭圆形，核深染。晚期左心室失代偿，心肌收缩力降低，逐渐出现心腔扩张，室壁相对变薄，肉柱和乳头肌变扁平，称离心性肥大（eccentric hypertrophy），严重时可发生心力衰竭。心脏发生的上述病变称为高血压性心脏病（hypertensive heart disease）。

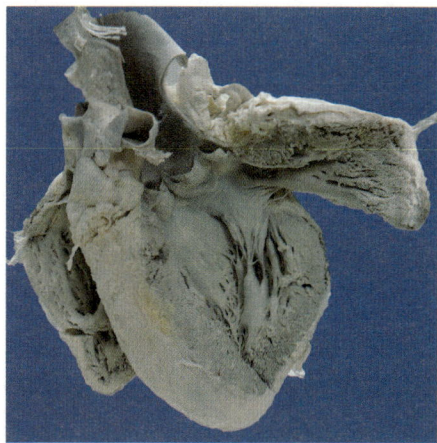

图 7 - 14　原发性高血压之左心室向心性肥大
左心室壁增厚，乳头肌增粗，心腔相对缩小

临床上，患者可有心悸，心电图显示左心室肥大和心肌劳损，严重者可出现心力衰竭的症状和体征。

（2）肾脏　高血压时，由于入球小动脉的玻璃样变性和肌型小动脉的硬化，管壁增厚，管腔狭窄，致病变区的肾小球缺血而发生纤维化、硬化或玻璃样变性，相应地，肾小管因缺血而萎缩、消失，出现间质纤维组织增生和淋巴细胞浸润。病变相对较轻的肾小球代偿性肥大，相应地，肾小管代偿性扩张（图7－15）。肉眼观，双侧肾脏对称性缩小，质地变硬，表面凹凸不平，呈细颗粒状，单侧肾可小于100g（在正常成人约150g）；切面肾皮质变薄（≤0.2cm，正常厚度为0.3～0.6cm），皮髓质界限不清，肾盂周围脂肪组织增多。肾脏以上病变称为原发性颗粒性固缩肾（primary granular atrophy of the kidney，图7－16）。

临床上，患者可长时间不出现肾功能障碍。随着病变的肾单位增多，肾功能逐渐下降，可有多尿、夜尿，出现低密度尿、蛋白尿和管型尿，血中非蛋白氮、肌酐、尿素氮升高，甚至出现尿毒症症状，发生肾功能衰竭。

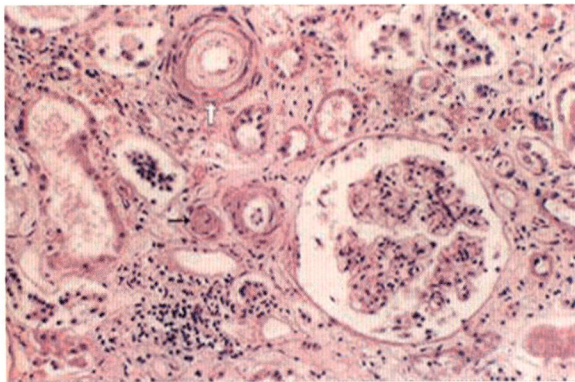

图 7 – 15　细小动脉性肾硬化

部分肾单位纤维化、萎缩，部分代偿性肥大、扩张；
入球小动脉玻璃样变性，细小动脉硬化（箭头所示）

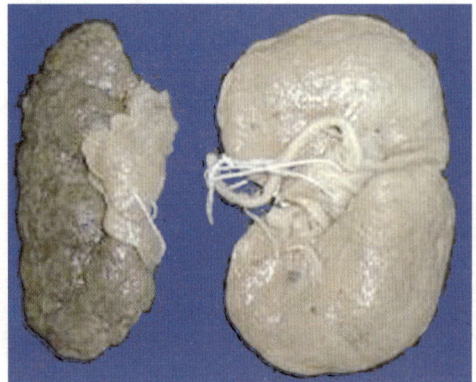

图 7 – 16　原发性颗粒性固缩肾

肾脏体积变小，质地变硬，表面呈细颗粒状外观

（3）脑　因脑细小动脉硬化，脑可发生一系列病变。主要有以下三种。

①高血压脑病（hypertensive encephalopathy）：是由于脑细小动脉硬化和痉挛，局部组织缺血，毛细血管通透性增加，引起脑水肿。此时临床表现为头痛、头晕、眼花、呕吐及视力障碍等症状，有时血压急剧升高，患者可出现剧烈头痛、意识障碍、抽搐等症状，称高血压危象（hypertensive crisis）。此种危象见于高血压的各个时期。

②脑软化（softening of brain）：是由于脑的细小动脉硬化和痉挛，其供血区脑组织缺血而发生多个小坏死灶，即微梗死灶（microinfarct）。光镜下，梗死灶组织液化坏死，形成质地疏松的筛网状脑软化病灶。后期坏死组织被吸收，由胶质细胞增生进行修复，形成蜂窝状胶质瘢痕。

③脑出血（cerebral hemorrhage）：是高血压最严重的并发症，亦是致命性的并发症。脑出血常发生于基底节、内囊，其次为大脑白质、脑桥和小脑。脑出血最多见于基底节区域（尤以豆状核区最多见），是因为供应该区域的豆纹动脉与大脑中动脉呈直角分支，直接受到大脑中动脉压力较高的血流冲击和牵引，致豆纹动脉易破裂出血。出血常为大片状，相应区域脑组织完全破坏，形成充满血液和坏死脑组织的囊性病灶（图7－17）。当出血范围扩大

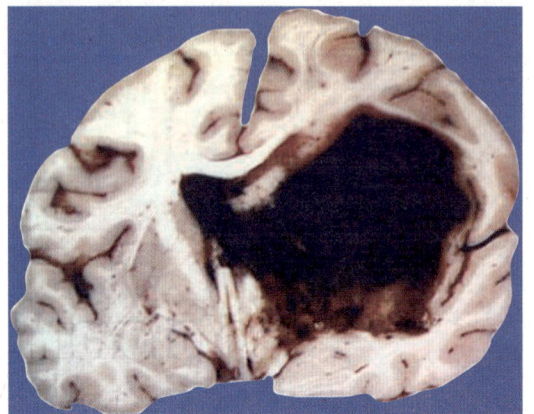

图 7 – 17　原发性高血压之脑出血

内囊、基底节区脑组织完全破坏，形成充满
血凝块和坏死脑组织的囊性病灶

时，可破入侧脑室。脑出血的原因是脑的细小动脉硬化使血管壁变脆，当血压突然升高时引起破裂性出血，亦可由于血管壁弹性下降，在高血压的作用下局部膨出形成小动脉瘤和微小动脉瘤，如再遇血压突然升高或剧烈波动时，致小动脉瘤和微小动脉瘤破裂出血。脑出血的临床表现常与出血的部位、出血量的多少有关。当内囊出血时，可引起对侧肢体偏瘫及感觉消失；当出血破入侧脑室时，患者可出现昏迷甚至死亡；左侧脑出血常引起失语；桥脑出血可致同侧面神经麻痹及对侧上下肢瘫痪；脑出血可因血肿占位及脑水肿，引起颅内高压，并发脑疝形成。

（4）视网膜　视网膜中央动脉发生细动脉硬化。眼底检查可见血管迂曲，反光增强，动静脉交叉处出现压痕。严重者可有视乳头水肿，视网膜出血，视力减退。

（二）急进型高血压

急进型高血压（accelerated hypertension），又称恶性高血压（malignant hypertension），较少见，多见于青少年，血压显著升高，常超过230/130mmHg，病变进展迅速，可发生高血压脑病或较早出现肾功能衰竭。此型高血压多为原发性，部分可继发于良性高血压。

病理变化：特征性的病变是增生性小动脉硬化（hyperplastic arteriolosclerosis）和坏死性细动脉炎（necrotizing arteriolitis）。前者主要表现为动脉内膜显著增厚，伴有SMC增生，胶原纤维增多，使血管壁呈层状洋葱皮样增厚，管腔狭窄。后者病变累及内膜和中膜，管壁发生纤维素样坏死，HE染色管壁呈伊红深染，周围有单核细胞及中性粒细胞浸润，免疫组化检查显示含大量纤维蛋白、免疫球蛋白和补体成分（图7－18）。上述小动脉病变主要累及肾、脑和视网膜。肾入球小动脉最常受累，病变可波及肾小球，使肾小球毛细血管祥发生节段性坏死。在大脑常引起局部脑组织缺血，微梗死形成和脑出血。

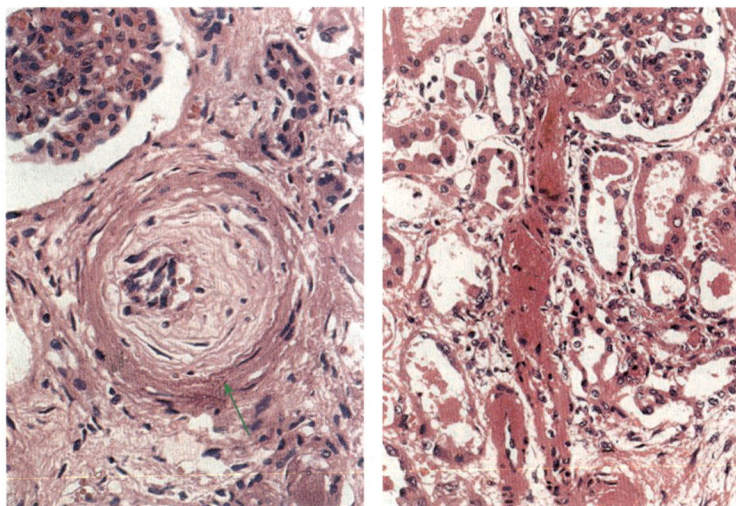

图7－18　急进型高血压
增生性小动脉硬化，血管壁增厚呈同心圆状，管腔狭窄（左图箭头）；肾入球小动脉管壁纤维素样坏死（右图）

第四节　风湿病

风湿病（rheumatism）是一种与A组乙型溶血性链球菌感染有关的变态反应性炎症性疾病。病变主要累及全身结缔组织，最常侵犯心脏和关节，其次为皮肤、皮下组织、脑和血管等，其中以心脏病变最为严重。在风湿病的急性期，常有发热、关节痛、环形红斑、皮下小结、舞蹈病等症状和体征。血液检查，可见抗链球菌溶血素抗体O滴度升高，血沉加快，白细胞增多；心电图示PR间期延长等表现，也称风湿热（rheumatic fever）。风湿热常反复发作，急性期过后，常造成轻重不等的心脏病变，尤其是心瓣膜的器质性损害，最终形成慢性心瓣膜病，可带来严重后果。

风湿病多发于5～15岁，以6～9岁为发病高峰，男女患病率无明显差别。出现心瓣膜变形常在20～40岁之间。风湿病与类风湿关节炎、硬皮病、皮肌炎、结节性多动脉炎及系统性红斑狼疮等同属于结缔组织病（connective tissue disease），也称胶原病（collagen disease）。

一、病因和发病机制

风湿病的发生与咽喉部A组乙型溶血性链球菌感染有关。其依据是发病前患者常有咽峡炎、扁桃体炎等上呼吸道链球菌感染的病史。本病多发生于链球菌感染盛行的冬、春季节及咽部链球菌感染好发的寒冷潮湿地区，抗生素广泛使用不但能预防和治疗咽峡炎、扁桃体炎，而且也可明显减少风湿病的发生和复发。

风湿病的发病机制仍然不十分清楚，曾提出多种学说，目前多数倾向于抗原抗体交叉反应学说，即链球菌细胞壁的C抗原（糖蛋白）诱导机体产生的抗体可与结缔组织（如心脏瓣膜及关节等）中的糖蛋白发生交叉反应，而链球菌细胞壁的M抗原（蛋白质）刺激机体产生的抗体与存在于心脏、关节及其他组织中的糖蛋白亦发生交叉反应，导致组织损伤。有研究证实，链球菌感染可能激发患者对自身抗原的自身免疫反应而引起相应病变；或与免疫复合物形成有关，如多数风湿病患者可检出针对心内膜、心外膜、心肌和血管平滑肌等的自身抗体。

二、基本病理变化

风湿病根据病变发展过程可分为三期。

1. 变质渗出期（alterative and exudative phase） 是风湿病的早期病变。表现为结缔组织基质的黏液样变性和胶原的纤维素样坏死。同时，在浆液纤维蛋白渗出过程中，有少量淋巴细胞、浆细胞及单核细胞浸润。此期病变可持续1个月。

2. 增生期或肉芽肿期（proliferative phase or granulomatous phase） 病变特点是巨噬细胞增生形成具有诊断意义的风湿性肉芽肿，即Aschoff小体（Aschoff body），又称风湿小体。

Aschoff小体体积很小，一般在显微镜下才能辨别，常见于心肌间质、心内膜下和皮下结缔组织。在心肌间质内的Aschoff小体多位于小血管旁，呈梭形或略呈圆形。Aschoff小体是由纤维素样坏死、成团的风湿细胞（Aschoff细胞）及少量的淋巴细胞和浆细胞共同构成（图7-19）。

风湿细胞的特点是体积大，呈圆形；胞质丰富，嗜碱性；核大，圆形或椭圆形，核膜清晰，染色质集中于中央，核的横切面似枭眼状，纵切面呈毛虫状（图7-20）。风湿细胞除单核外，也可见双核或多核（Aschoff巨细胞）。此期病变可持续2～3个月。

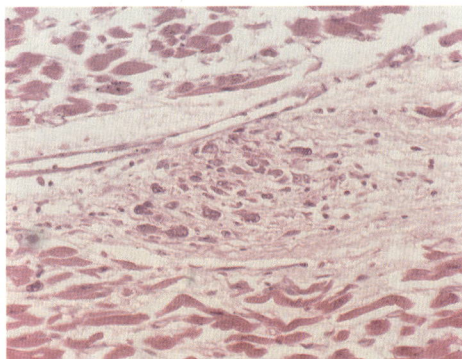

图7-19 风湿性心肌炎
心肌间质内可见风湿细胞聚集形成的Aschoff小体，呈梭形

图7-20 风湿细胞
风湿细胞核的横切面似枭眼状，纵切面呈毛虫状

3. 瘢痕期或愈合期（fibrous phase or healed phase）　Aschoff 小体中的坏死细胞逐渐被吸收，周围出现纤维细胞，使 Aschoff 小体逐渐纤维化，最后形成梭形小瘢痕。此期病变可持续 2~3 个月。

上述整个病程持续 4~6 个月。因风湿病具有反复发作的特点，在受累的器官和组织中常可见到新旧病变并存现象。病变持续反复进展，纤维化的瘢痕不断形成，破坏组织结构，影响器官功能。

三、风湿病的各器官病变

（一）风湿性心脏病

风湿病引起的心脏病变可以表现为风湿性心内膜炎、风湿性心肌炎和风湿性心外膜炎。若病变累及心脏全层组织，则称风湿性全心炎（rheumatic pancarditis）或风湿性心脏炎（rheumatic carditis）。在儿童风湿病患者中，65%~80% 有心脏炎的临床表现。

1. 风湿性心内膜炎（rheumatic endocarditis）　病变主要侵犯心脏瓣膜，以二尖瓣受累最为多见，其次为二尖瓣和主动脉瓣同时受累，三尖瓣、肺动脉瓣几乎很少受累。

病变早期受累瓣膜明显肿胀，间质内出现纤维素样坏死和黏液样变性，伴有浆液渗出和炎症细胞浸润。数周后，受累瓣膜表面，特别是闭锁缘上可形成直径为 1~2mm、呈单行排列的疣状赘生物（verrucous vegetation，图 7-21），赘生物呈灰白色半透明状，与瓣膜粘连牢固，不易脱落。形成的赘生物较多时，可累及腱索及邻近的内膜。镜下可见赘生物是由纤维蛋白和血小板构成的白色血栓，伴小灶状纤维素样坏死（图 7-22），坏死灶周围可见多少不等的风湿细胞。病变反复发作导致纤维组织增生，瓣膜增厚、变硬、卷曲、短缩，瓣膜之间发生纤维性粘连，腱索增粗、短缩，最终导致慢性心瓣膜病。病变后期可累及房、室内膜，引起内膜灶状增厚，尤以左心房后壁最为明显，称 McCallum 斑。

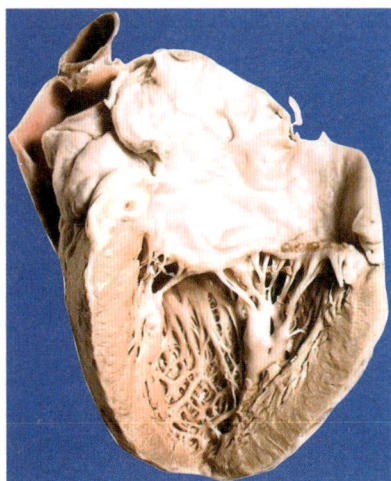

图 7-21　风湿性疣状心内膜炎（大体）

二尖瓣瓣膜闭锁缘上可见细小的呈单行排列的赘生物

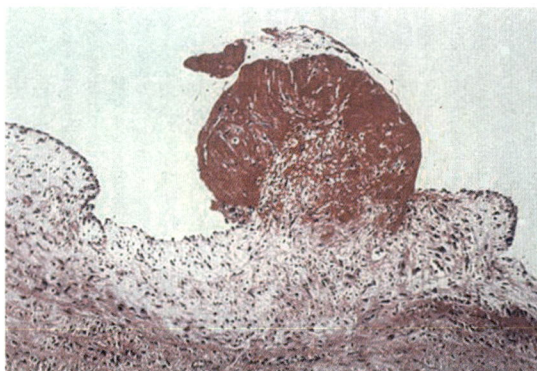

图 7-22　风湿性疣状心内膜炎

2. 风湿性心肌炎（rheumatic myocarditis）　发生于成人者常表现为灶状间质性心肌炎，病变主要累及心肌间质结缔组织，间质发生水肿、黏液样变性和纤维素样坏死，尤以间质内小血管附近的结缔组织最为明显，并可见多少不等的 Aschoff 小体（图 7-19）。病变反复发作，Aschoff 小体纤维化形成小瘢痕。病变以左心室、室间隔、左心房及左心耳等处较多。

在儿童患者，风湿性心肌炎病变常表现为弥漫性，临床上可发生急性充血性心力衰竭。若病变累及传导系统，可出现传导阻滞。

3. 风湿性心外膜炎（rheumatic pericarditis）　其病变特点是心包膜脏层和壁层浆液和（或）纤维

蛋白渗出，呈浆液性或纤维素性炎症。当心外膜大量浆液渗出时，心包腔内有大量液体潴留，形成心包积液。当渗出物以纤维蛋白为主时，覆盖于心外膜表面的纤维蛋白可因心脏的不停搏动而形成无数的绒毛状物质，覆盖在心脏的表面，称绒毛心（cor villosum）。若渗出的纤维蛋白较多而未被完全溶解吸收，则发生机化致心包膜脏层和壁层发生纤维性粘连，少数严重病例甚至可形成缩窄性心包炎（constrictive pericarditis）。

湿性心外膜炎患者的主要临床表现为胸闷、心界扩大，听诊心音弱而遥远。干性心外膜炎患者表现为心前区疼痛，听诊时可闻及心包摩擦音。

（二）风湿性关节炎

风湿性关节炎（rheumatic arthritis）病变常累及大关节，以膝关节和踝关节最为常见，其次是肩、腕、肘等关节，各关节常先后受累，反复发作。临床上，约75%的风湿热患者早期出现风湿性关节炎，表现为关节局部红、肿、热、痛和功能障碍。镜下主要表现为关节滑膜的浆液性炎症，病变滑膜充血肿胀，可伴有纤维蛋白渗出，邻近软组织内可见不典型的 Aschoff 小体。风湿性关节炎预后良好，一般不留后遗症。

（三）皮肤病变

皮肤急性风湿病时出现环形红斑和皮下结节，具有诊断意义。

1. 皮肤环形红斑（erythema annulare） 多见于躯干和四肢皮肤，为环状或半环状淡红色斑，直径约3cm，中央皮肤色泽正常。镜下表现为渗出性病变，红斑处真皮浅层血管扩张充血，血管周围组织水肿，淋巴细胞、单核细胞及少许中性粒细胞浸润。病变常在 1～2 天消退。

2. 皮肤皮下结节（subcutaneous nodule） 多见于肘、腕、膝、踝等大关节附近的伸侧面皮下，直径为 0.5～2cm，圆形或椭圆形，质硬、界清、可活动，无压痛。镜下表现为增生性病变，结节中央为纤维素样坏死，周围增生的风湿细胞和成纤维细胞呈放射状排列，伴淋巴细胞浸润。

（四）风湿性动脉炎

风湿性动脉炎（rheumatic arteritis），大小动脉均可受累，如冠状动脉、肾动脉、肠系膜动脉、脑动脉及肺动脉等，但以小动脉受累较多见。急性期血管壁结缔组织发生黏液样变性、纤维素样坏死和炎症细胞浸润，可伴有 Aschoff 小体形成。病变后期，血管壁结缔组织增厚，管腔狭窄，甚至闭塞。

（五）风湿性脑病

风湿性脑病（rheumatic encephalopathy）病变主要累及大脑皮质、基底节、丘脑及小脑皮层，多见于5～12岁儿童，女孩多见。主要病变为风湿性动脉炎和皮质下脑炎。镜下可见局部充血、神经细胞变性、胶质细胞增生及胶质结节形成，以及血管周围淋巴细胞浸润。当锥体外系受累时，患儿可出现面肌及肢体的不自主运动，临床上称小舞蹈病（chorea minor）。

🌐 **知识链接**

类风湿与风湿

类风湿与风湿是两种完全不同的疾病。两者虽然都有关节疼痛的症状，但有着本质上的不同。类风湿关节炎是一种以关节病变为主的慢性全身自身免疫性疾病，而风湿病与 A 组乙型溶血性链球菌感染有关。在实验室检查中，前者类风湿因子升高。而后者抗链"O"升高。类风湿关节炎以小关节起病，随后可累及其他关节，晚期往往造成关节的畸形；而风湿性关节炎常累及大关节，一般不会造成关节的畸形。与风湿病相比，类风湿的完全康复率低。

第五节 感染性心内膜炎

感染性心内膜炎（infective endocarditis）是由病原微生物直接侵袭心内膜，特别是心瓣膜而引起的炎症性疾病。病原微生物包括各种细菌、真菌、立克次体等，以细菌最为多见，故也称细菌性心内膜炎（bacterial endocarditis）。通常分为急性和亚急性两种。

一、急性感染性心内膜炎

急性感染性心内膜炎（acute infective endocarditis）或称急性细菌性心内膜炎（acute bacterial endocarditis），以金黄色葡萄球菌感染最多见，少数为肺炎球菌、A组链球菌、流感嗜血杆菌和淋病奈瑟菌等。通常病原体先在机体某部位引起化脓性炎症，当机体抵抗力降低时，细菌入血引起败血症并侵犯心内膜。多单独侵犯二尖瓣或主动脉瓣，三尖瓣和肺动脉瓣很少受累。病变多发生在二尖瓣的心房面和主动脉瓣的心室面。受累的心瓣膜上常常形成体积较大、质地松软、灰黄或浅绿色的赘生物，赘生物破碎后形成含菌性栓子，可引起心、脑、肾、脾等器官的栓塞，导致这些器官发生败血性梗死和脓肿形成（图7-23）。镜下赘生物主要由脓性渗出物、血栓、坏死组织和大量细菌菌落混合而形成。受累瓣膜可发生破裂、穿孔或腱索断裂，引起急性心瓣膜功能不全。此病起病急，发展快，虽经治疗，仍有50%以上的病例于数日或数周内死亡。

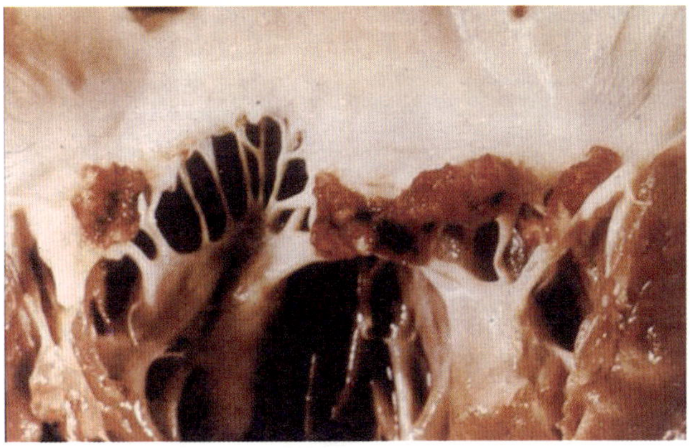

图7-23 急性感染性心内膜炎
二尖瓣上可见体积较大的赘生物

二、亚急性感染性心内膜炎

亚急性感染性心内膜炎（subacute infective endocarditis，图7-24）也称亚急性细菌性心内膜炎（subacute bacterial endocarditis），以毒力较弱的草绿色链球菌感染最多见（约占75%），肠球菌、表皮葡萄球菌等次之。病原体可经感染灶入血，也可因医源性操作入血，形成菌血症，并随血流进入心脏，侵犯心瓣膜。临床上除有心脏体征外，还有发热、点状出血、栓塞等症状以及脾大、进行性贫血等迁延性败血症表现。病程较长，可迁延数月，甚至达1年以上。

病理变化如下。

1. 心脏 病变最常累及二尖瓣和主动脉瓣，常在原有病变的瓣膜上形成赘生物。赘生物单个或多个，体积较大且大小不一，呈菜花状息肉，质脆，易破碎和脱落（图7-24）。镜下赘生物主要由血小板、纤维蛋白、坏死组织、炎症细胞及细菌菌落构成。赘生物脱落后可导致瓣膜发生溃疡或穿孔，溃疡

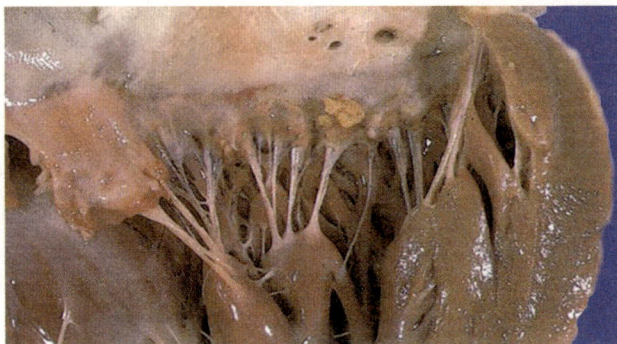

图7-24　亚急性感染性心内膜炎
在病变的二尖瓣膜上可见赘生物形成

底部可见少许肉芽组织及淋巴细胞、单核细胞浸润。瓣膜的损害造成瓣膜口狭窄和（或）关闭不全，临床上可听到相应的杂音。瓣膜变形严重者可出现心力衰竭。

2. 血管　赘生物碎裂脱落形成的栓子，可引起动脉性栓塞和血管炎。栓塞多见于脑，其次为肾、脾和心脏。由于栓子常来自赘生物的浅层，不含菌或仅含极少的细菌，细菌毒力较弱，引起的梗死常为无菌性梗死。

3. 变态反应　部分患者可因微栓塞而引起局灶性或弥漫性肾小球肾炎。由于皮下小动脉炎，皮肤会出现紫红色、微隆起、有压痛的小结节，称 Osler 小结。

4. 败血症　由于赘生物中的细菌不断侵入血流并繁殖，患者出现长期发热、脾大和白细胞增多，后者表现为单核-巨噬细胞增生，脾窦扩张充血。因脾功能亢进和草绿色链球菌的轻度溶血作用，患者可出现贫血。此外，还可出现皮肤（黏膜）和眼底小出血点等临床表现。

第六节　心瓣膜病

心瓣膜病（valvular disease，VD）是指心瓣膜受各种致病因素的作用而损伤后或先天性发育异常造成的器质性病变，表现为瓣膜口狭窄和（或）关闭不全，为最常见的慢性心脏病之一，常导致心功能不全，引起全身血液循环障碍。瓣膜关闭不全（valvular insufficiency）是因瓣膜增厚、变硬、卷曲、缩短或瓣膜的破裂和穿孔，也可因腱索增粗、缩短和粘连，使心瓣膜关闭时瓣膜口不能完全闭合，导致部分血液发生反流。瓣膜口狭窄（valvular stenosis）的原因是相邻瓣膜相互粘连、瓣膜增厚、弹性减弱或丧失，瓣膜环硬化和缩窄。瓣膜开放时不能完全张开，导致血流通过障碍。瓣膜关闭不全和狭窄可单独存在，也可合并存在，后者称为联合瓣膜病。心瓣膜病可引起血流动力学的变化，失代偿时出现心功能不全，导致全身血液循环障碍。

一、二尖瓣狭窄

二尖瓣狭窄（mitral stenosis，MS）大多为风湿性心内膜炎反复发作所致，少数由感染性心内膜炎引起。

正常二尖瓣口面积为 $5cm^2$，可通过两个手指，但当瓣膜口狭窄时可缩小至 $1.0 \sim 2.0cm^2$，严重时可达 $0.5cm^2$。病变早期瓣膜轻度增厚，呈隔膜状；后期瓣膜增厚、硬化，腱索缩短，使瓣膜呈鱼口状外观（图7-25）。腱索及乳头肌明显粘连、短缩，常合并关闭不全。MS 的标志性病变是相邻瓣叶粘连。单纯性 MS 不累及左心室。

早期由于二尖瓣口狭窄，在心脏舒张期，从左心房注入左心室的血流受阻，左心房收缩加强。当血流在加压情况下快速通过狭窄的瓣口时，引起漩涡与震动，临床表现为心尖区舒张期隆隆样杂音。后期左心房失代偿，扩张，左心房内血液淤积，肺静脉回流受阻，引起肺淤血、肺水肿或漏出性出血。临床表现为呼吸困难、发绀、咳嗽和咳出带血的泡沫状痰等左心衰竭症状。因肺静脉回流受阻，使肺静脉压升高（>25mmHg），通过神经反射引起肺内小动脉收缩或痉挛，导致肺动脉压升高。长期肺动脉高压，可导致右心室代偿性肥大，继而失代偿，右心室扩张，三尖瓣因相对关闭不全，最终引起右心房淤血及体循

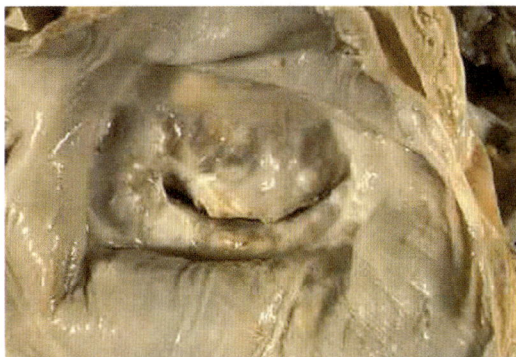

图 7 - 25　心瓣膜病
二尖瓣狭窄呈鱼口状

环静脉淤血。临床表现为肝脏肿大、颈静脉怒张、下肢水肿及浆膜腔积液等心力衰竭症状。X 线显示左心房、右心室、右心房增大，晚期左心室缩小，X 线显示为"梨形心"。

二、二尖瓣关闭不全

二尖瓣关闭不全（mitral insufficiency），多为风湿性心内膜炎的后果，也可由亚急性细菌性心内膜炎等引起。另外，二尖瓣脱垂、瓣环钙化、先天性病变以及腱索异常、乳头肌功能障碍等亦可导致此病的发生。

二尖瓣关闭不全时，在左心收缩期，左心室部分血液反流进入左心房，再加上肺静脉回流的血液，左心房血容量较正常增多，使左心房出现代偿性肥大；在左心舒张期，大量的血液进入左心室，使左心室容积性负荷增加，左心室出现代偿性肥大。久之，左心房及左心室失代偿，左心衰竭，引起肺淤血；最终亦可引起右心室、右心房代偿性肥大，右心衰竭和大循环淤血。临床表现：听诊心尖区可闻及收缩期吹风样杂音。X 线显示左右心房、心室均肥大，呈"球形心"。二尖瓣狭窄和关闭不全常合并发生。

三、主动脉狭窄

主动脉狭窄（aortic valve stenosis）主要由风湿性主动脉炎引起，少数由先天性发育异常或由动脉粥样硬化引起的主动脉瓣膜钙化导致。主动脉瓣间发生粘连，瓣膜增厚、变硬，并发生钙化致瓣膜口狭窄。主动脉狭窄后，左心室排血受阻，久之发生代偿性肥大，室壁增厚，向心性肥大。后期左心失代偿，出现左心衰竭，进而引起肺淤血、右心衰竭和大循环淤血。临床表现：听诊主动脉瓣区可闻及粗糙、喷射性收缩期杂音。X 线显示心脏呈"靴形"。患者出现心绞痛、脉压减小等症状。

四、主动脉瓣关闭不全

主动脉瓣关闭不全（aortic valve insufficiency）主要由风湿性主动脉炎引起，亦可由感染性心内膜炎、主动脉粥样硬化和梅毒性主动脉炎引起。另外，类风湿性主动脉炎及 Marfan 综合征也可使主动脉环扩大而造成主动脉瓣关闭不全。由于主动脉瓣关闭不全，在舒张期，主动脉内部分血液反流至左心室，使左心室血容量增加，久之发生代偿性肥大、左心衰竭、肺淤血、肺动脉高压，进而引起右心肥大，右心衰竭和大循环淤血。临床表现：听诊主动脉区可闻及舒张期吹风样杂音。患者可出现颈动脉搏动、水冲脉、血管枪击音及毛细血管搏动现象。

第七节　心肌病和心肌炎

一、心肌病

心肌病（cardiomyopathy）是指除 CHD、高血压性心脏病、心瓣膜病、先天性心脏病和肺源性心脏病等以外的以心肌结构和功能异常为主要表现的一组疾病。根据其病理生理学、病因学、病原学和发病因素，经过对心肌病的病因和发病机制的深入研究，可将心肌病分为扩张型心肌病、肥厚型心肌病、限制型心肌病、致心律失常性右室心肌病、未定型心肌病及特异性心肌病。其中，前三者为原发性心肌病（primary cardiomyopathy）的三个类型，至今病因不明，也称特发性心肌病（idiopathic cardiomyopathy）。本节也将我国地方性心肌病——克山病列入心肌病范畴简略介绍。

1. 扩张型心肌病（dilated cardiomyopathy，DCM）　亦称充血性心脏病（congestive cardiomyopathy，CCM），是心肌病中最常见的类型，约占心肌病的 90%。WHO 的 DCM 定义为"以左心室或双心室腔扩张伴收缩功能受损为特征"的心肌病变。它可以是特发性、家族性（遗传性）、病毒性和（或）免疫性、酒精性（中毒性）或同时伴有其他心血管疾病，但其心肌功能失调程度不能用异常负荷状况或心肌缺血损伤程度来解释。病变以进行性心脏肥大、心腔扩张和心肌收缩能力下降为特征。发病年龄多在 20～50 岁，男性多于女性。

病理变化：肉眼观，心脏重量增加，可达 500～800g 或更重（诊断标准：男性 >350g，女性 >300g）。两侧心腔明显扩张，心室壁略厚或正常（离心性肥大），心尖部室壁常呈钝圆形（图 7 - 26）。二尖瓣和三尖瓣可因心室扩张导致关闭不全，心内膜增厚，常见附壁血栓形成。光镜下，心肌细胞不均匀性肥大、伸长，细胞核大、浓染，核型不整；肥大和萎缩心肌细胞交错排列；心肌细胞常发生空泡变、小灶性肌溶解、心肌间质纤维化和微小坏死灶或瘢痕灶。临床上主要表现为心力衰竭的症状和体征。心电图显示心肌劳损和心律不齐。患者多死于进行性加重的心力衰竭或因心律失常而猝死。

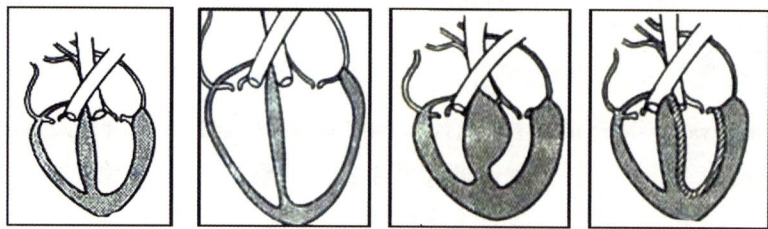

图 7 - 26　原发性心肌病
从左起分别为正常心脏、扩张型心肌病、肥厚型心肌病、限制型心肌病

2. 肥厚型心肌病（hypertrophic cardiomyopathy，HCM）　以左心室和（或）右心室肥厚、室间隔不对称增厚、舒张期心室充盈异常、左心室流出道受阻为特征。肥厚型心肌病常有家族史，约 50% 有基因改变，多为家族性常染色体显性遗传。目前认为是肌小节收缩蛋白基因突变导致了此病的发生。

病理变化：肉眼观，心脏增大、重量增加，成人者心多重达 500g 以上，两侧心室壁肥厚且以室间隔肥厚最为明显。乳头肌肥大、心室腔缩小，左室尤其显著（图 7 - 26）。由于收缩期二尖瓣向前移动与室间隔左侧心内膜接触，可引起二尖瓣增厚和主动脉瓣下的心内膜局限性增厚。光镜下，心肌细胞弥漫性肥大，直径可达 60μm（正常不超过 15μm），核大、畸形、深染，细胞内肌原纤维走行紊乱，互相交错排列。临床上出现心排血量下降，肺动脉高压导致的呼吸困难以及附壁血栓脱落引起的栓塞。

3. 限制型心肌病（restrictive cardiomyopathy，RCM）　是目前了解最少的一种少见心肌病。WHO

的定义是"以单或双心室充盈受限、舒张容积缩小为特征的心肌病"。典型病变为心室内膜和内膜下心肌进行性纤维化，导致心室壁顺应性降低、心腔狭窄。

病理变化：肉眼观，心腔狭窄，心内膜纤维性增厚可达 2～3mm，呈灰白色，以心尖部为重，向上蔓延，累及二尖瓣或三尖瓣，可引起关闭不全（图 7-26）。光镜下，心内膜纤维化，可发生玻璃样变性和钙化，伴有附壁血栓形成。心内膜下心肌常见萎缩和变性改变。

4. 克山病（keshan disease，KD）　是一种地方性心肌病（endemic cardiomyopathy）。1935 年首先在黑龙江省克山县发现，因而命名为克山病。本病主要在我国东北、西北、华北和西南一带山区及丘陵地带流行。KD 的病因尚不清楚。多数研究结果提出，其可能是由于缺乏硒等某些微量元素和营养。

病理变化：KD 的病变主要表现为心肌细胞严重的变性、坏死和瘢痕形成。肉眼观，心脏呈不同程度的增大，重量增加；两侧心腔扩大，心室壁变薄，尤以心尖部为重，心脏呈球形（图 7-27）；切面，心室壁可见散在分布的瘢痕灶，部分病例在心室肉柱间或左、右心耳内可见附壁血栓。光镜下，心肌细胞呈片灶状变性和坏死，变性主要为细胞水肿和脂肪变性，坏死主要为凝固性坏死和（或）液化性肌溶解，心肌细胞核消失，肌原纤维崩解，残留心肌细胞膜空架。慢性病例以瘢痕灶形成为主。电镜下，I 带致密重叠，肌节凝聚，钙盐沉积在变性的线粒体内，致线粒体肿胀，嵴消失。

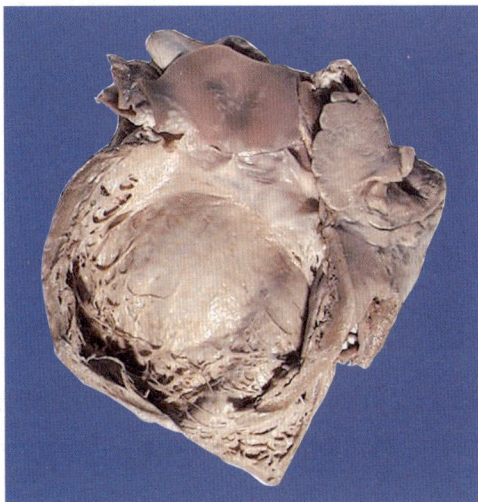

图 7-27　克山病之心脏
心脏体积增大、重量增加，心腔扩张，
心室壁变薄，干扰和破坏了心肌
代谢而引起心肌细胞损伤

二、心肌炎

心肌炎（myocarditis）是指各种原因引起的心肌局限性或弥漫性炎症性病变。常规尸检中可发现有 1%～2% 的病例在心肌细胞间可见局限性的炎症细胞浸润，但一般无临床症状。部分心肌炎病例，其病理变化与扩张型心肌病很难鉴别。有学者曾提出，该病可能与扩张型心肌病有因果关系，但尚缺乏理论依据。

心肌炎可分为感染性和非感染性两大类。前者因细菌、病毒、螺旋体、立克次体、真菌、原虫、蠕虫等感染所致，后者包括过敏或变态反应性心肌炎、孤立性心肌炎等。本节主要介绍病毒性心肌炎、孤立性心肌炎、免疫反应性心肌炎三种。

1. 病毒性心肌炎（viral myocarditis）　比较常见，是由亲心肌病毒引起的原发性心肌炎症。引起心肌炎的常见病毒有柯萨奇 B 病毒、埃可病毒、流行性感冒病毒和风疹病毒等。

病理变化：心肌细胞的损伤可由病毒直接引起，也可以通过 T 细胞介导的免疫反应间接引起。肉眼观，心脏略增大或无明显变化。光镜下，心肌间质水肿，间质和小血管周围有淋巴细胞和单核细胞浸润，伴有心肌细胞变性、坏死（图 7-28）。慢性期表现为心肌间质纤维化等改变，如炎症累及传导系统，临床上可出现心律失常。

2. 孤立性心肌炎（isolated myocarditis）　又称特发性心肌炎（idiopathic myocarditis）。1899 年由 Fiedler 首先描述，也称 Fiedler 心肌炎。其原因至今未明。多发生于 20～50 岁中青年人。

病理变化：根据组织学变化分为两型。

（1）弥漫性间质性心肌炎（diffuse interstitial myocarditis）　主要表现为心肌间质或小血管周围有较

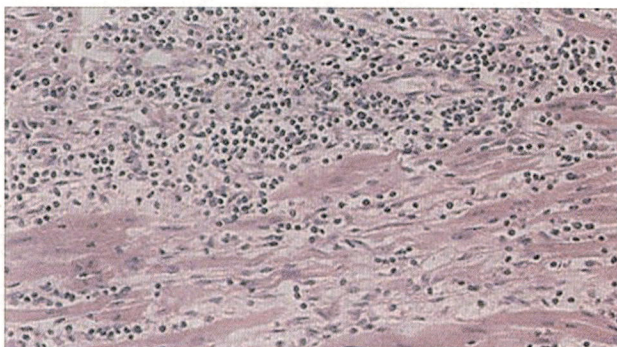

图 7 - 28　病毒性心肌炎
心肌间质内见大量淋巴细胞、单核细胞浸润

多淋巴细胞、单核细胞和巨噬细胞浸润。早期心肌细胞较少发生变性、坏死。病程较长者，心肌间质纤维化，心肌细胞肥大。

（2）特发性巨细胞性心肌炎（idiopathic grant cell myocarditis）　病变区可见心肌灶状坏死和肉芽肿形成。病灶中心可见红染、无结构的坏死物，周围有淋巴细胞、单核细胞、浆细胞或嗜酸性粒细胞浸润，并混有多量的多核巨细胞。

3. 免疫反应性心肌炎（myocarditis due to immune - mediated reactions）　主要见于一些变态反应性疾病，如风湿性心肌炎、类风湿性心肌炎、系统性红斑狼疮和结节性多动脉炎所引起的心肌炎，其次为某些药物如磺胺类、抗生素（青霉素、四环素、链霉素、金霉素等）、抗癫痫药等引起的过敏性心肌炎。

病理变化：主要表现为心肌间质性炎症。在心肌间质及小血管周围可见嗜酸性粒细胞、淋巴细胞、单核细胞浸润，偶见肉芽肿形成。心肌细胞有不同程度的变性、坏死。

第八节　心包炎和心脏肿瘤

一、心包炎

心包炎（pericarditis）是由病原微生物（主要为细菌）或某些代谢产物引起的脏层、壁层心外膜的炎症，大多为伴发性疾病。多继发于变态反应性疾病、尿毒症、心脏创伤及恶性肿瘤转移等。上述发病因素中，绝大多数因素可引起急性心包炎，仅少数如结核和真菌等可引起慢性心包炎。

（一）急性心包炎

急性心包炎（acute pericarditis）多为渗出性炎症，常形成心包积液。按渗出的主要成分可分为以下几种。

1. 浆液性心包炎（serous pericarditis）　以浆液性渗出为主要特征。主要由非感染性疾病引起，如风湿病、系统性红斑狼疮、硬皮病、肿瘤、尿毒症等。病毒感染以及伴有其他部位感染亦常引起心包炎。累及心肌者亦称为心肌心包炎。

病理变化：心外膜血管扩张、充血，血管壁通透性增高。心包腔有一定量的浆液性渗出液，并伴有少量的中性粒细胞、淋巴细胞和单核细胞渗出。临床上患者常有胸闷不适，叩诊心界扩大、听诊心音弱而远。

2. 纤维素性及浆液纤维素性心包炎（fibrinous and serofibrinous pericarditis）　是心包炎中最常见

的类型。常由系统性红斑狼疮、风湿病、尿毒症、结核病、急性心肌梗死、Dressler 综合征（心肌梗死后综合征，在心肌梗死后数周内发生的类似自身免疫性病变）以及心外科手术等引起。

病理变化：肉眼观，心包脏、壁两层表面附着一层粗糙的黄白色纤维蛋白渗出物，呈绒毛状，故称绒毛心。光镜下，渗出液由浆液、纤维蛋白、少量的炎症细胞和变性坏死组织构成。临床表现有心前区疼痛，听诊可闻及心包摩擦音。

3. 化脓性心包炎（purulent pericarditis）　是由链球菌、葡萄球菌和肺炎球菌等化脓菌感染心包所致。这些细菌可经多种途径侵入心包，如邻近组织病变直接蔓延或血液、淋巴道播散或心脏手术直接感染等。

病理变化：肉眼观，心包脏、壁两层表面覆盖一层较厚的呈灰绿色、浑浊而黏稠的纤维性脓性渗出物。光镜下，心外膜表面血管扩张充血，大量中性粒细胞浸润，渗出物内可见大量坏死的中性粒细胞及无结构粉染物质。炎症可累及周围心肌细胞，亦可扩散至心脏周围纵隔内，称纵隔心包炎。临床表现：除感染症状外，可伴有上述两种心包炎（浆液性、纤维素性）的症状和体征。当渗出物不能完全溶解吸收时，可发生机化，导致缩窄性心包炎。

4. 出血性心包炎（hemorrhagic pericarditis）　大多数由结核杆菌经血道感染引起，亦可由恶性肿瘤累及心包所致。心包腔含大量浆液性、血性积液。此外，心脏外科手术可继发出血性心包炎，出血多时可致心包填塞。

（二）慢性心包炎

慢性心包炎（chronic pericarditis）指临床病程持续 3 个月以上的心包炎。多由急性心包炎转化而来。可分为两型。

1. 非特殊性心包炎（non – specific type of chronic pericarditis）　仅局限于心包本身，病变较轻，临床症状不明显。常见病因为结核病、尿毒症及风湿病等。

2. 特殊性心包炎（specific type of chronic pericarditis）

（1）粘连性纵隔心包炎（adhesive mediastinopericarditis）　常继发于化脓性心包炎、干酪样心包炎、心脏外科手术或纵隔放射性损伤之后。主要病变为心包慢性炎症性病变和纤维化引起心包腔粘连而闭塞，并与纵隔及周围器官粘连。心脏因受心外膜壁层的限制和受到与周围器官粘连的牵制而工作负担增加，引起心脏肥大、扩张。

（2）缩窄性心包炎（constrictive pericarditis）　由于心包腔内渗出物机化和瘢痕形成，致心脏舒张期充盈受限，严重影响心排血量。多继发于化脓性心包炎、结核性心包炎和出血性心包炎。

二、心脏肿瘤

心脏肿瘤是指生长在心包、心壁或心内膜等部位的肿瘤，有原发性和转移性两类。原发性心脏肿瘤极少见，检出率在 0.0017% ~ 0.33% 之间，且多数是良性肿瘤。成人最常见的原发性心脏肿瘤为黏液瘤，其次为脂肪瘤。儿童期最常见的心脏原发肿瘤为横纹肌瘤。转移性心脏肿瘤相对多见，检出率是原发肿瘤的 20 ~ 40 倍。

（一）心脏良性肿瘤

1. 心脏黏液瘤（cardiac myxoma）　多位于心房内，其中 3/4 以上在左心房，常为单发。肉眼观，肿瘤大小不等，多为分叶状或乳头状，表面淡黄色，呈半透明胶冻状，质软，易出血和脱落。光镜下，瘤细胞呈星芒状，周围充满大量浅蓝色黏液基质（HE 染色），奥新蓝染色为强阳性。

2. 横纹肌瘤（rhabdomyoma）　多见于婴幼儿，常为多发性。部分病例伴有脑的结节性硬化。瘤结节散在分布于心脏壁内，最多见于室间隔。光镜下，瘤细胞巨大，胞质因含有大量糖原而呈空泡状，核位于中央，肌原纤维疏松，呈网状、放射状分布，似蜘蛛，具有诊断意义。

（二）心脏恶性肿瘤

心脏恶性肿瘤很少见，以血管肉瘤、横纹肌肉瘤较多见。

（三）心脏转移性肿瘤

心脏转移性肿瘤比原发性肿瘤多见，但与其他器官相比，心脏转移性肿瘤较少见。恶性肿瘤主要通过血道转移至心脏。心脏的转移瘤一般为多发性、结节状。

第九节　周围血管病

周围血管病中，以多发性大动脉炎（polyarteritis）多见。多发性大动脉炎主要累及主动脉及其大分支。

一、高安动脉炎

高安动脉炎（Takayasus arteritis），又称特发性主动脉炎、大动脉炎或无脉症，是累及主动脉及其大分支的一种慢性、多发性、非特异性炎症。本病多发于青年女性，世界各地均有发生，但亚洲人发病率较高。

病理变化：肉眼观，受累的动脉壁增厚，不规则变硬，管腔缩窄。光镜下，动脉中膜层灶性或广泛纤维素样坏死，弹性纤维断裂崩解，其间可见淋巴细胞、浆细胞、单核细胞，伴少量的巨噬细胞浸润。晚期，中膜 SMC 增生，动脉壁全层呈阶段性纤维组织增生，伴瘢痕形成。

二、巨细胞性动脉炎

巨细胞性动脉炎（giant cell arteritis）是好发于颞动脉、脑动脉的一种肉芽肿性炎。本病主要累及中、老年人，多为女性。病因尚不清楚，有报道称，患者 HLA－DR（人类白细胞抗原－DR）呈阳性表达，并有 60% 的 CD4$^+$ T 细胞活化，提示本病是机体对动脉壁某种成分的一种免疫反应。

病理变化：病变的动脉呈节段性血管壁增厚，可伴有血栓形成。光镜下，动脉中膜 SMC 变性、坏死，内弹力膜周围可见淋巴细胞和单核细胞浸润。病变进展，导致内弹力膜断裂和肉芽肿性炎症反应。

三、结节性多动脉炎

结节性多动脉炎（polyarteritis nodosa）是一类原因不明的，主要侵犯中、小动脉的坏死性血管炎。本病可能是一种自身免疫性疾病，可累及多个器官和组织，最常累及的器官为肾、心、肝和胃肠道。受累的动脉呈节段性结节，动脉中膜纤维素样坏死，动脉壁全层炎症细胞浸润，继而肉芽组织形成，最终瘢痕形成，致动脉壁增厚，管腔狭窄。

四、Wegener 肉芽肿

Wegener 肉芽肿（Wegener granuloma），又称 Wegener 肉芽肿病（Wegener granulomatosis），于 1936 年由 Wegener 首次报道而命名，是一种少见的原因不明的疾病。本病可见于各年龄段。其主要病变特点是上、下呼吸道的坏死性肉芽肿，全身播散性坏死性小血管炎，局灶性坏死性肾小球肾炎。

病理变化：动脉和小静脉壁纤维素样坏死，中性粒细胞、淋巴细胞、单核细胞浸润，并有上皮样细胞、多核巨细胞及成纤维细胞增生，晚期坏死组织由肉芽组织取代。局灶性节段性坏死性肾小球肾炎可伴有新月体形成。

五、动脉瘤

动脉瘤（aneurysm）是指动脉壁因局部病变（薄弱或结构破坏）而向外膨出，形成永久性的局限性扩张，最常见于弹性动脉及其主要分支。动脉瘤的病因有先天性和后天性之分，后天性动脉瘤多继发于动脉粥样硬化、细菌感染和梅毒等。动脉瘤最严重的并发症为破裂出血。

根据动脉瘤壁的结构可分为三类。

1. 真性动脉瘤（true aneurysm） 壁包含血管壁的内、中、外膜3层组织结构，大多数动脉瘤属于此类。

（1）囊性动脉瘤（saccular aneurysm） 某一段血管壁局部性向外膨出呈气球状囊性扩张，直径多在2cm左右，有的可达5cm。此种动脉瘤可使血流形成逆行性漩涡。

（2）梭形动脉瘤（fusiform aneurysm） 所累及的血管部位呈均匀性扩张，两端均匀性缩小，可回到正常血管直径。

（3）蜿蜒状动脉瘤（serpentine aneurysm） 所累及的血管呈不对称性扩张，呈蜿蜒状膨隆。

（4）舟状动脉瘤（navicular aneurysm） 累及的血管壁一侧扩张，对侧管壁正常。

2. 假性动脉瘤（false aneurysm or pseudoaneurysm） 多由外伤引起，故又称外伤性动脉瘤。动脉瘤壁由动脉外膜和局部血管破裂形成的血肿及周围结缔组织构成，并与动脉腔相通。

3. 夹层动脉瘤（dissecting aneurysm） 常发生于血压变动最明显的升主动脉和主动脉弓等部位。血液可从动脉内膜的破裂口进入动脉的中膜，使中膜形成假血管腔。

目标检测

答案解析

1. 简述动脉粥样硬化的基本病变及其继发性改变。
2. 简述原发性高血压的发生过程（即基本病变）。
3. 简述风湿性心内膜炎的病变特点及其结局。
4. 试比较急性、亚急性感染性心内膜炎的异同点。
5. 慢性风湿性二尖瓣狭窄伴心衰患者全身脏器可能有哪些变化？

书网融合……

本章小结　　微课　　题库

第八章　呼吸系统疾病

PPT

📖 学习目标

1. 掌握　慢性支气管炎、支气管扩张症、肺气肿及慢性肺源性心脏病的病理变化及临床病理联系；细菌性肺炎（大叶性肺炎及小叶性肺炎）的病理变化、临床病理联系及合并症。

2. 熟悉　慢性支气管炎、支气管扩张症、肺气肿及慢性肺源性心脏病的病因及发病机制；鼻咽癌、肺癌的常见类型及其形态特点；肺尘埃沉着病的病理变化及合并症。

3. 了解　细菌性肺炎（大叶性肺炎及小叶性肺炎）的病因、发病机制；支原体肺炎及病毒性肺炎的病因、发病机制及病变特点；鼻咽癌、肺癌的病因；肺尘埃沉着病的发病机制。

4. 学会描述常见呼吸系统疾病的病理变化特点并能运用病变特点解释其临床表现，具备开展这类疾病的预防宣传以及对相应患者进行健康教育的能力。

呼吸系统疾病是严重危害人类健康的常见病、多发病。呼吸系统疾病（不包括肺癌、慢性肺源性心脏病和肺结核）是导致城市和农村人口死亡的重要原因之一。由于大气污染加重、吸烟等不良生活习惯滋长、人群结构的老龄化等多种因素的影响，呼吸系统疾病的流行病学和疾病谱与以往相比发生了改变。支气管哮喘的患病率明显增高，肺癌发病的年递增率居各种恶性肿瘤之首，慢性阻塞性肺疾病（COPD，简称慢阻肺）的患病率有增无减，肺部感染的发病率与死亡率居高不下，严重威胁人类健康。

呼吸系统由呼吸道和肺组成，呼吸道包括鼻、咽、喉、气管、支气管，以喉环状软骨为界分为上、下呼吸道两部分。呼吸道自支气管进入肺内逐级分支，形成支气管树（bronchial tree），从叶支气管到终末细支气管为肺的导气部，终末细支气管以下为肺的呼吸部，包括呼吸性细支气管、肺泡管、肺泡囊和肺泡。每一细支气管连同它们的各级分支及肺泡，组成肺小叶（pulmonary lobule）。呼吸性细支气管及其远端所属的肺组织，称肺腺泡（pulmonary acinus），是肺的基本功能单位。

传导性气道除喉及声带被覆鳞状上皮外，其余管壁覆盖假复层纤毛柱状上皮或单层纤毛柱状上皮，这些纤毛与气管黏液腺分泌的黏液共同构成黏液－纤毛排送系统，纤毛自下向上地做规律性摆动，有助于排出气道内的异物。肺泡则由肺泡上皮覆盖。其中，Ⅰ型肺泡上皮细胞扁平，覆盖肺泡内皮表面的95%以上；Ⅱ型肺泡上皮细胞分泌产生的肺泡表面活性物质能够维持肺泡表面张力，防止肺泡过度膨胀或肺泡萎陷。肺泡表面液体层、Ⅰ型肺泡细胞与基膜、薄层结缔组织、肺泡间隔内毛细血管基膜与连续型内皮，共同组成气－血屏障，后者是肺泡内的 O_2 与肺泡间隔内毛细血管所携带的 CO_2 之间进行气体交换的场所，其病变可导致气体交换功能障碍，导致机体缺氧。

呼吸系统的主要功能是呼出血液中的 CO_2，摄入人体必需的 O_2，静息状态下，成人每天约有10000L 气体进出呼吸道。在呼吸过程中，外界环境中的有机或无机粉尘，包括各种微生物、蛋白变应原、有害气体等，皆可进入呼吸道及肺引起各种疾病。而正常呼吸系统有多种防御途径，包括黏液－纤毛排送系统、喷嚏、咳嗽反射、巨噬细胞的吞噬功能及呼吸道淋巴组织的免疫功能等，因此，只有在呼吸系统的自净机制与免疫功能降低或遭受破坏时，疾病才容易发生。

→ 案例引导

临床案例　患者，男，26岁。

病史：患者重感冒2天，于昨天下班途中又遭雨淋。当晚8时左右开始寒战、高热，伴咳嗽、咳白痰，右胸疼痛，深呼吸时加重以及全身肌肉酸痛。在家自服感冒药，症状无缓解。第3天开始咳少量铁锈色痰，患者因体温持续不降，遂入院就诊。

体格检查：体温39.5℃，脉搏90次/分，呼吸28次/分，血压110/80mmHg。急性热病容，呼吸急促。右下肺触觉语颤增强，叩诊呈浊音，可闻及湿啰音与支气管呼吸音。心脏叩诊浊音界不大，心率90次/分，律齐，未闻及病理性杂音。

辅助检查：血常规白细胞21.9×10^9/L，中性粒细胞88%，淋巴细胞12%；X线胸片示肺纹理增多，右肺下叶有大片均匀致密阴影。

治疗经过：入院给予抗炎、给氧等对症治疗，5天后患者各种症状体征开始减轻，但仍有脓性泡沫痰。复查胸片，示右下肺有边缘不清的灶状淡薄阴影，听诊闻及湿啰音。第10天，患者体温降至正常，予以出院。

讨论　1. 该患者最可能的诊断是什么？为什么？

2. 该疾病的典型临床进展如何分期？说明各期的病理特征。

3. 请用病理变化分析：患者在疾病不同阶段所咳出痰液的性状改变以及X线胸片特点变化是什么原因导致的？

第一节　肺　炎

肺炎（pneumonia）是终末气道、肺泡和肺间质的急性渗出性炎症的统称，是呼吸系统的常见病、多发病。肺炎可以是原发性独立性疾病，也可以作为其他常见疾病的并发症出现。据WHO调查，肺炎死亡率占呼吸系统急性感染死亡率的75%，在我国，各种致死病因中，肺炎占第5位。

根据病因的不同，肺炎分为感染性（如细菌性、病毒性、支原体性、真菌性和寄生虫性，以细菌性肺炎最为常见，约占肺炎的80%）、理化性（如放射性、类脂性和吸入性）以及变态反应性（如过敏性和风湿性）。由于致病因子和机体反应性的不同，炎症发生的部位、累及范围和病变性质也往往不同。炎症发生于肺泡内者称为肺泡性肺炎（大多数肺炎为肺泡性），累及肺间质者称为间质性肺炎，病变范围以肺小叶为单位者称为小叶性肺炎，波及整个或多个大叶者称为大叶性肺炎（图8-1）。肺炎按病变性质又可分为浆液性、纤维素性、化脓性、出血性、干酪性、肉芽肿性等不同类型。肺炎还可根据流行病学特征分为社区获得性肺炎（community acquired pneumonia，CAP）与院内感染性肺炎。

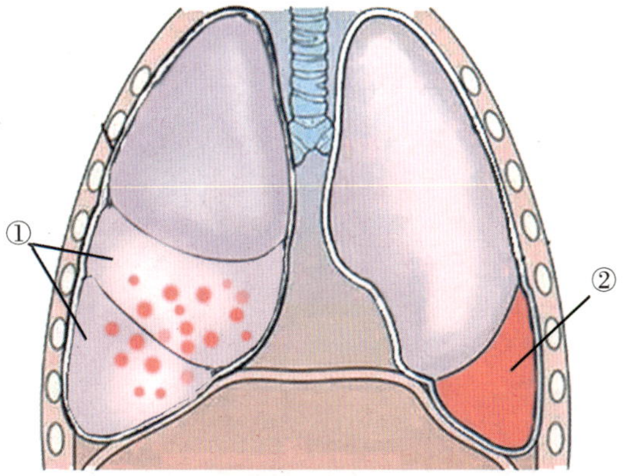

图8-1　大叶性肺炎与小叶性肺炎
①小叶性肺炎；②大叶性肺炎

一、细菌性肺炎

(一) 大叶性肺炎 🅔 微课

大叶性肺炎 (lobar pneumonia) 是主要由肺炎球菌感染引起的肺泡内弥漫性纤维蛋白渗出为主的炎症。病变从肺泡开始，迅速扩展到一个肺段乃至整个大叶，故称大叶性肺炎。本病好发于冬春季，以青壮年多见，临床起病急，主要表现为寒战、持续高热、胸痛、咳嗽、咳铁锈色痰、呼吸困难等症状，并有肺实变体征及伴有严重的全身反应、外周血白细胞增高等，典型病变病程为 5 ~ 10 天，一般预后良好。

1. 病因和发病机制　大叶性肺炎 90% 以上由肺炎球菌引起，其中以 1、2、3、7 型多见，3 型毒力最强。少数可由金黄色葡萄球菌、肺炎克雷伯菌、溶血性链球菌和流感嗜血杆菌等引起。当有受寒、感冒、疲劳、胸部外伤、醉酒、乙醚麻醉等诱因存在时，机体抵抗力和呼吸道防御功能降低，细菌从上呼吸道向下蔓延进入肺泡，侵入的病原菌在肺泡生长繁殖并引发肺组织的变态反应，导致肺泡间隔毛细血管扩张，通透性升高，大量浆液及纤维蛋白渗出，细菌和渗出物通过肺泡间孔和呼吸性细支气管向周围组织蔓延并累及一个肺段或整个肺大叶，而肺大叶之间的蔓延则是经叶支气管。

2. 病理变化与临床病理联系　大叶性肺炎以肺泡腔内的纤维素性渗出性炎为主要病理变化特征，一般不引起肺组织坏死或形成空洞。病变一般见于单侧肺，以左肺下叶多见，其次是右肺下叶，也可同时或先后累及两个以上的肺叶，肺叶间分界清楚。典型的自然发展过程可分为四期。

(1) 充血水肿期　发病的第 1 ~ 2 天。肉眼观，病变肺叶肿胀，重量增加，暗红色，切面湿润并能挤出多量粉红色泡沫状液体。光镜下，肺泡间隔内毛细血管扩张充血，肺泡腔内有较多浆液渗出及少量红细胞、中性粒细胞和巨噬细胞。渗出液中常可检出肺炎球菌 (图 8 - 2)。

此期患者毒血症症状明显，表现为寒战、高热、外周血白细胞计数升高以及呼吸、心跳加速等。因肺泡内大量浆液渗出，患者出现咳嗽、咳白色或淡粉红色泡沫痰，听诊时闻及湿啰音。X 线检查见片状分布的淡薄均匀阴影，边界模糊。

(2) 红色肝样变期　发病后第 3 ~ 4 天。肉眼观，病变肺叶肿大，因充血呈暗红色，切面灰红，呈颗粒状，质实如肝，故称红色肝样变期。光镜下，肺泡间隔内毛细血管仍扩张充血；肺泡腔内充满纤维蛋白及大量红细胞 (图 8 - 3)，其间夹杂少量中性粒细胞和巨噬细胞；纤维蛋白通过肺泡间孔与相邻肺泡中的纤维蛋白连接呈网状，有利于限制细菌的扩散以及吞噬细胞吞噬病原体。

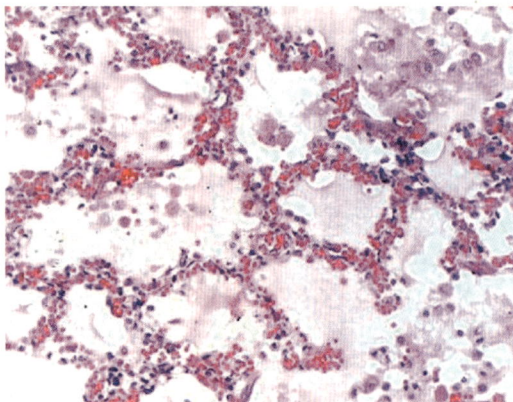

图 8 - 2　大叶性肺炎充血水肿期 (光镜)

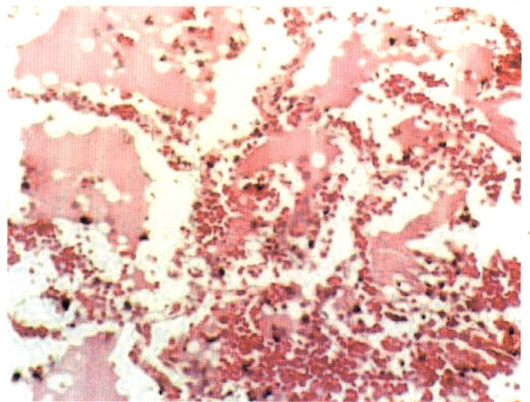

图 8 - 3　大叶性肺炎红色肝样变期 (光镜)

临床上中毒症状更明显，渗出液中仍能检出多量肺炎球菌。患者常咳出铁锈色痰，这是由于肺泡腔内渗出的红细胞被巨噬细胞吞噬、崩解后，血红蛋白被分解，释放出黄褐色的含铁血黄素随痰咳出所致。病变若累及胸膜，可引起纤维素性胸膜炎，患者出现胸痛，并随咳嗽或呼吸加重。如病变范围广，还可因肺泡换气和通气功能障碍而引起通气/血流比值降低，出现低氧血症，表现为气急、发绀。体检时病变部呈典型实变体征，叩诊呈浊音，听诊可闻及支气管呼吸音和胸膜摩擦音。X 线检查可见大片致密阴影。

（3）灰色肝样变期　发病后第 5~6 天。肉眼观，病变肺叶仍肿胀，因充血消退而呈灰白色，切面干燥，颗粒状，质实如肝，故称灰色肝样变期（图 8-4）。镜下肺泡间隔内毛细血管受压闭塞，肺泡腔内纤维蛋白渗出物继续增多，纤维蛋白通过肺泡间孔相连接的现象更为明显。纤维蛋白网中有大量中性粒细胞，红细胞几乎消失（图 8-5）。此时因机体的特异性抗体已形成，渗出物中的肺炎球菌大多被消灭，故不易检出细菌。

临床症状及实变体征、X 线检查与红色肝样变期基本相同，但咳出的铁锈色痰液逐渐变为黏液脓性痰。同时，此期病变区肺泡虽仍不能充气，但因大量纤维蛋白渗出压迫肺泡间隔毛细血管，使血流量显著减少，静脉血氧合不足的现象反而减轻，故缺氧状况较红色肝样变期可有改善。

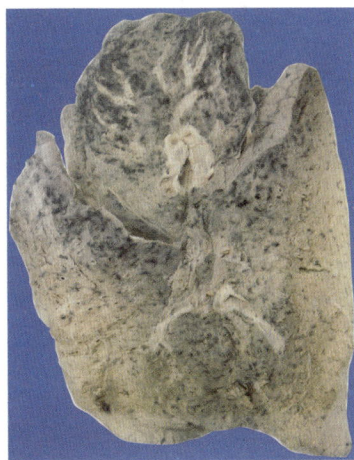

图 8-4　大叶性肺炎灰色肝样变期（肉眼）

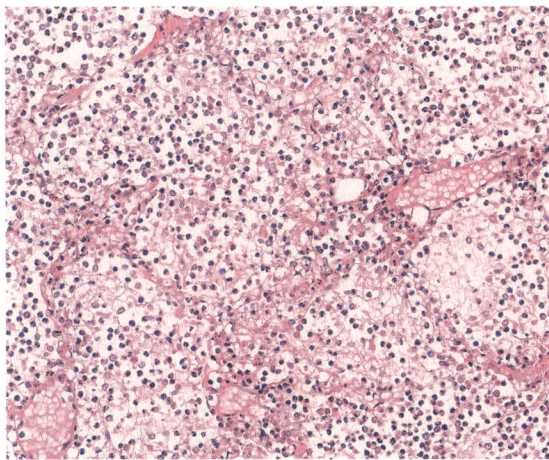

图 8-5　大叶性肺炎灰色肝样变期（光镜）
肺泡腔内大量纤维蛋白和中性粒细胞渗出，纤维蛋白通过肺泡孔相连通

（4）溶解消散期　发病后约 1 周进入此期，纤维蛋白渗出物被溶解。肉眼观，病变肺叶质地变软，渐带黄色，切面实变病灶消失，可有脓性渗出物流出。镜下肺泡腔内巨噬细胞增多，渗出的中性粒细胞崩解坏死，释放出大量蛋白水解酶，纤维蛋白逐渐被溶解、液化，并随痰咳出，部分经淋巴管吸收和巨噬细胞吞噬清除。肺组织结构和功能逐渐恢复，最终可完全恢复正常。胸膜渗出物可被完全吸收或机化。

临床表现为体温降至正常、症状及体征逐渐消失。由于渗出物的溶解液化，患者痰量可增多，痰呈稀薄脓样，并可闻及湿性啰音。X 线检查可见散在不规则片状阴影，即病变区透亮度增加，阴影密度降低或者消失。

大叶性肺炎的病变发展是连续的过程，各期之间无绝对界限，同一病变肺叶的不同部位可呈现不同阶段的病变。目前由于抗生素类药物的广泛应用，本病病程有不同程度的缩短，故典型的四期病变过程已很少见。

3. 并发症　绝大多数病例经及时合理治疗可以痊愈。极少数情况下，因机体抵抗力低下，病情严重或未及时治疗，则可发生下列并发症。

（1）感染性休克　又称中毒性或休克性肺炎，为大叶性肺炎最严重的并发症，易发生于老年人。主要表现为严重的全身中毒症状和微循环衰竭，如血压降低、四肢厥冷、多汗、发绀、心动过速等，而高热、胸痛、咳嗽等病症并不突出。

（2）败血症或脓毒败血症　严重感染或患者抵抗力极其低下时，病原菌侵入血液大量繁殖并产生毒素所致。

（3）肺脓肿及脓胸　当患者机体抵抗力低下或有金黄色葡萄球菌和肺炎球菌等多种细菌混合感染时，局部易并发肺脓肿，病变若蔓延到胸膜，可引起脓胸。该并发症现已少见。

（4）肺肉质变　机体反应性较低时，因肺泡腔内纤维蛋白渗出过多，而中性粒细胞渗出过少，释放的蛋白水解酶不足以完全溶解肺泡腔内的纤维蛋白渗出物，由肉芽组织取代而机化。病变肺组织变实呈褐色肉样外观，故称肺肉质变（pulmonary carnification）。

（5）胸膜肥厚和粘连　当病变累及局部胸膜并发纤维素性胸膜炎时，如胸膜及胸膜腔内的纤维蛋白不能被完全溶解吸收而发生机化，则导致胸膜增厚或粘连。

（二）小叶性肺炎

小叶性肺炎（lobular pneumonia）是以细支气管为中心，肺小叶为病变单位的急性化脓性炎症，又称支气管肺炎（bronchopneumonia），主要由化脓性细菌引起。临床主要表现为发热、咳嗽、咳痰、呼吸困难等症状，肺部听诊有散在湿啰音。好发于冬春寒冷季节，多见于儿童及年老体弱或久病卧床者。

1. 病因和发病机制　小叶性肺炎的病因较复杂，但大多由细菌引起，最常见的是致病力较弱的肺炎球菌（4、6、10型），其次为葡萄球菌、链球菌、流感嗜血杆菌、肺炎克雷伯菌、铜绿假单胞菌及大肠埃希菌等，而更多见的是几种细菌混合感染而致病。上述细菌通常是口腔或上呼吸道内的常驻菌，在某些诱因的诱导下，如麻疹、百日咳、流感、白喉等急性呼吸道传染病或受寒、醉酒、昏迷或全身麻醉等情况下，机体抵抗力降低，呼吸系统的防御功能被削弱或损伤，细菌侵入细支气管至肺泡内生长、繁殖，引起炎症。因此，小叶性肺炎可以是原发性疾病，但更多继发于其他疾病，常为某些疾病的并发症，如麻疹后肺炎、手术后肺炎、吸入性肺炎、坠积性肺炎等。

2. 病理变化　小叶性肺炎的病变特征是以细支气管为中心的化脓性炎症。肉眼观，双肺表面和切面可见散在分布的灰黄、灰红色实变病灶，以下叶和背侧多见。病灶大小不一，直径为 0.5~1cm（相当于肺小叶范围），边界较清楚，切面形状不规则，病灶中央常可见 1~2 个细支气管断面。严重时，病灶可相互融合，甚或累及整个大叶，称融合性支气管肺炎，一般不累及胸膜。镜下见病灶呈多灶性，常以细支气管为中心。细支气管及其邻近肺组织充血、水肿，上皮变性、坏死、脱落，细支气管腔及周围的肺泡腔内充满大量中性粒细胞，其内混有坏死脱落的上皮细胞、浆液、少量红细胞及纤维蛋白（图 8-6）。严重时，病灶中央中性粒细胞渗出增多，支气管及肺组织结构破坏，形成小脓肿。病灶周围肺组织充血、肺泡腔内数量不等的浆液渗出，部分肺泡过度扩张，呈代偿性肺气肿。

3. 临床病理联系　小叶性肺炎常为其他疾病的合并症，临床症状容易被原发疾病所掩盖。临床上因化脓性炎而出现发热，并由于支气管腔内有炎性渗出物刺激支气管黏膜，引起咳嗽或咳黏液脓性或脓性痰等症状。因病灶呈散在小灶分布（1cm左右），除融合性支气管肺炎外，肺实变体征常不明显。严重病例可出现呼吸困难、缺氧及发绀，甚至出现惊厥、昏迷等严重症状。听诊可闻及两肺散在湿啰音，尤以背侧底部明显。X线检查，可见散在不规则小片状或斑点状模糊阴影。

4. 结局及并发症　小叶性肺炎若为原发性疾病，经及时有效治疗，大多可以治愈。但在婴幼儿、年老体弱者、久病体衰者，特别是如营养不良、麻疹、百日咳或其他疾病时并发的小叶性肺炎，预后大多不良。小叶性肺炎并发症较大叶性肺炎多见，且危险性大。常见的并发症有呼吸功能不全、心力衰竭、脓毒败血症、肺脓肿及脓胸等。病程长者，支气管损伤较重，可导致支气管扩张症。大叶性肺炎和小叶性肺炎的鉴别见表 8 - 1。

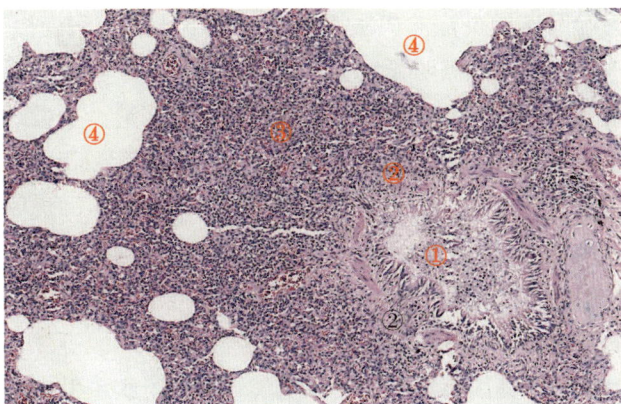

图 8 - 6 小叶性肺炎（光镜）

①细支气管腔上皮部分脱落，腔内伴炎性渗出；②管周平滑肌断裂；③邻近的肺泡结构破坏，
大量中性粒细胞浸润；④小叶周边肺泡扩张，呈代偿性肺气肿表现

表 8 - 1 大叶性肺炎和小叶性肺炎的鉴别

鉴别点	大叶性肺炎	小叶性肺炎
病因	肺炎球菌多见	化脓菌多见
病变性质	纤维素性炎	化脓性炎
好发人群	青壮年	幼儿、老人、久病体弱者
病变范围	起始于肺泡，波及部分或整个肺大叶，常发生于单侧肺，多见于左肺或右肺下叶	起始于细支气管，累及多个肺小叶，散在性分布，以双肺下叶和背侧多见
病变特点	肺泡内弥漫性纤维蛋白渗出为主的急性炎症，分为四期	细支气管管壁及周围肺组织的化脓性炎
临床表现	起病急、寒战、高热，呼吸困难，胸痛，咳铁锈色痰，明显肺实变体征	发热，咳嗽，咳脓痰，无明显肺实变体征
X 线检查	初期：片状模糊阴影 肝样变期：大片致密阴影 溶解消散期：阴影逐渐减少	散在不规则小片状或斑点状模糊阴影
结局	肺泡壁一般不破坏，可完全恢复	多可痊愈，少数预后差
并发症	少见，感染性休克、肺肉质变、肺脓肿及脓胸、败血症或脓毒败血症	多且严重，呼吸衰竭、心力衰竭、脓毒败血症、肺脓肿及脓胸

二、病毒性肺炎

病毒性肺炎（viral pneumonia）是由各种病毒感染引起的间质性肺炎。

（一）病因

常由上呼吸道病毒感染向下蔓延所致。主要病原体有甲、乙型流感病毒，腺病毒，呼吸道合胞病毒，麻疹病毒，副流感病毒，巨细胞病毒和某些肠道病毒等，以腺病毒最为多见。除流感病毒、副流感病毒引起的肺炎主要见于成年人和老人，其余病毒性肺炎均多见于儿童。除全身中毒症状外，一般的病毒性肺炎临床表现轻微，表现为咳嗽、气促和发绀等。多发生于冬春季节，通过飞沫和密切接触传播，一般为散发，偶见流行。近年来，新的变异病毒不断出现，产生暴发流行，如 SARS 冠状病毒、MERS 病毒、H5N1 及 H1N1 等。

（二）病理变化

病毒性肺炎主要表现为肺间质的炎症。肉眼观，病变常不明显，病变区域呈暗红色，肺体积略增大。镜下，肺间质充血、水肿，肺泡间隔明显增宽，有淋巴细胞、单核细胞等炎症细胞浸润，肺泡腔内一般无渗出物或仅有少量浆液。病变严重时，肺泡腔内可出现由浆液、少量纤维蛋白、红细胞及巨噬细胞混合组成的渗出物，甚至可见肺组织坏死。由流感病毒、麻疹病毒和腺病毒引起的肺炎，其肺泡腔内形成的浆液性渗出物常浓缩成一层红染的透明膜，贴附于肺泡内表面，即透明膜形成。细支气管和肺泡上皮也可增生肥大，并形成多核巨细胞，如麻疹性肺炎时出现的巨细胞较多，又称巨细胞肺炎。在增生的支气管上皮、肺泡上皮的细胞核内或胞质内以及多核巨细胞中，可查见病毒包涵体，约红细胞大小，呈球形红染、周围有清晰的透明晕，具有病理组织学诊断价值。

若为混合性感染或继发细菌感染的病毒性肺炎，支气管和肺组织可发生坏死、出血，并可混杂化脓性病变，从而掩盖病毒性肺炎的病变特征。

（三）临床病理联系

临床症状差别较大，体征少。病毒血症可引起发热和全身中毒症状；炎症刺激则可引起阵发性刺激性咳嗽，因肺泡腔内渗出物较少，常为干咳；透明膜形成时，则可影响气体交换，出现呼吸困难、发绀等缺氧症状；严重病例或合并细菌感染或多种病毒混合感染时，有肺实变体征，可造成心、肺功能不全等后果。

三、支原体肺炎

支原体肺炎（mycoplasmal pneumonia）是由肺炎支原体（mycoplasma pneumoniae，MP）引起的一种急性间质性肺炎。支原体肺炎占非细菌性肺炎的 1/3 以上，秋冬季节发病较多，主要经飞沫传播，常为散发，偶有局部小流行，多发生于儿童及青少年，成年人则由于抗体形成而很少患病。

（一）病理变化

肺炎支原体感染可波及整个呼吸道，引起上呼吸道炎、气管炎、支气管炎和肺炎。肺部病变主要为急性间质性炎症。

肉眼观，肺部病变常仅累及一叶肺组织，呈灶性分布，以下叶多见，病变多呈节段性分布，严重时也可累及两肺。切面病灶实变不明显，暗红色，气管或支气管腔内可有黏液或黏液脓性渗出物。镜下呈非特异性间质性肺炎改变，病变区域肺泡间隔因充血、水肿及大量淋巴细胞、单核细胞等的浸润而明显增宽，肺泡腔内无渗出物或仅有少量混有单核细胞的浆液性渗出物，重症病例的肺泡上皮可脱落。

（二）临床病理联系

本病临床上不易与病毒性肺炎鉴别，但可做痰、鼻及咽拭子细菌培养诊断。临床症状一般轻于病毒性间质性肺炎，患者起病较急，多有发热、头痛、咽痛、乏力及阵发性刺激性呛咳，常为干咳或伴有少量黏液痰。X 线检查，肺部显示节段性纹理增强及网状或斑状阴影。外周血白细胞总数正常或轻度升高。本病预后良好，病变常经 3~4 周后自行消散，患者可完全自愈，死亡病例极少见。

四、严重急性呼吸综合征

传染性非典型肺炎（atypical pneumonia）是由 SARS 冠状病毒引起的一种具有明显传染性、可累及多个器官系统的特殊肺炎。2002 年在我国首次暴发流行，并迅速波及世界 30 余个国家和地区，2003 年 WHO 将其命名为严重急性呼吸综合征（severe acute respiratory syndrome，SARS）。

已确定 SARS 是由 SARS 冠状病毒（SARS-associated coronavirus，SARS-CoV）感染所致。SARS 冠状病毒以近距离空气飞沫传播为主，直接接触患者粪便、尿液、血液等也会受感染。人群普遍易感，多见于20~60岁之间，儿童感染率较低。医务人员和患者密切接触人群为高发人群，故发病有家庭和医院聚集现象。

（一）发病机制

本病的发病机制尚未阐明，研究推测，SARS病毒通过其表面蛋白与肺泡上皮、肺毛细血管内皮细胞等细胞上的相应受体结合，导致肺泡间隔毛细血管通透性升高，引起肺组织炎症和水肿。激活的巨噬细胞和淋巴细胞释放大量炎症介质，导致弥漫性的肺泡渗出性改变，以后发展至增殖期和纤维化期。血管损伤等因素还可引起DIC，造成多器官功能衰竭而导致患者死亡。

（二）病理变化

SARS死亡病例的尸解报告显示，SARS属于全身性疾病，以肺和免疫系统的病变最为突出，其他实质性器官也有不同程度受累。

肉眼观，肺肿胀，暗红色或暗灰褐色，呈斑块状实变，有点片状出血坏死。弥漫性肺泡损伤是肺内的基本病变，表现为渗出、增生和纤维化三种病变的混杂。①渗出性病变是早期改变，肺水肿、纤维蛋白渗出、炎症细胞渗出，可见红细胞漏出，透明膜形成。②中期改变为Ⅱ型肺泡上皮增生、脱屑，部分增生的肺泡上皮相互融合，呈合体状多核巨细胞，出现脱屑性肺泡炎（desquamative alveolitis），部分上皮内可见病毒包涵体。③晚期随着病变的进展，肺泡内的渗出物、透明膜发生机化、肺实变。部分病例出现明显的纤维组织增生，导致肺纤维化。

脾及淋巴结内的淋巴组织萎缩，皮髓质分界不清，皮质区淋巴细胞数量明显减少，常见淋巴组织呈灶状坏死。心、肝、肾、肾上腺等实质性器官除小血管炎症性病变外，均有不同程度的变性、坏死和出血等改变。

（三）临床病理联系

SARS常以发热为首发和主要症状，体温一般高于38℃，可有寒战、咳嗽、少痰，可伴有肌肉和关节酸痛、头痛、乏力和腹泻，严重者出现呼吸困难、呼吸窘迫。外周血白细胞数量一般不升高或降低，常有淋巴细胞计数减少。X线检查，早期肺部无异常，一般1周内逐渐出现肺纹理粗乱的间质性改变、斑片状或片状渗出性影，典型的改变为磨砂玻璃样影及肺实变影。

本病若能及时发现并有效治疗，大多可治愈，透明膜形成导致的呼吸衰竭及多脏器衰竭为SARS患者的主要死亡原因。

> ⊕ **知识链接**
>
> #### 中东呼吸综合征
>
> 中东呼吸综合征（Middle East Respiratory Syndrome，MERS）是由一种新型冠状病毒引起的病毒性呼吸道疾病。2013年5月23日，由WHO正式命名。
>
> 目前认为，MERS–CoV是一种动物源性病毒，只是偶尔感染人类，通过呼吸道和近距离密切接触引起有限的人际传播。以小暴发与散发流行为主，病例主要局限于中东地区，好发于年长、体弱者。
>
> MERS–CoV感染肺泡上皮细胞，引起肺部出现肺充血和炎性渗出、双肺散在分布结节和间质性肺炎病变。病毒也能感染人体的肾、肝、小肠、胰腺等上皮细胞表面及活化的淋巴细胞，引起相应的临床表现。在肺炎的基础上，MERS迅速发展为呼吸衰竭或多器官功能衰竭，特别是肾功能衰竭，甚至危及生命。少数病例的病情相对较轻；个别病例（如免疫缺陷病例）则可能有腹泻等SARS型临床表现。

第二节　慢性阻塞性肺疾病

慢性阻塞性肺疾病（chronic obstructive pulmonary diseases，COPD）是一组慢性气道阻塞性疾病的统称，简称慢阻肺，是一组以持续气流受限为特征的可以预防和治疗的疾病，其气流受限多呈进行性发展。临床上出现呼吸困难、慢性咳嗽或咳痰并有 COPD 危险因素暴露史的患者均应考虑诊断为 COPD，并行肺功能检查，若在吸入支气管扩张剂后，第一秒用力呼气容积/用力肺活量（FEV1/FVC）<0.70，则表明存在持续气流受限，这是诊断 COPD 的金标准。

慢性阻塞性肺疾病是全世界范围内发病率和死亡率最高的疾病之一，但其确切病因尚不清楚，目前认为与气道和肺组织对香烟烟雾等有害气体或有害颗粒的异常慢性炎症反应有关。吸烟是引起 COPD 最常见的危险因素，此外，在许多国家，室外空气污染、长时间大量职业性粉尘和化学烟雾的暴露、室内生物燃料取暖和烹饪所引起的室内污染，也是引起 COPD 的主要危险因素。上述因素导致气道、肺实质及肺血管的慢性炎症性改变，中性粒细胞释放弹性蛋白酶、组织蛋白酶 G、蛋白酶 3 和基质金属蛋白酶等，引起黏液分泌增多并破坏肺实质。其次，蛋白酶－抗蛋白酶失衡是最重要的基因易感危险因素，蛋白酶增多、活性增强和或抗蛋白酶不足均可引起肺组织结构破坏，导致肺气肿，如遗传性 α1－抗胰蛋白酶－（α1－antitrypsin，α1－AT）缺乏。最后，任何可能影响胚胎和幼儿肺部发育的原因，如低体重儿、呼吸道感染等，也是潜在可导致 COPD 的危险因素。

在上述机制的共同作用下，产生两种主要病理变化：①小气道病变，包括小气道炎症、小气道纤维组织增生、小气道管腔黏液栓等，使小气道阻力明显升高；②肺气肿病变，使肺泡对小气道的正常牵拉力减小，小气道较易塌陷，同时，肺气肿使肺泡弹性回缩力明显降低。这两种病变共同作用，造成慢性阻塞性肺疾病特征性的持续气流受限。

但 COPD 的定义并非慢性支气管炎和肺气肿的结合，只有当后二者出现不可逆性的气道阻塞，有持续气流受限时，才能诊断为 COPD，需排除以可逆性气流受限为特征的哮喘。其他一些已知病因或具有特征病理表现的疾病也可导致持续气流受限，如肺结核纤维化病变、严重的间质性肺疾病、弥漫性泛细支气管炎以及闭塞性细支气管炎等，但均不属于 COPD。

一、慢性支气管炎

慢性支气管炎（chronic bronchitis）是指发生于气管、支气管黏膜及其周围组织的慢性非特异性炎症，临床上以反复发作的咳嗽、咳痰为主要症状或伴有喘息，每年发病至少持续 3 个月，连续 2 年或 2 年以上。本病可发生于任何年龄，以老年人最为多见，冬春季节好发。晚期常并发阻塞性肺气肿和慢性肺源性心脏病。

（一）病因和发病机制

慢性支气管炎的病因与发病机制目前尚未完全阐明。常认为是多种环境因素和自身长期相互作用的结果。

1. 理化因素　长期吸烟和（或）吸入有害气体（如二氧化硫、氯气等）、刺激性的烟雾等，能引起下述病变：①损伤呼吸道黏膜，上皮细胞的纤毛摆动功能和肺泡巨噬细胞功能受抑，使支气管净化功能降低，有利于病原菌感染；②促使支气管黏液腺和杯状细胞增生肥大，黏液分泌增多；③刺激副交感神经而使支气管平滑肌收缩，气道阻力增加；④在寒冷、受凉、气温骤变等情况下，也能引起黏液分泌增加，诱发或加重病情。

2. 感染因素　病毒、细菌和支原体是引起慢性支气管炎的重要原因之一。据临床观察，慢性支气管炎的发生与感冒关系密切，凡能引起上呼吸道感染的病毒和细菌，均可引起本病的发生和复发，以鼻病毒、流感病毒、腺病毒、呼吸道合胞病毒最为常见。细菌感染常继发于病毒感染，多为呼吸道常驻寄生菌，如肺炎球菌、流感嗜血杆菌、卡他莫拉菌和葡萄球菌等。

3. 过敏因素 部分慢性支气管炎患者对粉尘、烟草等过敏。特别是喘息型患者，痰内有较多的嗜酸性粒细胞，皮肤过敏反应阳性率增高，以脱敏为主的综合治疗效果较好，说明过敏与慢性支气管炎有关。

上述因素是引起慢性支气管炎的外部原因，但机体抵抗力下降、呼吸系统防御功能受损及内分泌功能受损等是慢性支气管炎的重要内因。内外因素反复共同作用，促进和加重慢性支气管炎的发生、发展，并导致并发症产生。

（二）病理变化

慢性支气管炎的病变可累及各级支气管。一般起始于较大支气管，随病变进展，逐渐累及细小支气管，受累的细支气管愈多，病变愈重，预后愈差。其基本病理变化表现为以黏液腺增生为特征的慢性非特异性炎症（图8-7、图8-8）。

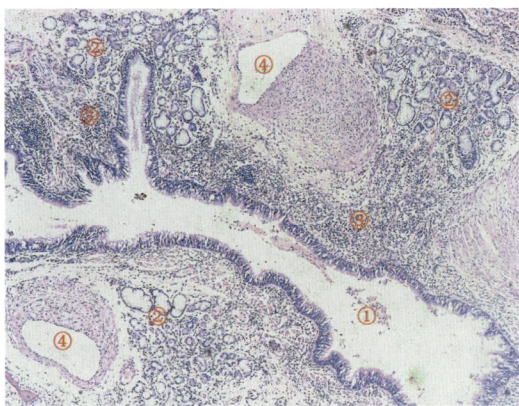

图8-7 慢性支气管炎（低倍）
①支气管腔内见少量脱落的上皮和炎性渗出；②管壁腺体增生、肥大；③管周大量淋巴细胞浸润；④可伴有血管平滑肌增生，管腔狭窄

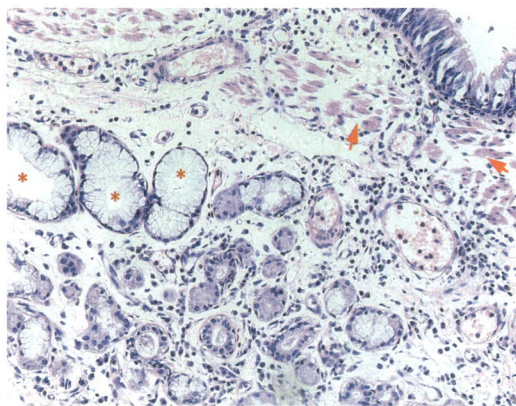

图8-8 慢性支气管炎（高倍）
支气管黏膜充血水肿，管壁腺体增生、肥大，伴浆液性腺体黏液腺化生（＊）；间质内较多慢性炎症细胞浸润；支气管平滑肌断裂（箭头）

1. 黏膜上皮损伤 呼吸道黏膜上皮的纤毛发生粘连、倒伏、脱落甚至消失，严重时上皮细胞变性、坏死、脱落，甚至形成溃疡。再生的上皮，杯状细胞增多，并可发生鳞状上皮化生甚至不典型增生，后者尤以吸烟者多见。病变削弱了黏膜上皮的自净功能，同时黏膜上皮合成的 IgA 减少，导致局部免疫力降低。

2. 腺体增生肥大 慢性支气管炎最明显的病变是支气管腺体的变化，表现为黏膜下腺体增生、肥大，浆液腺发生黏液腺化生，黏液分泌亢进，大量黏液潴留。病变后期，支气管黏膜及腺体出现萎缩性改变，分泌减少。

3. 支气管壁的病变 支气管黏膜充血水肿，淋巴细胞、浆细胞浸润；管壁平滑肌束和弹性纤维断裂、萎缩（喘息型者，平滑肌束增生、肥大）；软骨变性、萎缩、骨化；后期纤维组织增生。这些病变共同导致支气管壁变薄、弹性减弱，小支气管容易发生塌陷或折叠、变形及扭曲，引起气道狭窄，影响肺的通气功能。

病变的损伤-修复过程反复发生，累及的细支气管不断增多，终将引起管壁纤维性增厚，管腔狭窄，甚至发生纤维性闭锁，并且炎症向管壁周围组织及肺泡扩展，导致肺泡弹性纤维断裂，肺泡腔断裂，这成为慢性阻塞性肺气肿的病变基础。

（三）临床病理联系

慢性支气管炎起病慢，病程长，反复急性发作而病情加重。主要症状是咳嗽、咳痰或伴有喘息。患者因支气管黏膜受炎症刺激、黏液分泌增多而出现咳嗽，痰液一般呈白色黏液泡沫状，黏稠不易咳出，并发细菌感染时，可呈黏液脓痰或脓性痰。部分患者因支气管痉挛或黏液分泌物堵塞而伴喘息，听诊可闻及哮鸣音。病变后期，由于黏液分泌减少，患者咳痰减少或无痰。当病变导致小气道狭窄或阻塞时，出现阻塞性通气障碍，此时呼气阻力增加大于吸气，表现为以呼气困难为主的呼吸困难而并发肺气肿。

（四）结局及并发症

部分患者病情可控制，不影响工作、学习等日常生活，部分患者可出现各种并发症。常见并发症包括慢性阻塞性肺气肿、支气管扩张症及肺源性心脏病等，年老体弱者可并发支气管肺炎。少数病例可在黏膜上皮鳞状上皮化生的基础上发生癌变。

二、肺气肿

肺气肿（pulmonary emphysema）是支气管和肺部疾病常见的合并症，是指呼吸性细支气管、肺泡管、肺泡囊和肺泡等末梢肺组织，因含气过多呈持久性扩张，并伴有肺间隔破坏，以致肺组织弹性减弱，肺体积增大，通气功能降低的一种病理状态。肺气肿好发于 40 岁以上的中老年人，多为吸烟者或有慢性支气管炎病史者。

（一）病因和发病机制

肺气肿常继发于其他肺阻塞性疾病，尤其是慢性支气管炎及细支气管周围炎。其次，吸烟、空气污染、肺尘埃沉着病及遗传因素等也与本病的发生密切相关。

1. 细支气管阻塞性通气障碍　慢性支气管炎和细支气管炎时，因管壁纤维组织增生、管腔狭窄或管内黏液栓形成，造成呼吸道的不完全阻塞。吸气时，细支气管扩张，气流相对通畅，空气易进入肺泡；呼气时，支气管回缩，阻塞加重，以致气体受阻于末梢肺组织而呼出困难，肺泡内残气量过多，因肺泡内压升高而引起肺泡扩张。

2. 细支气管支撑组织破坏　正常肺泡的舒缩是通过细支气管壁和肺泡壁上相互牵拉的大量弹性纤维来支撑其生理形状的。长期的慢性炎症和缺血等因素使弹性纤维破坏、萎缩，导致细支气管和肺泡的弹性回缩力减弱，管壁塌陷，患者出现呼气性呼吸困难，肺泡内残气量进一步增多而致肺气肿。

3. α1 - 抗胰蛋白酶缺乏　α1 - AT 广泛存在于组织和体液中，对包括弹性蛋白酶在内的多种蛋白水解酶有抑制作用。若 α1 - AT 缺乏时，肺部炎症时从肺泡巨噬细胞、中性粒细胞等释放出的弹性蛋白酶因失去 α1 - AT 的抑制而数量增多、活性增强，肺组织弹性纤维破坏加剧，使得肺泡弹性回缩力下降，后者导致细支气管和肺泡腔残气量不断增多，因内压升高而扩张，最终形成肺气肿。临床资料表明，遗传性 α1 - AT 缺乏者因血清中 α1 - AT 水平极低，肺气肿的发病率较一般人高 15 倍。

（二）类型及病理变化

1. 类型　根据病变发生的解剖学部位的不同，可将肺气肿分为以下几种。

（1）肺泡性肺气肿（alveolar emphysema）　病变发生于肺腺泡，常合并有小气道的阻塞性通气障碍，故也称阻塞性肺气肿（obstructive emphysema）。依其发生部位和范围的不同又分为腺泡中央型、周围型和全腺泡型肺气肿（图 8 - 9），其中以腺泡中央型肺气肿最为常见。

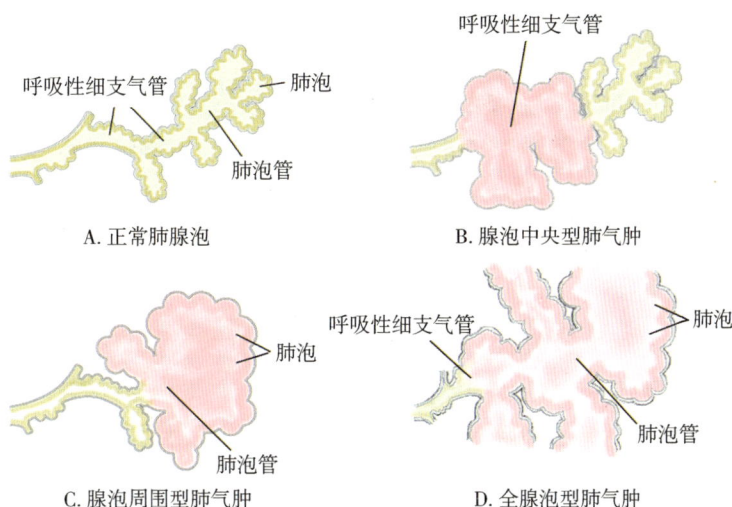

呼吸性细支气管　　肺泡

肺泡管

A. 正常肺腺泡

呼吸性细支气管　　肺泡

B. 腺泡中央型肺气肿

肺泡

肺泡管

C. 腺泡周围型肺气肿

呼吸性细支气管　　肺泡

肺泡管

D. 全腺泡型肺气肿

图 8-9　肺泡性肺气肿

（2）间质性肺气肿（interstitial emphysema）　肋骨骨折、胸壁穿透伤或剧烈咳嗽引起肺内压急剧增高等均可导致肺泡壁或细支气管壁破裂，气体逸入肺间质内，在肺膜下的小叶间隔内形成串珠状小气泡，甚至可在上胸部和颈部皮下形成皮下气肿。

除上述常见类型的肺气肿外，临床还可见到几种特殊类型肺气肿。①瘢痕旁肺气肿（paracicalricial emphysema）：也称不规则性肺气肿，主要发生在瘢痕灶周围肺组织，肺小叶不规则受累。局部肺泡破坏严重，气肿囊泡直径超过 2cm，当破坏小叶间隔时称为肺大疱（bullae lung），常为孤立性，在脏层胸膜下。②老年性肺气肿：老年人肺组织发生退行性变，弹性回缩力减弱，引起肺组织的过度充气。③代偿性肺气肿：是指由于部分肺组织失去功能，周围残余正常肺组织代偿性充气过度，因其常不伴有气道和肺泡壁的损伤，故非真性肺气肿，见于肺萎缩、肺实变灶周围。

2. 病理变化　肺气肿时，肺体积明显增大，边缘钝圆，色灰白，表面常可见肋骨压迹。肺组织质软，弹性差，指压迹不易消退，触之捻发音增强，切面肺实质呈大小不一空泡状，似海绵样。镜下见肺泡扩张，肺泡间隔菲薄、断裂或消失，肺泡间隔内毛细血管床数量减少（图 8-10）。间质内肺小动脉内膜纤维性增厚，管腔狭窄；小气道有慢性炎症改变。

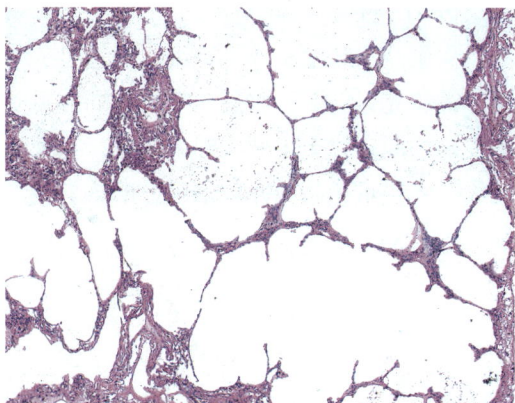

图 8-10　肺气肿
肺泡腔扩大，肺泡间隔断裂，肺泡扩张融合

（三）临床病理联系

本病进展缓慢，早期常无明显症状。随着病变加重，在慢性支气管炎的基础上出现逐渐加重的呼气性呼吸困难，气促、胸闷、发绀等缺氧症状。重度肺气肿患者，胸廓长期呈过度吸气状态，致前后径加大，形成"桶状胸"，X 线检查示肺部透明度增加。

（四）结局及并发症

晚期肺气肿患者，由于肺泡间隔毛细血管床受压及数量减少而引起缺氧，致肺动脉痉挛，肺循环阻力增加，最终形成肺动脉高压，导致慢性肺源性心脏病及右心衰竭。肺膜下有肺大疱破裂引起的自发性气胸。晚期可引起呼吸衰竭和肺性脑病等严重并发症。

三、支气管哮喘

支气管哮喘（bronchial asthma）是一种以支气管可逆性发作性痉挛为特征的过敏性疾病，伴有反复发作的呼气性呼吸困难、喘息、胸闷和肺部哮鸣音，多数患者可自行缓解或经治疗缓解。间歇期可完全无症状。严重病例常并发慢性支气管炎，并导致肺气肿和慢性肺源性心脏病。本病多见于儿童和青年，好发于秋冬季节。

（一）病因和发病机制

本病患者多具特异性变态反应体质，易经各种过敏原诱发哮喘。如花粉、粉尘、尘螨、动物毛屑、真菌孢子、化学粉尘及摄入鱼虾、某些药物或食品等，可经吸入、摄入或接触机体而引起哮喘发作。大气污染、气候变化、吸烟、病毒感染和精神心理因素等可作为促发因素。

支气管哮喘的发作机制尚未完全阐明，目前多数学者认为哮喘主要与 I 型超敏反应、气道炎症、气道高反应性及神经因素等相互作用有关。过敏原进入机体后，激活 T 淋巴细胞并使其分化为 Th1、Th2，同时释放各种白细胞介素（IL）。IL-4 可促进 B 淋巴细胞增殖、分化，生成浆细胞并产生大量 IgE 类抗体，IgE 与肥大细胞、嗜碱性粒细胞表面的高亲和性 IgE 受体结合。当过敏原再次进入体内，可与已经致敏的肥大细胞或嗜碱性粒细胞表面的特异性 IgE 抗体结合，触发致敏细胞合成释放多种炎症介质，导致支气管平滑肌收缩、黏液分泌增加、血管壁通透性增强、嗜酸性粒细胞等炎症细胞浸润。

根据在过敏原激发后哮喘发作时间的不同，可分为速发性反应和迟发性反应。速发性反应是在过敏原激发后 15~20 分钟，哮喘达高峰，一般与肥大细胞和 T 细胞有关；迟发性反应是在 6 小时（4~24 小时）左右发作，持续时间较长，其发生与嗜酸性粒细胞及嗜碱性粒细胞有关。

（二）病理变化

肉眼观，哮喘发作时肺组织因过度充气而膨胀，支气管腔内有黏稠的痰液及黏液栓，支气管壁增厚，黏膜充血肿胀，黏液栓阻塞处局部见灶状肺不张（图 8-11）。镜下，支气管黏膜上皮水肿，部分上皮损伤脱落，上皮杯状细胞增多，基底膜显著增厚及玻璃样变，固有层黏液腺体增生，支气管平滑肌肥大，各层可见嗜酸性粒细胞、单核细胞、淋巴细胞及浆细胞浸润。

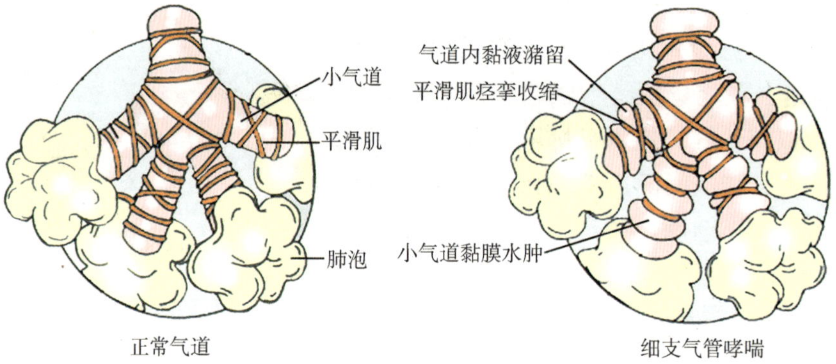

图 8-11 哮喘气道改变
细支气管平滑肌收缩痉挛，管腔狭窄，腔内有黏液潴留

（三）临床病理联系

哮喘发作时，由于支气管平滑肌痉挛和黏液栓阻塞，加之呼气时管腔自然收缩而变窄，导致呼气性呼吸困难，喘息，胸闷，伴有喘鸣音。上述症状可自行缓解或经治疗缓解。长期反复发作或严重者可引起肺气肿和胸廓变形，偶可发生自发性气胸。

四、支气管扩张症

支气管扩张症（bronchiectasis）是指以肺内小支气管不可复性持久扩张并伴有管壁纤维性增厚，反复感染的肺部慢性疾病。扩张的支气管常因分泌物潴留而继发化脓性炎症，临床主要表现为慢性咳嗽、大量脓痰、反复咯血等。

（一）病因和发病机制

支气管扩张症主要是由于肺和支气管感染，管壁破坏所致，少数见于支气管壁发育异常，可因反复感染，破坏支气管平滑肌、弹性纤维和软骨等支撑结构，管壁弹性下降，管腔易于扩张而回缩能力减弱。另外，周围肺组织所形成的瘢痕牵拉以及咳嗽时支气管腔内压的增加，最终可导致支气管壁持久性扩张。当支气管因肿瘤、黏液栓、异物等发生不完全阻塞时，气体呼出困难，阻塞以下支气管扩张，并因引流不畅，分泌物潴留，易引发感染，二者相互影响，促使支气管扩张的发生和发展。

（二）病理变化

支气管扩张主要发生在双肺下叶，特别是左肺下叶，以累及中等大小的支气管为主。支气管扩张依病变累及范围的不同分为局限型和弥漫型，也可根据形态的不同分为囊泡型、囊柱型和圆柱型。当扩张的支气管数目多时，肺切面呈蜂窝状。扩张的支气管腔内可见黏液脓性渗出物或血性渗出物，若继发腐败菌感染可带恶臭，支气管黏膜可因萎缩而变平滑或因增生肥厚而呈颗粒状。镜下，支气管壁明显增厚，黏膜上皮增生伴鳞状上皮化生，可有糜烂及小溃疡形成。黏膜下血管扩张充血，淋巴细胞、浆细胞或中性粒细胞浸润，管壁腺体、平滑肌、弹性纤维和软骨不同程度遭受破坏，萎缩或消失，代之以肉芽组织或纤维组织。邻近肺组织常发生纤维化及淋巴组织增生。

（三）并发症

支气管扩张症常因并发化脓菌感染而引起肺炎、肺脓肿、肺坏疽、脓胸、脓气胸。当肺组织发生广泛纤维化，肺毛细血管床遭到严重破坏时，可导致肺动脉循环阻力增加，肺动脉高压，引起慢性肺源性心脏病。

第三节　慢性肺源性心脏病

慢性肺源性心脏病（chronic cor pulmonale），简称肺心病，由于慢性肺疾病、肺血管或胸廓运动障碍性疾病而引起肺循环阻力增加，肺动脉压升高而导致右心室肥厚、扩张，最终致右心衰竭的心脏病。本病在我国常见，尤其在北方地区，且多在寒冷季节发病。患者年龄多在40岁以上，患病率随年龄增长而增高。

一、病因和发病机制

肺源性心脏病发生的中心环节是慢性肺循环阻力增大引起肺动脉高压。

1. 肺慢性疾病　以慢性支气管炎、肺气肿最为多见，占80%～90%；其次为支气管哮喘、支气管扩张、肺尘埃沉着病、慢性纤维空洞型肺结核和弥漫性肺间质纤维化等。此类疾病引起大量肺泡间隔毛细血管破坏，毛细血管床减少，致氧气弥散障碍，同时由于阻塞性通气障碍，引起肺泡内氧分压下降，二氧化碳分压升高，最终发生低氧血症。缺氧不仅引起肺小动脉痉挛，慢性缺氧还促使肺血管构型改建。肺细小动脉壁SMC肥大，中膜增厚，并引起无肌型细动脉肌化，管腔进一步狭窄，从而使肺循环阻力增加和肺动脉高压，最终导致右心室肥大、扩张。

2. 胸廓运动障碍性疾病 较少见。严重的脊柱弯曲或胸廓畸形、类风湿性脊柱炎、胸膜广泛性粘连、呼吸肌麻痹等，均可引起限制性通气障碍，也可因部肺部受压，使较大的肺血管受压扭曲、肺萎陷等而增加肺循环阻力，从而导致肺动脉高压和肺源性心脏病。

3. 肺血管疾病 甚少见。原发性肺动脉高压、反复发生的多发性肺小动脉栓塞（如虫卵、肿瘤细胞栓子等）及肺小动脉炎等均可引起肺动脉高压，导致肺源性心脏病。

二、病理变化

1. 肺部病变 除原有的慢性阻塞性肺疾病病变外，主要病变是肺小动脉的结构变化，表现为肺小动脉弹性纤维和胶原纤维增生；肌型小动脉中膜平滑肌增生、肥厚（图 8 - 12）；无肌型细动脉肌化；肺小动脉炎、小动脉血栓形成和机化；肺泡间隔毛细血管数量显著减少。

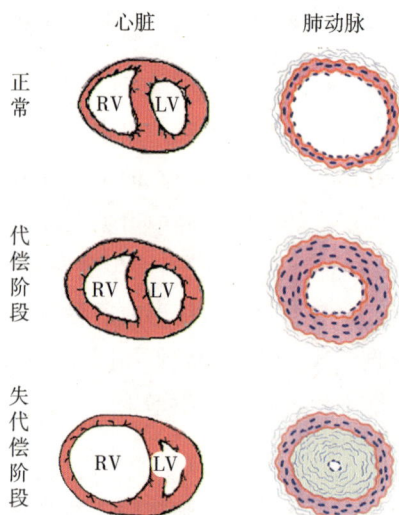

图 8 - 12 肺源性心脏病的心脏和肺小动脉病变
RV 为右心室，LV 为左心室

2. 心脏病变 心脏重量增加，可达850g。肉眼观以右心室病变为主，心室壁肥厚，心尖钝圆（心尖部主要由右心室组成），晚期心腔扩张。肺动脉圆锥显著膨隆，肥厚的右心室内乳头肌和肉柱显著增粗，室上嵴增厚。右心室肥大的病理形态诊断标准是肺动脉瓣下 2cm 处右心室壁肌层厚度 ≥5mm（正常为 3~4mm）。镜下可见代偿区心肌细胞肥大，核大、深染。缺氧区心肌纤维萎缩、肌浆溶解、横纹消失，心肌间质水肿和胶原纤维增生等。

三、临床病理联系

肺源性心脏病发展缓慢，代偿期主要为原有肺疾病的症状和体征，并逐渐出现呼吸功能不全和右心衰竭的症状及体征。表现有心悸、心率加快、气促、呼吸困难和发绀以及全身淤血、腹腔积液、下肢水肿等。病情严重时，因严重的缺氧和二氧化碳潴留以及电解质、酸碱平衡紊乱，可诱发肺性脑病与脑水肿，此外还可出现心律失常、上消化道出血、休克及 DIC 等并发症。

第四节　肺尘埃沉着病

肺尘埃沉着病（pneumoconiosis）是指在职业活动，特别是生产过程中，因长期吸入有害粉尘并沉积于肺，引起以肺广泛纤维化为主并伴有肺功能障碍的肺疾病，简称尘肺。尘肺已被列为我国法定职业病。属职业性尘肺的病种较多，按粉尘的化学性质将其分为无机尘肺和有机尘肺两大类。无机尘肺中，常见的有硅肺、煤工尘肺、石棉肺等。有机尘肺中，最常见的是由霉菌的代谢产物或动物性蛋白质引起的尘肺，如农民肺、蔗尘肺、蘑菇肺、麦芽肺和饲禽者肺等。

一、肺硅沉着病

肺硅沉着病（silicosis），又称硅肺（曾称矽肺），是由于长期吸入大量含游离二氧化硅（SiO_2）粉尘微粒所引起，是最常见、危害最大的一种肺尘埃沉着病。硅肺主要病变特点表现为肺组织内沿肺膜下、肺小叶间、支气管、血管周的淋巴组织有大小不等的纤维化的硅结节，重症者一般均有肺膜增厚。硅肺的早期即有肺功能损害，但患者往往无症状，随着病变的发展，尤其是合并肺结核和肺源性心脏病时，则逐渐出现不同程度的呼吸和心功能障碍。本病发展缓慢，多在接触硅尘 10 ~ 15 年后才发病；因吸入高浓度、高游离 SiO_2 含量的硅尘，经 1 ~ 2 年后发病者，称速发型硅肺。

（一）病因和发病机制

硅肺的发生、发展与硅尘中游离 SiO_2 的含量，生产环境中硅尘的浓度、分散度，从事硅尘作业的工龄及机体防御功能等因素有关。硅尘粒子愈小，分散度愈高，在空气中的沉降速度愈慢，被吸入的机会就愈多，致病作用亦愈强。直径大于 5 μm 的硅尘往往被呼吸道黏膜阻留在上呼吸道，并可被呼吸道的防御装置清除；小于 5 μm 的硅尘才能被吸入肺泡，并进入肺泡间隔，引起病变，尤以 1 ~ 2 μm 的硅尘微粒引起的病变最为严重。很多矿石含有 SiO_2，石英中的游离 SiO_2 含量为 97% ~ 99%，故长期从事开矿、采石作业、坑道作业以及在石英粉厂、玻璃厂、耐火材料厂、陶瓷厂和搪瓷厂生产作业的工人易患本病。

硅肺的发病机制尚未完全阐明，一般认为，硅尘被肺巨噬细胞吞噬后，存在于次级溶酶体中，硅尘表层中的 SiO_2 逐渐与水聚合成硅酸（系一种强的成氢键化合物），其羟基基团与溶酶体膜脂蛋白结构中的受氢原子（氧、氮或硫）间形成氢键，改变了溶酶体膜的脂质分子构型，从而破坏膜的稳定性或完整性。溶酶体膜通透性增高或破裂，其所含的大量水解酶溢出到细胞内，导致巨噬细胞自溶崩解。巨噬细胞死亡崩解或发生功能和生物学行为改变，可释放出一些致纤维化因子，包括巨噬细胞生长因子（MDGF）、IL-1 和纤维连接蛋白（FN）等，促进成纤维细胞增生和胶原形成，导致纤维化。巨噬细胞死亡崩解后，释出的硅尘又被其他巨噬细胞吞噬，如此反复进行，使病变不断发展、加重。因此，患者即使在脱离硅尘作业后，肺部病变仍然会继续发展。

大量关于硅肺免疫的研究表明，硅肺的发生、发展过程还有免疫因素的参与。有人认为，浆细胞产生的免疫球蛋白通过形成抗原-抗体复合物参与硅肺的发病。研究发现，在硅结节的玻璃样变组织中，球蛋白（主要是 IgG 和 IgM）含量明显高于胶原含量，有别于一般的玻璃样变组织的成分；同时，患者血清中 IgG 和 IgM 浓度增高，抗肺自身抗体、抗核抗体和类风湿因子检出率也较高。但关于硅肺免疫的抗原物质目前还未提取出来，多认为有 3 种可能性：①硅尘作为半抗原与机体的蛋白质结合，构成复合抗原；②硅尘表面吸附的 γ-球蛋白转化为自身抗原；③硅尘导致巨噬细胞死亡崩解后释放自身抗原。现已有很多证据表明，巨噬细胞死亡崩解后释放抗原的可能性最大。

总之，硅肺的病因是明确的，发病机制极为复杂，在发病过程中可能有多种因素参与，它们互相影响、互为因果，共同促进硅肺的发生和发展。

（二）病理变化

硅肺的基本病变是肺组织内硅结节形成和弥漫性间质纤维化。两肺体积增大，黑色、重量增加、质硬，肺膜增厚，切面双肺布满大小不等的硅结节。结节境界清楚，直径为 2 ~ 5mm，呈圆形或椭圆形，灰白色，质硬，触之有砂砾感。

硅结节的形成过程大致分为三个阶段。①细胞性结节：早期阶段由吞噬硅尘的巨噬细胞局灶性聚积而成，巨噬细胞间有网状纤维。②纤维性结节：随病程进展，结节内成纤维细胞增生，结节逐渐纤维化。③玻璃样结节：部分结节中央胶原纤维开始玻璃样变，并逐渐向周围发展，往往在发生玻璃样变的结节周围又有新的纤维组织包绕。镜下，典型的硅结节由呈同心圆状或漩涡状排列的、已发生玻璃样变的胶原纤维构成（图 8 - 13），其中心可见内膜增厚的血管，周围有大量尘细胞、成纤维细胞及少量慢性炎症细胞。偏光显微镜可观察到硅结节和病变肺组织内的硅尘颗粒。除硅结节外，肺内还有不同程度的弥漫性间质纤维化，范围可达全肺 2/3 以上。随着病变的发展，结节可融合成团块状，在团块的中央，由于缺血、缺氧而发生坏死和液化，形成硅肺性空洞（silicotic cavity）。此外，胸膜也因纤维组织弥漫增生而广泛增厚，在胸壁上也可形成胸膜胼胝，甚至可厚达 1 ~ 2cm。

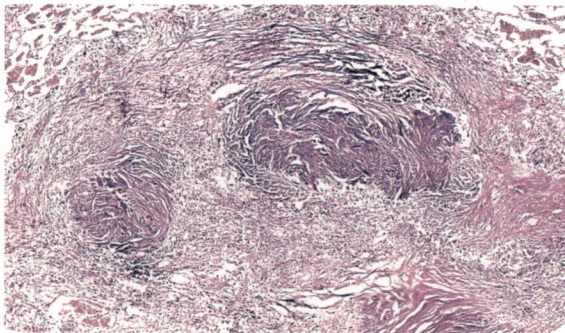

图 8 - 13　晚期纤维性硅结节
中央呈同心圆状或漩涡状排列的胶原纤维

（三）分期和病变特征

根据肺内硅结节的数量、分布范围和直径大小，可将硅肺分为三期。

1. Ⅰ期硅肺　硅结节主要局限在淋巴系统。肺组织中硅结节数量较少，直径一般在 1 ~ 3mm，主要分布在两肺中、下叶近肺门处。X 线检查，肺野内可见一定数量的类圆形或不规则形小阴影，其分布范围不少于两个肺区。此时，肺的重量、体积和硬度无明显改变。胸膜上可有硅结节形成，但胸膜增厚不明显。

2. Ⅱ期硅肺　硅结节数量增多、体积增大，可散于全肺，但仍以肺门周围中、下肺叶较密集，总的病变范围不超过全肺的 1/3。X 线表现为肺野内有较多量直径不超过 1cm 的小阴影，分布范围不少于四个肺区。此时，肺的重量、体积和硬度均有增加，胸膜也增厚。

3. Ⅲ期硅肺（重症硅肺）　硅结节密集融合成块。X 线表现有大阴影出现，其长径不小于 2cm，宽径不小于 1cm，此时，肺的重量和硬度明显增加。解剖取出新鲜肺标本可竖立不倒，切开时阻力甚大，并有砂粒感。浮沉试验，全肺入水下沉。团块状结节的中央可有硅肺空洞形成。结节之间的肺组织常有明显的灶周肺气肿，有时肺表面还可见到肺大疱。

（四）合并症

1. 肺硅沉着病结核病　肺硅沉着病合并结核病时，称肺硅沉着病结核病（silicotuberculosis），又称硅肺结核病。愈是晚期、重症硅肺，合并肺结核的发生率愈高。Ⅲ期硅肺的合并率达 60% ~ 70% 或更高。硅肺患者易合并肺结核可能是因游离 SiO_2 对巨噬细胞的毒性损害以及肺间质弥漫性纤维化，导致肺的血液循环和淋巴循环障碍，从而降低肺组织对结核杆菌的防御能力。硅肺结核病时，硅肺病变和结核病变可分开存在，也可混合存在。硅肺结核病的病变比单纯硅肺和单纯肺结核的病变发展更快，累及范围更广，更易形成空洞。硅肺结核性空洞的特点是数目多、直径大、空洞壁极不规则。较大的血管易被侵蚀，导致患者大咯血而死亡。

2. 肺部感染　由于硅肺患者抵抗力低，又有 COPD，小气道引流不畅，故易继发细菌或病毒感染。尤其在有弥漫性肺气肿的情况下，肺感染可诱发呼吸衰竭而致死。

3. 慢性肺源性心脏病　60%～75% 的硅肺患者并发肺源性心脏病。这是因为肺间质弥漫性纤维化，肺毛细血管床减少，肺循环阻力增加。同时，硅结节内小血管常因闭塞性血管内膜炎，管壁纤维化，使管腔狭窄乃至闭塞，血管也扭曲、变形，尤以肺小动脉的损害更为明显，加之因呼吸功能障碍造成的缺氧，引起肺小动脉痉挛，均可导致肺循环阻力增加、肺动脉高压和右心室肌壁肥厚，心腔扩张。重症患者可因右心衰竭而死亡。

4. 肺气肿和自发性气胸　晚期硅肺患者常合并不同程度的弥漫性肺气肿，主要是阻塞性肺气肿。有时，在脏层胸膜下还可出现肺大疱。若破裂，引起自发性气胸。

二、肺石棉沉着病

肺石棉沉着病（asbestosis），也称石棉肺，是长期吸入石棉粉尘引起的以肺组织和胸膜纤维化为主要病变的职业病。石棉是一种天然的矿物结晶，石棉矿的开采、选矿、运输、石棉加工及成品制作的工人都可因长期吸入石棉而发生职业性石棉沉着病。发病工龄一般在 10 年左右。临床上表现为咳嗽、咳痰、气急和胸痛等。晚期出现肺功能障碍和慢性肺源性心脏病的症状和体征，痰内可查见石棉小体。

（一）发病机制

石棉是含有镁、铁、铝、钙及镍等多种元素的硅酸盐复合物，石棉纤维的致病力与其吸入的数量、纤维大小、形状及溶解度有关。石棉纤维有螺旋形和直形两种。螺旋形纤维吸入后，常可被呼吸道黏膜排出；直形纤维硬而易碎，在呼吸道穿透力较强，因而致病性亦较强，尤以长度大于 8mm、厚度小于 0.5mm 者对肺组织的损伤最严重。

石棉肺是由于石棉纤维沉积于呼吸性细支气管和肺泡壁所致。早期吸入的石棉纤维多停留在呼吸性细支气管，仅少数纤维抵达肺泡，穿过肺泡壁进入肺间质被巨噬细胞吞噬，当沉积的石棉纤维超出巨噬细胞的清除能力时，可刺激巨噬细胞产生和释放多种致炎因子和致纤维化因子，引起肺间质炎症和广泛纤维化。石棉纤维可直接刺激成纤维细胞合成并分泌胶原，形成纤维化。此外，石棉对肺组织中的巨噬细胞、肺泡上皮细胞、间皮细胞均有毒性作用，导致肺、胸膜纤维化。

（二）病理变化

石棉肺的病变特点是肺间质弥漫性纤维化，石棉小体形成及胸膜脏层肥厚，胸膜壁层形成胸膜斑，病变以双肺下叶为著。肉眼观，病变早期，细支气管周围、肺泡壁、小叶间隔内纤维组织增生，双肺下叶呈明显的纤维网状结构；晚期，由于肺间质广泛纤维化，使肺体积缩小，质地变硬。常因伴明显的肺气肿和支气管扩张，肺组织呈蜂窝状改变。胸膜明显增厚并有纤维性粘连，甚至形成胸膜斑。胸膜斑（pleural plaque）是指发生于胸膜壁层的局限性纤维瘢痕斑块，境界清楚，凸出于胸膜，质地坚硬，呈灰白色，半透明。常位于两侧中、下胸壁。镜下，早期病变为石棉纤维刺激引起的脱屑性间质性肺炎病变，表现为Ⅰ型肺泡上皮细胞受损，Ⅱ型肺泡上皮细胞增生，肺泡腔内大量脱落的肺泡上皮和巨噬细胞聚积。细支气管周围、肺泡间隔、小叶间隔内可见大量淋巴细胞、单核细胞浸润以及纤维组织增生，后期发展成肺组织弥漫性纤维化，间质还可见部分小动脉受累呈现闭塞性动脉内膜炎。在增生的纤维组织中查见石棉小体是诊断石棉肺的重要病理依据，石棉小体（asbestos body）是由石棉纤维在肺内被一层铁蛋白和酸性黏多糖包裹而形成，长 10～300μm，粗 2～5μm，黄褐色，分节状，两端膨大，中央为棒状，呈哑铃形，其旁有时可见异物巨细胞，普鲁蓝染色时小体常呈阳性铁反应。

（三）并发症

1. 恶性肿瘤　石棉是国际癌症研究机构（IARC）已确定的致癌物。肺石棉沉着病患者易并发恶性胸膜间皮瘤、肺癌、食管癌、胃癌和喉癌等恶性肿瘤。有资料表明，50%~80%或以上的恶性胸膜间皮瘤患者有石棉接触史，石棉肺并发肺癌者高达12%~17%，但石棉致癌的机制尚不清楚。

2. 肺结核及肺源性心脏病　石棉肺晚期，肺组织广泛纤维化使肺小动脉内膜增厚、闭塞，肺循环阻力增加，肺动脉高压，故易发生肺源性心脏病和呼吸衰竭。此外，石棉肺合并肺结核病者约10%，低于硅肺，且病情较硅肺轻。

第五节　呼吸窘迫综合征

一、成人呼吸窘迫综合征

成人呼吸窘迫综合征（adult respiratory distress syndrome，ARDS），又称急性呼吸窘迫综合征（acute respiratory distress syndrome，ARDS），是指由肺内、肺外或全身性的严重疾病或创伤时出现的一种急性弥漫性肺损伤，进而发展为急性呼吸衰竭。本病起病急骤，发展迅猛，以急性肺水肿和透明膜形成为主要病变特点，临床表现为呼吸窘迫、顽固性低氧血症和呼吸衰竭。本病预后极差，常死于多器官功能障碍综合征。因其临床类似婴儿呼吸窘迫综合征，而它们的病因和发病机制不尽相同，故冠以"成人"，以示区别。

（一）病因和发病机制

1. 病因　临床上能引起ARDS的原因很多，凡能引起肺泡–毛细血管损伤的因素，均可成为ARDS的原因，可分为肺内因素（直接原因）和肺外因素（间接原因）两大类，但这些直接和间接因素及其所引起的炎症反应、影像改变及病理生理反应常常互相重叠。

（1）直接肺损伤因素　常见为严重肺部感染（细菌性、病毒性、真菌性）、胃内容物吸入与溺水、肺挫伤（创伤、车祸等直接引起的肺损伤）、脂肪栓塞、肺栓子清除或肺移植后的再灌注性肺水肿、吸入有毒气体（氯气、光气、SO_2、NO_2等）等。SARS危重患者往往出现ARDS。

（2）间接肺损伤因素　常见为肺外严重感染及脓毒症（各种病原菌感染，尤以G^-菌感染多见）、严重胸外创伤伴休克、急重症胰腺炎，多次大量的输血及药物过量（如海洛因、阿司匹林、巴比妥盐）等。

2. 发病机制　上述因素可致肺泡–毛细血管急性损伤，表现为肺容积减少、肺顺应性降低和严重通气/血流比例失调，但其发病机制尚未完全阐明。目前认为，ARDS的本质是多种炎症细胞（巨噬细胞、中性粒细胞）、血管内皮细胞、血小板及其释放的炎症介质和细胞因子间接介导的肺炎症反应。活化的炎症细胞释放多种炎症介质和细胞因子，其中最重要的是TNF-α和IL-1，导致大量中性粒细胞在肺内聚集、被激活，并通过"呼吸爆发"释放氧自由基、蛋白酶和炎症介质，引起靶细胞损害，表现为肺毛细血管内皮细胞与基质的弥漫损伤、血管壁通透性增加、微血栓形成、大量富含蛋白质和纤维蛋白的液体渗出，形成非心源性肺水肿，肺泡腔内透明膜形成，进一步导致肺间质纤维化。同时，由于Ⅱ型肺泡上皮细胞损伤，使肺泡表面活性物质减少，肺泡表面张力下降，从而导致肺萎陷。上述病变共同引起肺泡内气体弥散障碍，通气/血流比例失调以及限制性通气障碍，从而发生低氧血症和呼吸窘迫。

(二) 病理变化

肉眼观，双肺肿胀，重量增加，暗红色，湿润，可见散在出血点或出血斑。局灶性实变区和肺萎陷灶。镜下，主要病理变化是肺弥漫性充血、水肿，肺泡内透明膜形成。初期 (24～48 小时) 以渗出为主，弥漫性肺泡间隔毛细血管扩张充血、肺水肿，肺泡腔内浆液、中性粒细胞和巨噬细胞渗出。呼吸性细支气管、肺泡管、肺泡表面形成一层均匀红染的膜状物，即透明膜 (图 8–14)。微血管内常见透明血栓和白细胞栓塞。3～7 天后可见肺间质内成纤维细胞及 Ⅱ 型肺泡上皮大量增生，炎症细胞大量渗出、浸润，肺透明膜开始机化，肺微血管微血栓形成。后

图 8–14　肺透明膜

期纤维组织增生明显，最终导致肺泡和肺间质弥漫性纤维化。患者常在上述病变的基础上并发支气管肺炎而死亡。

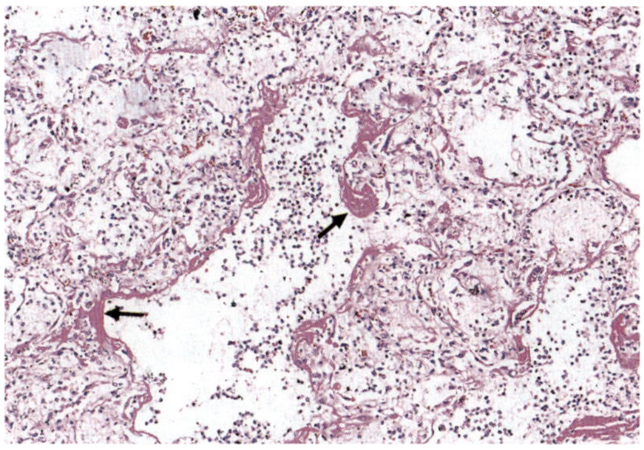

二、新生儿呼吸窘迫综合征

新生儿呼吸窘迫综合征 (neonatal respiratory distress syndrome，NRDS)，又称新生儿肺透明膜病，是指新生儿出生后不久即出现进行性呼吸困难和呼吸衰竭综合征。NRDS 多见于早产儿、过低体重儿或过期产儿，主要是由于缺乏肺泡表面活性物质所引起，导致肺泡进行性萎陷，患儿于生后 4～12 小时内出现进行性呼吸困难、呻吟、发绀、吸气三凹征，严重者发生呼吸衰竭。发病率与胎龄有关，胎龄越小，发病率越高，体重越轻，病死率越高。

(一) 病因和发病机制

NRDS 的发生主要与肺发育不全，缺乏肺泡表面活性物质有关。Ⅱ 型肺泡上皮细胞分泌产生的表面活性物质 80% 以上由磷脂组成，在胎龄 20～24 周时出现，35 周后迅速增加，以保证在胎儿期肺发育的主要阶段肺泡能充分发育和肺容积增大；若在此期间胎儿缺氧或血液中有毒物质损伤 Ⅱ 型肺泡上皮，则严重影响肺泡表面活性物质的合成和分泌 (包括数量减少、活性降低和成分异常)，使肺泡处于膨胀不全或不扩张状态。由此引起的肺通气和换气障碍必然导致缺氧，进而引起酸中毒，二者共同作用使肺毛细血管通透性增高，血浆纤维蛋白渗出至肺泡腔。同时，内皮细胞释放的 TNF–α 也能促进血浆蛋白渗出。渗出至肺泡腔的纤维蛋白沉着于肺泡内表面形成嗜伊红的透明膜，使气体弥散障碍，进一步加重缺氧和酸中毒，进而抑制表面活性物质形成，形成恶性循环。

(二) 病理变化

双肺质地较坚实，色暗红，含气量少。镜下见呼吸性细支气管、肺泡管和肺泡壁内表面贴附一层均质红染的透明膜。所有肺叶均有不同程度的肺不张和肺水肿。严重病例肺间质及肺泡腔内可见较明显的出血，部分病例可见吸入的羊水成分 (鳞状上皮细胞和角化物质等)。

第六节　呼吸系统常见肿瘤

一、鼻咽癌

鼻咽癌 (nasopharyngeal carcinoma，NPC) 是指由鼻咽部黏膜上皮发生的恶性肿瘤，包括角化性鳞

状细胞癌、非角化性鳞状细胞癌（分化型、未分化型）、基底细胞样鳞状细胞癌、鼻咽部乳头状腺癌，其中前两者占鼻咽癌的96%以上（表8-2）。

表8-2 鼻咽癌组织学分类

组织学分类	分类号
鼻咽癌	
非角化性鳞状细胞癌	8072/3
角化性鳞状细胞癌	8071/3
基底细胞样鳞状细胞癌	8083/3
鼻咽部乳头状腺癌	8060/3

鼻咽癌可见于世界各地，在国内以南方高发，尤其以广东、广西、福建、台湾、四川等地高发。发病年龄多在40~50岁之间，男性多于女性。临床表现常有偏头痛、鼻塞、鼻出血、耳鸣、听力减退、复视和无痛性颈部淋巴结肿大等。

（一）病因

鼻咽癌的病因尚未完全阐明。但累积的证据高度提示，该肿瘤是遗传易感性、环境因素和EBV感染综合作用的结果。鼻咽癌患者有家族倾向性和种族易感性，食物和环境中存在的化学致癌物与鼻咽癌的发生也可能有关，如腌制食品中高浓度的亚硝酸盐、吸烟、职业性烟雾、化学气体、灰尘、甲醛的暴露和曾经接受过放射线照射等。

现已知EB病毒（EBV）与鼻咽癌的发生有密切相关性。其主要证据包括：鼻咽癌细胞可检测出EBV-DNA和核抗原（EBNA）；90%以上的鼻咽癌患者，其血清的抗EBV抗体水平增高，特别是EB病毒壳抗原的IgA抗体（VcA-IgA）阳性率为69%~93%，具有诊断意义。国际癌症研究机构（IARC）认为已有足够证据证明EBV为鼻咽癌的致癌因素，但在致瘤过程中EBV的致癌作用发生较晚，EBV使上皮细胞发生癌变的机制也尚不清楚。

⊕ 知识链接

EB 病毒

EB病毒（Epstein-Barr virus, EBV）为疱疹病毒科嗜淋巴细胞病毒属的成员，为95%以上的成人所携带，但绝大部分为无症状亚临床感染。目前研究已确认它是传染性单核细胞增多症的病原体，还与鼻咽癌、儿童淋巴瘤的发生有密切关系，被列为可能致癌的人类肿瘤病毒之一。近年研究更进一步表明，EBV感染尚与多种自身免疫性疾病密切相关。由此可见，EBV相关性疾病实际上并非一种独立的疾病，而是涵盖多种疾病类型的疾病谱，是EBV、宿主免疫功能状况和遗传易感性以及多种环境因素相互作用的结果。

（二）病理变化

鼻咽癌好发于鼻咽顶部，其次是外侧壁与咽隐窝，前壁最少见；也可同时发生于两个部位，如顶部和侧壁。

1. 大体检查 肉眼观，早期局部黏膜粗糙、增厚或略隆起，亦可形成小结节向黏膜面突起。随后可发展成结节状、菜花状或形成溃疡。其中，黏膜下浸润型生长的肿瘤表面鼻黏膜尚完好或仅轻度隆起，而癌组织已广泛浸润或转移至颈部淋巴结，此类患者常以颈部淋巴结肿大为最常出现的临床症状。

2. 组织学类型　鼻咽癌多数起源于鼻咽黏膜柱状上皮的储备细胞，少数可发生于鼻咽黏膜鳞状上皮的基底细胞。根据组织学特征及分化程度，将鼻咽癌分类如下。

（1）角化性鳞状细胞癌　此型与 EBV 关系不大，主要发生于老年患者。肿瘤有明显的鳞状细胞分化，可见数量不等的角化现象［细胞内角化（粉红色胞质和角化不全细胞）、角化珠以及细胞间桥结构］。癌细胞可以呈巢状、块状、小簇细胞或单个细胞存在，肿瘤边缘结缔组织反应性增生，间质有不同程度的淋巴细胞、浆细胞等各种炎症细胞浸润。

（2）非角化性鳞状细胞癌　鼻咽癌中最常见的一种类型。肿瘤细胞呈丛状或不规则岛状或梁状分布，癌巢中无明显角化，细胞学不典型性明显。根据瘤细胞的分化程度，又分为分化型和未（低）分化型。

①分化型：癌细胞缺乏鳞状分化，但有一定的成熟性，细胞境界清楚，呈复层条索状、相互交替，无黏液及腺样分化，可有不等的慢性炎症细胞浸润。此型在组织学上可能和角化性鳞癌有部分重叠。

②未分化型：癌细胞呈大小不等、形状不规则的癌巢，细胞分化差，无角化现象，较分化型更常见。该亚型有两种生长方式，一类癌细胞呈合体大细胞样，排列密集，细胞界限不清，核大，圆形或椭圆形，核内染色质稀少，可见 1 ~ 2 个大核仁，整个核呈空泡状，故又称"泡状核细胞癌"（vesiculamucleus cell carcinoma）；瘤细胞间可见大量淋巴细胞和浆细胞浸润（图 8 - 15）；该型占鼻咽癌总数的 10% 左右，对放疗敏感。另一类未分化型癌不形成明显的癌巢，大量的淋巴细胞、浆细胞和嗜酸性粒细胞浸润到癌巢内，把癌细胞分成极

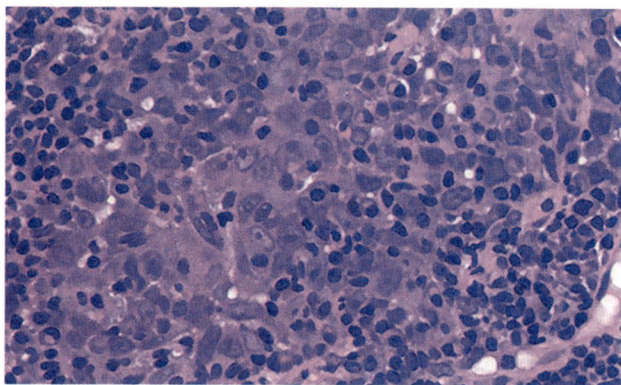

图 8 - 15　鼻咽癌未分化型非角化性鳞状细胞癌
癌细胞界限不清，核大呈空泡状，核内染色质稀少，可见明显核仁，癌细胞间可见大量淋巴细胞

少数量的癌细胞群或单个细胞，又称"淋巴上皮样癌"，癌细胞小，呈圆形或短梭形，胞质少，其恶性程度较高；此型易与淋巴瘤、神经母细胞瘤等混淆，必要时可做 CK（细胞角蛋白）、LCA（白细胞共同抗原）、Desmin（结蛋白）和 NF（神经微丝蛋白）等的免疫组化染色或电镜检查以资鉴别。

（3）基底细胞样鳞状细胞癌（basal - like squamous cell carcinoma）　此型较少见，具有明显侵袭性。肿瘤细胞巢呈圆形，基底细胞样肿瘤细胞具有高度异型性，核分裂象活跃，核浓染，核质比高，常见粉刺样坏死。假腺样和腺样囊性癌样结构偶尔可见。可见不同程度的鳞化，出现在肿瘤细胞巢内、原位癌内。

（三）扩散方式

鼻咽癌常见的扩散方式如下。①直接蔓延：癌细胞常向上蔓延侵犯破坏颅底骨，并进入颅内损伤第 Ⅱ ~ Ⅵ 对脑神经；向下侵犯梨状隐窝、会厌及喉上部；向外侧侵及耳咽管；向前可蔓延至鼻腔甚或眼眶；向后侵及上段颈椎、脊髓。②淋巴道转移：鼻咽癌易发生局部淋巴结转移，单侧颈部淋巴结肿大是最常见的症状，甚至在原发瘤尚未被发现时出现。③血道转移：较晚发生，多转移至肝、肺、骨、肾和胰等器官和组织。

（四）结局

鼻咽癌早期病灶小，症状常不明显，确诊时已多是中、晚期，无痛性颈部淋巴结转移常为鼻咽癌患者最早出现的临床症状或体征。对有头痛、鼻塞、耳鸣、鼻涕带血等症状的患者应高度警惕，做好详细检查。临床上以放疗为主，恶性程度较高的低分化鳞状细胞癌和泡状核细胞癌对放疗敏感，疗效较好，

但较易复发。

二、喉癌

喉癌（laryngeal carcinoma）是上呼吸道常见的恶性肿瘤。患者年龄多在 40 岁以上，约 96% 为男性。长期大量吸烟或酗酒以及环境污染是主要危险因素。声嘶是喉癌（声带癌）患者常见的早期症状，发生于声带外侧者可无声嘶症状。

（一）病理变化

根据喉镜检查，按喉癌发生的解剖部位分为四型。①声带型（声带癌）：占全部喉癌的 60% ~ 65%，肿瘤起源于真声带，且最常位于声带前 1/3。②声门上型：占 30% ~ 35%，包括假声带、喉室、会厌的喉面和舌面以及喉气囊肿发生的癌。③跨声门型：占 5% 以下，指肿瘤跨越喉室，淋巴结转移率高达 52%。④声门下型：不足 5%，包括真声带肿瘤向下蔓延超过 1cm 和完全局限于声带下区的肿瘤。

喉癌的主要组织学类型为鳞状细胞癌，占 95% ~98%。肉眼观，常为 1 ~4cm 大小，呈灰白、灰红色突出物，常形成溃疡，声带发生者常有角化。镜下，在组织学上分为高、中、低分化三种。高分化鳞癌与正常的鳞状上皮类似，癌组织角化明显，癌巢中央可见角化珠；中分化鳞癌具有独特的核多形性和核分裂，包括非正常核分裂，角化不常见；低分化鳞癌以不成熟的细胞为主，有大量的正常或不正常的核分裂，角化非常少，无细胞间桥结构。一般情况下，肿瘤越小，分化越好。

（二）扩散途径

喉癌直接浸润蔓延，可侵及破坏甲状软骨、甲状腺、食管及颈静脉。喉癌转移一般较晚，最常见经淋巴道转移至局部淋巴结，多见于颈总动脉分叉处淋巴结。血道转移较少，主要转移至肺、肝、骨、肾等。

三、肺癌

肺癌（carcinoma of the lung）是当今世界上最常见的恶性肿瘤之一，近年来其发病率和死亡率均呈明显上升趋势。根据国家肿瘤中心统计数据，在我国多数城市，肺癌是发病率和死亡率均为最高的癌症。据 WHO 统计，肺癌在发达国家 16 种常见肿瘤中也居首位。肺癌好发于 40 岁以后，高发年龄在 60 岁左右，男性多见，男女发病之比约为 1.5∶1。

（一）病因

目前认为肺癌主要与吸烟、空气污染、职业致癌因子的作用等因素有关，此外，饮食因素（维生素 A 长期缺乏、胆固醇摄入过多）、既往肺部疾病、其他因素（如 EBV、遗传）因素等对肺癌发生的影响也日益受到重视。①吸烟：是与肺癌发生有关的最重要的危险因素。临床调查显示，肺癌的发生率和死亡率均与吸烟时间、吸烟量以及环境中的 3，4 - 苯并芘浓度呈正相关。长期吸烟可使支气管黏膜上皮细胞增生、化生、不典型增生、癌变。②空气污染：是近几十年肺癌发生率急剧增加的重要原因之一。调查表明，工业化城市中肺癌的发病率与空气中苯并芘的浓度呈正相关。③分子遗传学改变：上述各种致癌因素引起基因突变而导致正常细胞癌变。已查明肺癌中约有 20 种癌基因发生突变或抑癌基因失活，如癌基因 $c-myc$，$k-ras$ 的突变以及抑癌基因 $p53$ 的突变失活是肺小细胞癌和肺腺癌发生中最常见的基因突变类型。

（二）病理变化

1. 大体类型 根据肿瘤在肺内的分布部位及形态特点，可将肺癌分为中央型、周围型和弥漫型三个主要类型。

（1）中央型（肺门型）　此型最常见，占肺癌总数的 60% ~ 70%。主要发生在主支气管或叶支气管，在肺门部形成肿块，呈结节型或巨块型（图 8 – 16）。常见组织学类型为鳞状细胞癌。晚期癌组织沿支气管扩散，除浸润破坏支气管管壁外，还向周围肺组织浸润、扩展，形成包绕支气管的巨大肿块，并可转移至支气管和肺门淋巴结。

（2）周围型　肿瘤发生在段支气管以下的末梢支气管，在接近肺膜的肺周边部形成孤立的结节状或球形癌结节，无包膜，直径为 2 ~ 8cm，与支气管的关系不明显（图 8 – 17）。本型占肺癌总数的 30% ~ 40%，常见组织学类型为腺癌。该型发生淋巴结转移常较中央型晚，但可侵犯胸膜。

图 8 – 16　中央型肺癌
灰白色癌组织沿支气管浸润生长

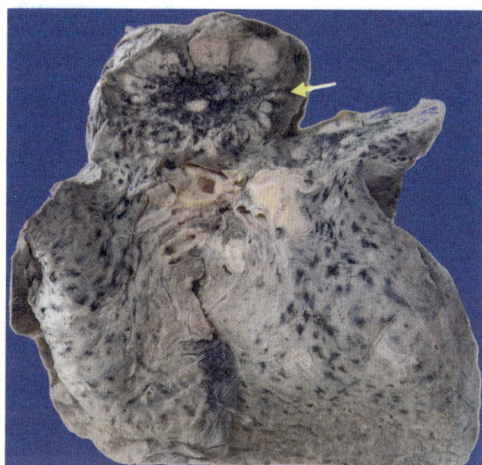

图 8 – 17　周围型肺癌
肿瘤呈灰白色、分叶状生长，中央有炭末沉积及瘢痕形成

（3）弥漫型　少见，占全部肺癌的 2% ~ 5%。癌组织沿肺泡管、肺泡弥漫性浸润生长，很快侵犯肺大叶的一部分或整个大叶。类似肺炎样外观或呈大小不等的小结节密布于两肺，须与肺炎、肺结节病、播散型肺结核和肺转移癌相鉴别。

2. 组织学类型　大多数肺癌起源于支气管黏膜上皮，少数起源于支气管腺体和肺泡上皮细胞。依据 2021 年最新版的 WHO 肺部肿瘤组织学分类，肺癌常见的组织学类型包括鳞状细胞癌、腺癌、神经内分泌肿瘤、大细胞癌、腺鳞癌、肉瘤样癌、唾液腺癌以及其他上皮肿瘤共八类，在新版 WHO 肺部肿瘤组织学分类中，专家推荐将免疫组化广泛应用于肺癌的组织分型。

（1）鳞状细胞癌　为肺癌中最常见的类型，约占肺癌手术切除标本的 60% 以上，其中 80% ~ 85% 为中央型。患者绝大多数为中老年人，且大多有吸烟史，但肿块生长较慢，转移较晚。该型肿瘤多发生于段以上大支气管，经纤维支气管镜检查易发现。支气管黏膜经鳞状上皮化生、非典型性增生发展为肺癌。镜下见大小不等的癌细胞巢呈浸润性生长，其周围间质可有纤维增生，伴有急性或慢性炎症细胞浸润。依据有无角化珠和细胞间桥等典型的鳞状上皮特征，并经免疫组化确定有无鳞癌分化，将鳞癌分为角化型、非角化型和基底细胞样型鳞癌三类：①角化型，癌组织中可见任意比例的角化珠形成，癌细胞间桥显著；②非角化型，癌细胞分化差，很少见角化细胞，仅见灶性或不明显的细胞间桥（图8 – 18）；③基底细胞样型，癌巢周边细胞呈明显的栅栏状排列，具有广泛基底样排列，而位于癌巢中心的细胞有明显的角化现象，诊断该亚型要求基底细胞所占比例必须 >50%。此外，WHO 的新分类将淋巴上皮癌（原名为淋巴上皮瘤样癌，旧版中归入其他未分类癌目录下）也归入鳞状细胞癌。

（2）腺癌　较常见，仅次于鳞状细胞癌，占肺癌的 30% ~ 35%，女性多于男性，常见于被动吸烟者。腺癌多为周围型，常累及胸膜，临床治疗效果及预后不如鳞癌，手术切除后 5 年存活率不到 10%。2011 年国际肺癌研究协会、美国胸科学会、欧洲呼吸学会公布了肺腺癌的国际多学科分类新标准，推荐不再使用细支气管肺泡癌（bronchioalveolar carcinoma，BAC）的名称，将肺腺癌分为原位腺癌（ade-nocarcinoma in situ，AIS）、微浸润腺癌（microinvasive adenocarcinoma，MIA）和浸润性腺癌。①AIS：被定义为单发结节（最大径≤3cm），肿瘤细胞以非黏液性细胞为主（即Ⅱ型肺泡上皮或终末细支气管的Clara细胞），无明显核异型性，癌细胞沿肺泡间隔呈鳞屑样生长，无间质、血管或胸膜浸润的小腺癌，肺泡内肿瘤细胞缺如。②MIA：在形态上与AIS相近，可呈腺泡样、乳头状、微小乳头状和实体性生长，且病变中任一浸润灶的最大径≤0.5cm。AIS与MIA患者接受完全性切除后不再复发。③浸润性腺癌：病灶超过5mm则为浸润性腺癌，光镜下腺癌细胞分化程度不等，分化好者，癌细胞沿肺泡壁、肺泡管壁或细支气管壁呈单层或多层生长，形似腺样结构，常有乳头形成，肺泡间隔尚存，肺泡轮廓完好（图8-19）；中分化腺癌则排列成腺腔状或实体的癌巢，也可伴有乳头形成及黏液分泌；低分化者，癌细胞排列成实体状，无腺样结构，黏液分泌少见，细胞异型性明显。

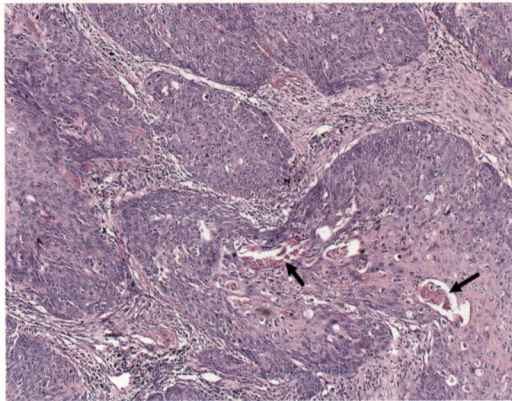

图8-18 肺鳞状细胞癌（非角化型）

光镜下见肿瘤组织呈巢团状生长，可见灶状凝固性
坏死（箭头），未见角化现象

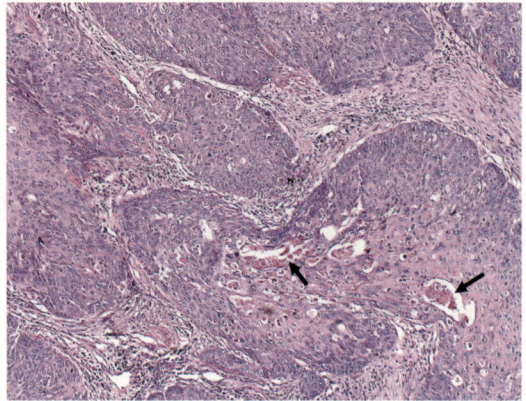

图8-19 肺腺癌

癌细胞呈乳头状生长

（3）神经内分泌肿瘤 类癌（carcinoid）、小细胞肺癌（SCLC）和大细胞神经内分泌癌（LCNEC）统一归为神经内分泌肿瘤。①类癌：来源于支气管黏膜上皮及黏膜下腺体中的神经内分泌细胞，此癌可看作为分化好的、低度恶性神经内分泌癌。典型类癌的癌细胞呈器官样结构，通常排列为实性片块、条索、小梁状、带状、栅栏状，亦可见小的菊形团样或腺样结构，癌细胞大小形状一致，核卵圆，染色质细而分布均匀。②小细胞肺癌：是肺癌中分化最低、恶性度最高的一种，癌细胞小，呈圆形、卵圆形、短梭形，核浓染，胞质稀少形似裸核（淋巴细胞样、燕麦样），核分裂象常见，癌细胞呈弥漫分布或呈片状、条索状排列（图8-20），称燕麦细胞癌，有时也可围绕小血管形成假菊形团结构，肿瘤内常见且较广泛。③大细胞神经内分泌癌：少见，癌组织常呈实性团块或片状或弥漫分布，癌细胞体积大，胞质丰富，细胞异型性明显，不具有明显的鳞癌或腺癌分化的组织学结构特点，但电镜证实其为低分化腺癌。

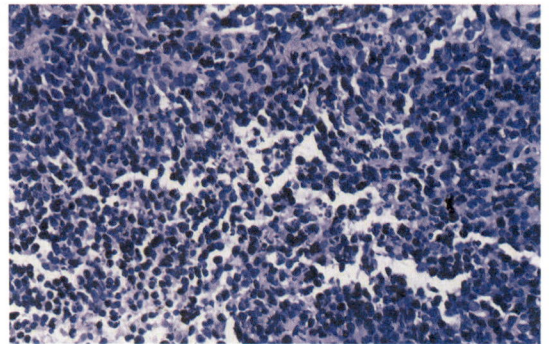

图8-20 肺小细胞肺癌（燕麦细胞癌）

癌细胞弥漫分布，细胞小，呈圆形、卵圆形或
梭形，胞核深染，胞质极少，似裸核

这三类肿瘤差别较大，类癌在高发人群、组织形态、患者预后和驱动基因谱等方面明显不同于SCLC/LCNEC。WHO推荐应用Ki-67指数和核分裂计数来区分类癌与SCLC/LCNEC，类癌的诊断报告

上应包括有丝分裂速度（$n/2mm^2$）和有无肿瘤坏死。

（三）扩散途径

肺癌的扩散有直接蔓延、淋巴道转移和血道转移三种途径。直接蔓延主要指肿瘤向纵隔、心包、横膈、胸膜及肺等处直接侵犯，在肺组织内可沿支气管和肺泡间孔向周围播散。淋巴道转移是肺癌的主要转移途径，首先转移到肺门及纵隔淋巴结，以后转移到颈部及锁骨上淋巴结。晚期可经血道转移至脑、骨、肾上腺、肝等处。

（四）临床病理联系

肺癌多数起病隐匿，临床早期症状不明显而失去及时就诊机会，常在 X 线胸透检查时偶然发现。一般中央型肺癌出现症状较早，而周围型肺癌较晚。肺癌患者表现为进行性气短、咳嗽、胸痛（压迫感）、声音嘶哑或失声、咯血（鳞状细胞癌最常伴有的症状）、胸痛、呼吸困难以及乏力、消瘦、低热等全身表现，常并发肺气肿、肺不张、肺炎、肺脓肿。

部分小细胞癌及大细胞癌和腺癌能分泌大量激素或激素活性的多肽类物质，具有异位内分泌作用而引起副肿瘤综合征，如 5 - 羟色胺分泌过多而引起类癌综合征，表现为哮喘样支气管痉挛、阵发性心动过速、水样腹泻和皮肤潮红等。此外，患者还可出现肺性骨关节病、肌无力综合征和类 Cushing 综合征等。

肺癌患者预后大多不良，早发现、早诊断、早治疗对于提高治愈率和生存率至关重要。早期病理诊断的方法有：痰液细胞学检查、肺纤维支气管镜及病理活体组织检查等。

目标检测

答案解析

1. 在大叶性肺炎的哪个阶段，患者缺氧状况有所改善？试分析其原因。
2. 比较大叶性肺炎、小叶性肺炎、间质性肺炎的异同点。
3. 试述慢性支气管炎、肺气肿及肺源性心脏病之间的关系。
4. 何谓肺硅沉着病？简述其病变特点、分期和并发症。
5. 简述肺癌的大体特征与组织学类型。

书网融合……

本章小结　　　　微课　　　　题库

第九章 消化系统疾病

PPT

学习目标

1. 掌握 Barrett 食管、肝硬化、早期食管癌、早期胃癌和大肠癌的概念；慢性萎缩性胃炎、消化性溃疡病、病毒性肝炎和门脉性肝硬化的病理变化；消化性溃疡病和门脉性肝硬化的临床病理联系；中晚期食管癌、胃癌、大肠癌和原发性肝癌的主要病变类型；良性与恶性溃疡的鉴别要点。

2. 熟悉 阑尾炎、慢性胆囊炎和坏死后性肝硬化的病理变化；食管癌、胃癌、大肠癌和原发性肝癌的扩散途径。

3. 了解 反流性食管炎、Barrett 食管的病理变化；消化系统常见疾病的主要病因及发病机制。

4. 学会消化系统常见病的大体及镜下诊断要点，具备消化系统常见病的病理诊断能力及向人群普及预防消化系统疾病发生相关知识的能力。

消化系统包括消化管和消化腺。消化管是由口腔、食管、胃、肠及肛门组成的连续管道系统。消化腺包括涎腺、肝脏、胰腺及消化管的黏膜腺体等。消化系统主要发挥消化、吸收、排泄、解毒以及内分泌等功能。因它与外界直接相通，消化系统也是人类疾病发病率较高的一个系统。本章主要讲述消化系统的常见病和多发病。

案例引导

临床案例 患者，男，55岁。

病史：患者有慢性肝炎病史20年，1年前开始出现食欲不振、乏力等症状。入院前3个月症状明显加重，并出现双下肢浮肿、腹部胀大、皮肤和巩膜黄染。入院前1小时突然发生大呕血。

体格检查：皮肤及巩膜黄染，颜面可见蜘蛛痣，腹部膨隆、腹壁静脉曲张、可触及移动性浊音。辅助检查：肝功能障碍，凝血时间延长，胆红素实验阳性。治疗经过：在胃镜下对食管胃底曲张静脉进行套扎。补充白蛋白后，腹腔积液不见减退。患者出现意识障碍、昏迷状态，经抢救无效而死亡。

尸体剖验：食管和胃底黏膜静脉扩张充血，部分静脉发生破裂。肝脏缩小，重量减轻，硬度增加，切面可见弥漫结节形成，直径约为0.3cm。腹腔内积有6000ml左右淡黄色透明液体。脾大，质地硬，切面呈暗红色。

讨论 1. 结合患者病史及尸检资料，分析患者死亡原因。

2. 做出患者的病理诊断并给出诊断依据。

3. 解释患者出现临床症状和体征的原因。

第一节　食管炎性疾病

食管炎（esophagitis）是发生于食管黏膜的一种炎症性病变。多由物理、化学和生物性因子等引起。其中最常见的是胃液食管反流，其次为微生物感染及其他因素，如食管插管的机械性损伤、高温灼伤、长期呕吐、服用某些药物或误服强酸、强碱等化学性腐蚀剂等。食管炎按照病程可分为急性和慢性两种类型；按病因分类可分感染性疾病（包括霉菌、念珠菌、单纯疱疹病毒、巨细胞病毒、细菌等的感染）及非感染性疾病（包括反流性、嗜酸性粒细胞性、放射性、化学性以及药物性）等。本节主要介绍反流性食管炎和 Barrett 食管的病理变化。

一、反流性食管炎

反流性食管炎属于胃食管反流性疾病（gastroesophageal reflux disease，GERD），主要是由于胃液或十二指肠液反流入食管，刺激食管下段黏膜而引起的慢性炎症。

病理变化：肉眼观（胃镜观察），大多数表现为局部黏膜充血。光镜下，上皮层内嗜酸性粒细胞浸润，基底膜细胞增生，固有膜乳头延长，可出现浅表性溃疡，上皮内见中性粒细胞浸润；炎症扩散到食管壁，引起环状纤维化可导致管腔狭窄。

临床主要症状是胃灼热、胃内容物反流、疼痛、吞咽困难、呕血和黑便等，长期的慢性炎症可引起 Barrett 食管。

二、Barrett 食管

Barrett 食管是指食管远端出现柱状上皮取代食管鳞状上皮的现象。它是大部分食管腺癌的癌前病变。慢性胃食管反流性疾病是其发生的主要原因，可出现反流性食管炎的症状。

病理变化：肉眼观，病灶呈不规则的橘红色，伴天鹅绒样改变，在灰白色正常食管黏膜的背景上呈补丁状、岛屿状或环状分布。光镜下，Barrett 食管黏膜由类似胃黏膜或小肠黏膜的上皮细胞和腺体构成。

Barrett 食管的主要并发症包括消化性溃疡、狭窄、出血，可发生异型增生和腺癌。

第二节　胃　炎

胃炎（gastritis）是消化系统常见病，指胃黏膜的炎症病变。可分为急性胃炎、慢性胃炎和特殊型胃炎。急性胃炎常有明确的病因，而慢性胃炎的病因及发病机制比较复杂，目前尚未明确。

一、急性胃炎

（一）急性刺激性胃炎

急性刺激性胃炎（acute irritant gastritis）又称为单纯性胃炎。多因暴饮暴食等饮食习惯所致，病变处黏膜充血、水肿，表面附着黏液，伴有糜烂。

（二）急性出血性胃炎

急性出血性胃炎（acute hemorrhagic gastritis）多因过量饮酒或服用非甾体抗炎药，如阿司匹林等引起。严重创伤及手术等引起机体应激状态也可以诱发本病。病变处胃黏膜急性出血和轻度糜烂，或多发性应激性浅表溃疡形成。

（三）急性腐蚀性胃炎

急性腐蚀性胃炎（acute corrosive gastritis）多因误服强酸、强碱等腐蚀剂引起。病变多较严重，胃黏膜出现坏死、脱落，严重者可出现胃穿孔。

（四）急性感染性胃炎

急性感染性胃炎（acute infective gastritis）少见，多由金黄色葡萄球菌、链球菌或大肠埃希菌等化脓菌经血道或胃外伤直接感染所致，可表现为急性蜂窝织炎性胃炎，黏膜可呈弥漫性化脓性炎。

二、慢性胃炎

慢性胃炎是胃黏膜的慢性非特异性炎症，是消化系统的常见病，临床发病率较高。

（一）病因和发病机制

目前尚未明确，可能与以下因素有关。

1. 幽门螺杆菌感染　目前认为，幽门螺杆菌（H. pylori）与慢性胃炎的关系密切。幽门螺杆菌是一种微弯曲的棒状革兰阴性杆菌，常存在于患者的胃黏膜上皮表面或胃小凹内，但不侵入黏膜固有腺体内。幽门螺杆菌产生大量尿素酶、细胞毒素相关蛋白及细胞空泡毒素等物质，破坏胃黏膜表面上皮细胞脂质膜的磷酸酯酶、破坏胃十二指肠黏膜防御屏障而致病。

2. 长期慢性刺激　喜食过烫或辛辣等刺激性食物，长期饮酒、吸烟或不当服用水杨酸类药物等或急性胃炎迁延不愈转为慢性胃炎。

3. 幽门括约肌功能失调　可使十二指肠肠液或胆汁反流，从而破坏胃黏膜屏障。

4. 自身免疫损伤。

⊕ **知识链接**

幽门螺杆菌的发现

1982 年，来自澳大利亚的两位科学家 Robin Warren 和 Barry Marshall 在人类的胃里发现了一种细菌，经深入研究发现，这种细菌会导致患者出现胃部炎症。当时国际上的学者普遍认为胃部酸性环境中不可能有细菌生长。Marshall 为了证明胃部炎症是由于幽门螺杆菌导致的，他将一杯盛满幽门螺杆菌的液体一饮而尽，引发急性胃炎。自此，学者们才开始承认和研究幽门螺杆菌。幽门螺杆菌有着曲杆样的结构，菌体一侧有鞭毛，这些鞭毛能像手臂一样摆动，推动细菌在胃部组织中活动。全球约 50% 的人群被幽门螺杆菌感染过。2005 年，Marshall 和 Warren 由于发现幽门螺杆菌而获得诺贝尔生理学或医学奖。Marshall 追求真理的精神值得学习，但是做法不值得效仿。

（二）类型及病理变化

根据病理变化的不同，慢性胃炎可分为以下两类，其中以慢性浅表性胃炎最为多见。

1. 非萎缩性胃炎（non-atrophic gastritis）　即慢性浅表性胃炎，又称慢性单纯性胃炎，是胃黏膜最常见的病变之一。国内胃镜检出率高，病变以胃窦部多见，呈多灶性或弥漫性。胃镜下，可见黏膜充血、水肿，伴点状出血或糜烂，表面可有灰黄色或灰白色黏液渗出物覆盖。镜下，病变主要表现为黏膜浅层固有膜内淋巴细胞、浆细胞等慢性炎症细胞浸润，腺体完整，无萎缩改变。大多数经治疗或合理饮食而痊愈，少数转为慢性萎缩性胃炎。

2. 慢性萎缩性胃炎（chronic atrophic gastritis）　本型胃炎病因较复杂，分为 A、B 两型（表 9-1）。

表 9-1　慢性萎缩性胃炎 A、B 型比较

	A 型	B 型
病因和发病机制	自身免疫	H. pylori 感染
病变部位	胃体或胃底部	胃窦部
抗壁细胞和内因子抗体	阳性	阴性
血清胃泌素水平	高	低
胃内 G 细胞的增生	有	无
血清中自身抗体	阳性（>90%）	阴性
胃酸分泌	明显降低	中度降低或正常
血清维生素 B_{12} 水平	降低	正常
恶性贫血	常有	无
伴发消化性溃疡	无	高

　　我国患者大多数属于 B 型。两型胃炎的病变基本相同，均累及黏膜全层。肉眼观察：黏膜由正常的橘红色变为灰白色或灰黄色，胃黏膜变薄，皱襞变平甚至消失（图 9-1），黏膜下血管清晰可见，偶有出血及糜烂。长期严重的病例还可由于胃小凹上皮细胞增生而形成息肉。镜下病变特点：①胃黏膜变薄，固有层腺体变小、数目减少，胃小凹变浅，腺体可呈囊性扩张；②固有层间质内有淋巴细胞和浆细胞浸润，病程长的病例可形成淋巴滤泡；③胃黏膜内可见纤维组织增生；④可伴肠上皮化生（多见）和假幽门腺化生，表现为胃黏膜固有层腺体中出现分泌黏液的杯状细胞（图 9-2）、潘氏细胞、有刷状缘的吸收细胞。胃体和胃底部腺体的壁细胞和主细胞减少或消失，若被类似幽门腺的黏液细胞所取代，称假幽门腺化生。胃窦病变区主要发生肠上皮化生，肠上皮化生的细胞可出现异型性，目前认为肠上皮化生与肠型胃癌的发生关系密切。

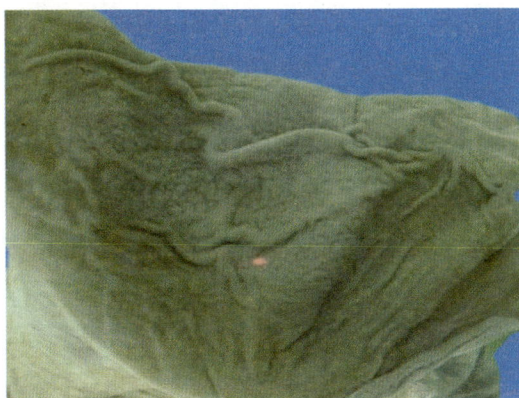

图 9-1　慢性萎缩性胃炎（大体）

图 9-2　慢性萎缩性胃炎（光镜）

可见肠上皮化生

　　临床病理联系：慢性萎缩性胃炎由于胃固有腺体萎缩，壁细胞和主细胞减少或消失，胃液分泌减少，患者可出现食欲下降、消化不良、上腹部不适等症状。A 型患者由于壁细胞破坏明显，内因子缺乏，维生素 B_{12} 吸收障碍，常发生恶性贫血。化生过程中伴随局部上皮细胞不断增生，若出现异型增生，则可能导致恶变。

三、特殊类型胃炎

特殊类型胃炎由不同病因引起，种类很多，临床较少见。本节主要介绍其中两种。

1. 慢性肥厚性胃炎（chronic hypertrophic gastritis） 病变常发生于胃底及胃体部。肉眼观察，黏膜皱襞粗大，加深变宽，似脑回状，黏膜隆起的顶端常伴有糜烂。镜下观察，腺体肥大增生，黏膜表面黏液细胞增多使腺管延长，增生的腺体可穿过黏膜肌，固有层炎症细胞浸润不显著。

2. 疣状胃炎（gastritis verrucosa） 临床较少见，原因不明。肉眼观察，病变好发于胃窦部，黏膜出现多个中央凹陷、呈疣状突起的病灶。镜下观察，可见凹陷处上皮变性、坏死并脱落。伴有急性炎性渗出物覆盖。

第三节　消化性溃疡病

消化性溃疡病（peptic ulcer disease），也称溃疡病，是以胃或十二指肠黏膜形成慢性溃疡为特征的一种常见病。胃和十二指肠同时存在的溃疡较为少见，称复合性溃疡病。十二指肠溃疡病较胃溃疡病多见，发病比例约为 3∶1。本病多见于成年人，常反复发作呈慢性经过。临床主要表现为周期性上腹部疼痛、反酸、嗳气和上腹不适感等。

一、病因和发病机制

消化性溃疡病的病因和发病机制较复杂，尚未完全阐明。目前认为本病可能与以下因素有关。

1. 幽门螺杆菌感染 大量研究表明，幽门螺杆菌在溃疡病的发病中具有重要作用。不同菌株间的致病力不同。致病力取决于它对机体胃十二指肠黏膜上皮细胞的破坏力、黏附力及其产生毒素的毒力等因素。体外实验发现幽门螺杆菌易于黏附到表达 O 型血抗原的细胞上，这可能与 O 型血人群胃溃疡病的发病率较高有关，但有待进一步研究确认。

2. 黏膜防御屏障破坏 正常人的胃和十二指肠通过防御屏障抵御胃酸、胃蛋白酶的侵袭，如胃黏膜表面覆盖的碱性黏液层（黏液屏障），既可以避免黏膜与胃液的直接接触，又可以中和胃酸；黏膜上皮细胞膜的脂蛋白、胃黏膜浅层细胞之间的紧密连接（黏膜防御）以及前列腺素对黏膜细胞的保护作用等均可以阻止胃酸中的氢离子逆向弥散进入胃黏膜。上述屏障功能一旦遭到破坏，胃酸中的氢离子得以逆向弥散进入胃黏膜，导致黏膜损伤、胃液对黏膜产生自我消化而形成溃疡。氢离子的逆向弥散能力在胃窦部和十二指肠球部最强，因此，溃疡病好发于这两个部位。

3. 胃液的消化作用增强 许多研究表明，溃疡病的发生与胃酸、胃蛋白酶增多有关。临床上，大多数十二指肠溃疡病患者的壁细胞总数明显高于正常。胃酸分泌过多时，相应地，胃蛋白酶原分泌也增多，使胃液的消化能力增强，易损伤胃、十二指黏膜。

4. 神经、内分泌功能失调 在长期精神过度紧张、忧郁等情况下，大脑皮质与皮质下中枢功能紊乱，自主神经功能失调。迷走神经功能亢进可促进胃酸分泌，与十二指肠溃疡的发生有关；当迷走神经兴奋性降低时，胃蠕动减弱，胃泌素分泌增加，继而胃酸分泌增多，促进胃溃疡形成。

5. 遗传因素 溃疡病在一些家族中有高发趋势，提示本病可能与遗传因素有关。

二、病理变化

肉眼观，胃溃疡多位于胃小弯近幽门处，尤其多见于胃窦部。胃大弯和胃底部少见。溃疡常为单个，呈圆形或椭圆形，直径多在2cm以内。溃疡边缘整齐，状如刀切，底部平坦、洁净，通常穿越黏膜下层，深达肌层甚至浆膜层。一般贲门侧溃疡的边缘呈潜掘状。幽门侧的溃疡较浅，边缘呈阶梯状。溃疡周围黏膜皱襞因底部瘢痕的收缩牵拉而呈放射状向溃疡集中（图9-3）。

镜下，溃疡由浅入深分为四层：最外层为渗出层，渗出物为白细胞和纤维蛋白等；第二层为坏死层；第三层为肉芽组织层；最下层是瘢痕组织层，主要由大量胶原纤维和少量纤维细胞构成（图9-4）。瘢痕组织内的小动脉因炎性刺激，常有增殖性动脉内膜炎，导致管壁增厚，管腔狭窄，也可伴有血栓形成。这种血管改变可防止溃疡出血，有止血的作用；但同时导致局部血液供应减少，影响组织再生使溃疡不易愈合。溃疡底部的神经节及神经纤维常发生变性和断裂，有时可见神经纤维的断端呈球状增生，这种变化可能是溃疡引起疼痛的原因之一。

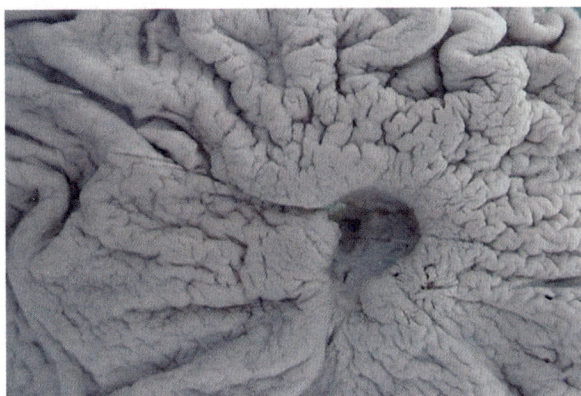

图9-3　胃溃疡（大体）

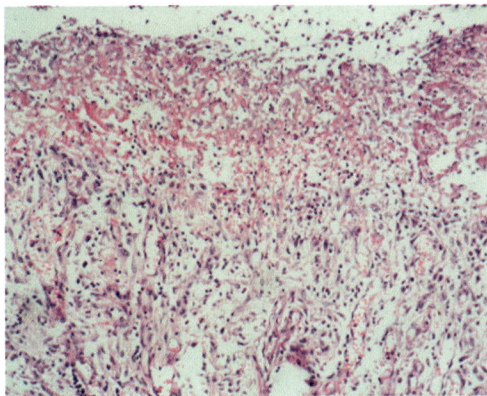

图9-4　慢性胃溃疡（光镜）

三、临床病理联系

溃疡病患者主要的临床表现是周期性上腹部疼痛（因胃液刺激溃疡局部的神经末梢所致；与胃壁平滑肌痉挛也有关）、反酸、嗳气。十二指肠溃疡时，由于迷走神经的兴奋性亢进，空腹胃酸增多，疼痛多在饥饿时或午夜时发作，进食或饮水后可减轻或缓解；胃溃疡时，由于迷走神经的兴奋性低下，胃蠕动减弱，进食后食物对胃窦部的G细胞的刺激延长，促使胃液素分泌亢进，继而胃酸分泌增多，疼痛多在餐后0.5~2小时发作。反酸、嗳气，与胃酸分泌过多刺激幽门括约肌致痉挛和胃逆蠕动，从而使酸性的胃内容物反流，胃内容物排空困难有关。

四、结局及并发症

（一）愈合

渗出物和坏死组织逐渐被吸收、排出，但已被破坏的肌层组织不能再生，由肉芽组织增生填补最终形成瘢痕，周围的黏膜上皮再生覆盖溃疡面而愈合。

（二）并发症

1. **出血**　为消化性溃疡病最常见的并发症，占患者的10%~35%。溃疡底部的毛细血管破裂时，患者大便潜血试验阳性；若溃疡底部大血管破裂，可引起患者出现大出血，表现为呕血和柏油样大便，甚至出现失血性休克，严重者可危及生命。

2. **穿孔**　约占患者的5%。因十二指肠壁较薄，发生溃疡时更易穿孔。穿孔后，胃内容物漏入腹腔引起急性弥漫性腹膜炎，产生剧烈腹痛。发生在后壁的穿孔，胃肠内容物漏入小网膜囊。

3. 幽门狭窄　约占患者的3%。由于瘢痕收缩引起幽门狭窄，使胃内容物通过困难继发胃扩张，患者常出现反复呕吐，严重者伴有碱中毒。

4. 癌变　长期胃溃疡患者可发生癌变，癌变率约1%。十二指肠溃疡一般不发生癌变。

第四节　阑尾炎

一、病因和发病机制

阑尾炎的病因主要是阑尾腔阻塞和细菌感染。阑尾解剖结构细长且管腔狭小，肠腔内粪便和细菌容易发生滞留；腔内压力升高，使阑尾管壁受压致血液循环障碍，阑尾黏膜因淤血、水肿、缺氧而损伤，细菌（大肠埃希菌、肠球菌、链球菌等）侵入阑尾壁引起阑尾炎。

二、病理变化和类型

（一）急性阑尾炎

1. 急性单纯性阑尾炎（acute simple appendicitis）　为阑尾炎早期病变。肉眼观，阑尾轻度肿胀，浆膜面充血，失去正常光泽。镜下可见，阑尾黏膜上皮出现缺损、伴有中性粒细胞浸润，有纤维蛋白渗出、黏膜下各层出现炎性水肿。

2. 蜂窝织炎性阑尾炎（acute phlegmonous appendicitis）　又称急性化脓性阑尾炎，常由急性单纯性阑尾炎发展而来。肉眼观，阑尾高度肿胀，浆膜面充血明显、表面覆以脓性渗出物。镜下可见，阑尾管壁全层均有大量中性粒细胞弥漫浸润，肌层疏松水肿。浆膜下血管扩张充血明显，表面纤维蛋白渗出（图9-5）。

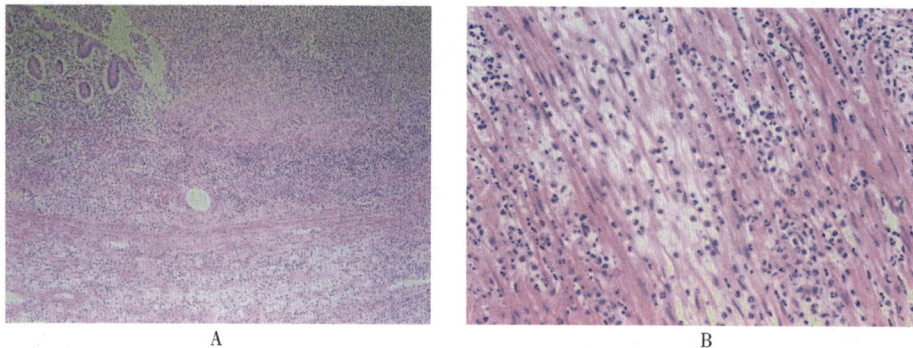

A　　　　　　　　　　　　　　　　　　B

图9-5　急性蜂窝织炎性阑尾炎

A. 低倍镜；B. 高倍镜：可见阑尾肌层疏松水肿，间质有大量中性粒细胞浸润

3. 急性坏疽性阑尾炎（acute gangrenous appendicitis）　可由急性化脓性阑尾炎发展导致，属于重型阑尾炎。阑尾腔因积脓、阻塞而导致腔内压力增高以及阑尾系膜静脉受炎症波及而发生血栓性静脉炎等，导致阑尾壁血液循环障碍，引起广泛坏死加之腐败菌入侵，形成坏疽。肉眼观，阑尾呈黑褐色或暗红色，易导致穿孔，引起阑尾周围脓肿或弥漫性腹膜炎。

（二）慢性阑尾炎

慢性阑尾炎常由急性阑尾炎转变而来，也可在开始即呈慢性经过，可以伴急性发作。阑尾壁有淋巴细胞等慢性炎症细胞浸润和不同程度的纤维化。临床上，有时转移性右下腹疼痛症状不明显。

三、结局及并发症

急性阑尾炎多经外科手术治疗后，预后良好。少数因治疗不及时或机体抵抗力较低，出现并发症或转变为慢性阑尾炎。

并发症有阑尾穿孔，引起弥漫性腹膜炎或阑尾周围脓肿；阑尾系膜血栓性静脉炎时，可因细菌入血或含菌性血栓脱落通过门静脉血流入肝脏而形成肝脓肿；若阑尾腔近端阻塞，可引起阑尾积脓或阑尾黏液囊肿。

第五节　炎症性肠病

炎症性肠病（inflammatory bowel disease，IBD）是一类发病原因不明的慢性非特异性肠道炎症性疾病。本节主要介绍克罗恩病和溃疡性结肠炎。二者具有很多共同特征，如都呈慢性经过、可发生于任何年龄等（表9-2）。

表9-2　克罗恩病和溃疡性结肠炎比较

类型特点	克罗恩病	溃疡性结肠炎
常见人群	20~30岁	30岁以上
主要部位	回肠末端	结肠
大体病变	病变呈阶段性，水肿、增厚变硬、铺路石样（鹅卵石样）改变，黏膜面有纵行溃疡	病变呈连续性、弥漫性分布，溃疡伴假息肉形成
镜下病变	肠壁全层炎、全层淋巴滤泡增生、非干酪样肉芽肿	慢性溃疡性炎症改变
临床表现	腹部包块、肠瘘、肠梗阻	经过缓慢，病程越长，癌变风险越高

一、克罗恩病

克罗恩病（Crohn disease，CD），又称局限性肠炎，是一种主要侵犯消化道的全身性疾病。本病呈慢性经过，治疗后可缓解，但易复发，主要好发于15~30岁人群。病变主要累及回肠末端，其次为结肠，回肠近端和空肠等处。主要临床表现为腹痛、腹泻、腹部包块，肠管可出现穿孔、肠瘘以及肠梗阻等，还可出现肠外免疫性病变，如强直性脊柱炎和游走性多关节炎等。

（一）病因和发病机制

病因和发病机制尚未阐明，近年研究发现本病常有免疫异常现象。在患者的血液中可测到抗结肠抗体，病变部位用免疫荧光和酶标方法证明有免疫复合物沉积。临床上，使用皮质激素或免疫抑制剂可缓解。

（二）病理变化

肉眼观，病变有呈节段性分布，因由正常黏膜分隔，称局限性肠炎。病变早期黏膜见鹅口疮样小溃疡，之后溃疡互相融合形成与肠管纵轴平行的裂隙状溃疡。溃疡间的黏膜下层高度水肿而增厚，使黏膜皱襞增厚呈鹅卵石样（铺路石样）改变（图9-6）。严重者溃疡可致肠穿孔及瘘管形成。病变肠管常因纤维化致肠腔狭窄，并与周围组织和器官发生粘连。

镜下，病变有以下特点：①裂隙状溃疡形成，表面被覆坏死组织，溃疡如刀切样纵行裂隙，可深达肌层甚至浆膜层，形成穿通性裂隙状溃疡；②肠壁全层性炎症，肠壁各层组织内均可见大量的淋巴细胞、单核细胞和浆细胞浸润，称透壁性炎症，淋巴组织增生形成淋巴滤泡；③溃疡间黏膜下层增厚、水肿，有多数淋巴管扩张；④出现结核样肉芽肿，中心不发生干酪样坏死。

（三）并发症

并发症主要有肠梗阻，其次为肠瘘，极少癌变。

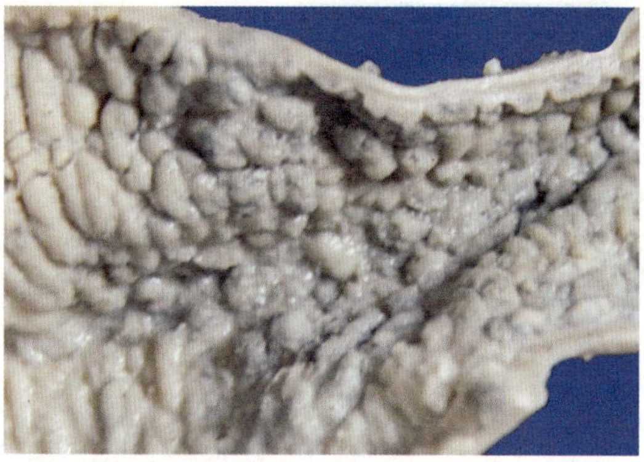

二、溃疡性结肠炎

溃疡性结肠炎（ulcerative colitis，UC）也是一种发病原因不明的慢性炎症。本病多见于 20～40 岁，男性、女性发病没有差别。病变多累及直肠和乙状结肠，临床上有腹痛、腹泻和黏液脓血便等症状，缓解与发作交替进行。本病伴有肠外免疫性疾病，如原发性硬化性胆管炎、葡萄膜炎及游走性关节炎等。

图 9-6　Crohn 病

黏膜呈鹅卵石样，肠管管腔狭窄

（一）病因和发病机制

病因和发病机制尚未明确，现多认为是一种自身免疫性疾病。

（二）病理变化

肉眼观，病变通常从直肠开始，呈连续性弥漫分布，累及结肠各段，很少累及回肠。表现为多发性糜烂或浅表小溃疡形成，并累及黏膜下层。病变进一步发展，肠黏膜可出现大片坏死并形成较大的溃疡。溃疡周边黏膜充血、水肿，增生形成息肉样外观，称假息肉。假息肉细长，其蒂与体无明显区别。

镜下，黏膜及黏膜下层可见中性粒细胞、淋巴细胞、浆细胞及嗜酸性粒细胞浸润，继而有广泛溃疡形成，可见隐窝炎或隐窝脓肿。溃疡边缘假息肉形成处的黏膜上皮可见有不典型增生，提示有癌变可能。溃疡底部有时可见急性血管炎，血管壁呈纤维素样坏死。晚期病变区肠壁有大量纤维组织增生。

（三）并发症

本病可导致结肠周围脓肿、腹膜炎；部分暴发型病例，病变广泛累及全结肠以及肌间神经丛损伤，可导致肠蠕动功能丧失而发生麻痹性扩张，称中毒性巨结肠；随着病程延长，癌变风险增加，20 年以上癌变风险可达 10%～20%。病变仅累及左半结肠，癌变率低；而累及全结肠者，癌变率较高。

第六节　病毒性肝炎

病毒性肝炎（viral hepatitis）是由一组肝炎病毒引起的以肝实质细胞变性、坏死为主要病变特征的常见传染病。现已知肝炎病毒有甲型（HAV）、乙型（HBV）、丙型（HCV）、丁型（HDV）、戊型（HEV）及庚型（HGV）六种。其中，乙型病毒性肝炎较常见，我国是发病率较高的地区之一。

一、病因和发病机制

病毒性肝炎的发病机制较为复杂，目前尚未完全阐明其发病机制。本病的发病取决于多种因素，尤其与机体的免疫状态密切相关，例如 HBV 感染时，在感染的肝细胞表面可分泌大量的 HBsAg，使机体免疫系统，尤其是 $CD8^+T$ 细胞识别并杀伤感染细胞，导致肝细胞坏死或凋亡。如下介绍 6 种肝炎病毒传播途径及其特征（表9-3）。

表9-3　各型肝炎病毒特点及发病机制

肝炎病毒型	病毒性质	潜伏期（周）	传播途径	发病机制	转为慢性肝炎	暴发型肝炎
HAV	单链RNA	2~6	肠道	通过细胞免疫机制损伤肝细胞	无	0.1%~0.4%
HBV	DNA	4~26	密切接触、输血、垂直传播	免疫机制（CD8$^+$T细胞识别并杀伤感染细胞，同时导致肝细胞坏死或凋亡）	5%~10%	<1%
HCV	单链RNA	2~26	密切接触、输血、垂直传播	病毒直接破坏肝细胞；免疫因素	>70%	极少
HDV	缺陷RNA	4~7	密切接触、输血、垂直传播	直接损伤	共同感染<5%重叠感染80%	共同感染3%~4%
HEV	单链RNA	2~8	肠道	直接损伤；免疫机制	无	合并妊娠者20%
HGV	单链RNA	不详	输血、注射	不详	无	不详

二、基本病理变化

各型肝炎的病理变化基本相同，属于变质性炎症，以肝细胞的变性、坏死为主，同时伴有不同程度的炎症细胞浸润及间质纤维组织增生等。

（一）肝细胞变性

1. 细胞水肿　为最常见的病变，呈弥漫性分布。镜下可见肝细胞肿大，胞质疏松呈网状、半透明，称胞质疏松化（图9-7）。进一步发展，细胞水肿严重，肝细胞显著增大呈圆球形，胞质几乎透明，称气球样变。电镜下可见内质网不同程度扩张，线粒体明显肿胀，溶酶体增多。

2. 嗜酸性变　一般多累及单个或几个肝细胞，散在分布于肝小叶内。光镜下可见病变肝细胞的胞质因水分脱失而浓缩，体积缩小，胞质嗜酸性染色增强呈红染。

3. 脂肪变性　肝细胞的胞质内出现大小不等的球形脂滴。

（二）肝细胞坏死和凋亡

1. 溶解性坏死　由细胞变性发展而来。根据坏死范围和分布的不同，可分为以下几种类型。

（1）点状坏死（spotty necrosis）　为肝小叶内散在的单个至数个肝细胞坏死，多见于急性普通型肝炎（图9-8）。

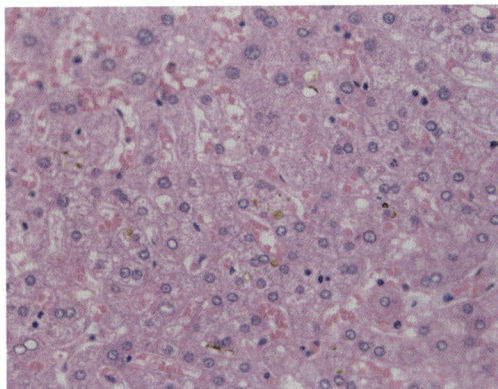

图9-7　急性病毒性肝炎（细胞水肿）

肝细胞广泛水肿

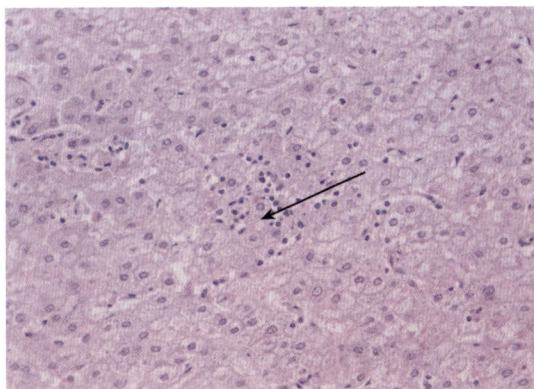

图9-8　急性病毒性肝炎（点状坏死）

肝细胞水肿，箭头所示为点状坏死伴炎症细胞浸润

（2）碎片状坏死（piecemeal necrosis）　为小叶周边界板肝细胞的灶性坏死和崩解，导致界板破坏，也称界面性肝炎，多见于慢性肝炎。

（3）桥接坏死（bridging necrosis）　为中央静脉与门管区之间，或两个中央静脉之间，或两个门管区之间出现相互连接的肝细胞坏死带，多见于较重的慢性肝炎。

（4）亚大块及大块坏死（submassive and massive necrosis）　肝细胞坏死占整个肝小叶的大部分为亚大块坏死；肝细胞坏死占整个肝小叶为大块坏死。相邻肝小叶的亚大块或大块坏死可以发生相互融合。多见于重型肝炎。

2. 肝细胞凋亡　为单个肝细胞的死亡。由嗜酸性变发展而来，胞质进一步浓缩，胞核也浓缩消失，最后形成深红色浓染圆形小体，称嗜酸性小体（acidophilic body or councilman body）或凋亡小体。

（三）炎症细胞浸润

主要为淋巴细胞和单核细胞浸润在肝细胞坏死区或门管区。

（四）再生

1. 肝细胞再生　坏死的肝细胞由周围的肝细胞通过直接或间接分裂再生而修复。再生的肝细胞体积通常较大，胞质略呈嗜碱性，核大深染，有时可见双核。若肝细胞坏死严重，肝小叶内网状支架塌陷，再生的肝细胞不能沿着原来的网状纤维排列，呈团块状排列，称结节状再生。

2. 间质反应性增生　Kupffer 细胞增生（呈多角形），间叶细胞及成纤维细胞增生。

3. 小胆管增生　慢性且坏死较严重的病例，可见小胆管增生。

（五）纤维化

肝脏的炎症反应和中毒性损伤等可引起纤维化。坏死区及门管区有不同程度的纤维组织增生，早期纤维化可沿门管区周围或中央静脉周围分布，或者胶原直接沉积在 Disse 腔内，病变进一步发展，肝小叶被胶原纤维直接分割并包绕呈结节状，最终导致肝硬化。

三、临床病理类型

（一）普通型病毒性肝炎

1. 急性（普通型）肝炎　为临床最常见类型，分为黄疸型和无黄疸型两种，但两者的病变基本相同。我国以无黄疸型肝炎居多，主要为乙型肝炎，部分为丙型肝炎。黄疸型肝炎的病变略重，病程较短，多见于甲型、丁型和戊型肝炎。

病理变化：肉眼观，肝脏肿大，质地较软，表面光滑。镜下，肝细胞广泛变性（水样变性）为主，伴有气球样变。因肝细胞体积增大，排列紊乱，肝窦受压狭窄，肝细胞内可有淤胆现象。肝细胞坏死轻微，肝小叶内可有散在的点状坏死和少量嗜酸性小体。门管区及肝小叶内有轻度的炎症细胞浸润。黄疸型者坏死灶稍重，毛细胆管内可有淤胆或胆栓形成。

临床病理联系：因肝细胞弥漫性肿大，使肝体积增大，被膜紧张，患者可有肝区疼痛或压痛等症状。因肝细胞坏死，导致肝细胞内的酶释出入血，故血清谷丙转氨酶（SGPT）升高，同时还可引起多种肝功能异常。当肝细胞坏死较多时，胆红素代谢异常，加之毛细胆管受压或胆栓形成等，可引起患者出现黄疸。

结局：大多病例在半年内治愈。乙型、丙型肝炎通常恢复较慢，其中乙型肝炎有 5%～10%、丙型肝炎约 70% 可转变成慢性肝炎。

2. 慢性（普通型）肝炎　病毒性肝炎病程持续半年以上为慢性病毒性肝炎。导致急性肝炎转为慢性的因素很多，如感染的病毒类型、治疗不当、营养不良、饮酒、服用对肝脏有损害的药物以及免疫因素等。HCV 感染的患者由慢性肝炎演变为肝硬化的比率极高，与最初的肝脏病变程度无关。

病理变化：慢性肝炎的病变程度不一。根据炎症、肝细胞坏死范围、纤维化程度，将慢性肝炎分为下述三型。

（1）轻度慢性肝炎　可见点状坏死，偶见轻度碎片状坏死，肝小叶结构完整，门管区周围可见少量纤维化。

（2）中度慢性肝炎　肝细胞变性坏死明显，出现中度碎片状坏死及特征性的桥接坏死。肝小叶内可有纤维间隔形成，但小叶结构大部分保存。

（3）重度慢性肝炎　肝细胞坏死严重并且广泛，有重度碎片状坏死及大范围桥接坏死。坏死区出现肝细胞不规则结节状再生；小叶周边与小叶内肝细胞坏死区形成的纤维条索连接，纤维间隔分割原来的肝小叶结构，可发生早期肝硬化。若在慢性肝炎的基础上出现新的大块坏死，则转变为重型肝炎。

临床病理联系：慢性肝炎患者临床表现多样，部分患者出现长期乏力、厌食、持续且反复发作的黄疸、肝区不适等。实验室检查转氨酶和肝功能异常，随病情反复而波动。

结局：慢性肝炎的转归不一，主要取决于感染病毒类型。部分轻度的慢性肝炎可以痊愈或病变相对静止，部分最终演变为肝硬化，部分可进一步发展为肝癌。

毛玻璃样肝细胞：HE 染色镜下观察，乙型肝炎表面抗原（HBsAg）携带者和慢性肝炎患者的肝组织常可见部分肝细胞质内充满嗜酸性细颗粒物质，胞质透明似毛玻璃样，故称此种细胞为毛玻璃样肝细胞。免疫组化和免疫荧光检查 HBsAg 反应阳性。电镜下见细胞的滑面内质网增生，内质网池内可见较多的 HBsAg 颗粒。

（二）重型病毒性肝炎

此类为病毒性肝炎最严重的类型。根据起病急缓及病变程度，可分为急性重型和亚急性重型两种。

1. 急性重型肝炎　少见，起病急，病程短，死亡率高。患者多在短期内死亡，临床上又称暴发型肝炎。

病理变化：肉眼观，肝体积显著缩小，尤以左叶为甚，重量减至 600~800g，被膜皱缩，质地柔软。切面呈黄色或红褐色，部分区域呈红黄相间的斑纹状，又称急性黄色肝萎缩或急性红色肝萎缩。镜下，肝细胞呈严重、弥漫的大块坏死。肝窦明显扩张、充血并出血，Kupffer 细胞增生肥大，吞噬活跃。肝小叶内及门管区有大量淋巴细胞和巨噬细胞浸润，肝内网状支架塌陷，残留的肝细胞不见明显再生现象。

临床病理联系：由于大量肝细胞的迅速溶解坏死，可导致胆红素大量入血而引起严重肝细胞性黄疸；凝血因子合成障碍，引起出血倾向；肝功能衰竭，对各种代谢产物的解毒功能障碍导致肝性脑病；此外，由于胆红素代谢障碍及血液循环障碍等原因，患者甚至发生肾功能衰竭（肝肾综合征）。

结局：患者多因肝性脑病导致短期内死亡，其次患者可出现消化道大出血、肾功能衰竭、DIC 等。少数病例迁延转化为亚急性重型肝炎。

2. 亚急性重型肝炎　多数由急性重型肝炎转变而来，部分病例起始即呈亚急性经过，少数由急性普通型肝炎恶化而来。病程相对较长，可达数周至数月。

病理变化：肉眼观，肝脏体积不同程度缩小，重量减轻，被膜皱缩，质地软硬程度不一，部分区域呈大小不一结节状。因胆汁淤积，切面呈黄绿色（亚急性黄色肝萎缩），坏死区呈红褐色或土黄色。镜下，既有肝细胞亚大块坏死，又有肝细胞结节状再生（图 9-9）。坏死区网状

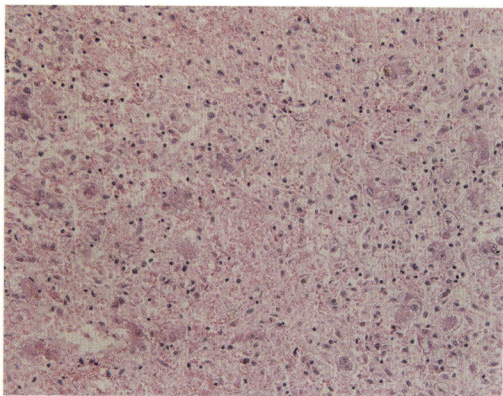

图 9-9　亚急性重型肝炎

纤维支架塌陷和胶原化导致肝细胞结节状再生。肝小叶内外有大量的炎症细胞浸润，主要为淋巴细胞和单核细胞。肝小叶周边部小胆管增生，并有胆汁淤积形成胆栓。较陈旧的病变区可见明显的纤维组织增生。

临床病理联系：患者主要表现为肝功能不全的症状。

结局：如治疗恰当及时，病变可停止发展，有治愈可能。多数病例发展为坏死后性肝硬化，部分患者死于肝功能衰竭。

第七节　酒精性肝病

酒精性肝病是长期酗酒所致慢性酒精中毒性肝脏疾病。本病在欧美国家多见，随着我国国民饮酒量的增加，酒精性肝病的发病有逐年增多的趋势。

一、病因和发病机制

以下是酒精性肝病的主要危险因素。

1. 酒精　肝损伤与饮酒量、饮酒年限、酒精饮料品种、饮酒方式有关。主要是因酒精对肝细胞的直接毒性作用。乙醇代谢产生的乙醛能直接损伤肝细胞。此外，乙醛代谢生成乙酸的过程中 NADH 增高，可以抑制三羧酸循环，导致肝内脂肪氧化能力减弱，促使中性脂肪堆积于肝细胞内，游离脂肪酸进入血中过多，肝内脂肪酸的新合成增加，而肝内脂肪酸的氧化减少，甘油三酯合成过多，肝细胞内脂蛋白释出障碍等，最终导致肝脏脂肪变性。严重的肝脂肪变可导致肝细胞坏死。

2. 遗传因素　汉族人群的酒精性肝病易感基因乙醇脱氢酶 ADH2、ADH3 和乙醛脱氢酶 ALDH2 的等位基因频率以及基因型分布不同于西方国家，这可能是中国嗜酒人群酒精性肝病的发病率低于欧美国家的原因之一。并不是所有的饮酒人群都会出现酒精性肝病，这又表明同一地区群体之间还存在着个体差异，提示酒精性肝病可能与遗传因素有关。

3. 其他因素　酒精性肝病可能与肥胖、性别、肝炎病毒的感染、营养状况、自身免疫等有关。

二、病理变化

酒精性肝病的主要病变包括三种肝脏损伤，即脂肪肝、酒精性肝炎和酒精性肝硬化。三者可单独出现，也可同时并存或先后移行。

1. 脂肪肝（fatty liver）　为酒精中毒最常见的肝脏病变。肉眼观，肝脏体积增大，质地较软，切面呈灰黄色有油腻感，肝脏边缘钝圆。镜下，肝细胞内出现脂滴，若有大脂滴出现，可将肝细胞核挤到细胞一侧，肝细胞肿大变圆。肝小叶中央区受累明显，可伴有不同程度的肝细胞水样变性。单纯脂肪肝无明显症状，戒酒后脂肪肝可恢复。

2. 酒精性肝炎（alcoholic hepatitis）　肝细胞脂肪变性、酒精性透明小体（Mallory 小体）形成，灶状肝细胞坏死伴有中性粒细胞浸润。

3. 酒精性肝硬化（alcoholic cirrhosis）　此种肝硬化由脂肪肝和酒精性肝炎发展而来，是酒精性肝病最严重的病变。呈小结节性肝硬化，结节的大小相似，直径一般小于 3mm，一般不超过 1cm，随着病变发展可形成大结节或坏死后性肝硬化。

第八节　肝硬化

肝硬化（liver cirrhosis）是由多种原因引起的肝脏疾病的终末阶段，病变以慢性进行性、弥漫性的肝细胞变性坏死、肝内纤维组织增生和肝细胞结节状再生为特征。广泛增生的纤维组织分割原来的肝小叶并将其包绕成大小不等的圆形或类圆形的肝细胞团，形成假小叶（pseudolobule），导致肝小叶结构和血管的破坏和改建，使肝脏变形、变硬，最终导致肝硬化发生。早期可无明显症状，晚期出现不同程度的门静脉高压和肝功能障碍等表现。病程可长达数年、十余年或更长时间。结合病因、病变特点和临床表现的综合分类法，肝硬化分为门脉性、坏死后性、胆汁性、淤血性、寄生虫性肝硬化等。国际上根据肝硬化大体形态学特点，分为三型：小结节性肝硬化、大结节性肝硬化和混合结节性肝硬化。本节重点介绍小结节性肝硬化的病因和发病机制、病理变化和临床病理联系。

一、小结节性肝硬化 🅔 微课

旧称门脉性肝硬化。

（一）病因和发病机制

可能的发病原因和机制如下。

1. 病毒性肝炎　在我国，病毒性肝炎是导致门脉性肝硬化发生的主要原因，尤其是乙型肝炎和丙型肝炎与肝硬化的发生密切相关。

2. 慢性酒精中毒　长期酗酒是肝硬化发生的一个重要原因，由慢性酒精性肝炎发展成酒精性肝硬化。

3. 营养障碍　长期营养不均衡或不足，可引起肝脏脂肪变性，并在此病变基础上逐渐发展为肝硬化。

4. 中毒　接触有毒物质如砷、四氯化碳等致慢性中毒可引起肝细胞脂肪变性和弥漫性肝细胞坏死，而发展为肝硬化。

在上述因素的作用下，肝细胞反复发生变性、坏死；坏死区内成纤维细胞和肝星状细胞增生并产生胶原纤维，同时坏死区网状纤维支架破坏、塌陷；塌陷的网状纤维互相融合形成胶原纤维，导致肝小叶内胶原纤维增多。由于肝内网状纤维支架塌陷，再生肝细胞不能沿其排列，出现结节状再生。门管区的成纤维细胞增生，产生的胶原纤维向肝小叶内伸延，与肝小叶内增生的胶原纤维相互连接，形成纤维间隔包绕原有的或再生的肝细胞团，形成假小叶，使肝小叶结构和肝内血液循环改建而形成肝硬化。

（二）病理变化

肉眼观：早期肝体积正常或略增大，重量增加，质地正常或稍硬。晚期肝脏体积明显缩小，重量减轻，质地变硬，表面和切面可见弥漫分布的小结节，结节大小较一致，直径一般在 3mm 以下（图9－10）。结节可呈现正常肝脏色泽，或呈黄褐色（脂肪变），或呈黄绿色（胆汁淤积）。结节周围被增生的纤维组织间隔所包绕，纤维间隔多呈灰白色，较纤细。

镜下观：①正常的肝小叶结构破坏，被假小叶取代。假小叶内，肝细胞索排列紊乱；中央静脉缺如、偏位或有两个以上；假小叶内有变性、坏死和再生的肝细胞，再生的肝细胞体积大，核大、深染，或出现双核。②假小叶周围包绕的纤维间隔较薄、宽度一致，纤维间隔内有淋巴细胞及单核细胞浸润（图9－11），可见小胆管增生。

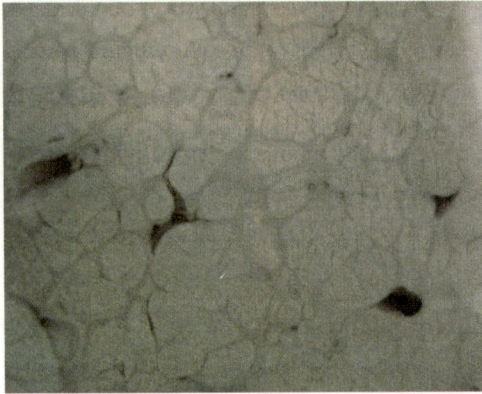

图 9 - 10   肝硬化（大体）

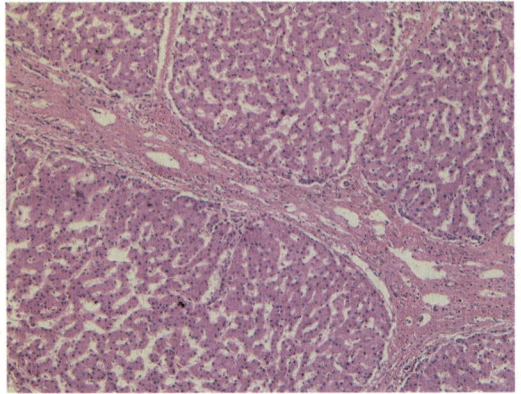

图 9 - 11   肝硬化（光镜）

假小叶形成，纤维间隔内可见淋巴细胞浸润

（三）临床病理联系

1. 门脉高压症　肝硬化引起门静脉高压的原因有：①肝内结缔组织广泛增生，肝血窦闭塞或窦周纤维化，使门静脉血回流受阻（窦性阻塞）；②广泛形成假小叶压迫小叶下静脉，使肝窦内的血液流出受阻（窦后性阻塞）；③肝内肝动脉小分支和门静脉小分支在汇入肝血窦前形成异常的吻合，使肝动脉血液流入门静脉（窦前性原因）。门静脉压力增高后，肝硬化患者会出现一系列的症状和体征，主要临床表现如下。

（1）慢性淤血性脾大　肝硬化患者中有 70% ~ 85% 出现脾肿大。脾脏重量一般在 500g 以下，少数可达 800 ~ 1000g，切面红褐色。镜下，脾窦扩张淤血，窦内皮细胞增生，脾小体萎缩，红髓内含铁血黄素沉积及纤维组织增生，形成含铁结节。脾大后可引起脾功能亢进而出现全血细胞减少等症状。

（2）腹水　肝硬化患者腹腔出现淡黄色透明的漏出液。腹水形成的原因较复杂，主要如下。①门静脉高压使门静脉系统的小静脉和毛细血管内流体静压升高，加之缺氧引起管壁通透性增高，使血管中水、电解质及血浆蛋白漏入腹腔。②门静脉高压使肝血窦压力增高，Disse 间隙的淋巴增多，超过胸导管的回流能力，使淋巴外溢入腹腔。③肝细胞受损，肝脏合成白蛋白减少（低蛋白血症），使血浆胶体渗透压降低。④肝功能障碍，肝脏对醛固酮和抗利尿激素的灭活作用降低，使二者在血中水平增高导致钠、水潴留。腹水形成又使机体有效循环血量下降，刺激两种激素分泌，进一步加重腹水形成。

（3）侧支循环形成　门静脉压力增高后，门静脉与体腔静脉间的吻合支发生扩张，使部分门静脉血经这些吻合支绕过肝脏直接回心脏。主要的侧支循环及其严重并发症如下。①门静脉血经胃冠状静脉、食管静脉丛、奇静脉入上腔静脉，常引起胃底和食管下段静脉丛曲张，如静脉破裂可引起上消化道大出血，表现为呕血或便血。这是肝硬化患者的死因之一。②门静脉血经肠系膜下静脉、直肠静脉丛、髂内静脉回流入下腔静脉，常引起直肠静脉丛曲张，形成痔核，患者出现便血。③门静脉血还可经附脐静脉、脐周静脉丛、向上经胸腹壁静脉进入上腔静脉，向下经腹壁下静脉进入下腔静脉，常引起脐周浅静脉高度扩张，形成"海蛇头"现象，这是门静脉高压的重要体征之一。

⊕ **知识链接**

食管胃底静脉曲张的内镜治疗

　　食管胃底曲张的静脉破裂，临床上可采用内镜下治疗。①食管静脉曲张的硬化疗法：硬化药的注射方法分为血管内、血管周围以及两者兼用。血管内疗法是将硬化药直接注射于曲张的静脉内，使之在血管内形成血栓，闭塞血管而止血；血管周围注射将硬化药注射在曲张静脉周围的黏膜及黏膜下层；采用血管内及血管周围联合注射法是先将硬化药注射于曲张的静脉周围，压迫曲张静脉，再行血管内注射，这种疗法既可以使静脉内闭塞，又可因静脉周围的纤维化加固硬化静脉的效果。②食管静脉曲张内镜下套扎法：套扎器由内、外套管和一条牵引线组成。套扎法对活动性出血的止血率可达95%。结扎局部由于缺血和坏死，周围呈无菌性炎症，波及静脉内膜使局部形成血栓，使曲张静脉闭塞。

　　（4）胃肠淤血、水肿　门静脉高压使胃肠静脉血回流受阻，引起胃肠黏膜淤血、水肿，导致消化吸收功能下降，患者可表现为腹胀、食欲不振、消化不良等。

　　2. 肝功能障碍　主要是肝实质细胞长期反复破坏的结果。当肝细胞不能完全再生补充和代偿损伤的肝细胞功能时，患者则出现肝功能不全的症状和体征，主要的临床表现如下。

　　（1）蛋白质合成障碍　肝细胞受损，导致肝脏合成白蛋白的功能下降，使血浆白蛋白含量明显减少。胃肠道吸收的一些抗原性物质未经过肝细胞处理，直接通过侧支循环进入体循环，刺激免疫系统使合成球蛋白增多，患者在做血清学检测时出现白蛋白降低，白蛋白与球蛋白的比值下降或倒置现象。

　　（2）出血倾向　肝脏合成纤维蛋白、凝血酶原、凝血因子 V 减少，以及脾功能亢进症引起血小板破坏增多，患者可出现皮肤、黏膜或皮下等部位出血的症状。

　　（3）胆色素代谢障碍　主要由肝细胞损伤及毛细胆管淤胆引起，患者出现肝细胞性黄疸症状和体征，表现为皮肤和巩膜黄染。

　　（4）对激素的灭活作用减弱　肝功能障碍，肝脏对雌激素的灭活作用减弱，体内雌激素水平升高，可导致男性乳房发育、睾丸萎缩；女性出现月经不调、不孕等症状。体内雌激素增多可以导致末梢小血管扩张，患者的面部、颈、上胸、前臂等处出现蜘蛛状血管痣（蜘蛛痣），部分患者的两手掌面大小鱼际、指尖部等呈红色，称肝掌。蜘蛛痣多少体现肝功能受损情况。

　　（5）肝性脑病（肝昏迷）　是肝功能严重衰竭的表现，是肝硬化最严重的后果。主要由于来自肠内的含氮有害物质未经肝脏解毒就进入体循环，或通过肝内及肝外的门－腔静脉之间的侧支循环直接进入体循环并达到脑部。肝性脑病是肝硬化最严重的并发症，也是肝硬化的主要死亡原因之一。

二、坏死后性肝硬化

　　坏死后性肝硬化是在肝实质发生大片坏死的基础上形成，相当于大结节型肝硬化和大小结节混合型肝硬化。坏死后性肝硬化预后差，易合并肝癌发生。

（一）病因

　　1. 病毒性肝炎　是引起坏死后性肝硬化的主要原因，多由亚急性重型肝炎迁延而来，重度慢性肝炎反复发作也可转变为坏死后性肝硬化。

　　2. 药物及化学物质中毒　可导致坏死后性肝硬化。

（二）病理变化

　　肉眼观，肝体积缩小，重量减轻，质地变硬，表面有较大且大小不等的结节，最大结节直径可达

6cm；大小不等的结节可使肝变形；切面见结节由较宽大、薄厚不均的纤维条索包绕，结节呈黄绿或黄褐色。镜下，正常肝小叶结构破坏，代之以大小不等、形状不一的假小叶。假小叶内的肝细胞常有不同程度的变性和坏死。纤维间隔较宽且厚薄不均，可见炎症细胞浸润和小胆管增生。

三、胆汁性肝硬化

（一）类型

胆汁性肝硬化是因胆道阻塞淤胆而引起的肝硬化，临床较少见，分为原发性与继发性两种。

1. 原发性胆汁性肝硬化 本病原因不明，血液可查到自身抗体，可能与自身免疫有关。也可由肝内慢性非化脓性、破坏性胆管炎引起。临床少见，多发生于中年以上妇女。临床表现为长期梗阻性黄疸、肝肿大和皮肤瘙痒等。

2. 继发性胆汁性肝硬化 常见原因为长期肝外胆管系统的阻塞和胆道的上行感染。在胆道阻塞的基础上继发性感染，病原微生物逆行入肝、炎症反复发作导致肝细胞变性、坏死，纤维组织增生分割肝小叶，形成肝硬化。

（二）病理变化

肉眼观，肝脏体积增大，硬度中等，表面平滑或呈细颗粒状，呈绿色或绿褐色，切面结节较小。镜下，原发性病变早期门管区小叶间胆管上皮空泡变性、坏死及淋巴细胞浸润，有胆小管破坏、纤维组织增生、淤胆现象。门管区增生的纤维组织侵入肝小叶内，形成不完全分割的假小叶，最终发展为肝硬化。继发性胆汁性肝硬化胆管周围常合并细菌感染，大量中性粒细胞浸润，有时伴发血栓性静脉炎和胆管源性脓肿发生。肝细胞胞质内因明显的胆色素沉积而发生变性、坏死。坏死肝细胞肿大，胞质疏松呈网状、细胞核消失，称网状或羽毛状坏死。增生的结缔组织形成不全分割的假小叶。

第九节　胆囊炎和胆石症

一、胆囊炎

胆囊炎（cholecystitis）是指多因细菌感染引起的胆囊壁发生的炎症，多在胆汁淤滞的基础上，主要由大肠埃希菌和葡萄球菌等感染引起。病理变化和类型如下。

1. 急性胆囊炎 黏膜充血和水肿，上皮细胞变性、坏死脱落，管壁内有不同程度的中性粒细胞浸润。发生在胆囊的卡他性炎症，可发展为蜂窝织炎性胆囊炎，胆囊的浆膜面常有纤维素性及脓性渗出物覆盖。如胆囊管阻塞，可引起胆囊积脓，胆囊体积增大。若因痉挛、水肿及淤胆等引起胆囊壁的血液循环障碍，可发生坏疽性胆囊炎，甚至发生穿孔，引起胆汁性腹膜炎。

2. 慢性胆囊炎 常由急性胆囊炎反复发作迁延所致，常合并胆囊结石。胆管和胆囊黏膜多发生萎缩，各层组织均有淋巴细胞、单核细胞浸润，伴明显的纤维化。

二、胆石症

胆石症（cholelithiasis）是指胆道系统中胆汁的某些成分，如胆固醇、胆色素、黏液物质及钙等物质在各种因素的作用下析出、凝集形成结石。发生于各级胆管内的结石称为胆管结石；发生于胆囊内的结石称为胆囊结石。

（一）病因和发病机制

1. 胆汁理化性状的改变 正常胆汁中，胆红素与葡萄糖醛酸结合成酯类，呈不游离状态，大肠埃希菌等肠道细菌分泌的酶可以分解上述酯类，使游离胆红素增多，并与胆汁中的钙结合形成胆红素钙而析出，形成结石。如胆汁中的胆固醇呈过饱和状态，胆固醇也可析出形成结石。

2. 胆汁淤积 胆道阻塞引起胆汁淤积，因水分被过多吸收而发生浓缩，胆红素含量增高，胆固醇呈过饱和状态，促进结石形成。

3. 感染 胆道感染时，由于炎性水肿和纤维组织增生使胆道壁增厚、胆道狭窄甚至闭塞，引起胆汁淤积。炎症时渗出的细胞和脱落的上皮、细菌团和寄生虫体及虫卵等也可作为结石的核心，促进结石的形成。

（二）胆石的种类和特点

1. 胆固醇性胆石 常为单个，体积较大，类圆形，多见于胆囊。单纯由胆固醇构成，多呈圆形或椭圆形，表面光滑或细颗粒状。

2. 色素性胆石 呈泥沙样或砂砾状，常为多个，多见于胆管。结石中以胆色素钙成分为主，混有黏液和胆固醇等。结石较小，质软、易碎。

3. 混合性胆石 由两种成分构成。可单发，也可多发，多发生在胆囊或较大胆管内。结石多为多面体，多种颜色。外壳通常很硬，切面层状。在我国，以胆色素为主的混合石最为常见。

第十节 胰 腺 炎

胰腺炎（pancreatitis）是指由各种原因引起的胰酶异常激活，导致胰腺组织自我消化的一种炎症性疾病。根据病程，可分为急性和慢性两种。

一、急性胰腺炎

本病好发于中年暴饮暴食者或胆道疾病后。

（一）病理类型和病变特点

根据病变的轻重不同，可将急性胰腺炎分为水肿型（间质型）和出血性两种。

1. 急性水肿型胰腺炎 较多见，病变通常局限在胰尾。肉眼观，胰腺肿大，变硬，呈淡灰色或淡红色。镜下，胰腺间质充血、水肿及中性粒细胞、单核细胞浸润。有时可见轻微的局部脂肪坏死，但无出血。腹腔有少量渗出液，预后较好。少数病例可转变为急性出血性胰腺炎。

2. 急性出血型胰腺炎 较少见，本型起病急骤，患者病情危重，病变以胰腺广泛的坏死、出血为特征，预后差。

病理变化：肉眼观，胰腺肿大，质软无光泽、呈暗红色，胰腺原有小叶结构模糊。胰腺、大网膜以及肠系膜等处可见散在混浊的黄白色斑点（胰脂肪酶溢出后将胰腺及周围的脂肪组织分解为甘油和脂肪酸，后者又与组织液中的游离钙离子结合形成不溶性的钙皂所致），或小灶状脂肪组织坏死。镜下，胰腺组织呈大片凝固性坏死，细胞结构不清，间质小血管壁也有坏死，可见大量出血。坏死组织周围可见少量中性粒细胞等炎症细胞浸润。

（二）临床病理联系

1. 休克 主要因外溢的胰液刺激腹膜引起剧烈的腹痛，大量出血和呕吐引起体液丢失和电解质紊乱，组织坏死、蛋白质分解引起机体中毒等。严重者抢救不及时可致死。

2. 腹膜炎 因胰腺坏死和胰液外溢，引起急性腹膜炎。疼痛可向背部放射。

3. 酶的改变 因胰液外溢，胰液所含的大量淀粉酶及酯酶可被吸收入血并从尿中排出，临床检查常见患者血清及尿中的淀粉酶及脂酶升高。

4. 血清离子浓度改变 患者血中的钙、钾、钠离子水平下降。急性胰腺炎时，胰岛 A 细胞受到刺激，分泌胰高血糖素，引起甲状腺分泌降钙素，抑制钙从骨质内分解、游离使所消耗的钙得不到及时补充而发生血钙降低。患者因持续性呕吐，导致血钾、血钠降低。

患者度过急性期，则炎性渗出物及坏死物逐渐被吸收，局部发生纤维化而痊愈。少数患者死于休克或转变为慢性胰腺炎。

二、慢性胰腺炎

本病由急性胰腺炎反复发作而来，患者多伴有胆道系统疾病，有时伴糖尿病。慢性酒精中毒也可导致本病发生。病变特征是胰腺组织逐渐被纤维组织取代。

病理变化：肉眼观，胰腺呈结节状萎缩，质硬。切面见胰腺间质纤维组织增生，胰管扩张，管内偶见结石形成。有时胰腺组织灶状坏死、液化，被纤维组织包绕形成假囊肿。镜下，胰腺呈广泛纤维化，胰腺的腺泡和胰岛逐渐萎缩、消失，间质有淋巴细胞和浆细胞浸润。

临床上，慢性胰腺炎可急性发作，患者出现上腹部疼痛；因胰腺的腺泡萎缩、消失，故分泌功能降低，导致脂肪消化障碍及脂肪泻；若胰岛遭到破坏，使胰岛素分泌减少，患者可继发糖尿病。

第十一节 消化系统常见肿瘤

一、食管癌

食管癌（carcinoma of esophagus）是由食管黏膜上皮或腺体发生的恶性肿瘤。占食管肿瘤的绝大多数。发病年龄多在 40 岁以上，男性多于女性。在我国，食管癌的发病率及死亡率均居前五位，国内食管癌高发区为太行山区、苏北地区、大别山区、川北地区及潮汕地区。临床表现为不同程度的吞咽困难。

（一）病因和发病机制

病因和发病机制尚未明确，可能与以下因素有关。

1. 饮食及生活习惯 长期饮酒与食管癌发生有关，乙醇可以作为致癌剂，促进致癌物质进入食管。吸烟量、吸烟持续时间也与食管癌发生有关。食物中的亚硝胺类物质与食管癌发病有关。长期食用过热、过硬及粗糙的食物，刺激和损伤食管黏膜，也可能与食管癌发生有关。

2. 遗传因素 食管癌高发地区，食管癌家族聚集现象较为明显，提示食管癌发病可能与遗传因素有关。最新研究发现，代谢酶基因的多态性（尤其是乙醇代谢酶）与食管癌发病易感性有关。高发区人体内微量元素钼、铜、锌、锗等的含量较非高发区低，尤其是钼的含量明显偏低，学者认为人体内缺乏钼等微量元素可能是引起食管癌的间接原因。

3. 慢性炎症 某些长期不愈的慢性食管炎可能是食管癌的癌前病变，如慢性食管炎引起的黏膜上皮不典型增生等病变可癌变为鳞状细胞癌，由反流性食管炎所导致的 Barrett 食管可癌变为食管腺癌。食管癌患者的食管黏膜非癌部分均有不同程度的慢性炎症，即使是早期食管癌甚至原位癌，其癌旁非癌上皮及固有膜也有慢性炎症，提示慢性炎症可能与食管癌发生有关。

（二）病理变化

食管癌好发于三个生理性狭窄部，以食管胸段（中段）最多见，其次为腹段（下段），颈段（上段）最少。根据食管癌的发展过程，可分为早期及中晚期食管癌（进展期）。

1. 早期癌　临床一般无明显症状。病变局限，多为原位癌或黏膜内癌，未侵犯肌层，无论是否有淋巴结转移。

肉眼或内镜观察，病变处黏膜可呈充血状、糜烂状或斑块状或微小乳头状。镜下，早期食管癌的组织学类型绝大部分为鳞状细胞癌。5 年存活率达 90% 以上。

2. 中晚期癌　又称进展期癌，癌组织已侵及肌层或肌层以外。此期患者多已出现吞咽困难等临床症状。根据肉眼形态特点可分为四型。

（1）溃疡型　肿瘤表面形成较深的溃疡，常深达肌层。溃疡外形不整，底部凹凸不平，边缘隆起。多侵及食管全周的一部分（图 9 – 12A）。

（2）蕈伞型　癌组织呈扁圆形肿块，状似蘑菇样突向食管腔，表面可伴浅溃疡。肿瘤组织侵及食管全周的部分或大部分（图 9 – 12B）。

（3）髓质型　最多见，癌组织在食管壁内浸润性生长，使食管壁均匀增厚，管腔狭窄。切面呈灰白色，质地较软，似脑髓组织，表面可形成浅表溃疡。癌组织累及食管的全周或大部分（图 9 – 12C）。

（4）缩窄型　癌组织质硬。癌组织内有明显的纤维结缔组织增生并浸润食管全周，使食管局部形成环形狭窄。狭窄上端食管明显扩张（图 9 – 12D）。

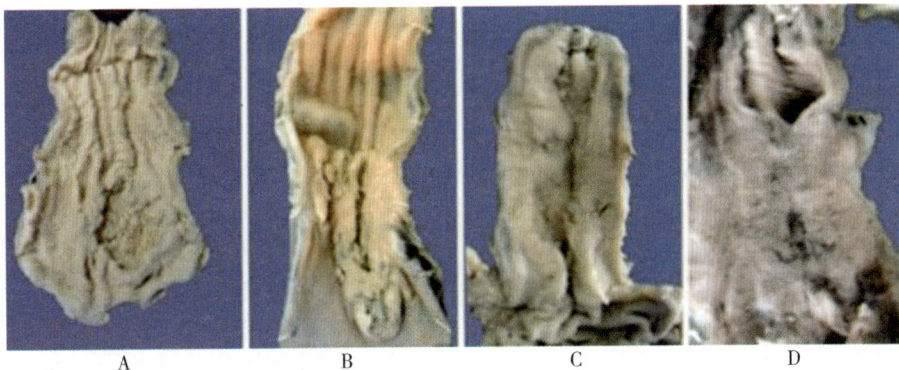

图 9 – 12　食管癌

A. 溃疡型；B. 蕈伞型；C. 髓质型；D. 缩窄型

镜下，食管癌的组织学类型主要有鳞状细胞癌、腺癌、腺鳞癌、神经内分泌癌、黏液表皮样癌、腺样囊性癌等。其中，鳞状细胞癌占食管癌的 90% 以上，其次为腺癌。大部分腺癌的发生与 Barrett 食管有关。

（三）扩散

1. 直接蔓延　癌组织穿透食管壁后直接侵入邻近的组织和器官。依据发生部位的不同，累及的范围和器官也不同，并有不同的并发症，如大出血、化脓性感染、食管 – 支气管瘘等。

2. 转移

（1）淋巴道转移　为食管癌最常见的转移方式。转移的淋巴结与食管淋巴引流途径一致。上段癌常转移到颈部及上纵隔淋巴结；中段癌常转移到食管旁或肺门淋巴结；下段癌常转移到食管旁、贲门及腹腔淋巴结。

（2）血道转移　主要见于晚期患者。最常见的转移部位是肝和肺，少数可转移到骨、肾上腺和脑等部位。

（四）临床病理联系

早期食管癌因无明显肿块形成和无明显浸润，患者常无明显症状，有时可出现轻微的胸骨后疼痛、烧灼感或哽噎感。中晚期患者因其肿瘤不断浸润、生长，使食管管壁狭窄，表现为吞咽困难并进行性加重，甚至不能进食，最终患者出现恶病质，因全身衰竭或并发症而死亡。

二、胃癌

胃癌（carcinoma of stomach）是在胃黏膜上皮和腺上皮发生的恶性肿瘤，是消化道最常见的恶性肿瘤之一。居我国恶性肿瘤第二位。好发年龄为 40～60 岁，男多于女。病变好发于胃窦部，特别是小弯侧。

（一）病因和发病机制

胃癌的病因和发病机制尚未完全阐明，可能与下列因素有关。

1. 环境和饮食因素　胃癌的高发地区有一定的地理分布特点，其中，日本、哥斯达黎加、智利、哥伦比亚以及中国某些地区的胃癌发病率高于美国和西欧等国。我国以东部沿海地区及西北一带为主要的胃癌高发区。这可能与不同国家或地区的土壤、水源、饮食习惯、食物保存和烹调方法等的不同有关。实验证明，含亚硝酸盐的食物可诱使动物发生胃癌。此外，摄入过多的食盐、加入硝酸盐保存食物等习惯都会增加患胃癌的危险性。

2. 幽门螺杆菌感染　研究表明，幽门螺杆菌感染可导致胃黏膜上皮细胞肿瘤相关基因的 CpG 岛甲基化及诱导细胞凋亡等，提示幽门螺杆菌感染与胃癌发生可能有关。

3. 癌前病变及慢性疾病　长期未治愈的慢性萎缩性胃炎、胃黏膜息肉、胃溃疡、胃黏膜的上皮内瘤变及胃黏膜大肠型肠上皮化生等都与胃癌发生有关。

（二）病理变化

根据胃癌的病理变化及进展程度，分为早期胃癌及中晚期（进展期）胃癌。

1. 早期胃癌　是指癌组织浸润仅限于黏膜层及黏膜下层（图 9 - 13），无论是否有淋巴结转移。早期胃癌中，直径在 0.5cm 以下者称为微小胃癌，直径在 0.6～1.0cm 者称为小胃癌。胃镜检查时在该癌变处钳取活检确诊为癌，但手术切除标本经连续切片均未发现癌者称为一点癌。早期胃癌大体形态分为三种类型。

（1）隆起型　肿瘤在胃黏膜表面隆起或呈息肉状。此型少见。

（2）表浅型　肿瘤比较平坦呈扁平，稍隆起于胃黏膜表面。

（3）凹陷型　肿瘤形成明显的溃疡，但溃疡深度不超过黏膜下层。此型最多见。

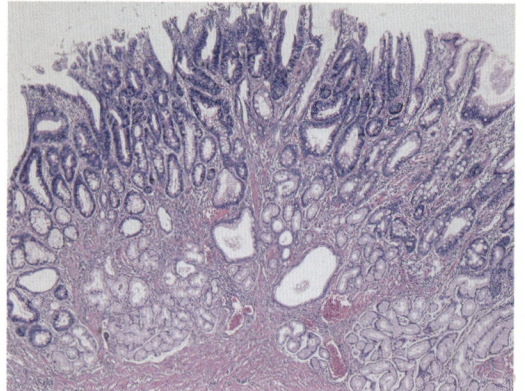

图 9 - 13　早期胃癌

镜下，早期胃癌的组织学类型以管状腺癌最多见，其次为乳头状腺癌，未分化型癌最少。

早期胃癌经手术切除治疗，预后较好，5 年生存率可达 90% 以上。10 年生存率可达 75% 以上，小胃癌及微小胃癌术后的 5 年生存率为 100%。胃镜检查可以提高对早期胃癌的发现率，提高患者生存率和改善预后。

2. 中晚期胃癌（进展期胃癌）　癌组织浸润深度超过黏膜下层达肌层或胃壁全层，癌组织浸润越深，预后越差。中晚期胃癌肉眼观形态可分为以下三型。

（1）**息肉型或蕈伞型**　癌组织向黏膜表面生长，呈息肉状或蕈伞状，突入胃腔。

（2）**溃疡型**　癌组织发生坏死脱落形成溃疡，溃疡通常较大，直径多超过 2.5cm，边缘隆起，呈皿状或火山口状，底部凸凹不平（图 9-14）。该类型胃癌应与良性胃溃疡进行鉴别诊断（表 9-4）。

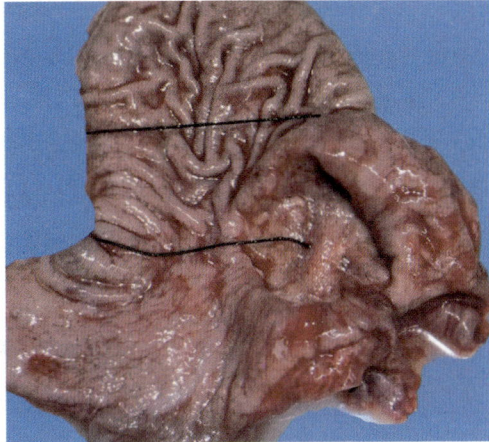

图 9-14　溃疡型胃癌

表 9-4　胃良、恶性溃疡的肉眼形态鉴别表

	良性溃疡（胃溃疡）	恶性溃疡（溃疡型胃癌）
外形	圆形或椭圆形	不整形，皿状或火山口状
大小	直径一般 < 2cm	直径常 > 2cm
深度	较深	较浅
边缘	整齐、不隆起	不整齐、隆起
底部	较平坦	凹凸不平，有坏死，出血明显
周围黏膜	黏膜皱襞向溃疡集中	黏膜皱襞中断，呈结节状肥厚

（3）**浸润型**　癌组织向胃壁内呈局限性或弥漫性浸润，与周围正常组织分界不清。当癌组织在胃壁内弥漫浸润时，黏膜皱襞大部分消失，胃壁增厚、变硬，胃腔变小，胃状如皮革制成，称革囊胃。若癌细胞产生大量黏液，癌组织切面呈半透明胶冻状，称胶样癌。

镜下，胃癌的组织学类型主要为腺癌（图 9-15），WHO 常见类型有管状腺癌、乳头状腺癌、黏液腺癌、低黏附性癌（如印戒细胞癌）和混合性癌。其他少见类型有：腺鳞癌、鳞状细胞癌、未分化癌等。

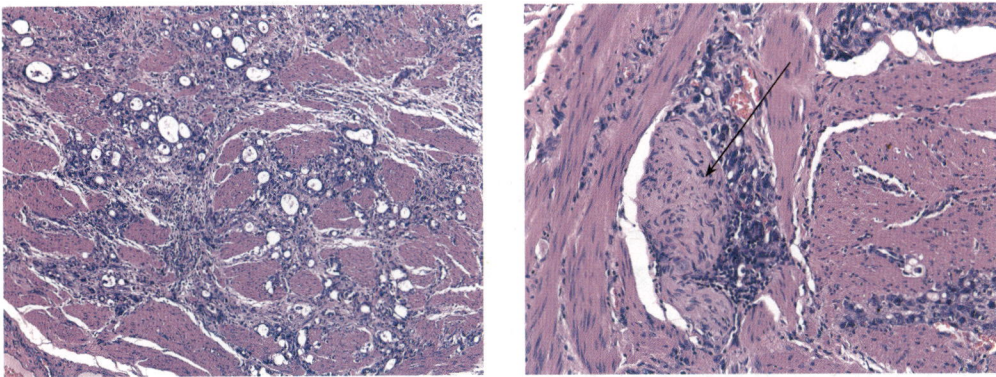

图 9-15　中晚期胃癌

左图：癌组织侵及胃壁肌层；右图：可见神经侵犯（箭头所示）

（三）扩散

1. 直接蔓延 癌组织向胃壁各层浸润生长，侵出浆膜层，可直接向邻近器官和组织蔓延扩散，如大网膜、肠道、肝脏等处。

2. 转移

（1）淋巴道转移 是胃癌最主要的转移途径。首先转移至局部淋巴结，随后可转移至腹主动脉旁、肝门或肠系膜根部淋巴结。晚期可沿胸导管转移至左锁骨上淋巴结。

（2）血道转移 多发生在晚期胃癌。通常经门静脉转移至肝，也可转移至肺、脑、骨等器官。

（3）种植性转移 胃癌特别是黏液癌的癌细胞，侵出浆膜后，癌细胞可脱落到腹腔，种植于腹壁、腹腔及盆腔器官浆膜上。常在双侧卵巢上形成转移性黏液癌，称 Krukenberg 瘤。

（四）临床病理联系

早期胃癌，患者临床症状不明显，可有消化不良的症状。进展期胃癌可出现上腹部疼痛，进餐后疼痛加重、上腹饱胀不适、消瘦、贫血等临床表现。当癌组织破坏血管，可导致上消化道出血症状，轻者大便潜血试验阳性；当癌组织侵袭大血管，引起上消化道大出血，患者出现呕血或黑便。发生在幽门部或贲门部的癌变，患者可出现消化道梗阻症状，如呕吐或咽食困难等。晚期胃癌患者还可发生恶病质。

三、大肠癌

大肠癌（carcinoma of large intestine）是结直肠黏膜上皮和腺上皮发生的恶性肿瘤，包括结肠癌和直肠癌。世界范围内，大肠癌的发病率居恶性肿瘤第三位。常见于欧洲、北美及其他英国血统人居住的地区。我国是结直肠癌的低发区，但近年来，可能由于生活水平的提高、饮食结构和生活习惯的变化，大肠癌的发病率有上升趋势，目前在中国已是第五位的常见恶性肿瘤。发病率在城市高于农村，大城市高于小城市，患者多为中老年人，男性比女性发病率增加得快。

（一）病因和发病机制

结直肠癌分为遗传性和非遗传性（散发性）两类。遗传性又主要有两类：家族性腺瘤性息肉病（familial adenomatous polyposis，FAP）性结直肠癌和遗传性非息肉病性结直肠癌（hereditary nonpolyposis colorectal cancer，HNPCC）。

结直肠癌的发生是环境因素和遗传因素相互作用的结果。

1. 饮食习惯 富含动物脂肪、高营养和高热量而少纤维的饮食与本病的发生有关。可能是由于这类食物因缺少消化残渣而不利于排便，患者易出现便秘，延长肠黏膜与食物中可能含有的致癌物质的接触时间。

2. 遗传因素 基于遗传学改变，大肠癌分为遗传性（家族性）和非遗传性（散发性）两类。遗传性主要有两类：家族性腺瘤性息肉病癌变，与 *APC* 基因发生胚系突变有关；遗传性非息肉病性结直肠癌（HNPCC）是常染色体显性遗传性疾病，它的发生与 DNA 错配修复基因的突变有关，常见 *hMSH2*、*hMSH1* 等突变。

3. 伴有肠黏膜增生的慢性疾病 如肠黏膜息肉状腺瘤、增生性息肉病、幼年性息肉病、绒毛管状腺瘤、慢性溃疡性结肠炎及慢性血吸虫病等，由于肠黏膜上皮过度增生而发展为癌。

4. 大肠黏膜上皮癌变的分子生物学基础 大肠癌的具体发病机制尚未完全明确，但是目前学者认为其发生涉及多种基因异常，除少数遗传性肿瘤外，在大肠癌发生和发展过程中，需要很多基因的相互作用，如：*APC*、*c－myc*、*ras*、*p53*、*p16*、*DCC*、*DPC4*、*BRAF* 或错配修复基因等。其中约 90% 的结直肠癌可见 *c－myc* 基因的过度表达，多数结直肠癌有 *p53* 基因的突变、*Von Hippel－Lindau* 基因的缺失。近年研究发现，某些蛋白表达异常也可能与结直肠癌的发生有关。

目前与大肠癌发生关系较密切的分子通路如下。

（1）APC－β-catenin 通路　为腺瘤的恶变通路。大肠癌绝大多数来自原先存在的腺瘤，即腺瘤—腺癌顺序。例如：FAP 和 HNPCC。*APC* 为抑癌基因，可以抑制 Wnt 信号通路，调控细胞增殖和分化，当其功能异常时，通过上调 β-catenin，激活促细胞增殖基因 *myc*、*cyclinD1* 等的转录，促进细胞异常增殖形成肿瘤；散发性结直肠癌多数人认为与 APC－β-catenin－T 细胞因子途径异常、特异基因的甲基化静止、有丝分裂稽查点（checkpoint）功能异常等有关。

（2）CpG 岛甲基化表型（CpG island methylator phenotype，CIMP）　散发性大肠癌微卫星不稳定的发生主要与 *hMLH1* 基因失活有关，*MLH1* 失活与 *MLH1* 基因启动子区高甲基化有关。此外，此型常有 *BRAF* 基因突变。

（3）微卫星不稳定（microsatellites instability，MSI）通路　微卫星不稳定可以使癌基因激活或抑癌基因失活、相关基因的信号传导异常，影响细胞凋亡、转录调控及蛋白的转运修饰，增加细胞恶变风险。如 HNPCC 微卫星不稳定主要与 DNA 错配修复基因突变有关（主要有 *MSH2*、*MLH1* 基因突变）。

（二）病理变化

大肠癌的好发部位以直肠最多见（50%），其下依次为乙状结肠（20%）、盲肠及升结肠（16%）、横结肠（8%）、降结肠（6%）。

WHO 肿瘤分类对结直肠癌的定义界定，癌组织只有侵犯黏膜肌层达到黏膜下层才称为癌；只要不超过黏膜肌层，就不称癌，而称上皮内瘤变。原先的上皮重度非典型增生和原位癌统称为高级别上皮内瘤变。黏膜内癌（5 年生存率为 100%）称为黏膜内肿瘤或黏膜内瘤变。癌细胞浸润到黏膜下层，患者 5 年生存率明显下降。

1. 肉眼观　大肠癌大体分为四种类型。

（1）隆起型（息肉型）　肿瘤呈息肉状或盘状突向肠腔，通常有浅溃疡。

（2）溃疡型　肿瘤表面有较深溃疡，溃疡边缘隆起呈火山口状。本型较多见。

（3）浸润型　癌组织向肠壁深层弥漫浸润，常累及肠壁的全周，使病变处肠壁明显增厚、变硬，如果伴有癌间质纤维结缔组织明显增多，导致局部肠腔明显呈缩窄，可形成环状狭窄。

（4）胶样型　肿瘤分泌大量黏液，使肿瘤外观及切面呈半透明胶冻状。此型较少见，预后较差。

2. 镜下观　组织学类型有腺癌（包括腺瘤样腺癌、黏液腺癌、印戒细胞癌、锯齿状腺癌、髓样腺癌、微乳头状腺癌等）、未分化癌、腺鳞癌、鳞状细胞癌及神经内分泌癌等。

（1）腺癌　癌细胞排列成腺管状，根据其分化程度可分为高分化、中分化及低分化（图 9－16）。

①黏液腺癌：癌细胞产生大量细胞外黏液，使癌细胞漂浮在黏液池中。

②印戒细胞癌：癌细胞产生细胞内黏液，将核挤压于细胞的一侧，细胞呈印戒状。

③微乳头状腺癌：癌细胞呈高柱状，形成较大腺腔，表面有明显的乳头状突起，乳头内间质少，多为高分化。

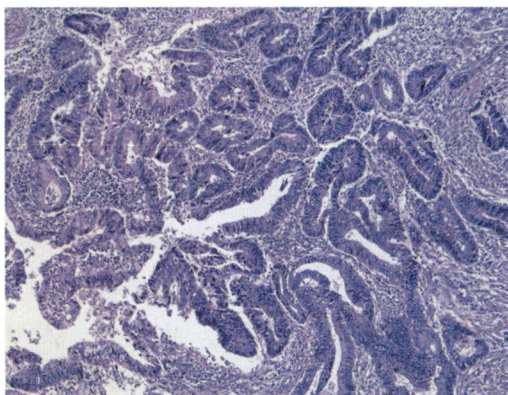

图 9－16　大肠癌（中分化腺癌）

（2）未分化癌　癌细胞较小，形态较一致，细胞弥漫成片，恶性程度最高。

（3）腺鳞癌　肿瘤组织中既有腺癌细胞，又有鳞癌细胞。

（三）分期及预后

大肠癌的分期对判定预后有一定意义，现今广泛应用的分期是经过修订的 Dukes 分期。分期根据结直肠癌病变在肠壁的扩散范围以及有无局部淋巴结转移与远隔器官转移而定（表9-5）。

表 9 - 5　Dukes 分期及预后

分期	界定	五年存活率（%）
A	肿瘤限于黏膜层（高级别上皮内瘤变）	100
B1	肿瘤侵及肌层，但还未穿透肌层，无淋巴结转移	67
B2	肿瘤穿透肌层，但无淋巴结转移	54
C1	肿瘤浸润到肌层，但还未穿透肌层，并有淋巴结转移	43
C2	肿瘤穿透肌层，并有淋巴结转移	22
D	有远隔器官转移	极低

（四）扩散

1. 直接蔓延　当癌组织侵及肌层达浆膜层后，可直接蔓延至邻近器官，如前列腺、膀胱和腹膜等部位。

2. 转移

（1）淋巴道转移　癌组织未穿透肠壁肌层时，较少发生淋巴道转移；一旦穿透肠壁肌层，则淋巴道转移率明显增加。通常最先转移至癌组织附近的淋巴结，再沿淋巴结引流方向到达远隔淋巴结，也可通过胸导管而转移至锁骨上淋巴结。

（2）血道转移　晚期癌细胞可沿门静脉系统转移至肝脏，甚至转移至远隔器官如肺、脑等处。

（3）种植性转移　癌组织穿透肠壁浆膜后，可脱落、播散到腹膜腔内形成种植性转移。

（五）临床病理联系

早期大肠癌患者仅表现为粪便潜血试验阳性，随着疾病进展出现以下临床表现。①排便习惯与粪便性状改变：为本病最早出现的症状，其中，血便为大肠癌突出的临床表现。其他，如排便次数增多或减少、腹泻或便秘，可有痢疾样脓血便，患者出现直肠刺激征等症状。粪便变形、变细或呈糊状便等。②腹痛和腹部包块。③肠梗阻症状：患者表现为低位完全性肠梗阻，出现腹部胀痛或阵发性绞痛、腹胀、便秘等症状。④全身中毒症状：因癌组织合并坏死、出血和感染，患者可出现慢性贫血、消瘦、乏力、低热。⑤晚期可出现恶病质及转移相关的症状和体征。

四、原发性肝癌

原发性肝癌（primary carcinoma of liver）是由肝细胞或肝内胆管上皮细胞发生的恶性肿瘤。在我国发病率较高，目前临床上将甲胎蛋白（AFP）及影像学检查用于肝癌的普查和辅助诊断，使早期肝癌的诊断率明显提高。

（一）肝细胞癌

肝细胞癌（hepatocellular carcinoma）发生在肝细胞，占原发性肝癌的90%以上。多在中年后发病，男性多于女性。发病隐匿，早期无明显症状，所以临床发现时多为晚期。

1. 病因　尚未明确，可能的原因如下。

（1）肝炎病毒　目前研究表明，HBV 和 HCV 与肝癌发生关系密切。目前，学者们已发现肝癌患者常见有 HBV 基因整合到肝癌细胞基因组内。HBV 基因组编码的 HBx 蛋白能够通过不同途径活化原癌基因，诱导肝癌发生。丙型肝炎病毒的致癌机制尚不明确，可能与 HCV 的直接细胞毒作用和宿主介导的免疫损伤有关。

（2）肝硬化　我国肝癌常合并肝硬化，尤其是 HBV 引起的肝硬化。据统计，通常需 7 年左右，肝硬化可发展为肝癌。

（3）乙醇　为肝癌的致癌因子，主要通过引起慢性肝疾病和肝硬化，继而发展为肝癌。

（4）真菌及其毒素　黄曲霉菌等可以引起实验性肝癌，尤其是黄曲霉毒素 B_1 与肝细胞癌的发病密切相关。

2. 病理变化　肉眼观，肿块大小因病程长短而异，单个或多个，局限性或弥漫分布在肝脏，大体形态分为小肝癌型（早期肝癌），结节型、弥漫型和巨块型（晚期肝癌）。

（1）早期肝癌（小肝癌型）　是指单个癌结节最大直径小于3cm或两个癌结节的直径合计小于3cm的原发性肝癌。癌组织多呈球形，与周围组织分界多较清楚，切面均匀一致，呈灰白色，少见出血和坏死。

（2）晚期肝癌　肝脏明显肿大，重量明显增加，可达2000~3000g，癌组织可局限于肝脏的一个叶，也可弥漫至整个肝脏，大多合并肝硬化。

①结节型：此型最常见，常合并有肝硬化发生。癌结节可以是单个或多个，散在分布，呈圆形或椭圆形，大小不等，可相互融合形成较大的结节。

②弥漫型：此型较少见，癌组织在肝内弥漫分布，结节不明显，常在肝硬化的基础上发生，在形态上与肝硬化容易混淆（图9-17）。

③巨块型：肿瘤体积巨大，直径一般>10cm，圆形，多位于肝右叶，切面中心常有出血坏死。瘤体周边常有散在的卫星状瘤结节。此型很少合并肝硬化。

镜下，肝细胞癌的分化程度差异较大。分化较好者癌细胞与正常肝细胞相似（图9-18），异型性小，呈小梁状或巢状排列，部分癌细胞有分泌胆汁现象；分化差者癌细胞异型性明显，细胞大小不一，核大，形态各异，常有巨核及多核癌细胞。

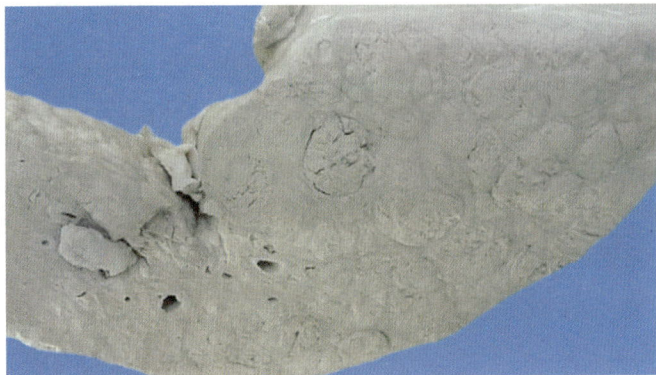

图9-17　弥漫型肝细胞癌

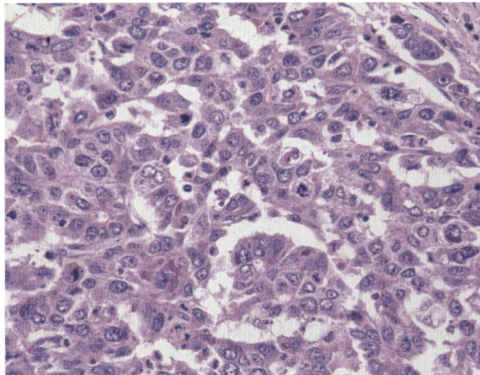

图9-18　肝细胞癌

3. 扩散　肝癌细胞首先在肝内直接蔓延，易在肝内沿门静脉分支播散和转移，在肝内形成多处转移性癌结节。肝外转移主要通过淋巴道转移至肝门淋巴结、上腹部淋巴结和腹膜后淋巴结。晚期可通过肝静脉转移至肺、肾上腺、脑及肾等处。晚期肝癌细胞可从肝表面脱落形成种植性转移。

4. 临床病理联系　早期肝癌患者一般无明显症状或体征，手术切除治疗效果较好。大多数中晚期肝癌患者，其常见症状有肝区疼痛、肝大、黄疸、肝硬化的症状和体征（详见本章第八节）、进行性消瘦，血清甲胎蛋白升高。患者最终因发生上消化道出血、肝性脑病、肝癌结节破裂出血和继发感染等而死亡。

（二）胆管细胞癌

较少见，由肝内胆管上皮发生，占原发性肝癌的10%以下。此型与HBV和HCV感染无关。病因和发病机制尚未明确，可能与胆管内寄生虫病（华支睾吸虫病）或接触胆管造影剂有关。肉眼观，常为单个肿块，因含有丰富结缔组织而色苍白。镜下，癌细胞常呈腺管状排列，癌细胞与胆管上皮细胞相似，癌细胞可分泌黏液，癌组织间质较多。容易发生肝外转移，常见部位为肺、骨和脑等。

（三）混合肝细胞癌 – 胆管细胞癌

此型最少见，有肝细胞癌和胆管细胞癌两种成分。该肿瘤需与同时发生在肝的独立的肝细胞癌和胆管细胞癌进行区分。

五、胰腺癌

胰腺癌（carcinoma of pancreas）为发生在胰腺外分泌腺体的恶性肿瘤，在消化系统癌中较为少见。好发年龄在 60 ~ 80 岁，发病率随着吸烟的量和时间增加而倍增。约 90% 的患者出现 $K - ras$ 基因点突变，还可有 $c - myc$ 过度表达或 $p53$ 基因突变。

（一）病理变化

胰腺癌可发生于胰腺的头部（约 60%）、体部（约 15%）、尾部（约 5%）或累及整个胰腺。

肉眼观，肿块大小和形态不一、边界不清、质硬、切面黄白色，周围组织常有硬化使胰腺变硬，有时与慢性胰腺炎难以区分。

镜下，胰腺癌主要为不同分化程度的导管腺癌（占全部病例的 85% 以上）、囊腺癌、未分化癌、黏液癌、鳞状细胞癌、腺鳞癌或腺泡细胞癌等。

（二）扩散

胰头癌早期可直接蔓延到邻近组织，如胆管、十二指肠。晚期可经淋巴道转移至胰头旁及胆总管旁淋巴结。胰腺癌血道转移首先经门静脉引起肝内转移，其次可转移到肺、肾上腺等部位。体尾部癌常伴发多发性静脉血栓。

（三）临床病理联系

胰头癌患者以无痛性黄疸为突出临床表现。体尾部癌的主要症状为深部刺痛（癌组织侵入腹腔神经丛）、腹水（癌组织侵入门静脉）、脾大（癌组织压迫脾静脉）。此外，患者可见贫血、呕血及便秘等症状，但无黄疸，伴有广泛血栓形成。如果不能早期确诊，患者多在 1 年内死亡。

六、胆道肿瘤

（一）肝外胆管癌

病变特点：多发生在胆总管和肝管、胆囊管汇合处。

肉眼：肿瘤呈息肉状、结节状或在胆囊壁深部浸润的硬化状。

镜下：绝大多数为腺癌，少数为腺鳞癌或鳞状细胞癌。

临床表现：此病多见老年人，以胆道梗阻出现黄疸、腹痛和包块等表现为主。

（二）胆囊癌

病变特点：多发生在胆囊底部和颈部。

肉眼：胆囊壁增厚、变硬，呈灰白色，肿瘤可呈息肉状生长，基底部较宽。

镜下：大多数为腺癌，部分为腺鳞癌或鳞状细胞癌。

临床表现：老年人和女性多发。早期不易发现，故预后较差。其发生与胆石症和慢性胆囊炎有关。

七、胃肠间质瘤

胃肠间质瘤（gastrointestinal stromal tumor，GIST）是胃肠道最常见的间叶性肿瘤。好发年龄为 50 岁以上，男女发病率无差别，儿童少见。

　　病变特点：胃肠间质瘤可发生于消化道的任何部位，以胃最多见，其次是小肠，发生在结直肠和食管的较少。此外，本病也可原发于腹腔、肠系膜等胃肠道以外部位。肉眼观，胃肠间质瘤为圆形肿块，大小不等，大多数无完整的包膜，切面灰白，质地较硬，可伴有出血、坏死及囊性变。镜下，胃肠间质瘤根据瘤细胞形态主要分为梭形细胞型、上皮样细胞型和混合细胞型。其中70%为梭形细胞型，20%为上皮样细胞型。临床上胃肠间质瘤的免疫组织化学诊断特征是细胞强阳性表达KIT（CD117阳性），还可以呈DOG1和CD34表达阳性，少部分胃间质瘤表达SMA。

　　胃肠间质瘤侵袭性行为的危险度与肿瘤大小、核分裂象及发生部位有关。

目标检测

答案解析

1. 慢性萎缩性胃炎A型与B型的区别有哪些？
2. 病毒性肝炎、肝硬化和原发性肝癌的关系如何？
3. 简述良性胃溃疡与溃疡型胃癌的大体鉴别。
4. 肝硬化患者出现门脉高压症的原因及临床表现有哪些？
5. 中晚期食管癌、胃癌及大肠癌的大体类型有哪些？

书网融合……

本章小结　　　微课　　　题库

第十章　淋巴造血系统疾病

PPT

📖 学习目标

1. **掌握**　霍奇金淋巴瘤的病理分型、诊断标准及临床病理联系。
2. **熟悉**　非霍奇金淋巴瘤的病理分型及病变特点。
3. **了解**　淋巴结反应性病变的病变特点；白血病、Langerhans 细胞组织细胞增生症的病变特点。
4. 学会镜下辨认霍奇金淋巴瘤中诊断性的 R – S 细胞。

　　淋巴造血系统包括骨髓组织和淋巴组织。骨髓组织主要由骨髓和血液中的各种血细胞构成。淋巴组织包括淋巴结、结外淋巴组织、脾脏和胸腺等。淋巴造血组织更新快，终身处于不断的增殖状态，所以对于内外刺激十分敏感，容易发生疾病。淋巴结和骨髓活检、骨髓穿刺细胞学和血液细胞学检查是诊断淋巴造血系统疾病最重要的方法。现代的分子生物学研究发现，许多淋巴造血系统遗传性疾病和肿瘤均有基因的改变，因此，分子生物学和免疫组织化学在现代血液病的诊断中已成为不可缺少的工具。

　　淋巴结增生性病变可以是反应性的或肿瘤性的。本章简要介绍淋巴结的反应性疾病，重点讨论淋巴组织的肿瘤性疾病，并按照 2021 版 WHO 关于淋巴造血组织肿瘤的分类，分别介绍淋巴组织肿瘤、髓系肿瘤、组织细胞和树突状细胞肿瘤。

⇒ 案例引导

　　临床案例　患者，男，12 岁。

　　病史：发现左颈部淋巴结肿大半年，不痛，伴间歇性低热。在当地按结核病治疗未见明显效果。近 2 个月低热不退，伴盗汗、疲乏、贫血，且颈部淋巴结逐渐增大。

　　查体：贫血，消瘦，右颈部稍隆起，扪及约 8cm×7cm×5cm 大小的肿大淋巴结，边界不清，不活动，呈分叶状（或姜块状），质地硬，局部皮肤无溃破，左颈部及双锁骨上淋巴结不大。心肺检查未见异常。

　　B 超检查：肝、脾及深部淋巴结不大。

　　为明确诊断，行右颈部淋巴结病理活检，镜下所见：淋巴结结构大部分破坏、消失，残留少数淋巴滤泡。淋巴细胞和组织细胞明显增生，弥漫分布，其中见少量多核瘤巨细胞，椭圆形，胞质丰富、红紫色，核大，核膜厚而清楚，并见"大红晕"核仁，双核者可见两核等大对称排列。另见一些细胞呈陷窝状，散布于淋巴细胞之间，或排列成片。可见小灶性坏死，有嗜酸性粒细胞、浆细胞及中性粒细胞浸润。纤维组织增生呈条索状，将上述细胞分隔成许多大小不一的结节，部分纤维组织有玻变。

　　讨论　1. 提出诊断意见（包括分型），并列出诊断依据。

　　　　　　2. 作为临床医生，当遇到颈部淋巴结肿大时，应考虑哪些疾病的可能？应如何和患者进行病理诊断报告解读？

第一节 淋巴结反应性病变

淋巴结是机体重要的免疫器官，是抗原、抗原呈递细胞和淋巴细胞反应的场所。各种刺激因素如病原微生物感染、化学药物、外来的毒物、异物、机体自身的代谢产物等均可引起淋巴结内的淋巴细胞、组织细胞、树突状细胞的增生，使淋巴结肿大。根据病因、临床及组织学改变，淋巴结反应性病变分为三类：①淋巴结反应性增生；②淋巴结特殊感染；③原因不明的淋巴组织增生性疾病，如巨大淋巴结病。

一、淋巴结反应性增生

淋巴结反应性增生（reactive hyperplasia of the lymph node）是淋巴结最常见的良性增生。一般发生在炎症的引流淋巴结。如扁桃体发炎、牙痛时的颈部淋巴结。也称非特异性淋巴结炎（non - specific lymphadenitis）。

病理改变：病变的淋巴结肉眼观一般为轻度肿大，直径多在 1 ~ 2cm。组织学表现为淋巴滤泡（B 细胞区）增生、副皮质区（T 细胞区）增生、窦组织细胞增生，可伴有炎症细胞的浸润。如慢性扁桃体炎患者的颈部淋巴结表现为以淋巴滤泡增生为主，镜下可见淋巴滤泡数量增多、体积增大。在扩大的生发中心内有较多活化的 B 淋巴细胞，核分裂象多见；还可见少数胞质丰富浅染、含有吞噬的核碎片的组织细胞散布于其中（图 10 - 1）。在病毒感染所致的淋巴结反应性增生（如传染性单核细胞增多症，infectious mononucleosis）则以副皮质区增生为主，表现为副皮质区变宽，血管增多，其中可见一些活化的、核形不规则的细胞和 T 免疫母细胞。窦组织细胞增生时表现为髓质淋巴窦开放，窦内充满大量组织细胞。

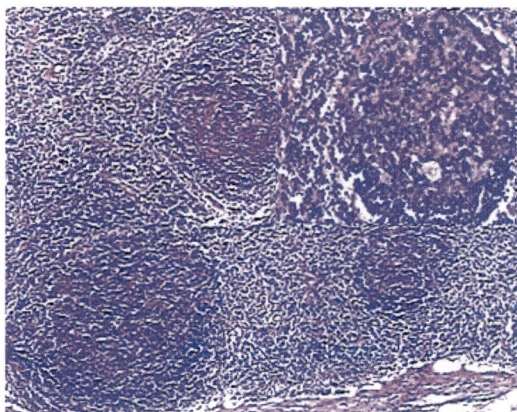

图 10 - 1 淋巴结反应性增生（×100）
淋巴滤泡数量增多、体积增大

二、淋巴结的特殊感染

淋巴结内发生的各种特殊感染的特点是：①由特殊的病原微生物引起，如结核杆菌、真菌等；②有特殊的病理改变，一般为肉芽肿性炎；③经特殊染色在病变组织、分泌物或体液中可能找到相关的病原微生物；④在临床上需要特殊的药物治疗。

1. 淋巴结结核（tubercular lymphadenitis） 是淋巴结最常见的特殊感染，可发生于任何年龄组的人群，但以青年女性多见。淋巴结结核可单独存在，也可与肺结核同时存在或作为全身播散性结核的一部分而出现。在临床上常表现为一组淋巴结肿大，肿大的淋巴结可融合成块，也可穿破皮肤形成经久不愈的窦道，有液化的干酪样坏死物流出（瘰疬）。组织学的基本病变为伴有干酪样坏死的肉芽肿性炎——结核结节（tubercles）。抗酸染色（acid – fast staining）后，仔细检查如找到染成紫红色的结核分枝杆菌，即可明确诊断（参见炎症和结核病有关内容）。

2. 淋巴结真菌感染　淋巴结较常见的真菌感染是曲菌和新型隐球菌感染。真菌是条件致病菌，淋巴结的真菌感染常常作为机体全身感染的一部分而存在。它好发于儿童和老年人，尤其是长期、大量使用免疫抑制剂、激素或广谱抗生素的人群。在临床上常表现为全身淋巴结轻度肿大、活动。组织学改变：主要表现为肉芽肿性炎；PAS、消化 PAS 等特殊染色可查见真菌菌丝或孢子（参见传染病有关内容）。

第二节　淋 巴 瘤

一、概述

1. 淋巴瘤的概念　淋巴瘤（lymphoma），常称恶性淋巴瘤，是原发于淋巴结或结外淋巴组织的淋巴细胞及其前体细胞克隆性增生形成的恶性肿瘤。淋巴细胞是机体免疫系统的主要成分，故淋巴瘤也被认为是机体免疫系统的免疫细胞发生的恶性肿瘤。发生肿瘤性增殖的细胞为淋巴细胞（B 细胞、T 细胞和 NK 细胞等）及其前体细胞。淋巴瘤可以看成是被阻断在 B 细胞和 T 细胞分化过程中某一阶段的淋巴细胞的单克隆性增生所致。由于淋巴瘤是免疫细胞来源的，患者常可产生各种免疫功能异常，如血清免疫球蛋白增高等。肿瘤性增生的淋巴细胞在形态学、免疫表型和生物学特性上都部分相似于其相应的正常细胞，因此可以从形态学、免疫表型和基因水平上判定肿瘤细胞的属性，辅助淋巴瘤的诊断。淋巴瘤在我国占恶性肿瘤的 3% ~4%，近年来淋巴组织肿瘤的发病率在国内外均呈上升趋势，与人均寿命延长、艾滋病流行以及免疫抑制剂长期大量使用有关。

2. WHO 关于淋巴瘤的分类　淋巴瘤分类繁杂，根据瘤细胞的形态、免疫表型和分子遗传学特点，可将淋巴瘤分为两大类，即霍奇金淋巴瘤（Hodgkin lymphoma，HL）和非霍奇金淋巴瘤（non – Hodgkin lymphoma，NHL），后者包括前体 B 和 T 细胞肿瘤、成熟 B 细胞肿瘤、成熟 T 和 NK 细胞肿瘤，并将以往的淋巴细胞白血病包含在内。HL 有特征性的病理形态学改变，其临床表现、治疗及预后等方面不同于其他类型淋巴瘤，故被单独列出。绝大多数淋巴瘤（80% ~85%）是 B 细胞来源的，其次为 T/NK 细胞源性的。

二、霍奇金淋巴瘤 🅔 微课

霍奇金淋巴瘤（Hodgkin lymphoma，HL），曾称霍奇金病。一百多年前，Thomas Hodgkin 首先认识并描述了该肿瘤。本病具有以下特点：①通常原发于淋巴结，病变多从一个或一组淋巴结开始，逐渐向远处周围淋巴结扩散；②患者以儿童和青年成人为主；③肿瘤细胞，即 R – S（Reed – Sternberg）细胞（散在分布的多核或单核的瘤巨细胞），仅占细胞总数的少部分，并分散在丰富的反应性炎症细胞和伴随细胞群之中；④肿瘤细胞通常被 T 细胞围绕，形成玫瑰花环；⑤目前研究证实，HL 的肿瘤细胞具有 B 淋巴细胞的特点，因此，HL 实为一类特殊的 B 细胞肿瘤。

在我国，HL 的发病率低于西方国家，但在儿童和青年中并不少见。

（一）病理改变

大体改变：HL 最常累及颈部淋巴结和锁骨上淋巴结，其次为腋下淋巴结、纵隔淋巴结、腹膜后和主动脉旁淋巴结等。病变的淋巴结肿大，早期可活动，随着病程的进展，相邻的肿大的淋巴结相互粘连、融合成大的肿块，有时直径可达10cm以上，不易推动。若发生在颈部淋巴结，甚至可形成包绕颈部的巨大肿块。随着纤维化的增加，肿块由软变硬。肿块常呈结节状，切面灰白色呈鱼肉状，可有灶性坏死。

镜下改变：HL的组织学特征是在以淋巴细胞为主的多种炎症细胞混合浸润的背景上，有不等量的R-S细胞及其变异细胞散布。经典型R-S细胞（诊断性R-S细胞）是一种直径为20~50μm或更大的双核或多核的瘤巨细胞。瘤细胞呈圆形或椭圆形，胞质丰富，略嗜酸性或嗜碱性，细胞核圆形或椭圆形，双核或多核；染色质粗糙，沿核膜聚集呈块状，核膜厚而清楚；核内有一大而醒目的、直径与红细胞相当的、嗜酸性的中位的核仁，呈包涵体样，核仁周围有空晕。经典型R-S细胞的双核面对面地排列，彼此对称，形成所谓镜影细胞（mirror image cell）（图10-2）。除了经典型R-S细胞外，具有上述形态的单核瘤巨细胞称为霍奇金细胞（Hodgkin cell），其出现提示HL的可能，但尚不足以确诊。一般认为霍奇金细胞是经典型R-S细胞的前体细胞。R-S细胞的常见其他变异如下。①腔隙型R-S细胞：即陷窝（lacunar）细胞，体积大，直径为40~50μm，胞质丰富而空亮，核多叶而皱折，核膜薄，染色质稀疏，核仁多个，且较经典型R-S细胞的核仁小，嗜碱性。胞质的空亮是由于甲醛固定后胞质收缩至核膜附近所致，常见于结节硬化型和混合细胞型HL。②多形性R-S细胞：瘤细胞体积大，大小形态多不规则，可以呈梭形，有明显的多形性；核大，形态不规则，染色质粗，有明显的大核仁。核分裂象多见，常见多极核分裂。常见于淋巴细胞减少型HL。③L&H型R-S细胞：或称"爆米花"细胞（popcorn cell）。大小类似免疫母细胞或者更大，常为单核，胞质少，核有皱或分叶状，故称"爆米花"细胞；染色质常呈泡状，核膜薄，核仁常为多个，嗜碱性，较经典型R-S细胞小。见于结节性淋巴细胞为主型HL。④干尸细胞：凋亡的R-S细胞，细胞皱缩、核固缩（图10-3）。

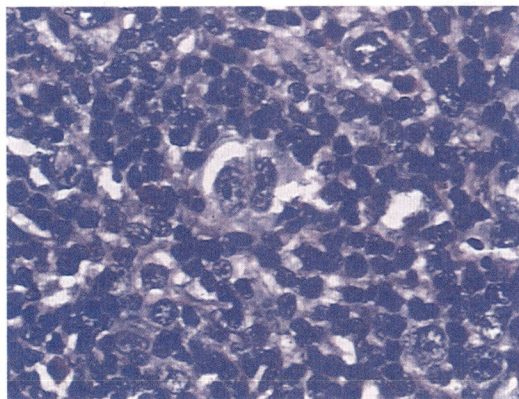

图10-2　霍奇金淋巴瘤镜影细胞（×400）
镜影细胞双核面对面地排列，核大、核仁明显

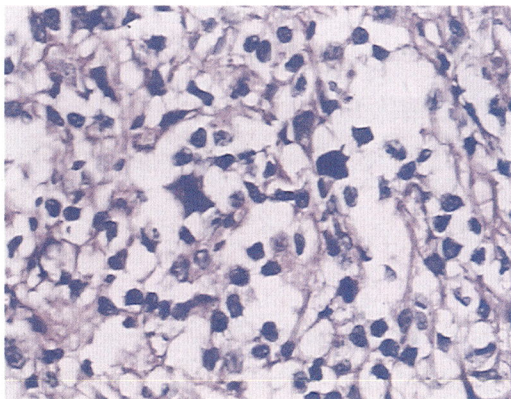

图10-3　霍奇金淋巴瘤干尸细胞（×400）
干尸细胞皱缩、核固缩

HL瘤组织内有不等量的炎性或反应性成分组成的"背景"，以淋巴细胞为主，还有浆细胞、中性粒细胞、嗜酸性粒细胞和组织细胞等，这在一定程度上反映机体抗肿瘤的免疫状态，与HL的组织学分型和预后关系密切。反应性成分的数量和比例随病程的进展而逐渐减少，而纤维组织的增生及玻璃样变等则逐渐增多。

（二）组织学分型

WHO分类中，将HL分为经典型HL和结节性淋巴细胞为主型HL，又将经典型HL分为四个组织学亚型，即结节硬化型、富于淋巴细胞型、混合细胞型和淋巴细胞减少型。各型HL的主要临床病理特征如下。

1. 经典型霍奇金淋巴瘤

（1）结节硬化型 HL（nodular sclerosis，NSHL）　年轻女性患者相对多见，好发于颈部及锁骨上淋巴结，常累及纵隔淋巴结。组织学特点为至少存在一个胶原纤维包绕的结节，以及陷窝细胞。结节硬化型 HL 不转变为其他亚型。

（2）富于淋巴细胞型 HL（lymphocyte – rich classical Hodgkin lymphoma）　较少见，预后较好。病变组织中大量反应性淋巴细胞存在，而肿瘤细胞数量少。40% 病例伴 EB 病毒感染。

（3）混合细胞型 HL（mixed cellularity Hodgkin lymphoma，MCHL）　较常见，男性患者多见。组织学特点为散在的诊断性 R – S 细胞及变异性 R – S 细胞分散在弥漫性或模糊的结节性的炎性背景中，无结节性的硬化和纤维化。常和 EB 病毒感染有关。后期可转化为淋巴细胞减少型 HL。

（4）淋巴细胞减少型 HL（lymphocyte depletion Hodgkin lymphoma，LDHL）　是一种最少见的亚型，好发于老年人，预后是本病各型中最差的。病变组织中见到弥漫性的 R – S 细胞或多形性 R – S 细胞，伴淋巴细胞减少。

2. 结节性淋巴细胞为主型霍奇金淋巴瘤（nodular lymphocyte predominant Hodgkin lymphoma，NLPHL）　约占所有 HL 的 5%，患者多数为男性，最常见于 30 ~ 50 岁年龄组。病程较慢，易复发，对于治疗反应好，部分患者可转化为大 B 细胞淋巴瘤。镜下可见淋巴结结构全部或部分被结节性浸润取代，结节由弥漫分布的小淋巴细胞、散在组织细胞组成。其中见散在的 L&H 型 R – S 细胞，经典型 R – S 细胞难见到。嗜酸性粒细胞、中性粒细胞和浆细胞也少见。

三、非霍奇金淋巴瘤

非霍奇金淋巴瘤（NHL）占所有淋巴瘤的 80% ~ 90%，其中有 2/3 原发于淋巴结，1/3 原发于淋巴结外器官或组织，如消化和呼吸道、肺、皮肤、涎腺、甲状腺及中枢神经系统等。以下介绍几种有代表性的 NHL 亚型。

（一）前体 B 和 T 细胞肿瘤

前体 B 和 T 细胞肿瘤是不成熟的淋巴细胞——前体 B 细胞或前体 T 细胞来源的一类具有高度侵袭性的肿瘤。随肿瘤进展时期的不同，在临床和组织病理学上可表现为淋巴母细胞淋巴瘤（lymphoblastic lymphoma，LBL）、急性淋巴母细胞白血病（acute lymphoblastic leukemia，ALL）或淋巴瘤和白血病共存的状态。由于 ALL 和 LBL 同属一个亚型，组织学的改变无法区别，命名可根据临床表现，如果病变局限于肿块，没有或者只有最少的骨髓和外周血累及，命名为 LBL；如果有广泛的骨髓和外周血受累，则诊断为 ALL。

病理改变：ALL/LBL 的特点是骨髓内肿瘤性淋巴母细胞的弥漫性增生，取代原骨髓组织，并可浸润全身各器官、组织，特别是淋巴结、肝和脾脏等，多引起全身淋巴结肿大。镜下见淋巴结结构有不同程度的破坏，大量母细胞弥漫性浸润，并可累及淋巴结的被膜和结外脂肪组织。浸润脾脏时致脾脏中度肿大，镜下见红髓中母细胞浸润，并可压迫白髓。浸润肝脏时致肝脏中度肿大，镜下见母细胞主要浸润于汇管区及其周围肝窦内。ALL/LBL 还可以浸润脑、脊髓、周围神经、心肌、肾脏、肾上腺、甲状腺、睾丸和皮肤等乃至全身各器官和组织。前 T 细胞性的 LBL/ALL 常有特征性的纵隔肿块。

免疫表型和细胞遗传学：约 95% 的 ALL/LBL 病例的母细胞均表达原始淋巴细胞的标记——末端脱氧核苷酸转移酶（terminal deoxynucleotidyl transferase，TdT），相当部分病例的瘤细胞表达 CD10 抗原，以及 B 和 T 淋巴细胞分化抗原。细胞遗传学检测示，90% 以上 ALL 的瘤细胞有染色体数目或结构的异常，但未发现特征性的细胞遗传学改变。

临床表现：前 B 细胞性 ALL/LBL 患者主要是 10 岁以内儿童，有骨髓广泛受累，肝、脾和淋巴结肿大，以及周围血出现异常细胞等。前 T 细胞性 ALL 患者多为青少年，常有纵隔肿块，甚至可出现上腔静脉压迫和呼吸道压迫症状。骨髓内肿瘤细胞的增生会抑制骨髓正常造血功能而致患者产生贫血、成熟粒细胞减少、血小板减少、出血和继发感染等。骨痛和关节痛可为显著表现。

（二）成熟（外周）B 细胞肿瘤

成熟 B 细胞肿瘤是外周 B 细胞的肿瘤，在全球范围约占所有 NHL 的 85%。成熟 B 细胞肿瘤的两种最多见的亚型是弥漫性大 B 细胞淋巴瘤和滤泡性淋巴瘤。

1. 慢性淋巴细胞白血病／小淋巴细胞淋巴瘤（chronic lymphocytic leukemia / small lymphocytic lymphoma，CLL/SLL） 是成熟 B 细胞来源的惰性肿瘤。随肿瘤发展时期的不同，在临床和病理上可表现为小淋巴细胞淋巴瘤、慢性淋巴细胞白血病或淋巴瘤和白血病共存的状态。CLL 和 SLL 具有相同的组织学改变和免疫表型，唯一区别在于外周血和骨髓受累的程度。SLL 患者随着病情的发展，迟早会出现骨髓和周围血的累及。

病理改变：CLL/SLL 的病变特点是成熟的小淋巴细胞的浸润。所有的 CLL 和绝大多数的 SLL 患者均有骨髓受累。淋巴结结构不同程度破坏，为成片浸润的小淋巴细胞所取代，其中可见由前淋巴细胞和免疫母细胞组成的模糊结节样结构，又称"假滤泡"；脾脏明显肿大，见肿瘤性淋巴细胞主要浸润白髓，同时也可侵犯红髓；肝脏中度肿大，见瘤细胞主要浸润汇管区及其周围的肝窦。CLL 患者的外周血白细胞显著增多，可达（30~100）×10^9/L，绝大多数为成熟的小淋巴细胞。SLL 患者的外周血白细胞可能正常。

免疫表型和细胞遗传学：CLL 和 SLL 有独特的免疫表型，瘤细胞表达 B 细胞分化抗原 CD19 和 CD20，同时还表达 CD5 这一 T 细胞标记。常见的染色体异常为 12q 三体、13q 缺失和 11q 缺失。

临床表现：CLL/SLL 常见于 50 岁以上老年人。男女性别之比约为 2 : 1。病情进展缓慢。一般无自觉症状，或可有乏力、体重下降、厌食等。50%~60% 的患者有不同程度的肝、脾和浅表淋巴结肿大。还可出现低丙种球蛋白血症和自身免疫异常等。

2. 滤泡性淋巴瘤（follicular lymphoma，FL） 是滤泡生发中心细胞来源的惰性 B 细胞肿瘤，在欧美国家常见，占所有 NHL 的 25%~45%。在我国，占 NHL 的 10%~13%。

病理改变：FL 的组织学特征是在低倍镜下肿瘤细胞常呈明显的结节状生长方式（图 10-4）。肿瘤性滤泡主要由中心细胞和中心母细胞以不同比例组成。中心细胞的细胞核形态不规则、有裂沟，核仁不明显，胞质稀少；中心母细胞的体积比正常淋巴细胞大 3~4 倍，核圆形或分叶状，染色质呈斑状近核膜分布，有 1~3 个近核膜的核仁，这些细胞更新快，代表肿瘤的增殖成分。多数 FL 的肿瘤细胞是中心细胞，随着病程的进展，中心母细胞数量逐渐增多。肿瘤性滤泡排列紧密，出现背靠背现象，缺乏套区结构，边界欠清，滤泡内细胞成分较单一，排列无极向，无或少有吞噬细胞。生长方式从滤泡型发展为弥漫型，提示肿瘤侵袭性增强。

免疫表型和细胞遗传学：FL 的肿瘤细胞表达 CD19、CD20、CD10、PAX5 和单克隆性的表面 Ig。约 90% 病例的肿瘤细胞表达 Bcl-2 蛋白（图 10-5），而正常滤泡生发中心 B 细胞为 Bcl-2 阴性。几乎所有肿瘤细胞都表达 Bcl-6、CD10。T（14；18）是 FL 的特征性细胞遗传学改变，其结果是 14 号染色体上的 IgH 基因和 18 号染色体上的 Bcl-2 基因拼接，导致 Bcl-2 基因的活化以及 Bcl-2 蛋白的高表达。因此，Bcl-2 蛋白也是区别反应性增生的滤泡和 FL 的肿瘤性滤泡的有用标记。但也有少数病例的肿瘤细胞不表达 Bcl-2。

临床表现：FL 常见于中年人。主要表现为局部或全身淋巴结无痛性肿大，以腹股沟淋巴结受累为多。常有脾脏肿大。部分患者有发热、乏力等。30%~50% 的病例有骨髓受累，但不影响预后。尽管 FL 难以治愈，强化治疗也不会改善病情，但在临床上表现为惰性过程，病情进展缓慢，预后较好。5 年生存率超过70%。30%~50%的患者可转化为DLBCL。

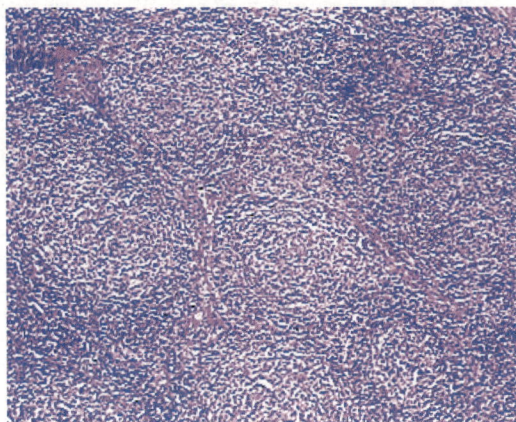

图10-4 滤泡性淋巴瘤（×100）

肿瘤细胞形成明显的结节状生长方式，淋巴结结构破坏

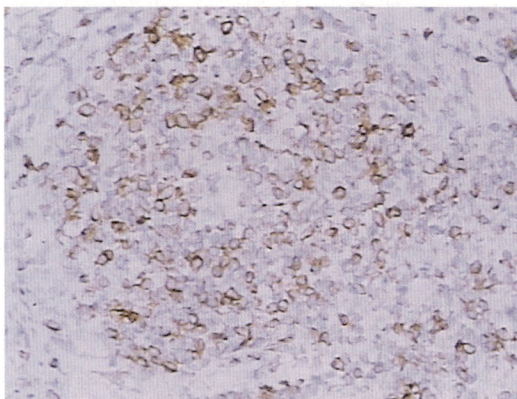

图10-5 滤泡性淋巴瘤免疫表型（×200）

肿瘤性滤泡表达Bcl-2蛋白

3. 弥漫性大B细胞淋巴瘤，非特指（diffuse large B-celllymphoma, not otherwise specified, DLBCL, NOS） 是最常见的NHL类型，也是形态范围变化较大、异质性的侵袭性NHL。

病理改变：组织学表现为相对单一形态的大细胞的弥漫性浸润。瘤细胞的直径超过正常淋巴细胞的2倍，细胞形态多样，可类似中心母细胞、免疫母细胞，或者伴有浆细胞分化。细胞质中等量，常呈嗜碱性，细胞核圆形或卵圆形，染色质边集，有单个或多个核仁（图10-6）。也可有间变性的多核瘤巨细胞出现，类似霍奇金病的R-S细胞。

免疫表型和细胞遗传学：瘤细胞表达B细胞分化抗原CD19、CD20（图10-7）、CD79a、PAX5。检测到单克隆性IgG重链和轻链蛋白重排。由滤泡性淋巴瘤转化来的病例还表达Bcl-2蛋白，并可检测到t（14；18）。少部分病例有3号染色体上$Bcl-6$基因易位。

临床表现：患者以老年人为主，男性略多见。该肿瘤除原发于淋巴结外，还可原发于纵隔、咽环、胃肠道、皮肤、骨和脑等处。患者常在短期内出现淋巴结迅速长大或结外肿块，属侵袭性肿瘤，若不治疗，会在短期内死亡。采用加强联合化疗，60%~80%的患者可获完全缓解，约50%的患者可治愈。

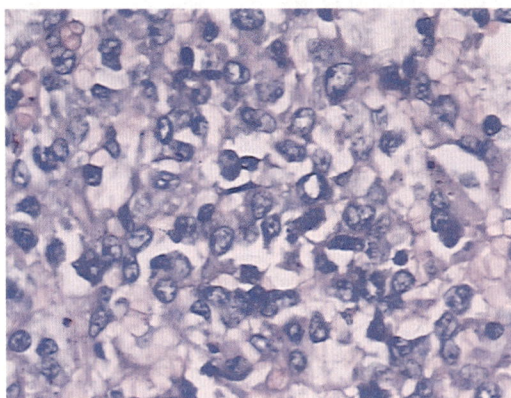

图10-6 弥漫性大B细胞淋巴瘤（NOS，×400）

肿瘤细胞体积大，瘤细胞的直径超过正常淋巴细胞的2倍

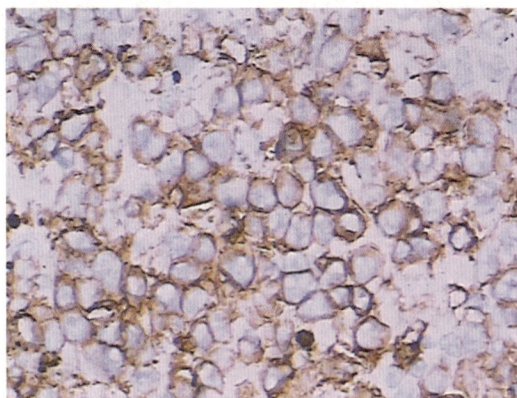

图10-7 弥漫性大B细胞淋巴瘤（NOS）免疫表型（×400）

肿瘤细胞体积大，细胞膜CD20表达强阳性

4. EBV阳性的弥漫性大B细胞淋巴瘤，NOS EBV阳性DLBCL（NOS）的诊断需除外其他明确的EBV阳性的淋巴瘤，比如：浆母细胞淋巴瘤，弥漫性大B细胞淋巴瘤伴慢性炎症和EBV阳性黏膜皮肤溃疡。而且患者以前无免疫缺陷或淋巴瘤病史。

病理改变：肿瘤细胞由大的非典型细胞组成，具有免疫母细胞、中心细胞或 R - S 样细胞形态。肿瘤组织结构主要有两种形态模式：一种是由成片单一的大细胞构成，相似于 DLBCL（NOS），另一种是肿瘤细胞混有大量多形性的活化小淋巴细胞、组织细胞、浆细胞而构成。EBV 阳性肿瘤细胞数一般可达 80%。

免疫表型和细胞遗传学：肿瘤细胞表达 B 细胞抗原 CD19、CD20、CD79a、PAX5。原位杂交显示肿瘤细胞 EBV 阳性。分子遗传学检测到肿瘤细胞具有单克隆性 IgH 重排。

临床表现：患者大多数为老年人，80 岁为高峰年龄。临床表现多样，国际预后评分指数高，但年轻人预后优于老年人。大多数患者血中可检测到 EBV DNA。

5. Burkitt 淋巴瘤　是一种可能来源于滤泡生发中心细胞的高度侵袭性的 B 细胞肿瘤。临床上有非洲地区性、散发性和 HIV 相关性三种形式。EB 病毒潜伏感染与非洲地区性 Burkitt 淋巴瘤的发病有密切关系。

病理改变：Burkitt 淋巴瘤的组织学特点是中等大小的、相对单一形态的淋巴样细胞弥漫性浸润，瘤细胞间有散在的巨噬细胞吞噬核碎片，形成所谓满天星（starry sky）图像。高分裂指数是该肿瘤的特征性表现。

免疫表型和细胞遗传学：Burkitt 淋巴瘤的瘤细胞为相对成熟的 B 细胞，表达 CD19、CD20、CD79a 和 CD10 等抗原。Ki - 67 增殖指数接近 100%。所有的 Burkitt 淋巴瘤都发生于 8 号染色体上 $c - myc$ 基因有关的易位，最常见的是 t（8；14），还可发生 t（2；8）或 t（8；22）。

临床表现：多见于儿童和青年人，肿瘤常发生于颌骨、颅骨、面骨、腹腔器官和中枢神经系统，形成巨大的包块。Burkitt 淋巴瘤属高度侵袭性肿瘤，对化疗反应好，多数儿童和年轻患者可治愈，年长者预后不良。

6. 结外边缘区黏膜相关淋巴组织淋巴瘤（MALT 淋巴瘤）　边缘区淋巴瘤（marginal zone lymphoma）是一类低度恶性 B 细胞淋巴瘤，这类肿瘤最初在黏膜部位被认识，又称黏膜相关淋巴组织（mucosa associated lymphoid tissue，MALT）淋巴瘤。MALT 淋巴瘤占所有 B 细胞淋巴瘤的 7% ~ 8%，发病率仅次于弥漫性大 B 细胞淋巴瘤。患者多数为成人，中位年龄为 60 岁。发病器官以胃肠道最多见，其次为眼附属器、皮肤、甲状腺、肺、涎腺及乳腺等。

病理改变：结外器官的附属淋巴组织称为黏膜相关淋巴组织，包括小肠 Peyer 斑这种固有结构和在胃、呼吸道、甲状腺、涎腺及泪腺等处后天继发性形成的结构。MALT 淋巴瘤的病变特点是：①肿瘤细胞常见于反应性淋巴滤泡套区的外侧；②瘤细胞多为中心细胞样细胞或单核样 B 细胞；③瘤细胞与上皮腺管共同形成淋巴上皮病变；④常见浆细胞分化及类似于核内包涵体的杜氏小体；⑤有时瘤细胞浸入生发中心形成滤泡内植入。

免疫表型和细胞遗传学：MALT 淋巴瘤的肿瘤细胞表达 CD19、CD20、CD22、CD79a。但是，CD5、CD10、CD23、CyclinD1 阴性。表面免疫球蛋白 IgM、IgA 阳性，IgD 阴性。t（11；18）（q21；q21）是部分 MALT 淋巴瘤的特征性细胞遗传学改变。

MALT 淋巴瘤之所以受到关注，是因为：①常有慢性炎症、自身免疫性疾病或某些特殊病原微生物感染等疾病，如涎腺的 Sjogren 综合征、甲状腺的 Hashimoto 甲状腺炎、幽门螺杆菌性胃炎等，在上述疾病的基础上发生 MALT 淋巴瘤；②病变可长期局限于原发部位而不扩散，仅在疾病的后期才发生系统性播散；③初始病因根除后，肿瘤可能消退。

在慢性炎症的基础上发生的 MALT 淋巴瘤经历从反应性淋巴增生向 B 细胞淋巴瘤发展的逐渐过渡，形成 B 细胞肿瘤。MALT 淋巴瘤具有惰性的临床过程，缓慢扩散，多数 MALT 淋巴瘤病例预后良好，抗幽门螺杆菌治疗对幽门螺杆菌相关胃 MALT 淋巴瘤可达到长期缓解的目的。晚期可发生远距离转移，部分病例可向 DLBCL 转化。

(三)外周 T 和 NK 细胞肿瘤

1. 外周 T 细胞淋巴瘤,非特指(peripheral T – cell lymphoma, not otherwise specified, PTCL, NOS) 为一组在形态学和免疫表型上均为异质性的 T 细胞肿瘤。WHO 分类中,除了单列并有独特临床表现的 T 细胞淋巴瘤外的所有外周 T 细胞淋巴瘤均归于此项下。患者常为成人,有全身淋巴结肿大,有时还有嗜酸性粒细胞增多、皮疹、发热和体重下降。临床上进展快,具有高度侵袭性。虽然形态学改变多样,以下特点是周围 T 细胞淋巴瘤共有的:淋巴结结构破坏,肿瘤主要侵犯副皮质区,常有血管增生,瘤细胞由大小不等的多形性细胞组成,常伴有众多的非肿瘤性反应性细胞,如嗜酸性粒细胞、浆细胞、组织细胞等。

瘤细胞表达 CD2、CD3、CD5 等成熟 T 细胞标记。T 细胞受体的基因重排分析显示有单克隆性重排。

2. 结外 NK/T 细胞淋巴瘤(extranodal naturalkiller/T – cell lymphoma) 为细胞毒性细胞(细胞毒性 T 细胞或者 NK 细胞)来源的侵袭性肿瘤,绝大多数发生在结外,因鼻腔是该类肿瘤的好发部位,故称鼻 NK/T 细胞淋巴瘤,在我国相当常见,属 EB 病毒相关鼻 NK/T 细胞淋巴瘤,组织学表现多样,其基本病理改变是在凝固性坏死和多种炎症细胞混合浸润的背景上,肿瘤性淋巴样细胞散布或呈弥漫性分布(图 10 – 8)。瘤细胞大小不等、形态多样,细胞核形态不规则而深染,不见核仁或呈圆形、卵圆形,染色质边集,有 1 ~ 2 个小核仁。瘤细胞可浸润到血管壁内而致管腔狭窄、闭锁和弹力膜的破裂,呈所谓血管中心性浸润。肿瘤细胞常表达 T 细胞抗原 CD2、胞质型 CD3,以及 NK 细胞标记 CD56。大多数病例可检出 EB 病毒 DNA 的克隆性整合和 EB 病毒编码的小分子量 RNA(EBER,图 10 – 9)。

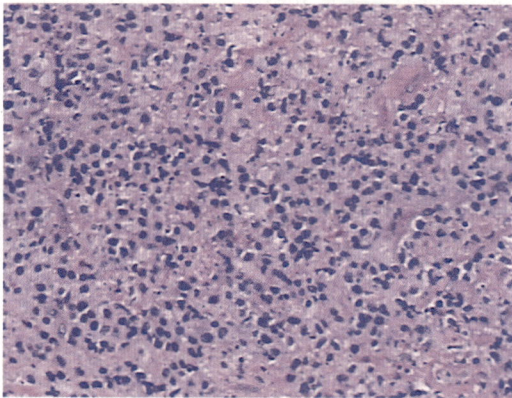

图 10 – 8 鼻咽部 NK/T 细胞淋巴瘤(×200)	图 10 – 9 鼻咽部 NK/T 细胞淋巴瘤表达 EBER(×400)
凝固性坏死和炎症细胞混合浸润的背景上,异型肿瘤细胞弥漫浸润	瘤细胞胞核强表达 EBER

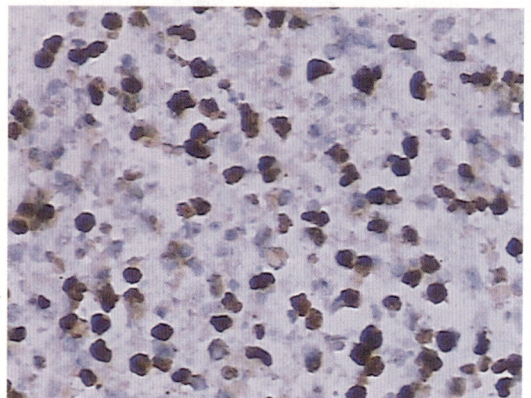

第三节 髓系肿瘤

髓系肿瘤(myeloid neoplasms)来源于多能髓细胞样干细胞的克隆性增生,可以向粒细胞、单核细胞、红细胞和巨核细胞系统分化。由于干细胞位于骨髓,髓系肿瘤多表现为白血病,而淋巴结、肝、脾的累及较淋巴样肿瘤为轻。髓系肿瘤主要有三大类:急性髓系白血病、慢性髓系增生性疾病和骨髓异常增生综合征。本节介绍急性髓系白血病和慢性骨髓增生性疾病中的慢性髓系白血病。

一、急性髓系白血病

急性髓系白血病(acute myelogenous leukemia, AML)又称为急性粒细胞白血病或急性非淋巴细胞白血病，不成熟的髓系母细胞在骨髓内聚集，取代正常骨髓而形成肿瘤。多见于 15～39 岁，儿童和老年人也可发生。AML 是一组异质性肿瘤，反映了髓系分化的复杂性。

病理改变：各种 AML 的器官浸润与 ALL 基本相似，其病变特点如下。①在骨髓内，肿瘤细胞弥漫性增生，取代原骨髓造血组织。由于红细胞系统大量减少，骨髓组织肉眼呈灰红色。白血病细胞还可在全身各器官组织中广泛浸润，一般不形成肿块。②外周血中白细胞有质和量的变化，即白细胞总数升高可达 $100×10^9/L$ 以上，但 50% 的病例在 $10×10^9/L$ 以下，并可见大量的原始细胞。③淋巴结肿大者少见，若有亦多为轻度淋巴结肿大，镜下见淋巴结结构破坏不明显，肿瘤细胞主要在副皮质区及窦内浸润。④脾脏轻度肿大，镜下见原始及幼稚细胞主要累及红髓，在脾窦内浸润，并可压迫白髓。⑤肝脏不同程度肿大，肿瘤细胞主要沿肝窦在肝小叶内浸润，这与 ALL/LBL 不同。AML 各亚型的原始粒细胞均表达髓过氧化物酶，可作为与 ALL 相鉴别的方法。

急性单核细胞白血病（M4）和急性粒－单核细胞白血病（M5）除有上述器官浸润外，瘤细胞还可侵犯皮肤和牙龈。

粒细胞肉瘤（granulocytic sarcoma），又称绿色瘤（chloroma），因瘤组织在新鲜时肉眼观呈绿色而得名，但当暴露于空气后，绿色迅速消退。若用还原剂（过氧化氢或亚硫酸钠），可使绿色重现。绿色瘤好发于扁骨和不规则骨，如颅骨、额骨、肋骨和椎骨等，肿瘤位于骨膜下；也可发生于皮肤、淋巴结、胃肠道、前列腺、睾丸、乳腺等处。绿色瘤的本质是骨髓外局限性的原始粒细胞肿瘤。如果不给予系统性化学药物治疗，迟早会有骨髓累及。

临床表现：AML 患者常有不明原因的皮肤或黏膜出血，表现为瘀斑或瘀点，以及贫血、乏力、发热、肝脏和脾脏肿大等。常有骨痛。死亡原因主要是多器官功能衰竭、继发感染及各种并发症等。AML 的治疗主要是化学药物治疗，约 60% 的患者可达到完全缓解，但 5 年存活率仅为 15%～30%。骨髓移植是目前唯一能根治白血病的方法。

二、慢性骨髓增生性疾病

慢性骨髓增生性疾病（chronic myeloproliferative disorders，MPD）是可以向髓样细胞和淋巴样细胞分化的多能干细胞来源的一组慢性克隆性增生性疾病，包括费城染色体 1 阳性的慢性髓系白血病、慢性特发性骨髓纤维化、真性红细胞增多症和原发性血小板增多症等。下面仅就其中的慢性髓系白血病进行介绍。

慢性髓系白血病（chronic myelogenous leukemia，CML）也称为慢性粒细胞白血病。CML 为骨髓多能干细胞来源的肿瘤，故在患者的骨髓和外周血中可见到从原粒细胞到成熟的分叶核粒细胞的整个粒细胞分化谱系。

病理改变：CML 骨髓增生极度活跃，以粒细胞系增生占绝对优势，与 AML 不同的是，增生的细胞以较成熟的中、晚幼粒细胞和成熟的杆状核、分叶核粒细胞为主，而原始细胞很少，红细胞和巨核细胞系统的成分并不减少，在肿瘤的早期还可增生；外周血中白细胞总数的增高更为显著，可达 $100～800×10^9/L$，绝大多数亦为较成熟的中、晚幼和杆状粒细胞。CML 的肿瘤性中性粒细胞碱性磷酸酶积分降低或消失，这点有助于与类白血病反应相区别。CML 时淋巴结肿大不如 CLL 明显。脾脏的显著肿大是CML 最大的特点，可达 4000～5000g，可谓巨脾。肿大的脾脏可占据腹腔大部，甚至达到盆腔。镜下见红髓的脾窦内有大量肿瘤细胞浸润，肿瘤细胞浸润或压迫血管引起梗死；肝脏的浸润主要在肝窦内。

细胞遗传学：90% 以上的 CML 有其独特的细胞遗传学改变，费城染色体（Philadelphia chromosome，Ph1）是 CML 标记染色体。Ph1 染色体是由于 t（9；22）形成的。在此易位中，原来位于 9 号染色体的 *ABL* 基因和位于 22 号染色体的 *BCR* 基因拼接成新的融合基因——*BCR/ABL* 基因，由该基因编码的

210kDa 的蛋白具有酪氨酸激酶活性，与 CML 的发病有关。

临床表现：CML 患者主要是成年人，发病的高峰年龄为 30～40 岁。起病隐袭，病程进展较慢，早期多无明显症状或仅有轻微的乏力、心悸和头晕等症状。贫血和脾脏明显肿大是 CML 的重要体征。

⊕ **知识链接**

类白血病反应

类白血病反应（leukemoid reaction）通常是由于严重感染、某些恶性肿瘤、药物中毒、大量出血和溶血反应等刺激造血组织而产生的异常反应。表现为外周血中白细胞数量的明显增多（可达 $50 \times 10^9/L$ 以上），并有幼稚细胞出现。类白血病反应的治疗与预后均与粒细胞白血病有本质的不同。一般根据病史、临床表现和细胞形态可以与白血病相鉴别，但有时比较困难。类白血病反应有以下特点可协助鉴别：①引起类白血病反应的原因去除后，血象可以恢复正常；②一般无明显贫血和血小板减少；③粒细胞有严重中毒性改变，胞质内有中毒性颗粒和空泡等；④中性粒细胞的碱性磷酸酶活性和糖原皆明显增高，而粒细胞白血病时两者均显著降低；⑤慢性粒细胞白血病时可出现特征性的 Ph1 染色体，类白血病反应时则无。

第四节　组织细胞和树突状细胞肿瘤

组织细胞和树突状细胞肿瘤来源于单核吞噬细胞（巨噬细胞和树突状细胞）和组织细胞。该组肿瘤中最常见的是来自 Langerhans 细胞的肿瘤，包括：Langerhans 细胞组织细胞增生症和 Langerhans 肉瘤，其他类型肿瘤少见。本节对 Langerhans 细胞组织细胞增生症进行简要介绍。

Langerhans 细胞是一种正常散在分布于皮肤、口腔、阴道、食管黏膜的树突状细胞，也存在于淋巴结、胸腺和脾脏等处。其直径约 12μm，胞质丰富，核形不规则，有切迹或呈分叶状。在电镜下可见特征性的细胞器，称 Birbeck 颗粒。这是一种呈杆状的管状结构，中央有一纵行条纹和平行排列的周期性条纹，形似一条小拉链。有时一端有泡状膨大，似网球拍状。Langerhans 细胞表达 HLA - DR、CD1a 和 S - 100 蛋白，是一种抗原呈递细胞（antigen presenting cell）。

Langerhans 细胞组织细胞增生症在临床上表现为多系统、多病灶（Letterer - Siwe 病），单系统、单一病灶（骨的嗜酸性肉芽肿）和单系统、多病灶（Hand - Schüller - Christian 病）三种形式。

各种类型 Langerhans 细胞组织细胞增生症均可见 Langerhans 细胞的增生，伴有数量不等的嗜酸性粒细胞、淋巴细胞、中性粒细胞、泡沫状巨噬细胞、多核巨噬细胞和成纤维细胞。并有局限性纤维化。Langerhans 细胞中等大小，直径为 15～24μm。胞质较丰富，边界较清楚，淡嗜酸性。核稍圆，有凹陷、折叠、扭曲或分叶。核仁小，单个。核膜薄，染色质细。早期病变以 Langerhans 细胞和嗜酸性粒细胞为主；陈旧性病变，泡沫状巨噬细胞和多核巨噬细胞增多，嗜酸性粒细胞减少；晚期病变则有明显纤维化，Langerhans 细胞减少，但仍可见巨噬细胞和其他细胞成分。

免疫组织化学染色：增生的细胞呈 CD1a 抗原和 S - 100 蛋白阳性反应；电镜下见到 Birbeck 小体，对于 Langerhans 细胞组织细胞增生症的诊断有决定性意义。

目标检测

1. 比较非霍奇金淋巴瘤和霍奇金淋巴瘤在病理改变和临床上的不同。
2. 试述霍奇金淋巴瘤的分型及临床病理特点。
3. 试述成熟 B 细胞淋巴瘤的类型及临床病理特点。

书网融合……

本章小结　　　　　　微课　　　　　　题库

第十一章　泌尿系统疾病

PPT

📖 **学习目标**

1. 掌握　急性弥漫性增生性肾小球肾炎、慢性肾小球肾炎的病变特点和临床病理联系；慢性肾盂肾炎的病变特点。

2. 熟悉　其他各型肾小球肾炎的病变特点及临床病理联系。

3. 了解　肾盂肾炎的临床病理联系；肾脏及膀胱尿路上皮肿瘤的病变特点及组织学类型。

4. 学会急性弥漫性增生性肾小球肾炎、急进性肾小球肾炎、慢性肾小球肾炎的病理组织学观察，具备对这些疾病的基本病理诊断能力。

泌尿系统由肾脏、输尿管、膀胱和尿道四部分组成，主要功能是排除机体代谢产生的废物如尿素、多余的水及无机盐。肾脏是泌尿系统中最重要的脏器，其功能复杂，包括：①排出体内的代谢性废物和外源性毒物；②调节和维持机体水平衡、电解质平衡、酸碱平衡；③具有一定的内分泌功能，肾脏可分泌促红细胞生成素、肾素和前列腺素、维生素 D_3 等多种激素及生物活性物质。

肾脏复杂的结构是完成其多种生理功能的基础。肾脏的基本结构和功能单位是肾单位（nephron），由肾小球和肾小管构成。肾小球的中央部分是毛细血管袢，外周部分是肾小囊。入球小动脉进入肾小球血管极后形成 4～5 个初级分支，以每个分支为基础形成相对独立的毛细血管团，每支再分出数个小支，最终形成 20～40 个盘曲的袢状毛细血管网，称毛细血管袢。初级分支及其所属分支构成肾小球的小叶或节段（segment）（图 11-1），各小叶的毛细血管返至血管极处汇合成出球小动脉离开肾小球。肾小球是血液滤过的基本结构，滤出液从肾小球毛细血管腔通过毛细血管壁流入肾小囊腔形成原尿。肾小球滤过屏障包括：①肾小球毛细血管内皮细胞（具有窗孔结构）；②肾小球毛细血管基底膜（GBM）；③脏层上皮细胞（即足细胞，具有足突和裂孔膜）。肾小球基底膜是肾小球滤过的主要机械屏障，由内、外疏松层和致密层组成，只允许分子量小于 7Da 的物质滤出。当滤过屏障受到损害，导致其结构破坏，大分子蛋白质甚至血细胞可漏出，临床上患者出现蛋白尿和血尿。肾小球基底膜带负电荷，内皮细胞和足细胞表面均被覆薄层带负电荷的物质，共同构成滤过膜的电荷屏障，可以有效阻止血液中带负电荷的物质如白蛋白的滤过。当滤过屏障负电荷减少时，即使其结构完整也会出现蛋白尿。肾小球毛细血管之间有肾小球系膜（mesangium）支持，毛细血管间的肾小球系膜构成小叶的中轴，由系膜细胞（mesangial cell）及其分泌的系膜基质（mesangial matrix）组成。系膜细胞是肾小球内功能活跃的固有细胞，具有收缩、吞噬、增殖、合成系膜基质和胶原等功能，并分

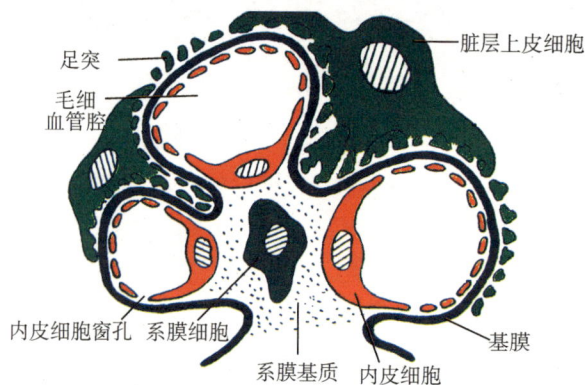

图 11-1　肾小球小叶示意图

泌多种炎症介质及细胞因子，不仅在维持肾小球正常结构和功能中起重要作用，而且对许多类型肾小球病变的形成具有重要作用。

肾小管分为三大节段，即近端小管、髓袢和远端小管。肾小囊是肾小管起始部膨大凹陷形成的双层

囊，内层为脏层上皮细胞（足细胞），外层为壁层上皮细胞，脏、壁层之间为肾小囊腔，与近曲小管相连。肾小管上皮细胞有强大的重吸收功能，对原尿进行重吸收。肾小管不同节段尚有一定的分泌功能。肾小球、肾小管和肾血管之间的组织为肾间质，由间质细胞、Ⅲ型间质胶原蛋白、微纤维及细胞外基质组成。

　　泌尿系统疾病包括肾和尿路的病变，病变类型包括炎症、肿瘤、尿路梗阻、代谢性疾病、血管疾病和先天性畸形等。肾脏疾病根据病变主要累及的部位，分为肾小球疾病、肾小管疾病、肾间质疾病和肾血管疾病，其中肾小球疾病的发病率最高，也最复杂。引起不同部位病变的损伤因子有所不同，肾小球病变多由免疫介导的损伤引起，肾小管和肾间质病变则多由中毒或感染引起。肾脏各部分在结构上相互连接，在功能上相互依赖，一个部位的病变随着发展可以累及其他部位。由各种原因引起的慢性肾脏疾病，其最终结局均为慢性肾功能衰竭。

⇨ 案例引导

临床案例　患儿，女，8岁。

病史：半个月前患儿右肘部皮肤严重擦伤，2天后擦伤局部出现红、肿、热、痛并化脓，经局部消炎处理，局部症状明显好转。1周前发现双眼睑浮肿，尿量减少，伴乏力而入院。

体格检查：体温38.7℃，脉搏90次/分，呼吸28次/分，血压20/13.33kPa（150/100mmHg）。双眼睑水肿，双肾区叩痛（＋），右肘部伤口已结痂，局部无压痛。

辅助检查：尿常规：24小时尿量500ml，尿蛋白（＋＋），红细胞15个/HP，透明管型（＋＋）。血常规：血红蛋白102g/L，余（－）。血液生化：抗链"O"625IU/ml（正常0～200IU/ml），白蛋白42.6g/L（正常34.0～48.0g/L），球蛋白35g/L（正常20.0～30.0g/L）。

治疗经过：入院后给予卧床休息，低盐、低蛋白饮食，利尿消肿及降压等治疗。25天后病情明显好转，各项检查均正常而出院。

讨论　1. 患儿所患疾病是什么？诊断依据是什么？
　　　2. 试述该患儿的肾脏病理改变。
　　　3. 患儿皮肤感染与该病的发生有何联系？
　　　4. 本病的结局如何？

本章主要介绍肾小球疾病、肾小管-间质性肾炎以及肾脏和膀胱的常见肿瘤。

第一节　肾小球疾病

　　肾小球疾病（glomerular diseases）是以肾小球为唯一或主要病变的肾疾病，炎症病变明显者称为肾小球肾炎（glomerulonephritis），炎症病变不明显者称为肾小球病（glomerulopathy）。分为原发性肾小球疾病、继发性肾小球疾病和遗传性肾小球疾病。原发性肾小球疾病是指病因不明确或尚有争论，肾是唯一或主要受累的脏器，肾小球病变较一致。继发性肾小球疾病是指肾脏病变由其他疾病引起或仅为系统性疾病的一个组成部分，病因明确，肾小球病变常呈多样性，如系统性红斑狼疮等自身免疫性疾病、原发性高血压等血管性疾病或糖尿病等代谢性疾病均可引起肾小球的改变。随着医学科学的进步，当疾病的病因和发病机制明确后，便将其从原发性疾病中剥离出来，因此，原发性肾小球疾病越来越少。但在实际工作中，考虑到历史习惯，仍将一些病因已经明确的肾小球疾病称为原发性肾小球疾病。遗传性肾小球疾病是指一组以肾小球改变为主的遗传性家族性肾脏疾病，如Fabry病。本节主要讨论原发性肾小球疾病。

一、病因和发病机制

肾小球疾病的确切病因和发病机制目前尚未完全阐明，但已明确大多数原发性肾小球疾病和许多继发性肾小球疾病由免疫机制引起。

与肾小球疾病发生有关的免疫机制包括如下。①抗原－抗体反应：是引起肾小球损伤的主要原因。与肾小球疾病发病有关的抗原分为内源性和外源性两大类。内源性抗原包括肾小球性抗原和非肾小球性抗原，前者如肾小球基底膜抗原、足细胞的足突抗原、内皮细胞和系膜细胞的细胞膜抗原等，后者如DNA、核抗原、免疫球蛋白、肿瘤抗原、甲状腺球蛋白等。外源性抗原包括细菌、病毒、真菌、寄生虫、螺旋体等生物性病原体的成分，以及外源性凝集素、异种血清和药物等。肾小球内免疫复合物的出现主要通过原位免疫复合物形成和循环免疫复合物沉积两种方式。②抗肾小球细胞成分的抗体引起的细胞毒反应。③细胞免疫。④补体的激活。免疫损伤的各个途径并不相互排斥，不同的损伤机制可以共同作用，引起肾小球病变。

1. 原位免疫复合物性肾炎（nephritis caused by in situ immune complex） 抗体直接与肾小球本身的抗原成分或经血液循环植入肾小球的抗原发生反应，在肾小球内形成原位免疫复合物，引起肾小球病变。

（1）抗肾小球基底膜抗体引起的肾炎（anti－GBM antibody－induced nephritis） 此类肾炎由抗体与肾小球基底膜本身的抗原成分反应而引起（图11－2）。用大鼠肾皮质匀浆免疫兔，获取兔抗大鼠肾组织的抗体，将该抗体给健康大鼠注射后，抗体与大鼠肾小球基底膜成分发生反应，引起肾小球肾炎。人类抗肾小球基底膜肾炎由抗GBM的自身抗体引起，免疫荧光检查显示抗体沿GBM沉积，形成特征性的连续的线性荧光（图11－3）。GBM抗原的形成可能是由于感染或其他因素使基底膜结构发生改变，亦可能是由于某些病原微生物与GBM成分具有共同抗原性而引起的交叉反应。抗GBM抗体的主要靶抗原定位于基底膜Ⅳ型胶原α3链羧基端非胶原区，即α3（Ⅳ）NC1结构域，该抗原决定簇具有隐匿性，正常情况下隐含在NC1六聚体中，且抗原决定簇的暴露是一个可逆的过程，用血浆置换和免疫抑制剂去除刺激抗原决定簇暴露的因素，抗原重新隐蔽，体内的自身免疫反应可减轻或终止。

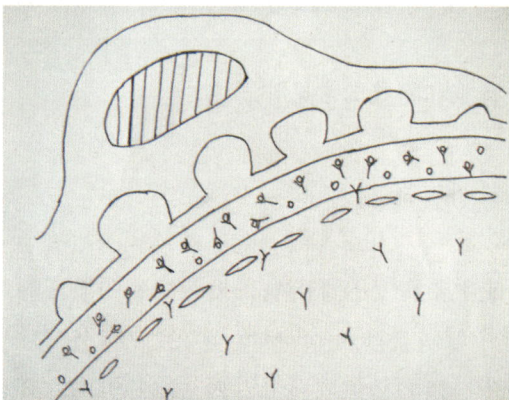

图11－2 抗肾小球基底膜抗体引起的肾炎示意图
o抗原；Y抗体；Y免疫复合物

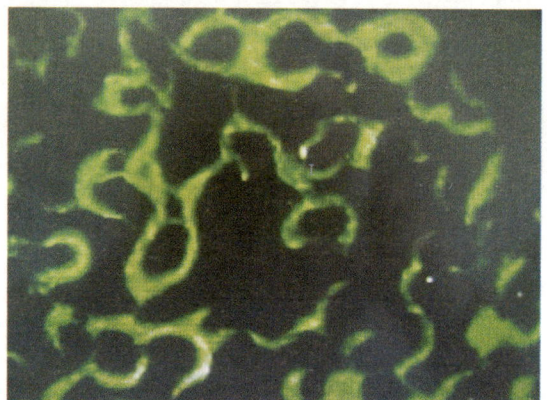

图11－3 抗肾小球基底膜抗体引起的肾炎
免疫荧光染色显示连续的线性荧光

（2）Heymann肾炎（Heymann nephritis） 是研究人类原发性膜性肾小球肾炎的经典动物模型。实验性大鼠Heymann肾炎的肾小管刷状缘抗原即为Heymann抗原，该抗原不仅存在于肾小管上皮细胞的刷状缘，也存在于足细胞基底膜侧的细胞膜内凹上。血液循环中的抗体通过内皮细胞层和基底膜后，易与足细胞内凹上的抗原结合，并激活补体。抗原－抗体反应后，形成的免疫复合物自足细胞表面脱落，形成典型的上皮下沉积物（图 11 - 4）。免疫荧光检查显示沿基底膜弥漫的不连续颗粒状分布的免疫球蛋白或补体沉积。电镜检查显示足细胞与基底膜之间有许多小块状电子致密沉积物。

（3）抗体与植入性抗原的反应　植入性抗原是肾小球以外的成分随血流经过肾脏时，通过与肾小球成分的反应而种植于肾小球。已被证实的植入抗原的种类在不断增加，这些抗原包括带正电荷的蛋白质或其他分子、DNA、细菌产物、聚合的大分子蛋白（如聚合的 IgG 和免疫复合物）。病毒或寄生虫的产物或药物也可成为植入性抗原。体内产生的抗体与抗原反应，免疫荧光检查显示散在的颗粒状荧光。

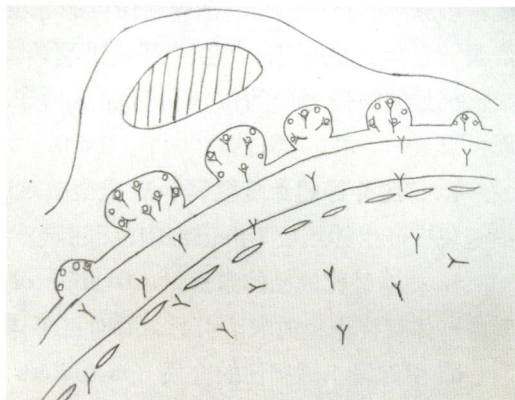

图 11 - 4　Heymann 肾炎示意图
o 抗原；Y 抗体；Ϙ 循环免疫复合物

2. 循环免疫复合物性肾炎（nephritis caused by circulating immune complex）　非肾小球性的可溶性抗原与抗体结合，形成免疫复合物，随血流沉积于肾小球，并常与补体结合，引起肾小球病变（图 11 - 5）。循环免疫复合物中的抗原可以是内源性的，如系统性红斑狼疮的自身抗原、肿瘤抗原等；也可以是外源性的，如细菌、病毒和寄生虫等的抗原成分。循环免疫复合物性肾炎由Ⅲ型超敏反应引起。免疫复合物沉积于肾小球后，可被巨噬细胞和系膜细胞吞噬和降解。如抗原作用仅为一过性，炎性改变很快消退；如大量抗原持续存在，免疫复合物不断形成并沉积，则引起肾小球的慢性炎症。

免疫复合物在电镜下表现为高电子密度的沉积物，可定位于系膜区、内皮细胞与基底膜之间（内皮下沉积物，subendothelial deposits）或基底膜与足细胞之间（上皮下沉积物，subepithelial deposits）。有时沉积物可同时出现于不同的部位。免疫荧光检查显示沿基底膜或在系膜区出现不连续的颗粒状荧光（图 11 - 6）。

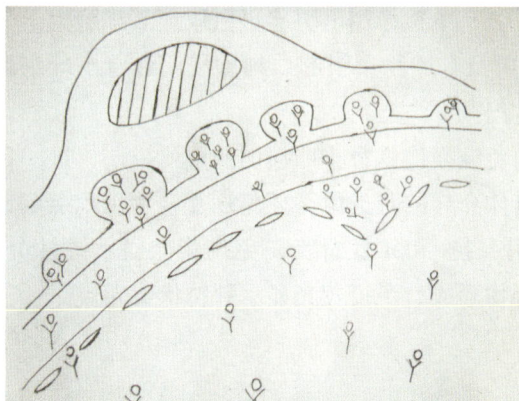

图 11 - 5　循环免疫复合物性肾炎示意图
o 抗原；Y 抗体；Ϙ 循环免疫复合物

图 11 - 6　循环免疫复合物性肾炎
免疫荧光染色显示不连续的颗粒状荧光

循环免疫复合物在肾小球内沉积与否以及沉积的部位和数量受多种因素的影响，其中两个最重要的因素是复合物分子的大小和所携带的电荷。大分子复合物常在血液循环中被单核 - 吞噬细胞系统吞噬清除，小分子复合物易于通过肾小球滤过膜，均不易在肾小球沉积。含阳离子的复合物可穿过基底膜，沉积于上皮下；含阴离子的复合物不易通过基底膜，常沉积于内皮下；电荷中性的复合物易沉积于系膜区。其他影响免疫复合物沉积的因素包括肾小球血流动力学、系膜细胞的功能和滤过膜的电荷状况等。

3. 抗肾小球细胞抗体（antibodies to glomerular cells）　有的肾炎病变中未发现免疫复合物沉积，

抗肾小球细胞抗体引起的细胞损伤可能起主要作用。抗体直接与肾小球细胞的抗原成分反应，通过抗体依赖细胞介导的细胞毒反应或其他机制诱发病变。抗内皮细胞抗原的抗体引起内皮细胞损伤和血栓形成；抗足细胞糖蛋白的抗体可引起蛋白尿；抗系膜细胞抗原的抗体造成系膜溶解，并促使系膜细胞增生。

4. 细胞介导的免疫性肾小球肾炎（cell – mediated immunity in glomerulaonephritis） 研究表明，细胞免疫产生的致敏 T 淋巴细胞也可引起肾小球损伤，细胞免疫在肾小球肾炎的发病中也起一定作用。

5. 补体替代途径的激活（activation of alternative complement pathway） 个别类型肾炎的发生主要由补体替代途径的激活引起，有时可不伴有免疫复合物的沉积。

6. 引起肾小球损伤的介质（mediators of glomerular injury） 肾小球内出现免疫复合物或致敏 T 淋巴细胞后，需要各种炎症介质的参与才能引起肾小球的损伤，这些介质包括细胞和大分子可溶性生物活性物质两大类。

（1）细胞性成分 ①中性粒细胞：补体 – 白细胞介导的机制是引起肾小球改变的一个重要途径。补体激活后产生 C5a 等趋化因子，引起中性粒细胞浸润。中性粒细胞释放蛋白酶可使 GBM 降解，并产生氧自由基和花生四烯酸代谢产物，前者引起细胞损伤，后者引起肾小球滤过率下降。②巨噬细胞、淋巴细胞和 NK 细胞：肾炎时此类细胞浸润至肾小球，被激活时释放大量生物活性物质，加剧肾小球损伤。③血小板：肾小球毛细血管损伤导致血小板集聚，并释放二十烷类花生酸衍生物和生长因子等，促进肾小球的炎性改变。④肾小球固有细胞（上皮细胞、系膜细胞和内皮细胞）：肾小球免疫损伤中生成的多种细胞因子、GBM 降解产物及系膜基质作用于肾小球固有细胞表面的受体，激活细胞并释放多种介质，引起肾小球病变。

（2）可溶性介质 ①补体成分：补体激活产生 C5a 等趋化因子，引起中性粒细胞及单核 – 巨噬细胞浸润；由补体 C5b ~ C9 构成的膜攻击复合体可引起上皮细胞剥脱，刺激系膜细胞和上皮细胞分泌损伤性介质，还可上调上皮细胞表面的转化生长因子受体的表达，造成细胞外基质过度合成，使肾小球基底膜增厚。某些肾炎在无中性粒细胞参与的情况下，C5b ~ C9 单独作用可引起蛋白尿。②细胞因子、花生酸衍生物、生长因子、NO 和内皮素等介质。③纤维蛋白及其产物：引起白细胞浸润和肾小球细胞增生。总之，几乎所有的炎症介质都可参与肾小球的损伤过程。

综上所述，肾小球损伤机制的要点为：①抗体介导的免疫损伤是肾小球损伤的重要机制，这一机制主要通过补体和白细胞介导的途径发挥作用；②大多数抗体介导的肾炎由循环免疫复合物沉积引起，免疫荧光显示颗粒状分布；③抗 GBM 成分的自身抗体可引起抗 GBM 性肾炎，免疫荧光显示线性分布；④抗体与植入肾小球的抗原发生反应，导致原位免疫复合物形成，免疫荧光显示颗粒状荧光。

二、基本病理变化

通过经皮肾穿刺活检获取少量肾组织进行病理学检查，这在肾小球疾病的诊断方面具有不可替代的作用。肾穿刺组织的病理学检查常规方法包括光镜、免疫荧光和电镜检查。光镜检查除苏木素 – 伊红（HE）染色外，组织切片还常规进行过碘酸 – Schiff（PAS）染色、过碘酸六胺银（PASM）和 Masson 三色染色等特殊染色。PAS 染色结果：细胞核呈蓝紫色，肾小球和肾小管基底膜、系膜基质、胶原纤维等呈红色，可很好地显示基底膜，并可依据基底膜的轮廓结合细胞的位置来区分内皮细胞、系膜细胞和上皮细胞。PASM 染色结果：背景呈粉红色，细胞核呈蓝黑色，肾小球、肾小管和肾血管的基底膜、网状纤维和Ⅳ型胶原呈黑色。对于观察基底膜，PASM 染色较 PAS 染色更清晰。Masson 染色结果：细胞核呈红色，免疫复合物呈红色（称嗜复红蛋白），基底膜呈浅蓝色，Ⅲ型胶原呈蓝色或绿色。Masson 染色的优点是可显示各部位的免疫复合物，也可显示基底膜、系膜和胶原纤维等结构。免疫荧光通常检查肾组织内是否有免疫球蛋白（IgG、IgM、IgA）、补体成分（C3、C1q、C4）沉积，有时根据需要还需检测κ和λ轻链蛋白、纤维蛋白（FRA）、白蛋白、乙型和丙型肝炎病毒抗原（HBsAg、HBcAg、HCAg）等。电镜检查常通过透射电镜观察超微结构改变以及高电子密度的免疫复合物沉积状况和部位。在某些特殊病变和科研工作中，扫描电镜、共聚焦激光扫描显微镜等设备，原位杂交、原位 PCR、激光显微切割等技术因其各自的优点而发挥作用。

🌐 **知识链接**

肾活检病理学

肾活检病理学经过 60 多年的发展，现已成为肾病学一个必不可少的组成部分，肾活检病理检查可以明确肾疾病的病理变化、病理类型、病变严重程度，帮助临床制定治疗方案、判断预后。经皮肾穿刺活检是肾活检中最常用的方法，随着超声引导技术的成熟和弹簧负载的切割式活检针的应用，经皮肾穿刺活检越来越安全、高效。但是，经皮肾穿刺活检术毕竟是有损伤的检查技术，必须严格掌握适应证及禁忌证。实际操作中，穿刺点一般选择肾下极稍偏外侧，以最大限度避开肾附近的大血管及肾盂、肾盏，同时此处肾皮质较多，可保证取材满意。通常穿刺 2～3 针，具体操作中根据患者状况及标本情况，适当增减穿刺针数。

无论是原发性还是继发性肾小球疾病，其基本病理变化相似，包括以下几方面的变化。

1. 细胞增多 主要是系膜细胞、内皮细胞以及上皮细胞增生，并可伴有中性粒细胞、单核细胞及淋巴细胞等炎症细胞浸润，使肾小球内细胞数目增多、肾小球体积增大。

2. 基底膜增厚和系膜基质增多 既可以是基底膜本身的增厚，也可以由内皮下、基底膜内或上皮下免疫复合物沉积引起。增厚的基底膜的理化性状发生改变，通透性增高且代谢转换率降低，免疫复合物不易被分解、清除，导致血管袢或血管球硬化。病变累及系膜时导致系膜细胞增生，系膜基质增多。严重时引起肾小球硬化。

3. 炎性渗出和坏死 急性炎症时肾小球内出现渗出（纤维蛋白渗出和炎症细胞浸润），毛细血管壁可发生纤维素样坏死，并可伴血栓形成。

4. 玻璃样变和硬化 因血浆蛋白的沉积、基底膜的增厚及系膜基质的增多等原因，HE 染色显示肾小球内出现均质红染无结构的嗜酸性物质堆积，使病变部位呈玻璃样变，Masson 染色显示为蓝色。严重时肾小球毛细血管袢塌陷，管腔闭塞，加之胶原纤维增加，导致节段性或整个肾小球硬化（sclerosis）。

5. 肾小管和间质的改变 因肾小球血流和滤过性状发生改变，肾小管上皮细胞可发生变性，肾小管管腔内出现管型，较严重时肾小管上皮细胞刷状缘脱落、管腔扩张，严重时肾小管萎缩、消失。肾间质可发生充血、水肿、炎症细胞浸润，甚至发生纤维化。

三、临床表现及类型

肾小球疾病可引起不同的症状和体征，主要包括如下。①尿量的改变：少尿、无尿、多尿或夜尿。24 小时尿量少于 400ml 为少尿（oliguria），少于 100ml 为无尿（anuria），超过 2500ml 为多尿。②尿性状的改变：血尿（hematuria）、蛋白尿（proteinuria）和管型尿。血尿分为肉眼血尿和显微镜下血尿。尿中蛋白含量超过 150mg/24h 为蛋白尿，超过 3.5g/24h 为大量蛋白尿。管型由蛋白质、细胞或细胞碎片在肾小管凝集形成，尿中出现大量管型为管型尿。③水肿。④高血压。

肾小球疾病的临床表现与病理类型密切相关，但并非完全对应。同一病理类型可产生不同的症状和体征，不同的病理改变也可引起相似的临床表现。临床表现还与病变的程度和阶段等因素有关。临床上，肾小球疾病常表现为具有结构和功能联系的症状组合，即综合征，有以下类型。

1. 急性肾炎综合征（acute nephritic syndrome） 起病急，临床以血尿（尿中有红细胞和红细胞管型）、蛋白尿（轻至中度）、少尿、水肿和高血压为主要症状，多数预后良好，严重者可出现氮质血症。主要病理类型是急性弥漫性增生性肾小球肾炎。

2. 急进性肾炎综合征（rapidly progressive nephritic syndrome） 起病急，发展快，早期症状与急性肾炎综合征相似，但患者迅速出现少尿或无尿伴氮质血症，引起急性肾功能衰竭，预后极差。主要病理类型是急进性肾小球肾炎。

3. 肾病综合征（nephrotic syndrome） 起病缓慢，主要表现为：①大量蛋白尿，尿蛋白含量达到或超过3.5g/24h；②明显全身性水肿；③高脂血症（hyperlipidemia）和脂尿（lipiduria）；④低白蛋白血症（hypoalbuminemia），即所谓的"三高一低"。可引起肾病综合征的病理类型有多种，不同类型的病因和发病机制不同，预后也各不相同。

4. 无症状性血尿或蛋白尿（asymptomatic hematuria or proteinuria） 表现为持续或复发性血尿（肉眼或镜下），或轻度蛋白尿，也可两者兼有。主要见于IgA肾病，一般预后较好。

5. 慢性肾炎综合征（chronic nephritic syndrome） 为缓慢发生的肾功能衰竭，主要表现为多尿、夜尿、低比重尿、高血压、贫血、氮质血症和尿毒症，见于各型肾炎的终末阶段。氮质血症（azotemia）是指因肾小球病变导致肾小球滤过率下降，血尿素氮（blood urea nitrogen，BUN）和血浆肌酐水平增高。尿毒症（uremia）常发生于急性和慢性肾功能衰竭晚期，是指不仅出现氮质血症，还具有一系列自体中毒的症状和体征，如尿毒症性胃肠炎、周围神经病变、纤维素性心外膜炎等。

四、肾小球疾病的病理类型

原发性肾小球疾病的常见病理类型包括：急性弥漫性增生性肾小球肾炎、急进性（新月体性）肾小球肾炎、膜性肾小球肾炎（膜性肾病）、微小病变性肾小球病（脂性肾病）、局灶性节段性肾小球硬化症、膜增生性肾小球肾炎、系膜增生性肾小球肾炎、IgA肾病、慢性肾小球肾炎。

在肾小球疾病的病理诊断中，应注意病变的分布情况。根据病变肾小球的数量及比例，分为弥漫性（diffuse）和局灶性（focal）：弥漫性肾小球病指病变累及50%以上肾小球，小于50%的肾小球受累称为局灶性肾小球病。根据病变肾小球受累毛细血管袢的范围，分为球性（global）和节段性（segmental）：病变超过一个肾小球50%的毛细血管袢称为球性病变，少于50%的毛细血管袢称为节段性病变。

（一）急性弥漫性增生性肾小球肾炎

急性弥漫性增生性肾小球肾炎（acute diffuse proliferative glomerulonephritis）是临床最常见的肾小球肾炎类型，简称急性肾炎，主要表现为急性肾炎综合征。病理特征为弥漫性毛细血管内皮细胞和系膜细胞增生，伴中性粒细胞和巨噬细胞浸润，又称毛细血管内增生性肾小球肾炎（endocapillary proliferative glomerulonephritis）。此型肾炎由于大多数与感染有关，又称感染后性肾小球肾炎（postinfectious glomerulonephritis）。最常见的病原体为链球菌，亦可由其他病原体引起，如：肺炎球菌、葡萄球菌等细菌，麻疹、水痘、腮腺炎和肝炎等的病毒以及支原体、原虫等，故又分为链球菌感染后性肾炎（poststreptococcal glomerulonephritis）和非链球菌感染性肾炎两个类型。本病多数于5~14岁发病，高峰年龄在2~6岁，成人少见。

1. 病因和发病机制 本型肾炎病变由免疫复合物引起，病原微生物的感染是发病的主要因素。最常见的病原体是A组乙型溶血性链球菌中的致肾炎菌株（12、4、1和49型）。肾炎通常于咽部或皮肤链球菌感染1~4周后发生，此间隔期与抗体和免疫复合物形成所需时间相符。链球菌或其他病原体的抗原成分释放入血，导致相应抗体形成，并在循环血液中形成免疫复合物。在抗原、抗体量大致相当，抗原稍过剩时形成大小适宜的可溶性免疫复合物，沉积于肾小球内，引起肾小球病变。大部分患者血清抗链球菌溶血素"O"和抗链球菌其他抗原的抗体滴度升高，说明患者近期有链球菌感染史。患者血清补体水平下降，说明有补体的激活和消耗。补体系统激活后引起一系列免疫改变，特别是膜攻击复合体（$C5b \sim C9$）的形成在本病的发病中也起重要作用。

2. 病理变化 肉眼观：双侧肾脏对称性轻至中度肿大，被膜紧张，表面光滑、充血，色泽红润，切面肾脏皮质略增厚，故称"大红肾"。有的肾脏表面可见散在粟粒大小的出血点，又称"蚤咬肾"。光镜下：病变呈弥漫性，累及双侧肾脏的绝大多数肾小球。肾小球体积增大，内皮细胞和系膜细胞弥漫性增生，并有中性粒细胞和其他炎症细胞浸润，导致毛细血管祥细胞数目明显增多。毛细血管内细胞增生严重时可导致毛细血管腔狭窄甚至闭塞，肾小球血流量减少（图11-7）。病变严重处毛细血管壁发生节段性纤维素样坏死，管壁破裂、出血，可伴血栓形成。部分病例伴有壁层上皮细胞增生。近曲小管上皮细胞发生变性，

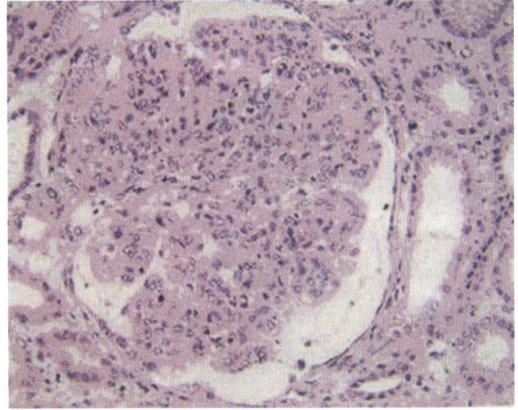

图 11 - 7 急性弥漫性增生性肾小球肾炎（HE）
肾小球细胞数量增多，毛细血管腔狭窄

肾小管管腔内出现管型。肾间质轻度充血、水肿并见少量炎症细胞浸润。免疫荧光检查显示 IgG 和 C3 呈粗颗粒状或块状沿毛细血管壁或基底膜外侧沉积，有时同时伴有 IgM 和其他免疫球蛋白的沉积，呈弥漫性、球性分布。电镜检查最具特征性的表现是在肾小球基底膜外侧或上皮下散在的大块状电子致密物沉积，称"驼峰状"电子致密物，偶见于内皮下或系膜区。

3. 临床病理联系 本型肾炎起病急，主要表现为急性肾炎综合征。

（1）尿的改变 因肾小球毛细血管受损导致尿的改变。血尿常是最早出现的症状，可以是肉眼血尿，但多数患者出现镜下血尿。常伴轻度蛋白尿（通常低于 1g/d），尿中可出现各种管型。患者可出现少尿，一般于 2 周后逐渐恢复正常，少数患者发展为无尿、肾功能衰竭。

（2）水肿 也是较早出现的症状，主要发生于疏松组织，轻者为晨起眼睑水肿，重者波及全身。主要原因为肾小球滤过率下降导致水、钠潴留，超敏反应引起毛细血管通透性增加使水肿加重。

（3）高血压 多为轻至中度高血压，原因可能是水、钠潴留，血容量增加，血浆肾素水平一般不增高。

4. 转归 此型肾炎儿童患者预后好，多数患儿肾脏病变逐渐消退，症状减轻、消失，可在数周或数月内痊愈。但有不到 1% 的患儿可转变为急进性肾小球肾炎。另有 1% ~ 2% 的患儿病变缓慢进展，转为慢性肾炎。持续大量蛋白尿和肾小球滤过率下降提示预后不佳。成人患者预后变化较大，具有争议。

（二）急进性肾小球肾炎

急进性肾小球肾炎（rapidly progressive glomerulonephritis，RPGN），又称快速进行性肾小球肾炎，是一组病情快速进展的肾小球肾炎，临床表现为急进性肾炎综合征，由蛋白尿、血尿等症状迅速发展至少尿、无尿，肾功能进行性衰竭。本组肾炎的病理特征是肾小球毛细血管壁严重破坏，肾小囊内有新月体（crescent）形成，故又称新月体性肾小球肾炎（crescentic glomerulonephritis）。此型肾炎较少见，患者多为成年人，预后差。

1. 病因和分类 急进性肾小球肾炎为一组由不同病因引起的疾病。部分病例有肾外改变或已明确的原发疾病，如系统性红斑狼疮的肾脏病变，属于继发性急进性肾小球肾炎。有的则原因不明，且病变局限于肾脏，属于原发性急进性肾小球肾炎。根据病因和发病机制，RPGN 分为三个类型。

Ⅰ型 RPGN：属于抗肾小球基底膜抗体引起的肾小球肾炎。患者血清中可检出抗 GBM 抗体，血浆置换可清除循环血液中的抗体。免疫荧光检查显示特征性的线性荧光，即沿基底膜有 IgG 和 C3 的线状沉积。有部分病例表现为肺出血肾炎综合征（Goodpasture syndrome），因患者的抗 GBM 抗体与肺泡基底膜发生交叉反应，患者常出现咯血伴血尿、蛋白尿和轻度高血压，常发展为肾功能衰竭。

Ⅱ型 RPGN：属于免疫复合物介导性肾小球肾炎，在我国较多见。本型由链球菌感染后性肾炎、系统性红斑狼疮、IgA 肾病和过敏性紫癜等不同原因引起的免疫复合物沉积性肾小球肾炎发展形成。免疫荧光检查显示颗粒状或团块状荧光，电镜下可见电子致密物沉积。免疫复合物的存在和大量新月体的形成是本型的特点。血浆置换治疗通常无效。

Ⅲ型 RPGN：又称免疫反应缺乏型（pauci - immune type）或寡免疫复合物沉积型肾炎。免疫荧光和电镜检查均未发现患者肾组织内有抗 GBM 抗体或免疫复合物沉积。大部分患者血清内可检出抗中性粒细胞胞质抗体（antineutrophil cytoplasmic antibody，ACNA），该抗体与某些类型血管炎的发生有关，肾小球毛细血管受到严重损伤。部分Ⅲ型 RPGN 为 Wegener 肉芽肿病或显微型多动脉炎等系统性血管炎的组成部分。但许多病例的病变局限于肾脏，为原发性病变。

RPGN 的三个类型中均有部分病例与已知的肾脏或全身性疾病有关，但约 50% 的病例病因不明，为原发性疾病。三种类型的共同特点是有严重的肾小球损伤。

RPGN 病变中，肾小球基底膜破坏是首要因素，病变过程是在致病因素的作用下，肾小球毛细血管壁受到严重损伤而断裂，血液流入肾小囊并凝固，刺激上皮细胞增生（以壁层上皮细胞增生为主，伴有多少不等的脏层上皮细胞增生）、单核 - 巨噬细胞浸润，形成细胞性新月体。在各种细胞因子和生长因子的刺激下，成纤维细胞转变为纤维细胞，胶原纤维形成、增多，约 1 周后转变为细胞纤维性新月体，随着病程延续，最终纤维化成为纤维性新月体。

🌐 知识链接

血浆置换

血浆置换是一种血液净化方法，是将患者的血液抽出，应用膜滤过分离或离心分离的方法，分离血浆和血细胞成分，去除致病血浆或选择性地去除血浆中的某些致病因子，然后将血细胞、其他保留成分以及与废弃血浆等量的置换液一起输回体内，借以清除病理性物质来治疗一般疗法无效的多种疾病，如抗肾小球基底膜抗体引起的肾炎、各种结缔组织病。但是血浆置换对大多数疾病不是病因治疗，也不影响疾病的基本病理过程，只是使疾病得以暂时缓解，因此不能忽视病因治疗。

2. 病理变化　肉眼观：双侧肾脏弥漫肿大，色苍白，表面可有点状出血，切面肾皮质增厚。光镜下：双侧肾脏弥漫受累，病变特征为多数（>50%）肾小囊内有新月体形成。肾小球毛细血管基底膜损伤导致纤维蛋白渗出是刺激新月体形成的重要原因。新月体主要由增生的壁层上皮细胞和渗出的单核细胞构成，可有中性粒细胞和淋巴细胞浸润，新月体细胞成分间有较多纤维蛋白。这些成分附着于肾小囊壁层，在毛细血管外侧形成新月形或环状结构，新月体形成使肾小囊腔变窄甚至闭塞，并压迫毛细血管襻（图 11 - 8）。肾小管上皮细胞弥漫严重变性，因蛋白的吸收导致细胞内玻璃样变，随着病程进展可出现肾小管萎缩甚至消失。肾间质弥漫性水肿，淋巴细胞和单核细胞浸润，急性期可见较多中性粒细胞浸润，后期间质发生纤维化。肾间质中，小动脉管壁偶见纤维素样坏死，尤常见于Ⅲ型 RPGN。免疫荧光检查的结果与 RPGN 的类型有关：Ⅰ型显示为线性荧光；Ⅱ型为 IgG 或 IgA 或 IgM、C3、C1q 等以不同组合或全部，呈颗粒状或团块状沉积于肾小球的不同部位；Ⅲ型通常无荧光反应。电镜检查显示：除新月体形成外，Ⅱ型 RPGN 病例可见电子致密的沉积物。几乎所有病例均可见肾小球基底膜的缺损和断裂。

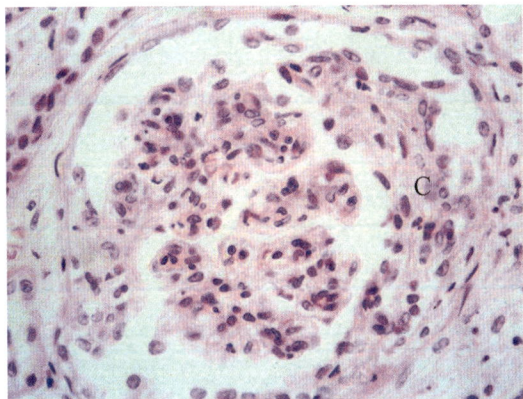

图 11-8 急进性肾小球肾炎（HE）
细胞性新月体（C）

3. 临床病理联系 临床表现为急进性肾炎综合征，出现血尿，伴红细胞管型、中度蛋白尿，并有不同程度的高血压和水肿。因大量新月体或环状体形成使肾小囊狭窄闭塞，血浆不能滤过，严重影响肾小球的结构和功能，患者迅速出现少尿甚至无尿；代谢废物在体内潴留引起氮质血症，并快速发展为尿毒症。随病变进展，肾小球纤维化、玻璃样变，肾单位功能丧失，最终出现肾功能衰竭。Goodpasture 综合征患者还出现反复发作的咯血，严重者可致死。

4. 转归 此型肾小球肾炎由于病变严重，发展迅速，预后差。患者的预后与出现新月体及环状体的肾小球比例有关，有新月体或环状体形成的肾小球比例低于 80% 者，病变进展相对较慢，预后略好。

（三）可引起肾病综合征的肾炎类型 微课

肾病综合征的临床表现为大量蛋白尿、明显水肿、低蛋白血症、高脂血症和脂尿。肾病综合征的关键性改变是肾小球毛细血管壁的损伤，血浆蛋白滤过增加，出现大量蛋白尿。如尿中主要为低分子量的白蛋白和转铁蛋白，则为选择性蛋白尿（selective proteinuria），提示滤过膜的损伤相对较轻；如大分子量的蛋白也可滤过，则为非选择性蛋白尿（non-selective proteinuria），提示滤过膜的损伤严重。长期大量蛋白尿使血浆蛋白含量减少，形成低白蛋白血症。低白蛋白血症造成血浆胶体渗透压降低，引起水肿。此外，由于组织间液增多，血容量下降，肾小球滤过减少，醛固酮和抗利尿激素分泌增加，致使水、钠潴留，水肿加重。高脂血症的发病机制尚未明了，一般认为与低白蛋白血症刺激肝脏合成脂蛋白有关，还可能与血液循环中脂质颗粒运送和外周脂蛋白的分解障碍有关。脂尿的出现表明基底膜通透性增高，脂蛋白滤过增加。

肾病综合征为临床类型，可由不同病理类型的肾小球疾病引起。儿童肾病综合征主要由原发性肾小球疾病引起；成人肾病综合征则可能与系统性疾病有关，最常引起肾病综合征的系统性疾病为糖尿病、淀粉样物质沉积症和系统性红斑狼疮。对临床表现为肾病综合征的病例，需根据病理和临床检查予以鉴别。下面介绍临床通常表现为肾病综合征的原发性肾小球疾病的病理类型。

1. 膜性肾小球肾炎（membranous glomerulonephritis） 是引起成人肾病综合征最常见的原因。本病早期光镜下肾小球炎性改变不明显，又称膜性肾病（membranous nephropathy）。病变特征是弥漫性肾小球基底膜增厚，上皮下出现含免疫球蛋白的电子致密物沉积。

约 85% 的膜性肾小球肾炎原因不明，为原发性病变；其余病例为系统性疾病的组成部分，属继发性。常见的相关疾病和因素包括：①慢性乙型肝炎、梅毒、血吸虫病等感染性疾病；②恶性肿瘤，特别是肺癌、肠癌和黑色素瘤；③系统性红斑狼疮等自身免疫性疾病；④金属或汞中毒；⑤某些药物。

（1）病因和发病机制　膜性肾小球肾炎为慢性免疫复合物沉积病，但确切的抗原尚不清楚。目前研究发现，导致膜性肾病的主要是内源性抗原，包括：①肾小球足细胞膜蛋白，即 Heymann 抗原；②肾小球足细胞及近端肾小管上皮细胞刷状缘的糖蛋白致病抗原 megalin（GP330）；③中性肽链内切酶（NEP）；④肾小球足细胞具有 M 型磷脂酶 A2 受体（PLA2R），在特殊状态下足细胞 PLA2R 具备抗原性，刺激机体形成抗 PLA2R 的抗体。综上所述，原发性膜性肾病属于自身免疫性疾病，自身抗体与肾小球上皮细胞的相应抗原反应，在上皮细胞与基底膜间形成免疫复合物。此外，一些小分子、带正电荷的蛋白等外源性抗原成分穿过滤过屏障植入基底膜下也可形成原位免疫复合物而致病，如部分儿童的膜性肾病可由牛奶的蛋白成分导致。膜性肾小球肾炎的病变肾小球内通常没有炎症细胞浸润，但有补体沉积。实验研究提示，病变的发生与由补体 C5b ~ C9 组成的膜攻击复合体对肾小球上皮细胞的直接作用有关。C5b ~ C9 可激活肾小球上皮细胞和系膜细胞，使之释放蛋白酶和氧化剂，引起毛细血管壁损伤和蛋白漏出。

（2）病理变化　肉眼观：双肾肿大，颜色苍白，有"大白肾"之称。光镜下：早期肾小球基本正常，之后由于免疫复合物主要沉积于肾小球毛细血管壁，导致肾小球毛细血管基底膜弥漫性增厚（图11-9）。因上皮下原位免疫复合物沉积，沉积物间基底膜样物质增多，形成钉状突起。六胺银染色显示增厚的基底膜以及与之垂直排列的钉突，形如"梳齿"。钉突向沉积物表面延伸并将其覆盖，使基底膜明显增厚，其中的沉积物逐渐被溶解，形成虫蚀状空隙。虫蚀状空隙逐渐被基底膜样物质充填。后期因增厚的基底膜使毛细血管腔狭窄乃至闭塞，系膜细胞和基质轻至中度增生，导致肾小球玻璃样变和硬化。近曲小管上皮细胞内常含有被吸收的蛋白小滴，间质纤维组织增生。免疫荧光检查显示：IgG 和补体 C3 沿肾小球毛细血管壁呈细颗粒状沉积，表现为典型的颗粒状荧光。电镜检查显示：肾小球基底膜增厚，上皮下有大量电子致密沉积物，足细胞足突弥漫性融合。

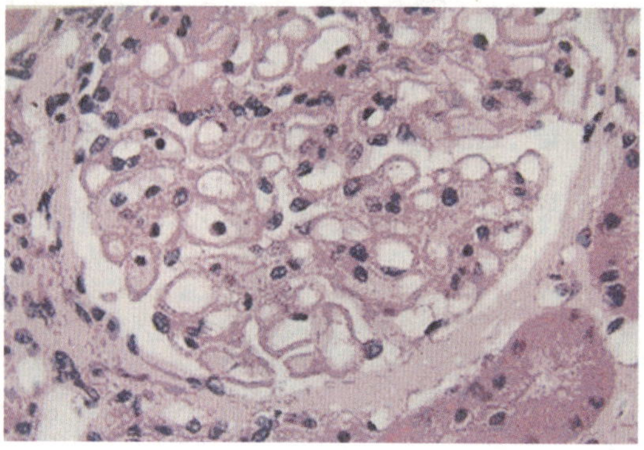

图11-9　膜性肾病（HE）
肾小球毛细血管基底膜明显增厚，无明显细胞增生和炎症细胞浸润

（3）临床病理联系　膜性肾病多发生于成人，起病隐匿，临床通常表现为肾病综合征。由于基底膜损伤严重，滤过膜通透性明显增高，常表现为非选择性大量蛋白尿。部分患者伴有镜下血尿或轻度高血压。仅少数患者表现为非肾病综合征性蛋白尿，蛋白尿不足 2g/24h。

（4）转归　膜性肾病常慢性起病，进行性发展，对肾上腺皮质激素不敏感。本病病程较长，部分患者病情可缓解或得到控制，多数患者蛋白尿等症状持续存在，约有 40% 患者最终发展为肾功能不全和尿毒症，不到 10% 的患者于 10 年内发生肾功能衰竭或死亡。肾活检时发现肾小球硬化，提示预后不良。

2. 微小病变性肾小球病（minimal change glomerulopathy）　又称肾小球微小病变（minimal change disease，MCD），主要见于儿童和青少年，是引起儿童肾病综合征最常见的原因。病变特点是弥漫性足细胞的足突广泛融合。光镜下肾小球无明显变化，而肾小管上皮细胞内有大量脂质沉积，又称脂性肾病（lipoid nephrosis）。

（1）病因和发病机制　本病的病因和发病机制不清，尽管肾小球内未发现免疫复合物或抗基底膜抗体，但很多证据表明本病与免疫机制有关，免疫功能异常导致细胞因子释放和足细胞损伤，引起蛋白尿。实验研究发现肾小球滤过屏障阴离子丢失，提示电荷屏障的缺陷与蛋白尿的发生有关。最近研究发现，编码 nephrin 等肾小球蛋白的基因发生突变可引起具有微小病变性改变的先天性肾病综合征。

（2）病理变化　肉眼观：双侧肾脏肿胀，色苍白，切面肾皮质因肾小管上皮细胞内脂质沉积而出现黄白色条纹。光镜下：肾小球结构基本正常，近曲小管上皮细胞内出现大量脂滴和蛋白小滴。免疫荧光检查显示：无免疫球蛋白或补体沉积。电镜检查显示：肾小球基底膜正常，无电子致密物沉积，主要改变是足细胞弥漫性足突融合。足细胞的改变经肾上腺皮质激素治疗后可恢复正常。

足突融合亦可见于膜性肾病、局灶性节段性肾小球硬化和糖尿病肾病等疾病，只有在光镜下肾小球结构正常、电镜下观察到足突融合时才诊断为微小病变性肾小球病。

（3）临床病理联系　本病多见于儿童，多发生于 2～8 岁之间，可发生于呼吸道感染或免疫接种之后。临床主要表现为肾病综合征，水肿常最早出现。患者常出现大量蛋白尿，属选择性蛋白尿。通常不出现高血压或血尿。

（4）转归　皮质类固醇治疗对 90% 以上的患儿有明显疗效。部分患者病情反复，甚至出现皮质类固醇依赖或抵抗现象，但远期预后较好，患儿至青春期病情常可缓解。有不到 5% 的患儿最终发生慢性肾功能衰竭。成人患者对皮质类固醇治疗反应慢或疗效不明显。

3. 局灶性节段性肾小球硬化症（focal segmental glomerulosclerosis，FSGS）　特指一类病变特点为部分肾小球的部分小叶或毛细血管祥发生硬化的肾小球疾病。临床主要表现为肾病综合征。

（1）病因和发病机制　局灶性节段性肾小球硬化症的类型包括：①继发于某些已知疾病，如 HIV 病毒感染或吸毒者；②作为 IgA 肾病、狼疮性肾炎等其他肾炎的继发性改变；③发生于其他肾脏病变引起部分肾组织破坏之后，是对病变组织的代偿反应；④原发性局灶性节段性肾小球硬化症。其中，原发性局灶性节段性肾小球硬化症的发病机制尚未完全明了，足细胞的损伤和改变是本病的主要环节。由于局部通透性明显增高，血浆蛋白和脂质在细胞外基质内沉积，激活系膜细胞，引起节段性的玻璃样变和硬化。患者在接受肾移植后常重新出现蛋白尿，有的患者在 24 小时内即有蛋白尿出现，提示患者体内可能存在引起足细胞损伤导致通透性增高的循环性因子（可能是细胞因子）。有研究报道，从患者体内提取出约 50kDa 的非免疫球蛋白性因子，该因子可以引起蛋白尿。

（2）病理变化　肉眼观：早期肾脏外观无明显改变。光镜下：病变呈局灶性分布，早期仅累及皮髓质交界处肾小球，以后逐渐波及皮质全层。病变呈局灶性分布，病变肾小球节段性硬化，节段性毛细血管祥系膜基质增多，基底膜塌陷，严重者毛细血管管腔闭塞，球囊粘连。病变进展则引起肾小球硬化，相应肾小管萎缩，间质灶状淋巴细胞和单核细胞浸润及纤维化。免疫荧光检查显示：病变处有 IgM 伴或不伴有补体 C3 呈团块状沉积，但 IgM 的沉积是血浆蛋白的沉积，而不是免疫复合物。电镜检查显示：主要特点是病变部位见节段性硬化、系膜基质增多、毛细血管管腔闭塞、足细胞的足突弥漫性融合，并有明显的上皮细胞从基底膜剥脱的现象，基底膜可有不均匀增厚。无电子致密物沉积。

（3）临床病理联系　大部分患者表现为肾病综合征，少数仅表现为大量蛋白尿。由于本病的病程和预后与微小病变性肾小球病有显著差异，两者的鉴别诊断非常重要。本病的特点为：①出现血尿和高血压的比例较高，常出现肾小球滤过率降低；②蛋白尿多为非选择性；③对皮质类固醇治疗不敏感；④免疫荧光显示硬化的肾小球毛细血管节段内有 IgM 和 C3 沉积。

（4）转归　本病多发展为慢性肾小球肾炎，约 50% 的患者在发病 10 年内发展为终末期肾小球肾炎。儿童患者预后较好，成人预后差。

4. 膜增生性肾小球肾炎（membranoproliferative glomerulonephritis，MPGN）　病变特点是既有基底膜不规则增厚，又有系膜细胞和系膜基质弥漫重度增生。由于系膜细胞明显增生，本病又称为系膜毛细血管性肾小球肾炎（mesangiocapillary glomerulonephritis）。

（1）病因和发病机制　本病可以是原发性的，也可以是继发性的。根据病因和发病机制可归纳为三型。

①免疫复合物介导和单克隆免疫球蛋白沉积型：此种类型患者体内持续存在不同来源的抗原（如病原体抗原、自身抗原、单克隆免疫球蛋白等），产生大量的免疫复合物和特殊蛋白沉积在肾，并有补体的参与，引起系膜细胞和内皮细胞增生、炎症细胞浸润，产生炎症介质进一步活化促进炎症反应。

②补体异常介导型：曾称Ⅱ型膜增生性肾小球肾炎或电子致密物病，患者常出现补体替代途径的异常激活，50% ~60% 的患者血清 C3 水平明显降低，但 C1 和 C4 等补体早期激活成分水平正常或仅轻度降低。70% 以上的患者血清中可检出 C3 肾炎因子（C3 nephritic factor，C3Nef），该因子为自身抗体，可与 C3 转化酶结合，使该酶不被降解，导致 C3 持续被分解为 C3b，补体替代途径被异常激活。由于 C3 持续消耗并沉积于肾小球，患者出现低补体血症。

③血栓性微血管病型：致病因素导致内皮细胞损伤，在 vWF、ADAMTS13 等凝血相关物质的促进下，内皮细胞和系膜细胞增生。肾小球系膜细胞和系膜基质与毛细血管内皮细胞间无基底膜等结构相隔，当系膜组织增生到一定程度，可沿内皮细胞下插入毛细血管壁，形成膜增生性病变。

（2）病理变化　肉眼观：早期肾脏肿胀，晚期肾脏缩小。光镜下：病变呈弥漫性分布，肾小球体积增大，系膜细胞和内皮细胞增多，可有白细胞浸润。部分病例有新月体形成。由于系膜细胞和系膜基质弥漫性中至重度增生，沿毛细血管内皮下向毛细血管壁广泛插入，导致毛细血管壁弥漫增厚，管腔狭窄，因插入的系膜基质与毛细血管基底膜的染色特点相似，PASM 染色显示增厚的基底膜呈双线或双轨征，外侧为原有的基底膜，内侧为新形成的基底膜样物质，其内有系膜细胞、内皮细胞或白细胞突起的嵌入。病变后期，系膜基质弥漫重度增生，毛细血管腔闭塞，血管球小叶间隔增宽，呈分叶状。免疫荧光检查显示：IgG 和 C3 在系膜区呈团块状，沿毛细血管壁或毛细血管基底膜内侧呈颗粒状沉积，呈现花瓣状图像。电镜检查显示：系膜细胞和系膜基质增生并沿内皮下间隙插入，系膜区可见电子致密物，可伴有内皮下和（或）上皮下电子致密物沉积。补体异常介导型膜增生性肾小球肾炎（电子致密物沉积病）电镜下见肾小球毛细血管基底膜的致密层有大块条带状电子致密物沉积，研究证实沉积的电子致密物主要为 C3 及其裂解产物，而非免疫复合物。

（3）临床病理联系　本病主要发生于青壮年，50% ~60% 的患者表现为肾病综合征，常伴有镜下血尿，15% ~20% 的患者表现为急性肾炎综合征，其余表现为隐匿性肾炎或慢性肾炎综合征。补体异常介导型患者伴有低补体血症。

（4）转归　本病常表现为慢性进展性，预后较差。约 20% 的患者可出现肾功能下降乃至肾功能衰竭。伴有大量新月体形成的患者可转化为急进性肾小球肾炎。皮质类固醇和免疫抑制剂治疗的效果不明显。肾移植后病变常复发，补体异常介导型患者的复发率较高。

5. 系膜增生性肾小球肾炎（mesangial proliferative glomerulonephritis）　病变特点是弥漫性系膜细胞增生，伴系膜基质增多。本病在我国和亚太地区常见，但在欧美较少见。

（1）病因和发病机制　随着肾脏病理学的发展，很多系膜增生性肾小球肾炎的病因和发病机制已经明确，划入各类继发性肾小球肾炎，如系膜增生性 IgA 肾病、系膜增生性狼疮性肾炎等，原发性系膜增生性肾小球肾炎已少见。原发性系膜增生性肾小球肾炎的病因不明，可能存在多种致病途径，如循环免疫复合物沉积或原位免疫复合物形成等。免疫反应通过介质的作用刺激系膜细胞，导致系膜细胞增生、系膜基质增多。

（2）病理变化　光镜下：主要改变为弥漫性系膜细胞增生伴或不伴有系膜基质弥漫性增生，根据增生的严重程度分为轻、中、重三度，重度系膜增生可见病变部位毛细血管消失呈节段性硬化状态。Masson 染色在增宽的系膜区可见嗜复红蛋白及免疫复合物沉积。中、重度系膜增生可导致肾小管灶状萎缩，肾间质灶状淋巴细胞和单核细胞浸润，伴或不伴有纤维化。免疫荧光检查显示：在我国最常见的是系膜区 IgG 及 C3 沉积，在其他国家则多是 IgM 和 C3 沉积，后者又称为 IgM 肾病（IgM nephropathy）。也有病例仅出现 C3 沉积或免疫荧光检查阴性。电镜观察显示：弥漫性系膜细胞增生、系膜基质增多，系膜区电子致密物沉积。

（3）临床病理联系　本病在发病年龄和性别上无明显差别。起病前常有上呼吸道感染等前驱症状。临床表现具有多样性，可表现为肾病综合征，也可表现为无症状蛋白尿和（或）血尿或慢性肾炎综合征。

（4）转归　本病可用皮质类固醇和细胞毒药物治疗。预后取决于病变的严重程度，病变轻者预后较好，但可复发。病变重者可伴有节段性硬化，甚至出现肾功能衰竭，预后较差。

（四）IgA 肾病

IgA 肾病（IgA nephropathy）是指以 IgA 为主的免疫复合物在系膜区沉积的肾小球疾病。由 Berger 于 1968 年最先描述，又称 Berger 病（Berger disease），是引起反复发作的镜下或肉眼血尿最常见的原因。本病在不同地区的发病率差别很大，在亚洲和太平洋地区高发。据报道，本病在我国的发病率约占原发性肾小球疾病的 30%。

1. 病因和发病机制　过敏性紫癜、肝或肠的疾病等可引起继发性 IgA 肾病。原发性 IgA 肾病的发病机制尚未阐明。越来越多的证据表明本病与 IgA 的产生和清除异常有关。50% 的患者血清中 IgA 水平增高，部分患者血液中出现含有 IgA 的免疫复合物。现有资料表明 IgA 肾病的发生与先天或获得性免疫调节异常有关。IgA 分为 IgA1（主要由骨髓产生）和 IgA2（主要由黏膜下浆细胞产生）两种亚型，由于病毒、细菌和植物蛋白等对呼吸道、消化道或泌尿道黏膜的刺激作用，黏膜 IgA2 合成增多，其作为先导刺激骨髓产生 IgA1。研究证明 IgA 肾病的肾小球系膜区沉积的 IgA 属于 IgA1，且以多聚 IgA1 为主。IgA1 以多聚 IgA1 的形式出现于循环免疫复合物中，因其分子量较大，不能穿过肾小球基底膜，只能沉积于系膜区和内皮细胞下，并激活补体及其他炎症因子，引起肾小球损伤。同一家族成员或兄弟姐妹间出现 IgA 肾病多发现象，许多报道表明 IgA 肾病的发生与某些 HLA 表型有关，提示遗传因素具有重要作用。

2. 病理变化　IgA 肾病的基本病理类型是系膜细胞和（或）系膜基质增生，但具体病理改变多种多样，差异很大，可表现为轻微病变型、轻度系膜增生型、局灶增生型、局灶增生硬化型、弥漫性中度系膜增生型、弥漫毛细血管内增生型、膜增生型、新月体型、复合型以及弥漫硬化型。经大量病例长期随访研究认为，肾小球系膜增生（M）、肾小球节段性硬化（S）、毛细血管内皮细胞增生（E）、肾小管萎缩和肾间质纤维化（T）、新月体（C）等五种病变是否存在及所占比例与患者的预后有直接关系，称 IgA 肾病的牛津分型。

免疫荧光检查所见是诊断 IgA 肾病的首要和必需的依据，特征为系膜区单纯性 IgA 或以 IgA 为主的免疫球蛋白呈粗大颗粒状或团块状沉积，常伴有 C3 沉积，通常无补体早期成分（C4、C1q）。

电镜检查显示：主要病变为肾小球系膜区高密度的电子致密物沉积，呈丘状突向肾小囊腔。

3. 临床病理联系　IgA 肾病可发生于不同年龄，以儿童和青年多发。发病前常有上呼吸道感染，少数有消化道或泌尿道感染。临床表现多样，并可出现肾病变的严重程度与临床表现脱节的现象，即肾病变严重而临床表现轻，或肾病变轻而临床表现较重。最常见的症状为血尿，轻症患者仅出现镜下血尿，大部分患者表现为肉眼血尿，可伴有不同程度的蛋白尿，还可出现肾病综合征、高血压、急慢性肾功能衰竭等。

4. 转归 本病预后差异很大，许多患者肾功能可长期维持正常，但15%～40%的患者病情进展缓慢，在20年内发生慢性肾功能衰竭。发病年龄大、出现大量蛋白尿、高血压或肾活检时发现血管硬化或新月体形成者预后差。肾移植后可重新出现 IgA 沉积并引起相应的临床改变。

（五）慢性肾小球肾炎

慢性肾小球肾炎（chronic glomerulonephritis）为不同类型肾小球肾炎发展的终末阶段。病变特点是大量肾小球发生玻璃样变和硬化，故又称慢性硬化性肾小球肾炎（chronic sclerosing glomerulonephritis）。

1. 病因和发病机制 慢性肾小球肾炎由不同类型肾炎发展而来，发病机制各不相同。1%～2%的儿童链球菌感染后肾炎病例发展为慢性肾炎。急进性肾炎患者如能度过急性期，绝大部分转为慢性肾炎。膜性肾炎、膜增生性肾炎、系膜增生性肾炎和 IgA 肾病常缓慢发展，近一半的患者转为慢性。50%～80%的局灶性硬化性肾炎患者常快速进入终末阶段。有相当数量的病例起病隐匿，无明确肾炎病史，尿检偶见异常，发现时已进入慢性阶段。

2. 病理变化 肉眼观：双肾体积对称性缩小，重量减轻，质地变硬，颜色苍白，表面呈弥漫性细颗粒状，称继发性颗粒性固缩肾。切面肾皮质变薄，纹理模糊，皮髓质界限不清。肾盂周围脂肪组织增多。光镜下：早期肾小球尚可见到原发肾炎的病变，随病变进展，肾小球内嗜酸性玻璃样物质（PAS 染色阳性）增多，细胞减少，严重处毛细血管闭塞，肾小球玻璃样变和硬化。由于肾小球玻璃样变和硬化，毛细血管袢血流量减少，病变肾单位的其他部位也发生缺血性损伤，所属肾小管萎缩或消失。不同肾单位的病变程度不一致，病变轻的肾单位出现代偿性改变，肾小球体积增大，肾小管扩张，管腔内可见各种管型。间质纤维化，并伴有淋巴细胞、浆细胞浸润，增生的纤维组织收缩使病变的肾小球相互靠拢、集中（图11-10）。因硬化而收缩的肾单位和发生代偿的肾单位相互交错，最终形成颗粒性固缩肾。细、小动脉发生玻璃样变，管壁增厚，管腔狭窄。

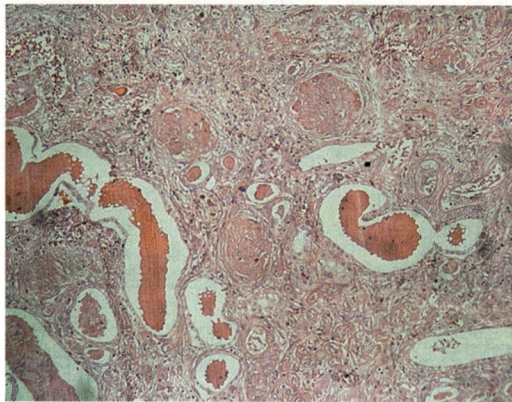

图11-10 慢性肾小球肾炎（HE）
病变严重的肾小球玻璃样变和硬化，肾小管萎缩，间质纤维组织增生，炎症细胞浸润；病变较轻的肾小球代偿性肥大

慢性肾炎晚期患者常出现尿毒症的病理改变，如心外膜炎和胃肠炎等。长期高血压可导致左心室壁肥厚。长期透析的患者肾脏可出现透析引起的改变，如动脉内膜增厚、草酸钙结晶沉积等。

3. 临床病理联系 部分患者起病隐匿，可因食欲差、贫血、呕吐、乏力等症状就诊。部分患者可表现为蛋白尿、高血压或氮质血症。晚期患者主要表现为慢性肾炎综合征，出现多尿、夜尿、低比重尿、高血压、贫血、氮质血症和尿毒症。

（1）尿的改变　由于大量肾单位破坏，功能丧失，血液流经残存肾单位时因代偿而速度加快，肾小球滤过率增加和原尿通过肾小管的速度加快，超过了肾小管的重吸收能力，尿浓缩功能下降，导致多尿、夜尿、低比重尿。

（2）高血压　因肾小球硬化，部分肾单位严重缺血，肾素分泌增多。高血压导致细、小动脉硬化，肾缺血加重，血压持续增高。

（3）贫血　由于大量肾单位破坏，促红细胞生成素分泌减少，以及代谢废物在体内堆积对骨髓造血功能具有抑制作用。

（4）氮质血症　大量肾单位受损造成肾脏功能障碍，代谢产物不能及时排出，水、电解质和酸碱平衡失调，出现氮质血症和尿毒症。

4. 转归　慢性肾小球肾炎病程进展速度因原发肾炎类型的不同而差异很大，但预后均极差。如不能及时进行血液透析或肾移植，患者可死于尿毒症或高血压引起的心力衰竭或脑出血。

附：常见原发性肾小球疾病病变特点小结

表 11 - 1 总结了常见原发性肾小球疾病的特点。肾小球疾病的诊断和鉴别诊断必须结合病史、临床表现、实验室检查和病理学检查进行全面分析，要避免公式化和简单化。

表 11 - 1　原发性肾小球疾病病变特点小结

类型	发病机制	临床表现	肉眼观	光镜	免疫荧光	电镜
急性弥漫性增生性肾小球肾炎	常与感染有关，免疫复合物沉积	起病急，急性肾炎综合征	大红肾蚤咬肾	弥漫性内皮细胞和系膜细胞增生	GBM 和系膜区 IgG、C3 颗粒状沉积	上皮下驼峰状沉积物
急进性肾小球肾炎	①抗 GBM 型②免疫复合物型③免疫反应缺乏型	急进性肾炎综合征	双肾对称性增大，色苍白	新月体形成	①线性 IgG 和 C3 沉积②颗粒状或团块状荧光③阴性	①无沉积物②有沉积物③无沉积物
膜性肾小球肾炎	抗体与抗原位反应	肾病综合征	大白肾	弥漫性 GBM 增厚，钉突形成	基底膜颗粒状 IgG 和 C3 沉积	上皮下沉积物，GBM 增厚
微小病变性肾小球病	不清，足细胞损伤，滤过膜阴离子丧失	肾病综合征	双肾肿胀，切面皮质见黄白色条纹	肾小球正常，肾小管脂质沉积	阴性	足突消失，无沉积物
局灶性节段性肾小球硬化症	不清，致通透性增高的循环性因子作用可能是足细胞损伤	肾病综合征、蛋白尿	无特异性改变	肾小球局灶性节段性玻璃样变和硬化	局灶性，IgM 和 C3 团块状沉积	足突消失，上皮细胞剥脱
膜增生性肾小球肾炎	①免疫复合物型②补体异常介导型③血栓性微血管病型	肾病综合征、血尿、蛋白尿、慢性肾功能衰竭	无特异性改变，晚期缩小	系膜细胞增生，插入，基底膜增厚，双轨状	Ⅰ型：IgG＋C3；C1q＋C4 Ⅱ型：C3，无IgG、C1q、C4	Ⅰ型：内皮下和（或）上皮下沉积物 Ⅱ型：基底膜致密层沉积物
系膜增生性肾小球肾炎	不明	肾病综合征、血尿、蛋白尿	无特异性改变	系膜细胞增生，系膜基质增多	系膜区 IgG、IgM 和 C3 沉积	系膜区沉积物
IgA 肾病	不明	反复发作的血尿或蛋白尿	无特异性改变	多样性	系膜区 IgA 和 C3 沉积，无 C4、C1q	系膜区沉积物
慢性肾小球肾炎	与起始类型相同	慢性肾炎综合征、慢性肾功能衰竭	颗粒性固缩肾	肾小球玻璃样变和硬化	因起始类型而异	因起始类型而异

第二节 肾小管-间质性肾炎

肾小管-间质性肾炎（tubulointerstitial nephritis）是指一组以累及肾小管和肾间质为主的炎性疾病。肾小管-间质性肾炎根据病程可分为急性和慢性：急性表现为间质水肿、可见中性粒细胞浸润，常伴有局灶性肾小管坏死；慢性表现为淋巴细胞、单核细胞浸润，间质纤维化和肾小管萎缩。根据病因可分为原发性和继发性：原发性肾小管-间质性肾炎主要由细菌等病原体感染引起，也可由药物或重金属等中毒引起；继发性肾小管-间质性肾炎则可由原发于肾小球的病变（如肾小球肾炎）、累及肾脏的血管性疾病、糖尿病等代谢性疾病的病变引起。

由感染引起的肾小管-间质性肾炎因肾盂病变明显，常称肾盂肾炎。本节主要讨论肾盂肾炎以及药物和中毒引起的肾小管-间质性肾炎。

一、肾盂肾炎

肾盂肾炎（pyelonephritis）是由感染引起的累及肾盂、肾间质和肾小管的炎性疾病，是肾脏的常见病变。本病在女性明显多见于男性，临床主要表现为发热、腰痛及肾区叩痛、血尿和脓尿等，并伴有尿频、尿急、尿痛等膀胱刺激症状。晚期出现肾功能不全、高血压甚至形成尿毒症。

（一）病因和发病机制

肾盂肾炎通常由化脓性细菌感染引起，依据病程可分为急性和慢性两类。急性肾盂肾炎常为单一的细菌感染所致，慢性肾盂肾炎则为两种或两种以上细菌的混合感染所致。慢性肾盂肾炎的发病除细菌感染起重要作用外，膀胱输尿管反流（vesicoureteral reflux）和尿路阻塞同样也是重要的相关因素。细菌可通过两条途径累及肾脏。

1. 上行性感染（ascending infection） 又称逆行性感染，是引起肾盂肾炎的主要感染途径。尿道炎和膀胱炎等下尿路感染（lower urinary tract infection）时，细菌沿输尿管或输尿管周围淋巴管上行至肾盂、肾盏和肾间质，引起肾盂黏膜及肾间质的炎症。致病菌主要为革兰阴性杆菌，大肠埃希菌占绝大多数，变形杆菌、产气杆菌、肠杆菌、葡萄球菌及其他细菌也可引起。病变可累及一侧或双侧肾脏。女性易发生上行性感染。

上行感染的第一步：细菌在后尿道内或女性阴道口生长。本病在女性的发病率远高于男性，原因包括女性尿道短，缺乏抗菌作用，激素水平的变化有利于细菌对尿道黏膜的黏附以及性交时黏膜容易受损伤等。第二步：细菌在膀胱内的感染（膀胱炎，cystitis）。插导尿管、膀胱镜检查和逆行肾盂造影等可使细菌从尿道进入膀胱。但在正常情况下，进入膀胱的病原体可通过排泄及膀胱壁分泌的有机酸和分泌型 IgA 的抗菌作用被清除。如果患者存在尿液排出受阻或膀胱功能障碍，造成膀胱不能完全排空，尿液潴留，细菌得以在残留尿液中繁殖，并侵袭膀胱壁，引起膀胱炎。膀胱炎时可见黏膜及黏膜下组织充血、水肿伴中性粒细胞浸润，严重者可见点灶状出血甚至黏膜溃疡。留置导尿管引起感染的可能性更大。前列腺肥大、结石或肿瘤等原因引起下尿路阻塞时容易发生膀胱炎，继而引起肾盂肾炎。第三步：细菌从膀胱进入输尿管和肾盂，主要原因是膀胱输尿管反流。膀胱输尿管反流不仅使排尿后残留的尿量增加，有利于细菌的繁殖，而且含菌的尿液还可通过反流进入肾盂、肾盏。造成膀胱输尿管反流最常见的原因是膀胱输尿管瓣膜功能丧失。正常情况下，输尿管斜行穿过膀胱壁，形成单向的活瓣结构，膀胱充盈或内压增高时瓣口关闭，防止尿液反流。先天性输尿管开口异常，输尿管插入膀胱的部分缺失或变短，排尿时输尿管口不能完全关闭，尿液向输尿管反流。这种情况多见于儿童。成人在脊髓损伤引起膀胱松弛时亦可出现膀胱输尿管反流。

上行性感染的另一个因素是肾内反流（intrarenal reflux），尿液通过肾乳头的乳头孔进入肾实质。位于肾脏上、下极的肾乳头开口呈扁平凹面状，肾中部的乳头开口呈凸面状，所以肾内反流易发生于肾脏的上、下两极。

2. 血源性（下行性）感染（hematogenous or descending infection）　较少见，败血症或感染性心内膜炎时，细菌随血流进入肾脏，栓塞于肾小球或肾小管周围毛细血管，引起化脓性改变。病变首先从肾皮质内形成化脓性病灶开始，后经髓质蔓延至肾盂。病变多累及双肾。最常见的致病菌为金黄色葡萄球菌。

正常生理状态下，机体具有强大的防御机制，单纯的细菌侵入不一定能引起肾盂肾炎。只有当机体抵抗力下降或存在损伤防御机制的诱因如尿路梗阻、尿道黏膜损伤、膀胱输尿管反流等时，细菌才可引起肾盂肾炎。

（二）急性肾盂肾炎

急性肾盂肾炎（acute pyelonephritis）是由细菌感染引起的肾盂、肾间质和肾小管的化脓性炎性疾病，常由上行性感染引起，是尿路感染的重要部分。

1. 病理变化　肉眼观：肾脏充血肿大，表面散在分布大小不一、微隆起的黄白色脓肿，周围见紫红色充血出血带。切面肾盂黏膜充血水肿，表面覆盖脓性渗出物，肾髓质内可见黄色条纹并向皮质延伸，可有脓肿形成。病灶可弥漫分布，也可局限于某一区域，严重时多个病灶可以融合形成大脓肿，肾盂肾盏内积脓。上行性感染引起的病变可为单侧，也可为双侧；血源性感染引起的病变则多为双侧。光镜下：组织学特征为灶状间质性化脓性炎或脓肿形成和肾小管坏死。上行性感染引起的病变首先累及肾盂，局部黏膜充血水肿，肾间质内大量中性粒细胞浸润，严重者可见小脓肿形成。病变逐渐向肾实质蔓延，肾小管上皮细胞变性，肾小管管腔内充满中性粒细胞乃至形成中性粒细胞管型，部分肾小管上皮细胞坏死崩解脱落。上行性感染通常很少累及肾小球。血源性感染引起的肾盂肾炎常先累及肾皮质的肾小球及其周围肾间质，形成以肾小球为中心的多发性栓塞性小脓肿，并逐渐向肾盂蔓延。

2. 并发症　病变严重时或伴有严重尿路阻塞的患者，急性肾盂肾炎可引起以下并发症。

（1）肾乳头坏死（renal papillary necrosis）　又称急性坏死性乳头炎，常见于糖尿病患者或伴有严重尿路阻塞的患者。肾乳头因缺血和化脓而发生坏死。病变特征是肾锥体乳头侧 2/3 区域内出现境界清楚的灰白色或灰黄色梗死样坏死灶。镜下肾乳头发生凝固性坏死，坏死组织与周围正常组织交界处可见中性粒细胞浸润。

（2）肾盂积脓（pyonephrosis）　严重尿路阻塞，特别是严重高位尿路阻塞时，脓性渗出物不能排出，潴留于肾盂和肾盏内，形成积脓。严重者肾组织受压萎缩。

（3）肾周围脓肿（perinephric abscess）　病变严重时，肾内化脓性炎可穿过肾被膜，在肾周围组织形成脓肿。

3. 临床病理联系　起病急，患者出现发热、寒战、乏力等全身症状，实验室检查示白细胞增多。患者常有腰痛和肾区叩痛、尿频、尿急、尿痛等膀胱刺激征以及尿的改变。尿液检查显示脓尿、菌尿、蛋白尿和管型尿，也可出现血尿。白细胞管型的出现提示病变累及肾脏，对肾盂肾炎的临床诊断有意义。

4. 预后　急性肾盂肾炎如能及时有效治疗，预后一般良好，患者可在短期内痊愈。如治疗不彻底，病变易反复发作，病程迁延转为慢性。如患者伴有尿路阻塞、糖尿病或免疫障碍等，病情常较严重，可发生败血症。如合并肾乳头坏死，则可引起急性肾功能衰竭。

（三）慢性肾盂肾炎

慢性肾盂肾炎（chronic pyelonephritis）属慢性肾小管 - 间质性炎症，病变特点是显著的慢性肾小管炎症、间质纤维化和瘢痕形成，常伴有肾盂和肾盏的纤维化和变形，是慢性肾功能衰竭的常见原因之一。

1. 病因和发病机制 慢性肾盂肾炎根据发病机制的不同可分为两种类型。

（1）慢性阻塞性肾盂肾炎（chronic obstructive pyelonephritis） 因尿路阻塞使感染反复发作，并有大量瘢痕形成。肾脏病变可是单侧，也可以是双侧。

（2）慢性反流性肾盂肾炎（chronic reflux – associated pyelonephritis） 又称反流性肾病（reflux nephropathy），具有先天性膀胱输尿管反流或肾内反流的患者常反复发生感染，一侧或双侧肾脏发生慢性肾盂肾炎的改变。此型较慢性阻塞性肾盂肾炎更为常见，并多于儿童期发病。

2. 病理变化 肉眼观：肾脏体积缩小，质地变硬，出现不规则的瘢痕，且瘢痕多见于肾脏的上、下极。病变累及一侧或双侧肾脏，如病变为双侧，则两侧病变不对称。切面皮髓质界限不清，肾乳头萎缩，肾盂黏膜粗糙增厚，肾盂和肾盏因瘢痕收缩而变形，肾实质内可见厚壁小脓肿。光镜下：病灶呈不规则分布，病变以肾间质和肾小管最为严重。肾间质呈慢性炎症反应，有较多淋巴细胞、浆细胞及单核细胞浸润，伴纤维组织显著增生。病变区肾小管萎缩，部分残存肾小管代偿性扩张，扩张的肾小管管腔内可见均质红染的胶样管型，形似甲状腺滤泡。早期肾小球很少受累，后由于间质的炎症使病变区域肾小球先发生球囊周围纤维化，随后部分肾小球发生玻璃样变和纤维化（图11 – 11）。非病变区域的肾小球则发生代偿性改变。肾盂和肾盏黏膜及黏膜下见慢性炎症细胞浸润及纤维化。肾内细、小动脉因继发性高血压

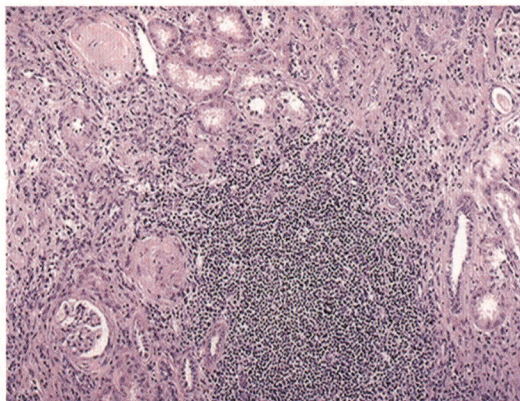

图11 – 11 慢性肾盂肾炎（HE）

而发生玻璃样变和纤维化。慢性肾盂肾炎急性发作时可见大量中性粒细胞浸润，并可有小脓肿形成。

3. 临床病理联系 慢性肾盂肾炎常缓慢发病，表现为间歇性无症状性菌尿，也可表现为急性肾盂肾炎症状的间隔性发作。慢性肾盂肾炎由于肾小管病变严重而肾小球功能尚好，临床上主要表现为肾小管功能障碍的症状：尿浓缩功能下降，导致多尿、夜尿；肾小管重吸收功能降低，使钠、钾和重碳酸盐丧失过多而引起低钠血症、低钾血症和代谢性酸中毒。肾组织纤维化和小血管硬化引起肾组织缺血，肾素分泌增加，引起高血压。晚期肾组织破坏严重，出现氮质血症和尿毒症。

4. 预后 慢性肾盂肾炎病程长，可反复发作。如能及时治疗并消除诱发因素，病情可得到控制。病变广泛则预后不佳，患者往往死于尿毒症或因高血压引起的心力衰竭。有的患者发病数年后出现局灶性节段性肾小球硬化，常伴有严重的蛋白尿，预后多不佳。

二、药物和中毒引起的肾小管 – 间质性肾炎

药物和中毒可诱发间质的免疫反应，引起急性过敏性间质性肾炎（acute hypersensitivity interstitial nephritis），也可对肾小管造成慢性损伤，最终导致肾功能障碍。

1. 急性药物性间质性肾炎（acute drug – induced interstitial nephritis） 可以引起本病的药物种类很多，包括抗生素、利尿药、非甾体抗炎药（NSAIDs）及其他药物。本病主要由免疫机制引起，药物作为半抗原与肾小管上皮细胞胞质或细胞外成分结合，产生抗原性，引起IgE的形成和（或）细胞介导的免疫反应，造成肾小管上皮细胞和基底膜的免疫损伤和炎症反应。

组织学改变为肾间质出现弥漫水肿、灶状淋巴细胞和巨噬细胞浸润，伴大量嗜酸性粒细胞和中性粒细胞浸润，还可见少量浆细胞及嗜碱性粒细胞。新型青霉素Ⅰ和噻嗪类利尿药可引起肾间质肉芽肿性炎

改变，肾间质内可见单核－巨噬细胞聚集。肾小管上皮细胞出现不同程度的变性、坏死。肾小球一般不受累，但 NSAIDs 引起的间质性肾炎可伴有微小病变性肾小球病的改变。

患者常在用药后 2～40 天（平均为 15 天）出现发热、一过性嗜酸性粒细胞增高。25% 的患者出现皮疹。肾脏病变可表现为血尿、轻度蛋白尿和白细胞尿。约半数患者血清肌酐水平增高，也可出现少尿等急性肾功能衰竭的症状。确诊后应停用相关药物。

2. 镇痛药性肾炎（analgesic nephritis）　又称镇痛药肾病（analgesic nephropathy），为患者因长期混合服用镇痛药所致的慢性肾小管－间质性肾病，常伴有肾乳头坏死。因镇痛药物的毒性作用，加之药物对前列腺素血管扩张作用的抑制而引起的缺血性损伤，首先引起肾乳头坏死，随后出现肾小管和肾间质的炎症。

肉眼观，双肾体积缩小，皮质萎缩变薄，严重者可见肾乳头苍白、质硬、松脆，甚至出现肾乳头脱落消失。光镜下，弥漫性肾小管萎缩及肾间质纤维化，伴有多灶状淋巴细胞和巨噬细胞浸润，肾小球可见缺血性硬化和皱缩，肾小动脉内膜增厚、管腔狭窄。肾乳头出现灶状或整个乳头的坏死，晚期可见部分坏死部位萎缩并形成钙化灶。

临床常表现为慢性肾功能损伤、高血压和贫血。实验室检查显示尿浓缩功能减退。肾乳头坏死引起肾绞痛和肉眼血尿。影像学检查可显示肾乳头坏死和钙化。停用相关药物可使病情稳定，并可能使肾功能有所恢复。

第三节　泌尿系统常见肿瘤

一、肾细胞癌

肾细胞癌（renal cell carcinoma），简称肾癌，是肾脏最常见的恶性肿瘤，占成人肾脏恶性肿瘤的 80%～85%，多发生于 40 岁以上，男性发病多于女性。现已明确该肿瘤起源于肾小管上皮细胞，故又称肾腺癌（renal adenocarcinoma）。

（一）病因和发病机制

肾细胞癌的病因和发病机制尚未完全阐明。流行病学调查显示，吸烟是引起肾癌的重要危险因素。其他如肥胖（特别是女性）、高血压以及接触石棉、石油产品和重金属等也是引起肾癌的危险因素。

绝大多数肾癌呈散发性，发病年龄大，多发生于一侧肾脏。少数为家族性发病，遗传因素在家族性肾癌的发病中起重要作用。研究显示家族性肾癌为常染色体显性遗传，发病年龄小、肿瘤多为双侧多灶性。

（二）分类和病理变化

基于近年来对家族性和散发性肾脏肿瘤的病理学、流行病学和遗传学的综合性研究取得的新进展，WHO 于 2015 年对肾脏肿瘤分类进行了讨论修订，目前 WHO 最新版本为 2016 年第四版肾脏肿瘤分类。新分类的肾细胞癌常见类型如下。

1. 透明细胞肾细胞癌（clear cell renal cell carcinoma）　是最常见的类型，占肾癌的 70%～80%。显微镜下癌细胞呈圆形或多边形，体积大，轮廓清晰，胞质因富含糖原和脂质在 HE 染色时呈透明状或颗粒状嗜酸性，细胞核深染位于细胞中央。癌细胞胞核的大小以及核仁的形态决定肿瘤的分级。肿瘤细胞呈实性腺泡样或巢状结构，之间有纤细而复杂的分支状纤维血管分隔。有些具有混合的生长方式，包括实性片状、梁状、管状和肉瘤样结构，可有囊腔形成。间质少，但具有丰富的纤细的毛细血管网（图 11－12）。大部分病例为散发性，少数为家族性。透明细胞肾细胞癌的发生与 3 号染色体短臂 3p25 上的

VHL 基因失活密切相关，*VHL* 基因的体系突变、启动子甲基化、3p 的缺失导致该基因的两条等位基因失活。

2. 乳头状肾细胞癌（papillary renal cell carcinoma，PRCC） 占肾癌的 10%～15%，是第二常见的肾细胞癌类型。显微镜下，PRCC 显示多种形态学表现，包括乳头状、小管乳头状、乳头－小梁状和乳头－实性结构，大多数病例以乳头状结构为主，乳头中轴间质内可见泡沫细胞及砂粒体，并可发生透明变性或纤维化。癌细胞常见两种形态，一种细胞呈立方形，内衬于小管样结构，有少至中等量的双嗜染性胞质；另一种细胞有丰富的嗜酸性胞质，胞核相对较大，核仁易见。PRCC 最常见的细胞遗传学异常为 7 号和 17 号染色体有三体，以及男性患者存在 Y 染色体丢失。PRCC 的预后较透明细胞肾细胞癌好，但比嫌色性肾细胞癌略差。

3. 嫌色性肾细胞癌（chromophobe renal cell carcinoma，CRCC） 约占肾癌的 5%。显微镜下，肿瘤细胞主要呈实性片状，可混有管状、巢状、小梁状及肉瘤样等结构。CRCC 典型的组织学特征为癌细胞胞膜清楚，大的圆形至多角形、胞质双染性至淡嗜碱性的癌细胞数量较多，与数量相对较少的嗜酸性胞质的多角形细胞混合存在，癌细胞核周常有空晕。血管周围常见大细胞围绕。细胞遗传学检查常显示多个染色体缺失或严重的亚二倍体。

肉眼观：肾细胞癌多见于肾的两极，尤以上极多见。肿瘤常表现为实质性圆形肿物，切面因癌细胞富含脂质和糖原，并常伴有灶状出血、坏死、软化或钙化，表现出红、棕、黄、灰、白等多种颜色交错的多彩的特征（图 11－13）。肿瘤界限清楚，肿瘤压迫周围组织，形成假包膜。乳头状癌可为多灶或双侧性，常伴有出血和囊性变，有时肉眼可见乳头状结构。肿瘤可蔓延至肾盏、肾盂及输尿管，并常侵犯肾静脉。静脉内柱状的瘤栓可延伸至下腔静脉甚至右心。

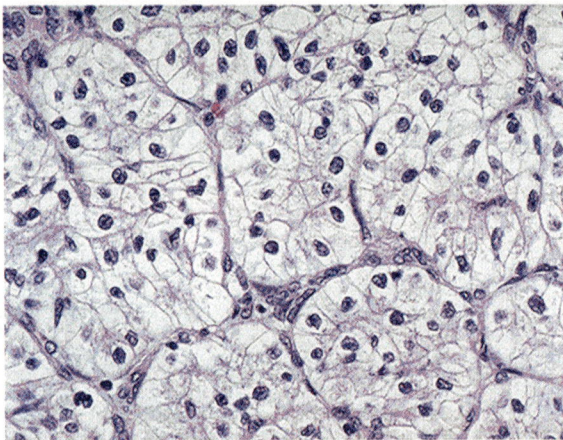

图 11－12 肾透明细胞癌（HE）

癌细胞圆形或多边形，轮廓清晰，胞质透明，核居中，深染。癌细胞排列成片，间质少

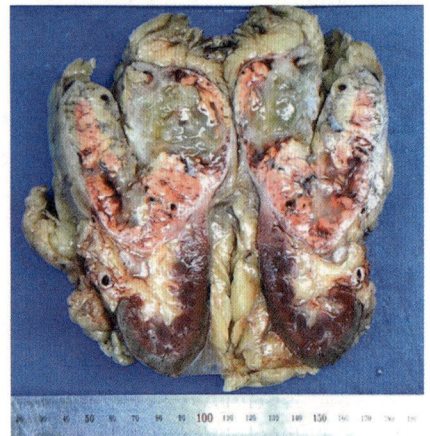

图 11－13 肾细胞癌

（三）临床病理联系

肾癌早期症状不明显，常到肿瘤体积很大时才被发现。临床上典型表现为血尿、腰痛和肾区肿块，即肾癌三联症，但三者很少同时出现。无痛性血尿是肾癌的主要症状，血尿多为间歇性，早期可仅为镜下血尿。

因肿瘤可产生异位激素和激素样物质，患者可出现多种副肿瘤综合征，如红细胞增多症、高钙血症、高血压和 Cushing 综合征等。

（四）扩散

肾细胞癌具有广泛转移的特点。血道转移是最常见的转移途径，因癌组织血管丰富，早期即可发生血道转移，其中以肺和骨转移最为常见。此外，肾细胞癌可发生淋巴道转移，或直接蔓延至肾盂、肾盏、输尿管、肾上腺及肾周脂肪组织。

（五）预后

肾细胞癌的预后较差，平均 5 年生存率约为 45%，无转移者可达 70%。如肿瘤侵及肾静脉和肾周围组织，5 年生存率降为 15%~20%。肾细胞癌的早期诊断具有重要意义，早期诊断并治疗可使患者的 5~10 年生存率达到 95%，除了常规的诊断方式，*VHL* 等基因、染色体的检测有助于早期发现肾细胞癌。

二、肾母细胞瘤

肾母细胞瘤（nephroblastoma），由 Max Wilms 医师于 1899 年首先予以描述，故又称 Wilms 瘤（Wilms tumor，WT）。该肿瘤起源于后肾胚基组织，是儿童肾脏最常见的恶性肿瘤，发病高峰年龄是 2~5 岁，男女发病率相等，极少数病例发生于成人。多数病例为散发性。但也有家族性病例的报道，以常染色体显性方式遗传，伴不完全外显性。

1. 细胞、分子遗传学和发病机制 几种先天畸形综合征发生 WT 的风险升高。①WAGR（Wilms tumor，aniridia，genital anomalies，mental retardation）综合征：表现为 WT 伴无虹膜、生殖泌尿道畸形和智力迟钝。患者通常有染色体 11p13 区带的中间缺失。研究发现 11p13 含有与 WT 相关的抑癌基因 *WT1*（Wilms tumor associated gene‐1），*WT1* 功能缺失的转基因小鼠肾脏和性腺发育均有障碍。②Denys‐Drash 综合征：表现为 WT 伴假两性畸形、重度肾小球肾病并导致肾功能衰竭，遗传学异常为 *WT1* 基因的点突变。③Beckwith‐Wiedemann 综合征：特点是器官肥大、偏身肥大、肾髓质囊肿和胚胎性实体瘤（最常见的是 WT 和软组织肉瘤），常出现染色体 11p15.5 的缺失，11p15 具有另一个与 WT 相关的基因 *WT2*。

2. 病理变化 肉眼观：典型肾母细胞瘤呈单中心性实性肿物，可有假包膜形成，与周围肾实质分界清楚。约 10% 的病例为多中心性。肿瘤质软而松脆，切面通常呈均匀一致的灰白色，可有灶状出血、坏死或囊性变。

光镜下：肾母细胞瘤的细胞和组织学类型以及分化程度多种多样，绝大多数肿瘤细胞表现为三相性形态，即肾胚芽型、上皮型和间叶型。WT 的胚芽细胞体积小，排列紧密，胞质很少，核质比高，细胞核常呈圆形或卵圆形，核仁不明显。WT 中，上皮分化形成不同的细胞类型及分化程度，管状分化是最常见的上皮形态，还可形成肾小球样分化，以及异源性上皮细胞类型如鳞状细胞、黏液细胞等。间叶细胞类型多为未成熟的黏液性和梭形间质细胞，细胞较小，梭形或星状，还可出现横纹肌、平滑肌、软骨、骨或脂肪等的分化。

3. 临床病理联系及预后 肾母细胞瘤的主要症状是腹部肿块，巨大肿块的边缘可达盆腔。部分患者可出现血尿、腹痛及高血压等症状。肿瘤以局部生长为主，可侵及肾周脂肪组织或肾静脉。部分患者出现淋巴结、肺、肝等脏器的转移。手术切除和化疗的综合应用具有良好的效果。

三、尿路与膀胱上皮肿瘤

尿路上皮肿瘤可发生于肾盂、输尿管、膀胱和尿道，但以膀胱最为常见。绝大多数尿路上皮性肿瘤起源于移行上皮，称尿路上皮肿瘤（urothelial tumor）或移行上皮肿瘤（transitional cell tumor）。膀胱也可发生鳞状细胞癌、腺癌和间叶起源的肿瘤，但均少见。膀胱癌多发生在 50~70 岁之间，男性发病率是女性的 3~4 倍，发达国家发病率高于发展中国家，城市人口发病率高于农村居民。

1. 病因和发病机制 膀胱癌的发生与吸烟、接触苯胺染料等化学物质、埃及血吸虫感染、辐射及膀胱黏膜的慢性炎症等慢性刺激有关。其中，吸烟可以明显增加膀胱癌发病的危险性，是最重要的影响因素。基因学和遗传学研究表明，部分肿瘤出现 9 号染色体的变异及 *p53* 基因的改变。

2. 病理变化　肉眼观：膀胱癌好发于膀胱三角区近输尿管开口处和膀胱侧壁。肿瘤可单发，也可多发，大小不等。分化较好者多呈细长乳头状、绒毛状或息肉状，有蒂与膀胱黏膜相连，质地脆、易断。分化较差者常呈扁平斑块状，基底宽，无蒂，并向深层浸润（图 11 – 14）。肿瘤切面灰白色，有的可见出血坏死等改变。

尿路上皮增生有扁平状、乳头状和内翻性乳头状三种模式。根据 2016 年第四版 WHO 尿路肿瘤分类，尿路上皮肿瘤依据是否突破基底膜分为非浸润性尿路上皮肿瘤和浸润性尿路上皮癌。其中，非浸润性尿路上皮肿瘤包括：尿路上皮异型增生、恶性潜能未定的尿路上皮增生、内翻性尿路上皮乳头状瘤、尿路上皮乳头状瘤、低度恶性潜能乳头状尿路上皮肿瘤、非浸润性低级别乳头状尿路上皮癌、非浸润性高级别乳头状尿路上皮癌、尿路上皮原位癌。对于尿路上皮癌，根据异型程度分为低级别与高级别尿路上皮癌。低级别

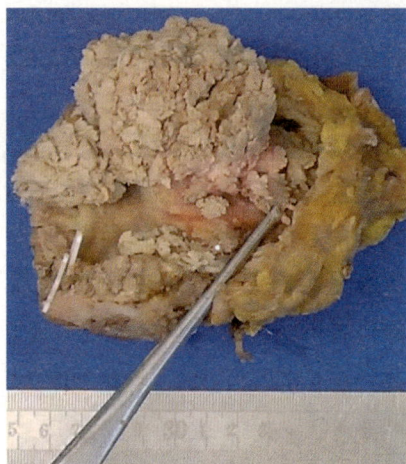

图 11 – 14　膀胱癌

尿路上皮癌的癌细胞大小相对一致，但较正常细胞排列拥挤，癌细胞胞核的大小、形状和染色质分布的差异不甚明显，高级别癌的紊乱现象在低倍镜下即可辨认，癌细胞多形性从中度到重度不等，尿路上皮各层均可见核分裂象。

膀胱肿瘤的复发与肿瘤的大小、多灶性、形态结构、浸润深度等因素有关。

3. 临床病理联系　膀胱癌最常见的症状是无痛性血尿。肿瘤乳头的断裂、肿瘤表面坏死和溃疡形成等均可引起血尿。若肿瘤侵犯膀胱壁，刺激膀胱黏膜或并发感染可引起尿频、尿急、尿痛等膀胱刺激症状。如肿瘤阻塞输尿管开口，则可引起肾盂积水、肾盂肾炎甚至肾盂积脓。

4. 扩散　膀胱癌主要通过淋巴道转移到局部淋巴结，也可直接蔓延至前列腺、精囊和输尿管，有的可形成与直肠或阴道相通的瘘管。分化差者晚期可发生血道转移，转移到肝、肺、骨髓、肾和肾上腺等器官。

5. 预后　肿瘤的形态结构、组织学分级、浸润深度、分期是重要的预后指标，乳头状肿瘤与非乳头状肿瘤相比，通常生物学行为较好，肿瘤的浸润深度是决定分期的关键因素。膀胱癌手术后易复发，对术后患者应注意密切随访。

目标检测

答案解析

1. 肾小球肾炎的基本病理变化是什么？
2. 简述急性弥漫性增生性肾小球肾炎的病理变化及临床表现。
3. 简述慢性肾小球肾炎的病理变化。
4. 什么是肾病综合征？列举 5 种可引起肾病综合征的肾小球肾炎。
5. 试比较肾小球肾炎与肾盂肾炎的异同。

书网融合……

本章小结　　　微课　　　题库

第十二章　生殖系统疾病和乳腺疾病

PPT

📖 学习目标

1. 掌握　子宫颈癌、子宫内膜癌、葡萄胎、侵蚀性葡萄胎、绒毛膜癌、乳腺癌的病理变化及其临床病理联系。

2. 熟悉　子宫颈癌、子宫内膜癌、葡萄胎、侵蚀性葡萄胎、绒毛膜癌、乳腺癌的病因、发病机制；慢性子宫颈炎、子宫内膜异位症、子宫内膜增生症、卵巢上皮性肿瘤、前列腺增生症、乳腺增生性病变的病因、发病机制、病理变化及其临床病理联系。

3. 了解　前列腺癌、睾丸肿瘤、阴茎癌的病因、发病机制、病理变化及其临床病理联系。

4. 学会以上常见疾病的病理变化特点，具备根据病理变化推断临床表现的能力。

⇨ 案例引导

临床案例　患者，女，32 岁。

病史：近半年来自觉下腹部和腰骶部坠痛，白带增多，白带中偶见血丝。患者 22 岁结婚，婚后曾多次妊娠、流产，现有 1 子 1 女（G_5P_2）。

妇科检查：子宫位于下腹正中，双侧附件可触及，宫颈肥大，可见纳氏囊肿，醋酸试验阳性，Schiller 实验阳性。

实验室检查：HC - 2 阳性。

临床诊断：慢性宫颈炎？宫颈上皮内病变？

病理诊断：细胞学检查（TCT）和宫颈活体组织检查均为低级别上皮内病变。

讨论　1. 慢性宫颈炎和宫颈上皮内病变的临床症状有何不同？

2. 试解释宫颈鳞状上皮内病变的临床检测、意义及预后。

3. 如果不治疗，此病变如何发展？

第一节　子宫颈疾病

一、慢性子宫颈炎

慢性子宫颈炎（chronic cervicitis）是生育期妇女最常见的妇科疾病，多在分娩、流产或手术等引起子宫颈损伤的基础上，伴链球菌、葡萄球菌、肠球菌、淋球菌、厌氧菌、沙眼衣原体、单纯疱疹病毒、人乳头状瘤病毒、巨细胞病毒、结核菌、寄生虫及放线菌等微生物感染而发病。此外，本病与女性雌激素水平的高低有关。临床上主要表现为白带过多。

肉眼观，子宫颈黏膜充血、水肿，呈颗粒状或糜烂状；有时可见突起于表面的大小不等的囊泡或带蒂的赘生物；有时宫颈体积增大，质地变硬，称宫颈肥大。镜下，子宫颈被覆鳞状或柱状上皮，伴或不伴化生，上皮下腺体不同程度增生，间质内单核细胞、淋巴细胞及浆细胞浸润。如上皮下腺体被黏液或化生的鳞状上皮堵塞，黏液潴留，腺体扩张成囊，称纳博特囊肿或纳氏囊肿（Nabothian cyst）。如子宫颈黏膜上皮、腺体和间质纤维、血管不同程度的增生形成突起于黏膜表面的赘生物，称子宫颈息肉（cervical polyp）。

临床上主要表现为白带过多。妇科检查时常见宫颈上皮移位。

二、子宫颈上皮内病变和子宫颈癌

（一）子宫颈上皮内病变 e 微课

子宫颈上皮内病变（cervical introepithelial lesion）包括子宫颈鳞状上皮癌前病变和子宫颈腺上皮癌前病变。在此主要介绍子宫颈鳞状上皮癌前病变（临床工作和生活中更常见）。

子宫颈鳞状上皮癌前病变，曾称子宫颈上皮非典型增生和原位癌、子宫颈上皮内瘤变（cervical intraepithelial neoplasia，CIN）。子宫颈上皮细胞非典型增生是指子宫颈上皮部分或全部被不同程度异型增生的细胞所替代，有恶变的潜能。这种异型增生从基底层开始，逐渐向表层发展。根据非典型增生累及上皮的范围和程度，将 CIN 分为三级：CIN Ⅰ 相当于轻度非典型增生，异型增生的细胞局限于上皮层全层的下 1/3；CIN Ⅱ 相当于中度非典型增生，异型增生的细胞累及上皮层全层的下 1/3 ~ 2/3，细胞异型性明显，核质比例增加，极性稍乱；CIN Ⅲ 包括重度非典型增生和原位癌，异常增生的细胞超过上皮层全层的下 2/3 甚至上皮全层，核异型性明显增大。

CIN 一词采用瘤变命名，无论其分级如何，都容易认为 CIN 属肿瘤性病变，引起临床过度治疗。实际上，HPV 所致的 CIN Ⅰ 在大多数情况下都为一过性感染，可自行消退。因此，从第 4 版 WHO 开始推荐采用鳞状上皮内病变（squamous introepithelial lesion）来命名，包括低级别鳞状上皮内病变（low grade squamous intraepithelial lesion，LSIL）和高级别鳞状上皮内病变（high grade squamous intraepithelial lesion，HSIL）。LSIL 的定义是：由 HPV 感染引起临床及病理形态学改变的一种鳞状上皮内病变，这一病变同时或今后发生癌变的风险较低。LSIL 的同义词包括：子宫颈上皮内瘤变 Ⅰ 级（CIN1）、轻度非典型增生、扁平湿疣以及挖空细胞病等。HSIL 的定义是：如果不治疗，这种鳞状上皮内病变有明显进展为浸润性癌的风险。HSIL 的同义词包括：子宫颈上皮内瘤变 Ⅱ 级（CIN2）、子宫颈上皮内瘤变 Ⅲ 级（CIN3）、中度非典型增生、重度非典型增生以及鳞状上皮原位癌。

子宫颈鳞状上皮内病变的命名变化见表 12 - 1。

表 12 - 1 子宫颈鳞状上皮内病变的命名变化

传统	第 3 版 WHO	第 4、5 版 WHO
非典型增生和原位癌	子宫颈上皮内瘤变	子宫颈上皮内病变
轻度非典型增生	CIN Ⅰ	LSIL（CIN1）
中度非典型增生	CIN Ⅱ	HSIL（CIN2）
重度非典型增生	CIN Ⅲ	HSIL（CIN3）
原位癌	CIN Ⅲ	HSIL（CIN3）

不论采用何种命名方式，上皮非典型增生—原位癌—浸润癌是一个逐渐发展的连续过程，但并非所有子宫颈浸润癌的形成均必须通过这一过程，也不是所有的上皮非典型增生均必然发展为子宫颈癌。子宫颈上皮内病变的好发部位是鳞柱上皮交界处（移行带），可能是由于雌激素水平的变化加上局部损伤和炎症，促使移行带内柱状细胞下的储备细胞增生及腺上皮鳞状上皮化生，进而发生非典型增生。

临床上（肉眼上），子宫颈上皮内病变无特殊改变，子宫颈鳞状、柱状上皮交界处即子宫颈移行带为高危区域。阴道涂片巴氏染色和液基薄层技术（TCT）可发现早期病变。临床简易检查方法如 Schiller

实验（用碘涂子宫颈有变色者为正常，不变色为异常）和醋酸试验（子宫颈不正常处转为白色）皆可帮助查找病灶。阴道镜检查发现血管吻合或不规则分布出现红白夹花图像时，提示有病变，但必须靠病理组织学检查确诊。

⊕ 知识链接

醋酸试验和 Schiller 试验的原理

1. 醋酸试验（醋白反应）　是子宫颈上皮在 3%～5% 的醋酸溶液作用后呈白色斑片状，这种反应是由于细胞内蛋白凝固后变得不透明造成的。异常的宫颈上皮，尤其是子宫颈上皮内病变及受 HPV 感染的细胞增生活跃，含有更多的蛋白，应用醋酸后比周围正常组织显得更加不透明。

2. Schiller 试验（碘试验）　是利用糖原遇碘变为棕褐色的原理：正常的鳞状上皮含丰富的糖原，遇碘变成褐色；异常区域的细胞不含糖原，遇碘不变色。

临床上将常常两种试验联合应用，辅助判断子宫颈上皮内病变的程度。

（二）子宫颈癌

子宫颈癌（carcinoma of cervix）是女性生殖器官常见的恶性肿瘤，在发展中国家多见。近年来发病呈年轻化趋势，以 30～55 岁居多。随着宫颈癌筛查的广泛开展，很多宫颈癌癌前病变被早期发现并得到及时治疗，大大降低了宫颈癌的发病率。

1. 病因　目前认为，子宫颈癌的发生与高危型人类乳头状瘤病毒（HPV）的持续感染密切相关。HPV 是一种 DNA 病毒，已分离出的病毒亚型超过 60 种。根据 HPV 与宫颈上皮内病变以及宫颈浸润性癌的相关性，可将其分为低危型 6、11、40、43、44、54、61、70、75 和 81 型以及高危型 16、18、31、33 等，其中 16 和 18 型感染率最高。现阶段研究表明 HPV 的致癌机制主要是通过 E6 和 E7 蛋白与抑癌基因 *p53* 和 *Rb* 作用，导致上皮细胞出现失控性增生。此外，沙眼衣原体、单纯疱疹病毒Ⅱ型、滴虫等病原体的感染以及吸烟、卫生条件差、营养不良可作为协同因素促进宫颈癌的发生。

2. 类型　第 5 版 WHO 女性生殖器官肿瘤分类将子宫颈癌分为 HPV 相关性和非 HPV 相关性，形态学上大多数为鳞状细胞癌，其次为腺癌，其他类型癌少见。

（1）子宫颈鳞状细胞癌（squamous cell carcinoma of cervix）　根据病变的范围，分为早期浸润癌及浸润癌。多起源于鳞柱交界处的储备细胞、鳞状上皮细胞或柱状上皮细胞。

根据 FIGO2018 临床分期标准，早期浸润癌或镜下浸润癌（microinvasive squamous cell carcinoma）的定义是：在显微镜下肿瘤细胞突破基底膜浸润间质，深度不超过基底膜下 5mm，无血管浸润，也不伴淋巴结转移。肉眼无可见病灶，多数患者临床上无明显症状，或由于脱落细胞检查发现异常细胞。

浸润性鳞状细胞癌（invasive squamous cell carcinoma）指癌组织突破基底膜，浸润间质，浸润深度超过基底膜下 5mm。

肉眼观：主要表现为内生浸润型、溃疡型或外生乳头、菜花型，不同类型引起的临床表现不尽相同。①内生浸润型：癌组织主要向子宫颈深部浸润生长，使宫颈前后唇增厚变硬，表面常较光滑，临床检查容易漏诊。②溃疡型：癌组织除向深部浸润外，表面同时有大块坏死脱落，形成溃疡，似火山口状。③外生菜花型：癌组织主要向子宫颈表面生长，形成乳头状或菜花状突起，表面常有坏死和浅表溃疡形成（图 12-1A）。

光镜下：按其分化程度，可分为角化性和非角化性鳞癌。①角化性鳞癌：多为高分化和中分化鳞癌，为子宫颈鳞癌的绝大多数，异型性小，对放疗敏感性较低（图 12-1B）。②非角化性鳞癌：多为低分化鳞癌，相对少见，多为小细胞型或梭形，部分区域似基底细胞，异型性及核分裂都很明显，对放射线最敏感，但预后较差。

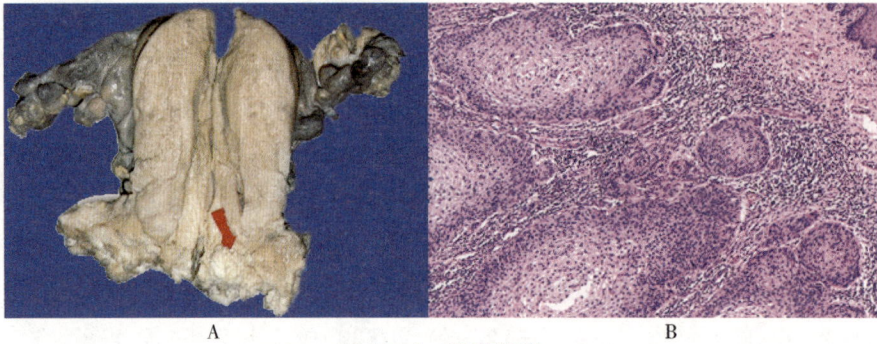

图 12 – 1　子宫颈癌
A. 外生型；B. 角化性鳞癌（中分化）

（2）子宫颈腺癌（cervical adenocarcinoma）　常见于中老年妇女。近年来随着子宫颈腺癌的发病率上升，年轻女性的发病率明显上升，尤以 35 岁以下者上升最为显著。多来源于子宫颈管内的柱状上皮细胞。肉眼类型多为内生浸润型，不易被发现。镜下，最常见的病理类型是子宫颈管内膜型腺癌，多数为高分化或中分化，可由类似正常子宫颈管内膜的腺体构成。低分化腺癌需与鳞癌相鉴别。有些腺癌中混杂有鳞癌成分，称腺鳞癌。目前认为子宫颈腺癌对放疗相对不敏感，预后较鳞癌差。

3. 扩散和转移　子宫颈癌的主要扩散途径为直接蔓延和淋巴道转移，血道转移较少。

（1）直接蔓延　癌组织可直接蔓延或循淋巴管浸润而侵犯邻接组织。向下可侵犯阴道，向上可蔓延至宫体，向两侧可延及宫旁及盆壁组织，可因肿瘤压迫输尿管而引起肾盂积水和肾功能衰竭。晚期可侵犯膀胱和直肠。

（2）淋巴道转移　是子宫颈癌最常见和最重要的转移途径。一般首先转移至子宫颈旁淋巴结，然后依次转移至闭孔、髂内、髂外，而后转移至髂总、深腹股沟或骶前淋巴结，晚期可转移至锁骨上淋巴结。

（3）血道转移　较少见，晚期可经血道转移至肺、骨及肝。

4. 临床表现　早期子宫颈癌常无自觉症状，宫颈光滑或难与假性糜烂和宫颈上皮内病变相鉴别。肿块位于颈管内时易漏诊。中晚期子宫颈癌常出现的症状主要为接触性出血、阴道不规则流血、阴道排液伴恶臭等。晚期侵犯周围组织器官时可出现相应症状，如腰骶部疼痛、尿频、尿急、肛门坠胀感等，甚至出现恶病质。

5. 临床分期　临床上根据子宫颈癌累及的范围分期（staging system）：0 期，未见原发肿瘤；Tis 期，原位癌。Ⅰ期，癌严格局限于子宫颈。Ⅱ期，癌灶组织超过子宫颈，但未扩展到盆腔壁；癌累及阴道，但未累及阴道下 1/3。Ⅲ期，癌扩展到盆腔壁及阴道下 1/3。Ⅳ期，癌组织超越骨盆，或累及膀胱黏膜或直肠，或已发生转移。临床分期是影响患者预后的主要因素。

🌐 **知识链接**

HPV 的基础与临床

1. HPV 的分子结构特点与致癌基因　HPV 病毒由蛋白外壳和核心 DNA 物质构成，无包膜。病毒基因组分为 3 个部分：早期基因区（E）、晚期基因区（L）以及调控区（LCR）。调控区不编码蛋白，主要调控病毒的转录，控制病毒蛋白和感染颗粒的产生。早期区编码 E6、E7、E1、E2、E4 和 E5 蛋白，主要参与病毒 DNA 的复制、转录，并与细胞的转化有关。晚期区编码 L1、L2 蛋白，分别是病毒的主要和次要壳蛋白。HPVs 是一种双链的小 DNA 病毒，具有 7900 个碱基对，属于乳多空病毒科，目前已发现和鉴定出超过 200 种亚型，有 54 种可以感染生殖道黏膜。

E6 和 E7 转录亚单位是病毒的癌基因，所编码的 E6、E7 蛋白对于病毒的复制起关键性的作用。E6 蛋白的致癌作用主要通过与抑癌基因 *p53* 结合，导致 p53 蛋白失活，促进其在细胞内的降解，进而破坏细胞增殖周期的检测点。由此导致遗传性状改变的积累，产生恶变的基因型。E7 蛋白的致癌作用主要通过与抑癌基因结合，使 Rb 蛋白失活，最终导致感染了致癌 HPV 的细胞增殖周期不经细胞周期检测点的控制，而持续增殖、不断发展。

2. HPV 的检测　HPV 在感染细胞中以两种形式存在：一种是病毒 DNA 游离于宿主细胞染色体外，常见于低危型 HPV6、11 感染；另一种是病毒 DNA 与宿主细胞染色体相整合，常见于高危型 HPV16、18 感染。HPV 的致癌机制与其 DNA 整合入宿主细胞有关。分子杂交技术证明，低危型 HPV 引起的尖锐湿疣中，病毒多以游离形式存在；而高危型 HPV 引起的宫颈癌中，绝大多数的病毒 DNA 已整合到宿主细胞 DNA 中，而且 HPV DNA 常出现基因缺失或突变。

第二代杂交捕获实验（HC-2）是世界范围内认可、通过 FDA 认证的已应用于临床的方法，可以同时检测 13 种高危型 HPV（HPV16、18、31、33、35、39、45、51、52、56、58、59 和 68 型），结合液基细胞技术和巴氏染色在宫颈癌筛查中提高了对不明确意义的非典型细胞和 LSIL 分流的敏感性。

HPV 的检测作为宫颈癌的筛查，在临床中的应用越来越广泛，然而不同的 HPV 分型有不同的致病能力，因此，现在 HPV 分型检测也逐渐纳入临床工作，为更好地提示宫颈病变风险和术后随诊提供必要的参考。

第二节　子宫体疾病

一、子宫内膜增生症

子宫内膜增生症（endometrial hyperplasia）多见于女性青春期或更年期，是指由于卵巢功能改变引起雌激素分泌过多或孕激素相对缺乏而出现的一系列改变，也可见于各种条件下外源性激素补充过度。临床主要表现为月经周期延长或变短、经量增多、绝经后出血等。肉眼表现为子宫内膜弥漫性或灶性增厚，厚度常超过 5mm。

镜下子宫内膜增生性病变的分类和命名比较混乱，争议颇大，在此借鉴 WHO 第 4 和 5 版女性生殖器官肿瘤的分类法。

1. 子宫内膜增生不伴非典型性　包括单纯性增生（simple hyperplasia）和复杂性增生。前者指子宫内膜腺体局部或弥漫性增生，腺体大小不一、分布不均，部分扩张，腺体与间质的比例增加（大于 1∶1）。腺上皮为单层或假复层立方或柱状上皮，垂直于基底，无明显细胞异型性（图 12-2A）。单纯性增生约有 1% 可发展为子宫内膜腺癌。后者指子宫腺体局灶或弥漫显著增生，腺体排列紧密，可出现背靠背，腺体/间质比例明显增加（常 >2∶1，甚至 >3∶1）；增生的腺体不规则，可形成乳头状或出芽，从而形成结构的复杂性，腺体间的间质成分稀少，腺上皮无异型（图 12-2B）；病变中常可见到化生性病灶，其中以不成熟性鳞状上皮（桑葚状）化最多见，其次，成熟的鳞状上皮化生、嗜酸细胞化生、黏液化生等均可以出现。复杂性增生大约有 3% 可发展为子宫内膜腺癌。

2. 子宫内膜非典型增生/子宫内膜上皮内瘤变　非典型增生（atypical hyperplasia）无论是单纯性增生还是复杂性增生，在不伴有非典型增生时其细胞的形态基本一致，即非常类似于增生期子宫内膜的腺体上皮，呈柱状，保持垂直于腺体基底膜的极向。一旦在上述增生病变的基础上出现上皮细胞的非典型性，则诊断为非典型增生。具体表现为腺上皮细胞排列失去极向，细胞核呈椭圆形而不是长柱状，甚至变成圆形，核膜不规则，核仁明显增大，染色质增粗沿核膜沉积，导致细胞核呈空泡状，核分裂象多少不等。非典型性表现几乎多呈灶状。单纯性增生伴非典型增生非常少见，甚至有学者怀疑是否存在单纯性增生伴非典型增生；更为多见的是复杂性增生伴非典型增生（图 12 – 2C），表现为伴有不规则分支的复杂性腺体增生及细胞非典型性，腺体之间的间质很少，相邻腺体间仍有基底膜分开，这一点是与 I 型高分化子宫内膜样腺癌的区别。

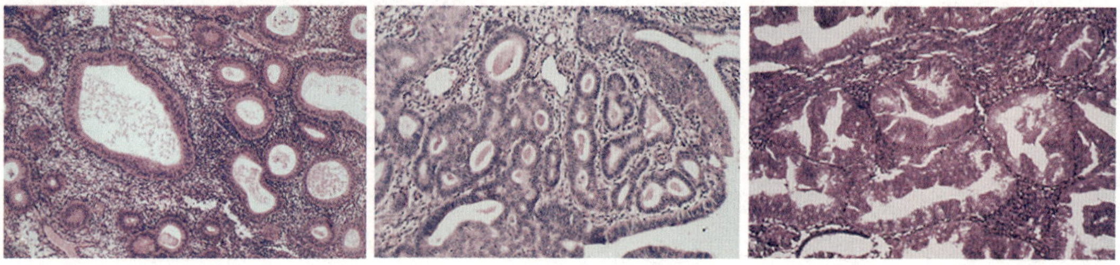

图 12 – 2　子宫内膜增生

A. 单纯性增生；B. 复杂性增生；C. 非典型增生

二、子宫腺肌病和子宫内膜异位症

子宫内膜异位症（endometriosis）是指正常的子宫内膜腺体和间质出现于子宫内膜以外的部位。子宫颈、阴道、直肠阴道隔、卵巢、输卵管、子宫韧带、阑尾、小肠、大肠、膀胱、输尿管、盆腔腹膜、疝囊、淋巴结、肾脏以及皮肤，甚至骨骼肌、外周神经、胸膜、肺和鼻腔都可以发现异位的子宫内膜。临床上最常见的部位为子宫肌层和卵巢，如子宫内膜出现在子宫肌层内（距子宫内膜基底层 2mm 以上），称子宫腺肌病（adenomyosis）。如异位的内膜周围平滑肌明显增生形成肌瘤样肿物，则称子宫腺肌瘤。

（一）子宫腺肌病

子宫腺肌病多发生在育龄期妇女，异位的子宫内膜可随月经周期而出现周期性的改变，临床主要表现为与月经周期有关的子宫增大、痛经及月经不调。

肉眼观，多见子宫后壁均匀增厚，甚至可为不规则或球形结节，切面上在增厚的子宫肌壁间散在大小不等的暗红色腔隙，其中含血性或巧克力样液。腔隙周围平滑肌增生。腺肌瘤与周围正常肌层分界不清。

光镜下，在距子宫内膜与肌层交界处至少一个低倍（10 × 10）视野（大约 2mm）以下的子宫肌层内出现子宫内膜腺体及间质，呈岛状分布，其周围有肥大的平滑肌纤维。异位的腺体往往对雌激素敏感，对孕激素不敏感，多呈增生期改变，可能与其来自子宫内膜基底层有关。

（二）子宫内膜异位症

临床上最常见的是卵巢子宫内膜异位症，病灶多位于卵巢表面，且多为双侧性。异位的子宫内膜在卵巢激素的作用下发生周期性变化，随月经周期反复出血，可致卵巢体积增大，形成囊腔，内含黏稠的咖啡色液体，称巧克力囊肿，并刺激周围纤维组织增生而形成隆起于卵巢表面的结节状囊性肿物，肉眼观呈蓝紫色结节。光镜下，肿物多呈囊性，在囊壁上往往可找到子宫内膜腺体及间质。囊肿一旦破裂，可引起腹腔出血和周围组织粘连。

针对子宫内膜异位症的发生主要有两种观点：一是种植及移植学说，即异位的子宫内膜是月经期经血反流种植所致，或是手术中将子宫内膜腺体和间质带到腹壁切口所致；二是体腔上皮化生学说，即异位的子宫内膜是由局部组织的体腔上皮化生而来。

三、子宫体肿瘤

（一）子宫平滑肌瘤及平滑肌肉瘤

子宫平滑肌瘤（leiomyoma）是女性生殖系统中最常见的一种良性肿瘤，多见于 30~50 岁妇女，其发生可能与过度的雌激素刺激有关，绝经后肌瘤可逐渐萎缩。平滑肌瘤的临床症状与肿物的大小、数量和发生部位有关，如经期延长、经量增多、腹部包块、腹部压迫感及疼痛，严重者甚至出现膀胱直肠受压症状、白带增多或不孕、流产等症状。

肉眼观，子宫肌瘤好发于子宫后壁，子宫肌层、浆膜下或子宫内膜下均可发生。肿物可单发或多发，数目不等，多者可达数十个；大小不一，小者需在显微镜下才能发现，大者可比子宫本身还要大，体积越大，恶变可能性越大。肿物多呈球形或不规则形、质韧，与周围组织界限清楚，但无明显包膜。切面呈编织状或旋涡状，有时可见囊性变、水肿、出血及坏死。多为肌瘤生长迅速或供血不足时的各种继发性改变。

光镜下，瘤细胞与正常子宫平滑肌细胞形态相似，但细胞增生明显，呈纵横交错的不规则束状或编织状排列。胞质丰富、红染，核多呈长杆状，两端钝圆，染色质纤细，无明显异型性。

子宫平滑肌肉瘤（leiomyosarcoma）可能是由子宫平滑肌瘤恶变而来或起源于子宫肌层间质细胞的异型增生。多为单个发生，体积较大。镜下肿瘤细胞的异型性、核分裂象的多少（最活跃区大于 10 个/10HPF）和肿瘤性坏死是平滑肌肉瘤的诊断依据。

WHO 强调了以上三种病变的综合性。肿瘤性坏死只见于约 1/3 的肿瘤中，所以一定要结合其他两种改变才能做出平滑肌肉瘤的诊断。有时良性平滑肌瘤出现奇异型核，核分裂又少见，称奇异核平滑肌瘤，仍属良性范畴。既具有细胞异型性，又具有一定数量的核分裂，但达不到肉瘤标准的称为恶性潜能未定的平滑肌肿瘤（smooth muscle tumour of uncertain malignant potential of the uterine corpus，STUMPs）。

（二）子宫内膜癌

子宫内膜癌（endometrial carcinoma）是发生于子宫内膜上皮和腺体的恶性肿瘤，美国、加拿大等发达国家较发展中国家多见。多发于中老年妇女，尤其是绝经后。近年来发病率和死亡率均有所下降。主要症状是白带增多和不规则阴道流血。根据发病机制的不同，子宫内膜癌可分为 I 型和 II 型。现在认为 I 型子宫内膜癌多为过量雌激素作用的结果，常见于生育期及围绝经期妇女，前期多有子宫内膜增生，大部分化较好，恶性程度低，临床预后好。肥胖、高血压、糖尿病、不育等都是高危因素，无排卵和功能性异常出血、长期应用雌激素和三苯氧胺治疗、重度子宫内膜增生或卵巢颗粒细胞瘤和卵泡膜细胞瘤的患者发生子宫内膜癌的概率增高。II 型子宫内膜癌不经过子宫内膜增生的过程，多一开始就为癌，常发生于绝经后妇女，为非雌激素依赖性，多伴 p53 和 PTEN 基因突变，恶性程度高，易发生转移，临床预后差。

肉眼观，病灶多发生于宫底及后壁的内膜，少数可在侧壁、宫角、前壁及子宫下段。既可以形成宽基底的息肉样、菜花样或结节样肿块占据宫腔，又可以形成表浅弥漫的病灶，浸润肌层。值得注意的是，有时肿物很小，但同样可以有肌层浸润，而很小很浅的癌灶，尤其是生长于息肉中的癌常在刮宫时被刮出。

光镜下，I 型子宫内膜癌中最常见的为子宫内膜样腺癌（endometrioid carcinoma），即高分化腺癌（低级别腺癌），癌组织结构很像正常的子宫内膜腺体，腺体多为管状、绒毛状，排列略拥挤、紊乱，腺体之间极少有或无间质相隔，细胞轻度异型性；另也可见中、低分化腺癌（高级别腺癌），腺体不规则，有较多腺体或微腺体结构，甚至呈微乳头样增生，细胞不规则、复层，异型性明显，核分裂易见。子宫内膜间质纤维结缔组织反应性增生，局灶可见泡沫细胞聚集。Ⅱ型子宫内膜癌最具有代表性的组织学类型是浆液性癌和透明细胞癌。由于低分化子宫内膜样腺癌和Ⅱ型子宫内膜癌之间存在着一定程度的诊断分歧，癌症基因组图谱（TCGA，The Cancer Genome Atlas）将子宫内膜癌分为4种分子类型：①*POLE*突变型，预后好；②微卫星不稳定型，预后中等；③低拷贝型，预后中等；④高拷贝型，*p53*突变，预后差。

子宫内膜癌一般生长较缓慢，局限于子宫内膜时间较长，但也有极少数发展较快者。最常侵犯的部位为子宫肌层和宫颈。此外，直接蔓延可侵犯输卵管、卵巢、子宫颈、阴道等，并可广泛种植于腹膜、子宫直肠窝及大网膜等处。转移途径主要是通过淋巴道转移，多数转移到腹主动脉旁淋巴结及盆腔淋巴结。晚期可通过血道转移到肺、肝、骨等处。

根据子宫内膜癌累及的范围，临床上分为4期（stage 1~4）。Ⅰ期，癌组织局限于子宫体；Ⅱ期，癌组织侵犯子宫体及子宫颈；Ⅲ期，癌组织扩散至子宫以外，但未超过真骨盆；Ⅳ期，癌组织超出真骨盆或者明显累及膀胱或直肠黏膜。

第三节　滋养层细胞疾病

根据恶性程度的不同，滋养层细胞疾病可以分为葡萄胎、侵袭性葡萄胎和绒毛膜癌，临床以闭经后子宫增大超过相应妊娠月份、患者血清和尿液中绒毛膜促性腺激素（HCG）异常升高、阴道出血为特征。

一、葡萄胎

葡萄胎（hydatidiform mole），又称水泡状胎块。在美国和西方其他国家，葡萄胎的发生率为1/2000~1/1500，而在亚洲的发病率要远远高于此比例。葡萄胎多发生于20岁前或40岁以后妊娠的妇女，往往伴有流产史。葡萄胎可分为完全性葡萄胎（complete hydatidiform mole）和部分性葡萄胎（partial hydatidiform mole）。

（一）完全性葡萄胎

完全性葡萄胎的滋养细胞核只含父系的染色体，在来源上属于雄核发育，而胞质DNA为母系来源。大多数病例染色体数目正常，85%为46XX，15%为46XY。研究表明，46XX病例的受精过程为一个不含有效基因组的空卵与单倍体精子结合，未经胞质分裂而复制。46XY的病例是空卵与两个单倍体精子结合。完全性葡萄胎的发生率有显著的地区性差异，在美国为1/2000，在东南亚地区为其4~5倍，而在墨西哥（1/200）、菲律宾（1/173）、印度（1/160）和印度尼西亚（1/82）更高。发生完全性葡萄胎的孕妇年龄一般大于30岁，可能与饮食中缺乏维生素A的前体有关。反复性葡萄胎多为完全性，完全性葡萄胎后也可出现部分性葡萄胎。

肉眼观，完全性葡萄胎呈典型的"葡萄串"状，几乎所有的绒毛都发生水肿变性，形成许多壁薄的含清亮液体的囊泡，大小不等，如葡萄样，小的如绿豆，大的为1~2cm，无胚胎或胎儿（图12-3A）。

光镜下，完全性葡萄胎有三个特点（图12-3B）：①滋养层细胞增生，表现为环绕绒毛的合体滋养层细胞及细胞滋养层细胞均有不同程度增生，但排列散乱；②绒毛间质明显水肿，中心区域被断裂的条带状纤维性物质分隔，形成"水池"；③HE染色下绒毛间质很难看到血管，或可见内无红细胞的血管。

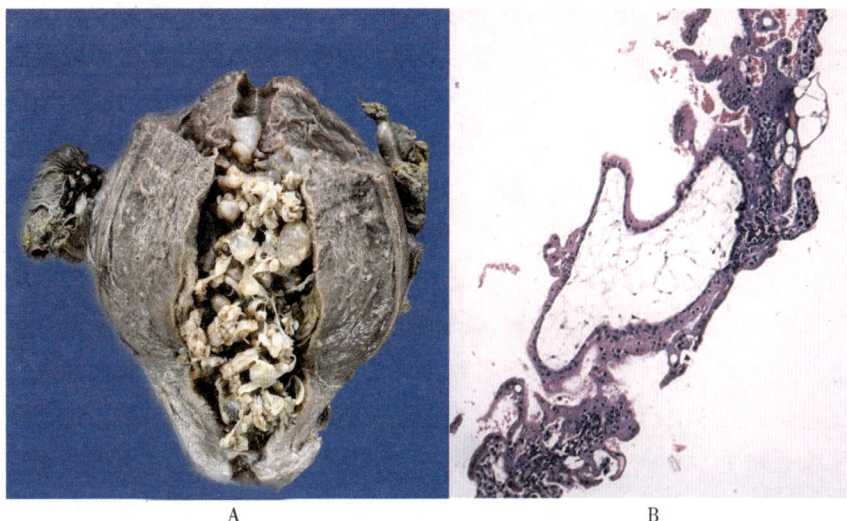

图 12 - 3　葡萄胎
A. 肉眼：宫腔内充满水泡状物；B. 镜下：绒毛间质水肿，血管消失，滋养层细胞增生

（二）部分性葡萄胎

部分性葡萄胎占所有葡萄胎的 15% ~ 35%，常可同时出现胚胎和胎盘组织，大多为三倍体核型（69XXX 或 69XXY），为一个正常卵子和两个单倍体精子结合所致。肉眼观，胎盘组织的体积大体正常，囊泡或水泡状的绒毛与正常绒毛相间存在。光镜下，水泡状绒毛与完全性葡萄胎的水肿绒毛相似，只是绒毛间质内有时可以见到血管，血管内可见有核红细胞。有时可见绒毛间质纤维化。滋养细胞增生较完全性葡萄胎中增生程度轻。临床上由于病灶较少，患者的子宫增大不明显，血尿 HCG 升高不明显，发展为绒癌的可能性也较低。

不论是完全性还是部分性葡萄胎患者，大部分经彻底清宫后可痊愈，少部分清宫后外周血及尿液中 HCG 水平不下降或下降后又升高，提示为侵袭性葡萄胎和绒毛膜癌。

二者的比较见表 12 - 2。

表 12 - 2　完全性葡萄胎和部分性葡萄胎的比较

特征	完全性葡萄胎	不完全性葡萄胎
核型	二倍体（46XX 或 46XY）	三倍体（69XXX 或 69XXY）
水肿绒毛	全部	部分
滋养层细胞增生	弥漫的、环周的	局灶的轻度增生
异型性	一定程度的异型性	缺乏异型
血浆 HCG	明显升高	升高不明显
HCG 的表达	强表达	弱表达
生物学行为	恶变可能较大	罕见恶变

二、侵袭性葡萄胎

侵袭性葡萄胎（invasive mole）是指葡萄胎中水泡状的绒毛侵入肌层或血管，多数情况下由完全性葡萄胎发展而来，可有阴道或外阴的转移结节，少数也可造成肺、脑和脊髓的转移。其生物学行为介于良性葡萄胎和绒毛膜癌之间，局部侵袭力强，但转移的潜能不如绒毛膜癌强。

肉眼观，在子宫肌壁内可见大小不等的水泡状绒毛侵入的病灶（图 12 - 4），偶尔在子宫表面也可见紫蓝色结节。光镜下，侵袭性葡萄胎的形态与葡萄胎相似，在子宫肌层可以见到水肿的绒毛，合体滋养层细胞及细胞滋养层细胞常增生显著并有细胞异型。

三、绒毛膜癌

绒毛膜癌（choriocarcinoma），简称绒癌，是一种高度恶性的滋养层细胞肿瘤，对化疗敏感。大多数绒毛膜癌发生于完全性葡萄胎之后，少数发生于流产、正常分娩或异位妊娠后。

肉眼观，子宫肌壁间可见单个或多个肿物，呈息肉状或结节状，突入宫腔，表面溃烂明显，偶见浆膜下肿物。光镜下，肿物由高度异型增生的细胞滋养层细胞及合体滋养层细胞构成，癌细胞呈团、片状排列，核分裂易见，但不见绒毛结构，常伴明显出血、坏死（图 12 - 5），侵犯肌层。绒毛膜癌组织内无间质血管，也无绒毛间质，滋养层细胞靠宿主血管来获取营养。易通过血道转移到肺、阴道、外阴、脑、肝及骨等。淋巴道转移极为少见。无论在绒癌的原发灶还是转移灶均见不到绒毛结构，如果见到绒毛结构，一定不是绒毛膜癌。

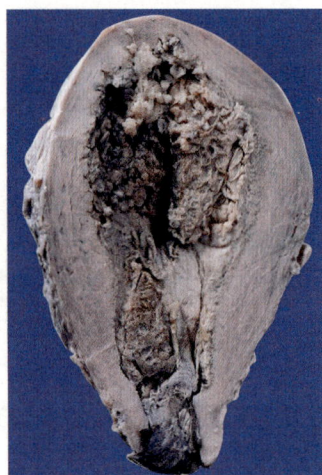

图 12 - 4　侵袭性葡萄胎

子宫腔扩张，子宫腔内可见较多坏死和水泡状物

（子宫底部最明显）

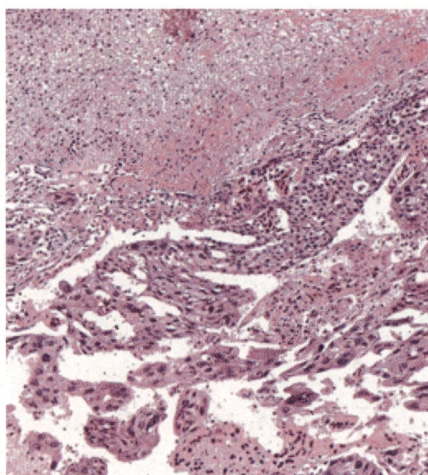

图 12 - 5　绒毛膜癌

左上为出血、坏死，右下为癌细胞

葡萄胎、侵袭性葡萄胎和绒毛膜癌的比较见表 12 - 3。

表 12 - 3　葡萄胎、侵袭性葡萄胎和绒毛膜癌的比较

特征	葡萄胎	侵袭性葡萄胎	绒毛膜癌
绒毛结构	有	有	无
是否侵犯肌壁	无	有	有
是否伴有出血、坏死	无	有	有且很明显
转移潜能	无	有，较小	有，较大

四、胎盘部位滋养细胞肿瘤

胎盘部位滋养细胞肿瘤（placental site trophoblastic tumor，PSTT）是一种少见的滋养细胞疾病，来源于种植部位中间层滋养细胞，大多数发生于正常妊娠后，仅少数有葡萄胎病史。PSTT 是由于妊娠后，中间型滋养层细胞过度增生形成的肿瘤，瘤细胞与胎盘种植部位的细胞性质相似。肉眼观为境界清楚或不清楚的肿块，出血坏死不如侵袭性葡萄胎和绒癌明显；光镜下，瘤细胞主要由介于细胞滋养层细胞与合体滋养层细胞之间的中间型滋养层细胞构成。瘤细胞体积较大，多数呈圆形或卵圆形，核圆、居中，大多数为单核，可见核仁。核的大小、形状及染色多均匀一致，可有大核、双核、多核或异型性核。胞质丰富、透明、嗜酸性或嗜双色。瘤细胞常以单个、条索或片块状侵犯子宫内膜及肌束。无绒毛存在。免疫组化显示胎盘催乳素（HPL）阳性细胞比 HCG 阳性细胞更多。

本瘤预后相差较悬殊，大多数患者经手术后能长期存活，少数可发生脑及肺转移。据报道，若以单核中间型滋养层细胞为主，含丰富 HPL，其生物学行为基本呈良性；若以多核中间型滋养层细胞为主，核分裂多、细胞丰富、有广泛坏死、含丰富的 HCG 及微量 HPL，则预后类似绒毛膜癌。

五、上皮样滋养细胞肿瘤

上皮样滋养细胞肿瘤（epithelioid trophoblastic tumour，ETT）来源于绒毛膜型中间层滋养细胞，也是一种少见的肿瘤。超过一半的肿瘤位于子宫颈管或者子宫下段，多为孤立结节。镜下肿瘤细胞由相对单一的单核滋养细胞组成，呈巢状、条索状或团块状排列，与嗜酸性、纤维样、玻璃样物质以及坏死和钙化共存，巢中央往往见一小血管，巢周围常见淋巴细胞浸润。

第四节　卵巢肿瘤

最新统计数据显示，卵巢癌在女性恶性肿瘤死因排位中居第八，最常见的高危因素包括不孕和有家族史。未婚或已婚不孕女性的发病率较高，而长期口服避孕药的女性危险性明显降低。家族性的卵巢癌患者大多数伴有 BRCA 基因的突变。此外，有些卵巢癌的患者还伴有 HER-2/NE 和 K-RAS 的过表达及 p53 突变。卵巢肿瘤的分类与正常卵巢的组成成分（包括多能体腔上皮细胞、多能性索间质细胞、全能生殖细胞）密切相关。据此，卵巢肿瘤可分为四大类：上皮性肿瘤、性索-间质肿瘤、生殖细胞肿瘤和转移性肿瘤。

一、卵巢上皮性肿瘤

卵巢上皮性肿瘤是最常见的卵巢肿瘤，根据上皮的形态特点，又可分为浆液性、黏液性和子宫内膜样等肿瘤，每种都包括良性、交界性（低度恶性）及恶性。

（一）浆液性肿瘤

浆液性肿瘤（serous tumors）约占所有卵巢肿瘤的60%，是最常见的卵巢肿瘤，其中约 60% 为良性，15% 为交界性（低度潜在恶性），25% 为恶性。约 25% 为双侧性。良性常见于 30~40 岁的女性，恶性常见于 45~65 岁的女性。

肉眼观，浆液性肿瘤常为囊性（图 12-6），体积多为 5~10cm，大者甚至可达 30~40cm。切面多为单房，囊内含清亮浆液，有时也混有黏液。良性的囊表面光滑，壁薄，囊内壁或囊表面可见多少不等乳头，可使肿物呈囊实性，乳头多，囊壁越厚、越粗糙，出血坏死越明显，恶性可能性越大。

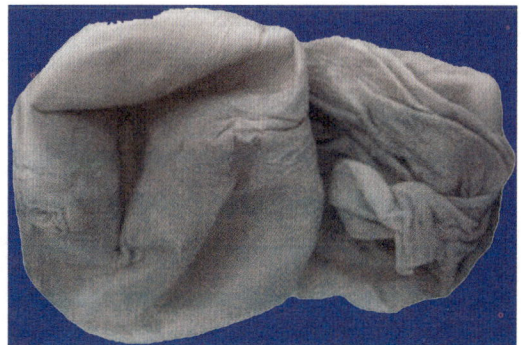

图 12-6　浆液性囊腺瘤
囊性灰白色肿物，因囊内容物流失而变扁，
囊壁薄而光滑

光镜下，良性的囊壁衬覆单层高柱状浆液性上皮，可有纤毛，局部可见基底较宽的小乳头，细胞异型性不明显。交界性的瘤细胞增生成复层（一般为 2~3 层，不超过 3 层），乳头明显增多，细胞出现轻至中度异型性，核分裂增多，但无间质浸润。一旦发现有明确间质浸润、血管内有瘤栓、肿瘤细胞异型性明显、瘤巨细胞以及上皮层次超过 3 层外，即为恶性。浆液性肿瘤常在乳头间质可见砂粒体，但砂粒体对判断肿瘤的恶性程度无重大意义。

（二）黏液性肿瘤

黏液性肿瘤（mucinous tumors）的好发年龄与浆液性肿瘤相同，多数肿瘤体积较大，多房，囊内含黏液，很少有乳头，约 80% 为良性，10% 为交界性，其余为恶性。

肉眼观，良性的表面光滑，多房常见，囊内含黏稠液体，内壁光滑，称黏液性囊腺瘤（图 12-7）。囊内壁出现较多乳头或实性结节、伴出血坏死、囊内含血性混浊液体及包膜浸润，则提示为恶性。镜下，良性的囊壁上皮似单层的子宫颈型黏液柱状上皮或相似于肠的有明显杯状细胞的黏液上皮或苗勒氏管来源的上皮。交界性的上皮有丛状矮乳头生长，层次增多，一般不超过 3 层，有轻至中度细胞异型性，但无间质浸润及被膜侵犯。恶性的细胞有明显异型性，细胞层次明显增加而超过 3 层。腺体及乳头较复杂，可呈生芽状或搭桥样，并有明显间质浸润（图 12-8）。此瘤一般无砂粒体形成。黏液性肿瘤有时可穿破囊壁，使黏液上皮种植在腹膜上继续生长，并分泌黏液，称腹膜假黏液瘤（peritoneal pseudomyxoma）。

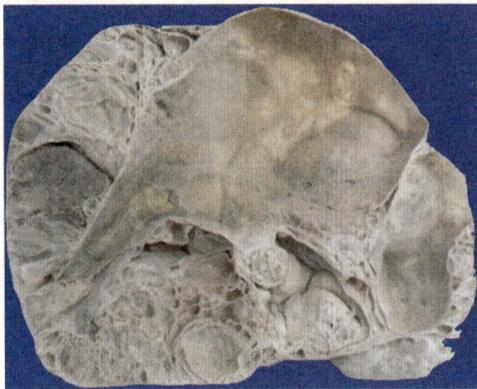

图 12-7 黏液性囊腺瘤

肿物呈多房囊性，囊腔大小不一，
内壁光滑，部分囊腔内见胶冻样物

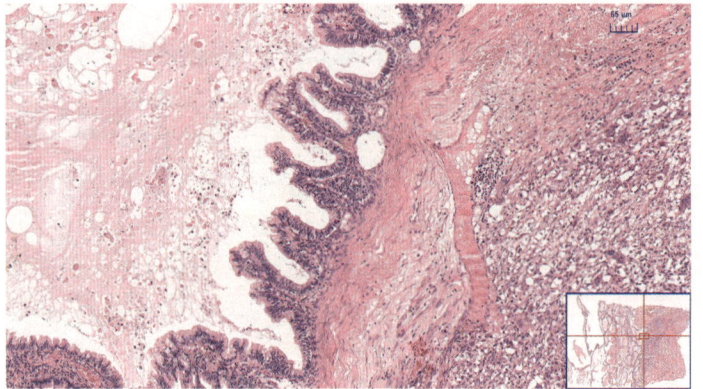

图 12-8 黏液性囊腺癌

左侧为囊壁上皮呈乳头状增生，
右侧为肿瘤细胞浸润囊壁间质

（三）子宫内膜样肿瘤

子宫内膜样肿瘤（endometrioid tumors）是卵巢上皮性肿瘤中的少见类型，上皮形态与子宫内膜相似，部分来源于卵巢的巧克力囊肿，也有良性、交界性和恶性之分，但绝大多数为恶性，即子宫内膜样腺癌。

肿物可为实性或囊性，囊内常充满暗褐色液体。光镜下，囊壁增生的纤维结缔组织中可见多少不等的与子宫内膜相似的腺样结构，少部分区域可有乳头结构，但乳头短、粗而稀，上皮仍为子宫内膜型，30%~50% 伴有鳞状上皮分化。

二、卵巢性索-间质肿瘤

卵巢性索-间质肿瘤占所有卵巢肿瘤的 5%，是卵巢性索和特殊间质来源的肿瘤，包括女性型细胞来源的颗粒细胞和卵泡膜瘤、男性型细胞来源的 Sertoli-Leydig 细胞瘤和未分化成分形成的肿瘤，抑制素（α – inhibin）普遍阳性。

（一）颗粒细胞瘤

颗粒细胞瘤（granulosa cell tumor）是肿瘤向卵巢颗粒细胞方向分化的肿瘤，有成年型和幼年型之分。成年型常见于育龄期妇女，幼年型大部分发生于 20 岁以下的女性。多伴有雌激素水平过高的症状。肿物有包膜，常为实性，切面为灰黄色或浅黄色，可见充满淡黄色黏液的囊肿。光镜下，肿瘤细胞大小较一致，体积较小，圆形或椭圆形，可见核沟（咖啡豆样外观）。瘤细胞可以排列成滤泡型、岛状、梁状、脑回样、腺样及弥漫型等。肿瘤细胞呈腺样或花环样腔隙排列时，其中有粉染蛋白样物质及 1 ~ 2 个固缩核，称 Call – Exner 小体。大滤泡型预后较好，弥漫型者预后较差。颗粒细胞瘤有分泌雌激素的功能，常伴发子宫内膜增生、子宫内膜癌、卵泡膜细胞增生和子宫内膜异位症等。颗粒细胞瘤常与卵泡膜细胞瘤同时存在，则称颗粒 – 卵泡膜细胞瘤。

（二）支持 – 间质细胞瘤

支持 – 间质细胞瘤（Sertoli – Leydig cell tumors），又称男性细胞瘤（arrhenoblastoma or androblastoma），较少见。主要内分泌功能是去女性化，可伴发男性化体征；也有一部分没有内分泌功能变化；有的还可以产生雌激素体征。常发生于 30 ~ 40 岁的妇女。肿瘤多呈实性，切面灰白色或淡红色。光镜下，肿瘤性支持细胞呈腺管样，和胎儿睾丸的曲细精管相似，细胞为柱状。腺管状结构之间为纤维间质及间质细胞。中分化及低分化者主要由未成熟的支持细胞组成，排列成条索状、小梁状或弥漫呈肉瘤型。

三、卵巢生殖细胞肿瘤

（一）畸胎瘤

畸胎瘤（teratoma）是女性生殖系统常见的肿瘤，具体见肿瘤章节。

（二）无性细胞瘤

无性细胞瘤（dysgerminoma）多见于年轻患者，常来源于异常性腺，右侧卵巢多见，少数为双侧。肿物体积可以很大，表面光滑，常呈脑回状；切面软、均质、色灰黄。光镜下，无性细胞瘤的组织结构与睾丸精原细胞瘤相似。肿瘤细胞排列成巢，巢间界限清楚，有薄层纤维结缔组织间隔，伴淋巴细胞浸润。肿瘤细胞形态较一致，圆形、胞质丰富、境界清楚，糖原丰富；核大圆，核仁明显。

无性细胞瘤对放疗和化疗较敏感。5 年存活率在 70% ~ 80% 或以上。少数病例肿瘤组织中可合并滋养层细胞成分或卵黄囊瘤分化，则预后较差。

（三）卵黄囊瘤（内胚窦瘤）和胚胎性癌

卵黄囊瘤（内胚窦瘤）和胚胎性癌的组织发生和命名颇有争议，现在认为尽管二者都来源于生殖细胞，有许多共同的形态特点，但二者又有明显的差异，因此是两种肿瘤。

1. **卵黄囊瘤**　多见于儿童和青年，老年人少见，伴有 AFP 的升高，但 HCG 水平正常。肿物体积较大，平均为 15cm，表面光滑，且有光泽，出血坏死明显使切面呈多彩状，部分囊性。光镜下可见被覆扁平或立方上皮的网状、微囊样结构伴有或不伴有假乳头状结构（Schiller – duval 小体）和实性未分化区域。间质成分幼稚，具有多向分化潜能，多为血管黏液样背景中散在幼稚的梭形细胞。

2. **胚胎性癌（embryonal carcinoma）**　多见于青少年，是高度恶性的肿瘤，肿瘤体积较大，平均直径为 17cm，表面光滑、有光泽；切面灰白，常有灶性出血、坏死。光镜下，肿瘤由大的原始细胞构成，呈实性片状或巢状，有时形成乳头和不完整的腺样结构。癌细胞体积较大，呈幼稚状态，嗜碱性胞质，细胞边界不清，核大，核仁显著，有时也可混杂其他生殖细胞瘤成分，如卵黄囊瘤、畸胎瘤或绒癌成分等。

（四）卵巢转移性肿瘤

卵巢是转移性肿瘤的好发部位之一，尤其是胃肠道肿瘤容易种植性转移到卵巢形成 Krukenberg 瘤，此外，乳腺癌、子宫内膜癌和子宫颈癌等亦有可能转移到此处。

第五节　前列腺疾病

正常前列腺组织包括腺体、间质纤维和平滑肌，可以分为外周区、中央区、移行区和尿道周围区。不同病变好发于不同区域，如前列腺增生好发于尿道周围区、移行区和中央区，而前列腺癌好发于外周区。

一、前列腺增生和前列腺上皮内瘤变

1. 前列腺增生（hyperplasia of the prostate）　以前多称为前列腺肥大，现在认为病变前列腺的体积增大是由于前列腺上皮和间质增生，属于增生范畴。该病多发生于中老年男性，随着年龄的增长，发病率逐渐增加，其发生可能与体内雌、孕激素平衡失调有关。临床主要表现为排尿困难、尿流不畅、淋漓不尽等尿道不完全梗阻症状。

增生的前列腺体积增大，重量增加，表面呈结节状，质韧；切面可以清楚地观察到大小不等的结节，尤以尿道周围移行区最为明显。结节或呈实性或呈蜂窝状，有时轻压之可见奶白色分泌物溢出。光镜下，前列腺的腺体、间质纤维组织及平滑肌均不同程度地增生。增生早期结节可由疏松的纤维组织和平滑肌成分组成，以后逐渐出现腺体增生和扩张。镜下，腺上皮由两层细胞构成：高柱状或立方上皮和扁平的基底细胞，细胞淡染，核仁不明显，部分腺上皮细胞乳头状增生，部分腺体常呈囊性扩张，腺腔内可以出现淀粉样小体或钙化的小结。

2. 前列腺上皮内瘤变（prostatic intraepithelial neoplasia，PIN）　是指前列腺导管和腺泡的非典型增生，主要根据细胞密集和复层化，细胞核大小、多形性、染色质形态及核仁的形态将 PIN 分为三级：Ⅰ级、Ⅱ级和Ⅲ级，其中Ⅰ级属于低级别 PIN，Ⅱ级和Ⅲ级属于高级别 PIN。PIN 的腺体可呈微乳头状增生、筛状和扁平或萎缩改变。低级别 PIN 和高级别 PIN 的区别主要是核的形态，尤其是核仁的形态，其中，筛状结构最容易和癌混淆。研究显示，高级别 PIN 发展为癌的可能性更大。目前认为只有高级别 PIN 属于前列腺癌的前驱病变。

二、前列腺癌

前列腺癌（carcinoma of prostate）在欧美国家的发病率仅次于肺癌，在我国随着人口老龄化的发展，发病率亦逐渐增加，好发于 50 岁以上的中老年人，年轻人少见。前列腺癌多发生于前列腺的外周区，局部压迫作用不明显，故在早期很少出现尿道梗阻的症状。肿物较小时，常在出现转移后才被发现；肿物较明显时，多通过直肠指检发现。晚期会出现局部尿道受压或神经侵犯而引起的排尿困难、血尿和疼痛等症状。

肉眼观，前列腺体积不变或增大，表面可见灰白质硬结节，界限不清，切面在被膜下可见较多的界限不清的结节，呈颗粒状，浅黄色，偶见出血坏死。光镜下，前列腺癌多为腺癌，腺体由正常时的双层上皮变为单层立方或复层细胞，外层基底细胞层消失，有时可呈乳头状增生，核仁显著，腺体结构紊乱，大小、形状不一，排列紧密，间质稀少。前列腺腺癌常为多中心性生长，不同部位分化不完全相同。

前列腺特异性抗原（prostatic specific antigen，PSA）是正常前列腺或前列腺癌上皮分泌的糖蛋白，具有器官特异性，是前列腺癌早期筛查的标记之一，也是鉴别转移的前列腺癌的特异性标记。另外，近年来新筛选出高度敏感和特异的前列腺癌标记P504S，不仅见于癌，也可见于非典型增生的腺体，对一些少见类型的前列腺癌的确诊有重要意义。

前列腺癌早期可浸润被膜，晚期侵犯邻近组织如膀胱、尿道等，但侵犯直肠较少，因为前列腺有较厚的筋膜，可抵御癌组织浸润。淋巴道转移较常见，可达髂、骶、股部及主动脉旁淋巴结。血道转移也很常见，可转移至骨、肺、肾上腺等。骨的转移是前列腺癌的特征。骨盆和椎骨以及肋骨、股骨、锁骨和任何其他部位的骨都可受累。

⊕ 知识链接

前列腺癌的 Gleason 分级

为了更好地评估前列腺癌的形态与预后的关系并指导临床治疗，前列腺的病理分级采用Gleason分级系统。根据肿瘤的分化程度，前列腺癌组织分为主要分级区和次要分级区，每区的Gleason 分值为 1～5。Gleason 评分是将主要分级区和次要分级区的 Gleason 分值相加，形成癌组织分级常数。评分标准如下。①Gleason 1（很少见）：一致性规则的大腺体，背靠背密集，形成小结节。②Gleason 2：较不规则的大腺体，背靠背密集，形成小结节，结节内腺体不融合。③Gleason 3：浸润性生长的小腺体或腺泡，或小型筛状结构腺体。④Gleason 4：融合腺体，大型筛状腺体，或呈肾透明细胞癌样。⑤Gleason 5：实性癌巢（无腺样结构），单个癌细胞浸润，或呈粉刺样癌（癌细胞坏死）。如腺癌主要结构评为 2 分，次要结构评为 4 分，则分级常数为 2 + 4 = 6 分；只有 1 个结构类型，评分为 3 分，则分级常数为 3 + 3 = 6 分；穿刺活检见 3 个结构类型以上且最高级别结构数量少时，一般将最高级别作为次要分级区。分级常数≤6 分者相当于低危险度腺癌；7 分者相当于中危险度；≥8 分者相当于高危险度。评分越高，预后越差。

第六节 睾丸和阴茎肿瘤

第 5 版 WHO 泌尿和男性生殖系统肿瘤分类增加了原位生殖细胞肿瘤（germ cell neoplasia in situ，GCNIS）的概念，并将睾丸生殖细胞肿瘤分为 GCNIS 起源和 GCNIS 无关两大类肿瘤。最常见的睾丸肿瘤是精原细胞瘤，为 GCNIS 起源；精母细胞型精原细胞瘤现称为精母细胞肿瘤，为 GCNIS 无关。最常见的阴茎肿瘤是鳞状细胞癌。

一、睾丸肿瘤

（一）精原细胞瘤

90% 以上的睾丸生殖细胞肿瘤是精原细胞瘤（seminoma），大多数发生于 30～50 岁，右侧比左侧多见，可能与睾丸下降不全多位于右侧有关。发生于隐睾的概率较正常睾丸高几十倍。

精原细胞瘤（图 12-9）通常中等大小，切面实性、均匀一致，淡黄色，并含有境界清楚的坏死区。光镜下肿瘤细胞较大、均一，圆形或多边形，细胞膜清晰，胞质透亮，含有不等量糖原。核大圆形，居中，核仁显著。瘤细胞排列成巢状，有纤细的纤维组织间隔。间质中散在淋巴细胞浸润，有时形成淋巴滤泡。有时肿瘤中可出现胚胎性癌、卵黄囊瘤和滋养叶肿瘤的成分，肿瘤细胞往往表达胎盘碱性磷酸酶（PLAP）。精原细胞瘤是低度恶性肿瘤，对放疗及化疗敏感，主要沿淋巴道转移，多转移到髂部和主动脉旁淋巴结。

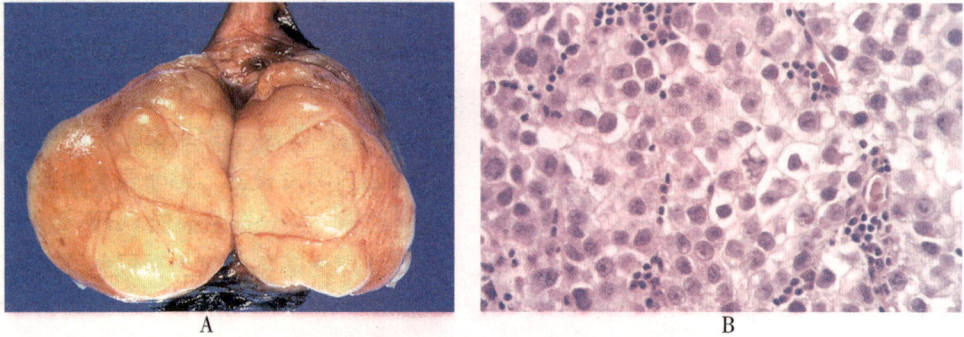

图 12-9　精原细胞瘤

A. 肉眼：肿物切面灰黄、均质、细腻，界限较清楚；

B. 镜下：圆形或多边形，细胞膜清晰，胞质透亮，大小较一致，间质可见淋巴细胞浸润

二、阴茎肿瘤

阴茎癌（carcinoma of penis）多发生于中老年男性，在美国少见，而在亚非拉国家多见。可能与个人卫生习惯、包皮垢和 HPV 感染有关。多发生于阴茎龟头、包皮和阴茎体，生长方式可为表浅播散型、外生型（图 12-10）和内生浸润型。光镜下，阴茎癌大多数为分化好的鳞状细胞癌，可见角化珠及细胞间桥。阴茎癌早期即可发生双侧腹股沟和髂淋巴结转移。血道及远处转移较少。

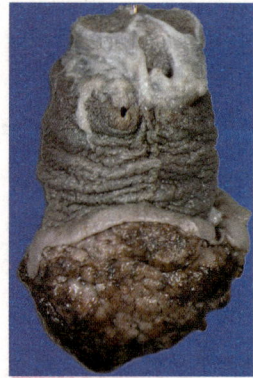

图 12-10　阴茎鳞状细胞癌

龟头处可见灰白、灰褐色菜花样肿物，

表面粗糙，与周围组织分界不清

第七节　乳腺疾病

一、乳腺上皮性增生性病变

（一）良性上皮性增生及肿瘤前驱性病变

此类病变包括普通型导管增生（usual ductal hyperplasia，UDH）、非典型导管增生（atypical ductal hyperplasia，ADH）和柱状细胞变、柱状细胞增生、柱状细胞非典型增生。

1. UDH　主要累及终末导管单位，是指终末导管单位在结构、上皮细胞形态及分子水平均出现各种改变的良性增生，镜下可以表现为呈实性或筛状增生。UDH 发展为浸润性癌的风险性低，大约为正常人的 1.5 倍。

2. 柱状细胞变、柱状细胞增生、柱状细胞非典型增生　主要指终末导管单位变大、腺泡扩张，上皮细胞拉长呈柱状。柱状细胞非典型增生也称为平坦型上皮异型增生（flat epithelial atypia，FEA），主要指上皮有低度细胞学异型性。柱状细胞变和柱状细胞增生发展为浸润癌的风险性很低。FEA 是低级别

乳腺上皮性肿瘤的早期病变，发展为癌的风险性低于 ADH。

3. ADH　是指一种累及终末导管小叶单位的，以分布均匀的单一形态细胞增生为特点的病变。发展为癌的风险性是不伴有 ADH 女性的 3～5 倍。

（二）小叶瘤变

小叶瘤变是指发生于终末导管小叶单位的上皮性非典型增生性病变的总称，包括非典型小叶增生和原位癌，二者的主要区别在于小叶腺泡增生的程度和范围。小叶原位癌包括经典型、旺炽型和多形性三个类型。后两者发展为浸润癌的风险性较高。

（三）导管原位癌

导管原位癌（dutal carcinoma in situ，DCIS）（图 12 - 11）是局限于乳腺导管 - 小叶内的肿瘤性病变，其特征是上皮细胞增生，细胞非典型性从轻微到明显，有发展为浸润性癌的倾向，但并不一定会进展为癌。根据核级，DCIS 可以分为低级别、中级别和高级别。分子变化上，低级别 DCIS 与 ADH 具有相似的改变，与高级别 DCIS 具有明显的不同。总体上发展为浸润癌的风险为正常人的 5～10 倍。

以上各种上皮性病变均可以出现在乳腺腺病和硬化性腺病中。

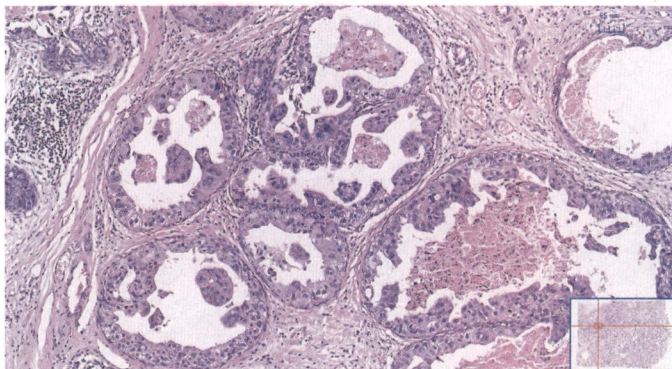

图 12 - 11　导管原位癌
导管扩张、导管上皮细胞中重度非典型增生，可见乳头及搭桥，导管腔内见坏死（右下）

二、乳腺纤维上皮性肿瘤

（一）乳腺纤维腺瘤

乳腺纤维腺瘤是女性常见的良性肿瘤，患者年龄多在 20～35 岁之间。其发生与雌激素水平增高相关。多为单发，少数为多发或双侧发生。手术完整切除后，不易复发。

肉眼观为灰白、界限清楚的质硬肿物，直径在 1～3cm 之间，切面灰白，可见裂隙，无坏死。光镜下，腺体和间质纤维不同程度地增生，有时间质纤维增生压迫导管呈裂隙状，为管内型；有时间质纤维围绕导管增生，导管结构完整，为管周型。腺上皮为立方状或柱状，细胞核圆形，形态一致，位于肌上皮层之上。间质由疏松的结缔组织构成，部分区域间质致密。

（二）叶状肿瘤

叶状肿瘤相对少见，是一组界限清楚的纤维上皮性肿瘤，组织学上与管内型纤维腺瘤相似，其特征是：双层的上皮成分沿裂隙排列，周围绕以细胞非常丰富的间质或间充质成分，形成复杂的叶状结构。根据间质细胞的丰富程度、核分裂象、细胞异型性、间质过度生长及肿瘤边界或边缘的性质等组织学特征，叶状肿瘤（PT）分为良性、交界性和恶性。大多数 PT 是良性的，但复发并不少见，并且少数病例尤其是恶性 PT 可以发生血道转移。PT 具有从酷似细胞性纤维腺瘤到纯粹的间质肉瘤之间的形态学谱系，具体取决于其间质成分是温和的还是明显肉瘤样的。

三、乳腺癌

乳腺癌（carcinoma of the breast）是女性常见的恶性肿瘤之一，在全世界发病率排名第一，以北美、北欧最高；在我国女性恶性肿瘤中居第二位。乳腺癌多数发生于乳腺外上象限，其次为乳腺中央区。乳腺癌偶尔发生于男性，预后较差。癌组织多数起源于导管上皮，少数来自乳腺小叶终末导管。乳腺癌的分类很复杂，非特殊型浸润性癌多指浸润性导管癌（invasive ductal carcinoma），是指癌细胞无特殊的组织结构，突破乳腺导管或腺泡的基底膜而浸润间质者，是最常见的乳腺癌类型。特殊类型的癌主要有小叶癌、黏液癌和小管癌等。在此主要介绍常见的浸润性导管癌。

非特殊型浸润性癌的大小、形状、硬度、边界等变化很大，主要取决于癌细胞实质与纤维性间质成分的多少和比例。肉眼观，肿瘤界限不清，灰黄色、坚硬，切面有砂砾感，可见放射状小梁，从癌实质向四周脂肪伸展而呈蟹足状（图 12 - 12A）。位于乳头下的肿物，如累及大导管并有大量纤维组织增生，可使乳头下陷。癌组织如在真皮淋巴管内扩散，可阻塞淋巴管，导致皮肤水肿，造成皮肤呈橘皮样外观。晚期可侵犯深筋膜、胸大肌和胸小肌，使肿块固定于胸壁上。光镜下，癌组织结构形态多样，最为常见的是在致密的纤维组织中癌细胞排列成不规则巢状或条索状浸润性生长（图 12 - 12B），腺管结构可有可无，核分裂多见。可伴有灶性坏死或钙化。目前根据腺管的多少、核的多形性和核分裂数进行组织学分级。

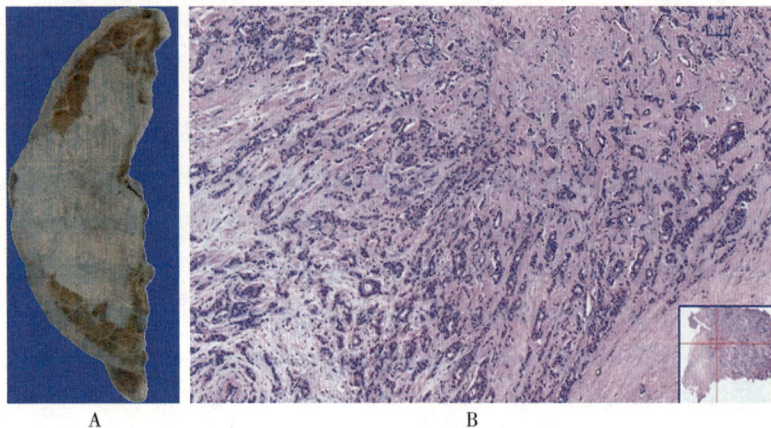

图 12 - 12　乳腺非特殊型浸润性癌
A. 肉眼：切面可见一个灰白、边界不清的肿块，侵犯乳头和皮肤；B. 光镜：异型细胞巢呈条索状浸润间质

根据癌实质与间质的比例及腺管形成状况，浸润性导管癌可主要分为以下类型。①单纯癌：实质与间质大致相等，癌细胞呈实性条索、小梁或巢团块，可有少量腺样结构。②硬癌：实质少、间质成分多而致密，质硬，很少形成腺样结构。③髓样癌：实质多，间质成分少，癌呈片状或巢状，中央有坏死，间质无淋巴细胞浸润。④腺癌：癌组织中，腺管样结构占半量以上。

乳腺癌的扩散有直接蔓延、淋巴道及血道转移。直接蔓延见于乳腺实质、乳头、皮肤、筋膜、胸肌及胸壁其他结构。淋巴结转移是乳腺癌最常见的转移方式，常累及同侧腋窝淋巴结。现在认为腋窝淋巴结状态是重要的单一预后因素，如果前哨淋巴结无转移，其他淋巴结有转移的概率很小。锁骨上淋巴结转移常较晚。经血道转移可达远处任何器官，常见的为肺、骨、肝、肾上腺及脑等组织或器官。

四、男性乳腺发育

男性乳腺发育（gynecomastia）是指男性乳腺组织中腺体及间质共同增生所致的乳腺肥大。可能是由内源性或外源性雌激素增加或雄激素减少引起。25 岁以前发生者多与青春期激素变化有关，25 岁以后发生者可见于睾丸肿瘤、肝硬化、医源性（药物导致）及原因不明者。

临床特点是以乳头中心部增生为主，可为单侧或双侧。肉眼，肿块卵圆形或盘状，界限较清楚。有的呈弥漫增生，与周围乳腺组织分界不清，不形成明显肿块，质地较均匀，硬韧呈灰白色。镜下主要表现为乳腺导管数目和上皮细胞呈不同程度增生伴导管周围纤维间质增多，常无小叶形成。病变早期以导管上皮增生和管周间质黏液水肿样改变为主，导管上皮增生明显时可呈乳头状，有的上皮增生显著，可误认为癌。晚期则以间质纤维化为主，病变区主要由胶原纤维构成，内有数量不等的扩张的导管，亦可伴有导管上皮中度增生。

⊕ 知识链接

乳腺癌的分子分型与雌、孕激素受体及 HER-2

近年来，雌激素受体（ER）、孕激素受体（PR）和 HER-2 检测的广泛开展对于引导临床有效治疗起到了积极的作用。ER 是一种细胞核转录因子，经雌激素激活后能刺激正常乳腺上皮细胞的生长，与浸润性乳腺癌 ER 阳性细胞的活化增殖也有一定关系。临床上，患者的激素治疗反应状况与 ER 表达水平存在直接对应关系，ER 完全阴性的患者对激素治疗几乎完全无反应。

ER 调控 PR 的表达，因此，PR 的存在通常提示雌激素及其受体通道是否完整、有功能。一旦表达，PR 即被孕激素激活，同样能够刺激肿瘤细胞的生长。与 ER 非常相似，PR 表达于细胞核，表达水平与激素治疗反应也直接对应，即使在表达水平很低的肿瘤（阳性细胞≥1%）也会发生显著反应。

HER-2 基因（标准命名是 ERBB2）位于 17 号染色体，编码正常乳腺上皮细胞表面的生长因子受体 383。近期研究显示，HER-2 阳性乳腺癌对特异性（曲妥珠单抗和拉帕替尼）靶向治疗反应良好。因此，评估 HER-2 状态的主要目的是确认适合靶向治疗的群体。

目前根据 ER、PR 和 HER-2 的表达，结合肿瘤细胞的增殖情况（Ki-67），将乳腺癌分为四种分子亚型，以提示不同的临床治疗和预后。管腔 A 型：ER 阳性，PR 阳性，HER-2/neu 无过表达，增殖率低，预后较好，对化疗反应差，激素治疗敏感。管腔 B 型：ER 阳性，PR 阴性或阳性，HER-2/neu 无或有过表达，增殖率低至中等，预后和对化疗反应中等，激素治疗敏感。HER-2 阳性型（非管腔型）：ER/PR 阴性，HER-2/neu 过表达，预后差，靶向治疗和化疗敏感。三阴性：ER/PR 阴性，HER-2/neu 阴性，预后差，对各种治疗反应性差。

答案解析

目标检测

1. 简述子宫颈上皮内病变的原因、组成及与子宫颈癌的关系。
2. 简述子宫内膜增生的类型及其与子宫内膜癌的关系。
3. 试比较葡萄胎、侵袭性葡萄胎与绒毛膜癌的异同。

4. 试述卵巢肿瘤的分类并描述常见卵巢肿瘤的病变特点。

5. 试述前列腺癌的 Gleason 分级及临床意义。

6. 试述乳腺癌的分子检测项目、分子分型及意义。

书网融合……

本章小结   微课   题库

第十三章 内分泌系统疾病

PPT

📖 学习目标

1. 掌握 毒性甲状腺肿和非毒性甲状腺肿的概念和基本病理变化；甲状腺癌的分类和基本病理变化。

2. 熟悉 甲状旁腺肿瘤、胰岛细胞瘤、弥散性神经内分泌肿瘤的基本病理变化。

3. 了解 垂体神经内分泌瘤、颅咽管瘤、糖尿病的基本病理变化。

4. 学会毒性和非毒性甲状腺肿、甲状腺良性与恶性肿瘤、肾上腺皮质良性和恶性肿瘤的病理组织学观察，具备病理诊断与鉴别诊断技能。

内分泌系统包括各内分泌腺体及弥散性分布的神经内分泌细胞（即 APUD 细胞）。激素的合成与分泌一方面受神经系统的调控，同时也受下丘脑 – 垂体 – 靶器官之间的调节机制所控制。下丘脑的神经内分泌细胞分泌多种肽类激素，控制垂体许多激素的合成与分泌，垂体的激素又控制着靶器官激素的合成与分泌；反过来，靶器官所分泌的激素在血中的水平又对垂体及下丘脑相关激素的合成及分泌起反馈调节作用。通过上述调节，机体保持着各种激素的水平相对恒定。

各内分泌器官的肿瘤、炎症、血液循环障碍、遗传疾病及其他病变均能引起该器官激素分泌的增多或不足。但由于存在上述调节机制，机体的激素水平仍然可以保持在正常范围内，只有超过机体的调节能力或者调节机制异常，机体内的激素水平才会失去平衡，临床表现为相应器官功能亢进或低下。可见，内分泌系统疾病实际上包括内分泌器官的病变和由此引起的相应靶器官腺体的增生肥大或萎缩。

⇒ 案例引导

临床案例 患者，女，25 岁。

病史：半月前偶然发现左甲状腺肿物，无颈部疼痛，无声音嘶哑，无手足麻木。

体格检查：甲状腺左叶触及一质硬结节，活动可。

辅助检查：彩色超声检查显示，甲状腺左叶查见一 0.8cm 实性低回声结节，边界不清晰，纵横比大于 1，内见点状强回声。

治疗经过：住院治疗并行甲状腺叶切除术及颈部淋巴结清扫术。手术标本肉眼观：甲状腺组织内查见直径 0.8cm 结节性肿物，切面灰白、质硬，边界不清。光镜下：轻度至中度异型细胞呈乳头状生长并具有纤维性轴心，细胞核拥挤、重叠、呈毛玻璃样。细胞核内可见核沟及核内包涵体。

讨论 结合临床及肉眼、光镜下所见，推测患者可能的病理诊断并描述其临床病理特点。

第一节 垂体疾病

下丘脑与神经垂体实际为一个解剖、功能单位。下丘脑的视上核和室旁核神经细胞的轴突，经漏斗进入神经垂体的神经部（即垂体后叶）。下丘脑结节漏斗核等处的神经细胞合成多种释放激素及抑制激素，其分泌颗粒在漏斗处释放入血，调节腺垂体功能。腺垂体包括远侧部（即垂体前叶）、中间部及结节部。垂体前叶在 HE 染色切片中可见三种细胞：嗜酸性细胞、嗜碱性细胞及嫌色细胞。

一、下丘脑及垂体后叶疾病

下丘脑－垂体后叶轴任何部位发生功能性或器质性病变时，不论其病因及病变性质如何，都会引起自主神经功能紊乱及内分泌功能异常，致使一种或数种激素的分泌过多或减少，临床上表现为各种综合征，例如性早熟、肥胖性生殖无能综合征、尿崩症等。

1. 性早熟症（precocious puberty） 表现为女孩 6~8 岁、男孩 8~10 岁前出现性发育，病因为脑肿瘤、脑积水或遗传异常，使下丘脑过早分泌促性腺激素释放激素。

2. 肥胖性生殖无能综合征（dystrophia adiposogenitalis） 表现为生殖器官、生殖腺体发育不全，无生殖能力，第二性征差，明显肥胖，常并发智能及精神上的缺陷。病因多为颅咽管瘤、垂体嫌色细胞瘤、神经胶质瘤及脑膜炎等引起的丘脑破坏，进而引起促性腺激素释放激素分泌障碍及肥胖。

3. 尿崩症（diabetes insipidus） 由于抗利尿激素缺乏或减少，使肾远曲小管对水分的重吸收功能显著降低，因而表现为多尿（一昼夜可排尿 5~20L）、尿比重显著低下（多在 1.001~1.005）及由于大量水分丧失而出现的烦渴和多饮。其病因多为垂体后叶释放 ADH 不足，下丘脑－垂体后叶轴的肿瘤、外伤及感染引起的脑炎或脑膜炎；少数病因不明，难以发现器质性病变。另外还有一种肾性尿崩症，是肾小管对 ADH 缺乏反应能力所致。

二、垂体前叶功能亢进

垂体前叶病变引起的功能亢进绝大多数见于前叶良性肿瘤即腺瘤。该腺瘤一般过多地分泌某一种激素，出现该激素功能亢进症状，偶尔同时分泌两种激素，如生长激素及催乳素。肿瘤周围的正常细胞因受压而萎缩，分泌激素减少，临床表现为功能低下。

1. 垂体性巨人症及肢端肥大症 垂体生长激素细胞腺瘤分泌过多的生长激素，促进 DNA、RNA 及蛋白的合成，在青春期以前即骨骺未闭合时，引起垂体性巨人症（pituitary gigantism）；在青春期后骨骺已闭合时，则引起肢端肥大症（acromegaly）。垂体性巨人症表现为骨骼、肌肉及其他组织的过度生长，致使身材异常高大，内脏器官也按比例增大，但生殖器官如睾丸、卵巢等发育不全，女性患者常无月经，有的并发糖尿病。肢端肥大症发病呈隐匿性，就诊时病程常已有数年至 10 年之久，表现为头颅骨增厚，下颌骨、眶上嵴及颧骨弓增大突出，鼻、唇、舌由于软组织增生而增厚变大，皮肤粗糙增厚，呈现特有面容；四肢肢端骨、软骨及软组织增生使手足宽而粗厚，手指及足趾粗钝，内脏器官亦肥大。约有半数患者伴有其他内分泌功能障碍，如高胰岛素血症、糖耐量减低或性功能减退。

2. 高催乳素血症（hyperprolactinemia） 一部分是由于垂体催乳激素细胞腺瘤所致，另一部分是下丘脑的病变或雌激素、多巴胺能阻断剂等药物所引起，临床表现为溢乳－闭经综合征（galactorrhea-amenorrhea syndrome），女性患者有闭经、不育及溢乳，男性患者有性功能降低，少数亦可溢乳。

3. 垂体性 Cushing 综合征 主要由肾上腺皮质腺瘤所引起，少数由于下丘脑异常分泌过多的皮质激素释放因子（corticotropine releasing factor, CRF）所致。由于促肾上腺皮质激素分泌过多，使两侧肾上腺皮质增生，分泌过多的糖皮质激素。

三、垂体前叶功能低下

垂体前叶功能低下多由于腺垂体严重破坏所致，少数由于下丘脑遭肿瘤破坏，使各种释放激素的分泌减少所引起。垂体前叶功能低下多数表现为全部激素的分泌低下，少数只表现为某一种激素的分泌低下。相对常见的综合征如下。

1. Sheehan 综合征 是分娩后垂体坏死，使垂体前叶激素全部分泌减少的一种临床表现。多由于分娩时大出血或休克引起。典型病例在分娩后 2～3 周出现乳腺急骤退缩，乳汁分泌停止，以后出现生殖器官萎缩、闭经，再过一段时间出现甲状腺功能低下及肾上腺皮质功能低下，皮肤色素脱失，阴毛、腋毛、眉毛脱落，进而表现为全身萎缩与老化。

2. Simond 综合征 也是垂体前叶全部激素分泌障碍的一种综合征，呈慢性发展，病程可达 30～40 年，以出现恶病质、过早衰老及各种激素分泌低下和产生相应临床症状为特征。Simond 综合征的病因多为无功能性垂体神经内分泌瘤，此外也可以是炎症、循环障碍等引起垂体大面积坏死所致。其他内分泌器官在形态上先后出现腺体萎缩、间质纤维组织增生及淋巴细胞浸润。

3. 垂体性侏儒症（pituitary drawfism） 是指垂体前叶生长激素部分或完全缺乏（常伴促性腺激素缺乏）所致的儿童期生长发育障碍性疾病。表现为骨骼发育障碍，身材矮小，身体各部比例保持儿童期状态。皮肤及颜面出现老人状皱纹，智力发育正常。常伴有一定程度的性腺、甲状腺及肾上腺发育障碍。

四、垂体肿瘤

2022 年第 5 版 WHO 内分泌和神经内分泌肿瘤分类中，垂体腺瘤更名为"垂体神经内分泌瘤（pituitary neuroendocrine tumor，PitNET）"，上皮性神经内分泌瘤分为高分化神经内分泌瘤（neuroendocrine tumor，NETs）和低分化神经内分泌癌（neuroendocrine carcinoma，NECs）。

（一）垂体神经内分泌瘤

垂体神经内分泌瘤是垂体前叶腺细胞形成的肿瘤，是鞍内最常见的肿瘤，占颅内肿瘤的 10%～15%，临床有特殊表现：①功能性垂体神经内分泌瘤分泌过多的某种激素，表现为有关功能亢进，但晚期可由于肿瘤过大压迫血管，引起大面积坏死而转为功能低下；②压迫正常垂体组织使其激素分泌障碍，表现为功能低下；③当直径超过 1cm 时，将使蝶鞍扩大，直径超过 2cm 时常向鞍上、蝶窦伸展，压迫视交叉及视神经，引起同侧偏盲或其他视野缺失及其他神经系统症状。垂体肿瘤通常是侵袭性（invasive）的肿瘤，可以浸润（infiltrate）周围的结构，与癌没有什么不同（not unlike carcinomas）。此外，当它们转移时，没有形态学或分子特征可以预测转移扩散。由于 PitNETs 可能有转移，并且由于转移性病变通常不会分化不良，没有理由使用"癌"一词。

肉眼观：PitNETs 生长缓慢，发现时大小不一，小者直径仅数毫米，大者可达 10cm。功能性腺瘤一般较小，无功能性腺瘤一般较大。肿瘤一般柔软，灰白或微红，有时可见灶状缺血性坏死或出血。光镜下瘤细胞呈圆形、多角形，可大可小，在同一肿瘤内大小比较均匀。细胞排列成团状、条索状、片状、腺样或乳头状，仅有少量间质及毛细血管将其分隔，少数呈弥漫散在排列（图 13－1）。

1. 催乳素细胞瘤（lactotroph tumor） 为垂体神经内分泌瘤中最多的一种，约占 30%，电镜下胞质中多为稀疏的小分泌颗粒，血中催乳素水平增高。在年轻女性，早期会出现溢乳－闭经综合征，故发现时肿瘤较小；在男性及老年妇女，高催乳素血症的症状不明显，因而发现时肿瘤较大。PAS 染色阴性，免疫组化染色示催乳素阳性。

2. 生长激素细胞瘤（somatotroph tumor） 约占垂体神经内分泌瘤的 1/4，发现常较晚，因而体积较大，在电镜下胞质中可见直径平均为 500nm 的分泌颗粒。该腺瘤约一半有致密的分泌颗粒，免疫组化染色示 GH 强阳性，HE 切片中胞质嗜酸性，血中 GH 水平增高，临床表现为巨人症或肢端肥大症。另一半只有稀疏的分泌颗粒，免疫组化染色呈弱阳性反应，HE 切片胞质弱嗜酸性或嫌色性，并不分泌过多的 GH，因正常垂体组织受其压迫，临床表现为垂体前叶功能低下。

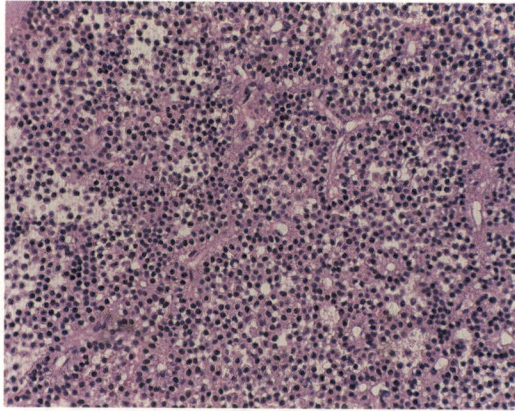

图 13 - 1 垂体神经内分泌瘤

瘤细胞呈圆形、多角形，细胞排列成团状、条索状、片状、

腺样或乳头状，仅有少量间质及毛细血管将其分隔

3. 促肾上腺皮质激素瘤（corticotroph tumor） 约占垂体神经内分泌瘤的 15%，组织学上细胞常呈嗜碱性，并呈 PAS 阳性反应。电镜下分泌颗粒多少不一，大小不等，平均直径约 300nm。免疫组化显示 ACTH 阳性，临床上有一半患者表现为 Cushing 综合征；另一半却无该激素功能异常表现，其原因可能是该瘤细胞只合成 ACTH 的前身，即 proopiomelanocortin（POMC），POMC 在细胞内未能分解为 ACTH、内啡肽及 β - 促脂素，因而不具有激素效应。

4. 促性腺激素瘤（gonadotroph tumor） 约占 5%，光镜下多为嫌色细胞瘤或嗜碱性细胞瘤，分泌颗粒显示 FSH 或 FSH 及 LH，临床表现为性功能减退或无症状，多半由于压迫症状才引起注意。

5. 促甲状腺激素瘤（thyrotroph tumor） 仅占 1%，瘤细胞为嫌色性或嗜碱性。大多数患者有甲状腺功能低下，仅少数患者伴"甲亢"及血中 TSH 升高。PAS 染色阳性。免疫组化染色示 TSH 阳性。

6. 多种激素细胞瘤（plurihormonal tumor） 占 12%～15%，多数为 GH 细胞及催乳素细胞混合腺瘤，有的呈 TSH 细胞与上述两种细胞分别或共同混合在一起的腺瘤，光镜下细胞染色呈多样化。

7. 无功能性细胞瘤（null cell tumor） 约占 25%，光镜下为嫌色细胞瘤，免疫组化染色显示多数细胞激素为阴性，少数细胞可含 FSH、TSH 及 ACTH 等，可引起垂体前叶功能低下。

（二）颅咽管瘤

颅咽管瘤（craniopharyngioma）占颅内肿瘤的 1.8%～5.4%，是胚胎期颅咽囊残留上皮发生的肿瘤，肿瘤有的位于蝶鞍内，也可位于蝶鞍外沿颅咽管的各部位。肿瘤大小不一，从豆粒大到拳大，瘤体为实性或囊性（单囊或多囊），囊内有暗褐色液体。光镜下与造釉细胞瘤相似，瘤细胞排列成巢，细胞巢的周边有 1～2 层柱状细胞，稍内为棘细胞，中心部逐渐变成星状细胞。细胞巢中心部常有坏死，有胆固醇结晶及钙盐沉着，或液化成囊腔。囊性肿瘤的囊壁由鳞状上皮构成。肿瘤压迫垂体或下丘脑，可引起垂体功能低下；压迫第三脑室，可引起脑积水；压迫视神经，可引起视野缺失。

第二节 甲状腺疾病

一、弥漫性非毒性甲状腺肿

弥漫性非毒性甲状腺肿（diffuse nontoxic goiter），亦称单纯性甲状腺肿，是由于甲状腺素分泌不足，促使 TSH 分泌增多而引起的甲状腺肿大。根据地理分布，可分为地方性（endemic）和散发性（sporadic）

两种。地方性甲状腺肿以远离海岸的内陆山区和半山区多见，人群中有 10% 以上的人患有该病，其发病人数是散发性的 10 倍以上。

（一）病因和发病机制

1. 缺碘　地方性甲状腺肿的主要病因是缺碘，由于饮水及土壤中缺碘，人体碘摄入不足，导致甲状腺素的合成减少，出现轻度的甲状腺功能低下，通过反馈机制使垂体 TSH 分泌增多，使甲状腺滤泡上皮细胞增生肥大，因而甲状腺肿大，同时摄取碘的功能增强，可提高甲状腺合成分泌甲状腺素的能力，使血中甲状腺素恢复到正常水平，这时增生的上皮逐渐恢复正常。如果长期持续缺碘，一方面滤泡上皮持续增生，另一方面所合成的甲状腺球蛋白不能充分碘化，不能被上皮细胞吸收利用，从而堆积在滤泡内，使滤泡腔显著扩大，这样就使甲状腺进一步肿大。机体对碘或甲状腺素的需求量增加（例如青春期、妊娠期、授乳期），使机体内甲状腺素相对缺乏，也可导致甲状腺肿。

2. 致甲状腺肿因子　一些物质可使甲状腺素合成过程的某个环节发生障碍，也是引起甲状腺肿的附加因素。如长期摄入大量钙，不仅影响碘在肠的吸收，还能使滤泡上皮的细胞质内钙离子增加，抑制甲状腺素的分泌。某些食品如卷心菜、甘蓝、芹菜含有硫氰酸盐或有机氯酸盐，会妨碍碘向甲状腺集聚，硫脲能影响一碘酪氨酸向二碘酪氨酸转化，磺胺类药能妨碍酪氨酸的缩合等。

3. 高碘　常年饮用含碘高的水，因碘摄食过高，过氧化物酶的功能基因过多地被占用，会影响酪氨酸氧化，因而碘的有机化过程受阻，甲状腺呈代偿性肿大。

（二）病理变化

按其发展过程，分为 3 个时期。

1. 增生期　肉眼观：甲状腺呈弥漫性肿大，表面光滑。光镜下：滤泡上皮增生肥大，呈立方形或柱状，保持小滤泡新生，胶质含量少，间质充血。甲状腺功能无明显变化。此期可称为弥漫性增生性甲状腺肿。

2. 胶质贮积期　长期缺碘使滤泡上皮反复增生、复旧，少数滤泡上皮仍呈现增生肥大，保持小型滤泡增生状态，但大部分滤泡显著扩大，内积多量浓厚的胶质。肉眼观：甲状腺弥漫性对称性肿大，可达 200 ~ 300g（正常为 20 ~ 40g），表面光滑，无结节形成，质地较软，切面呈淡褐色，半透明胶冻状。光镜下：部分上皮增生，可有小滤泡或假乳头形成，大部分滤泡上皮复旧变扁平，滤泡腔高度扩张，腔内大量胶质蓄积。此期可称为弥漫性胶样甲状腺肿（diffuse colloid goiter）。

3. 结节期　随着病程的发展，由于甲状腺内不同部分滤泡上皮增生与复旧变化不一致，就会形成不规则的结节。光镜下与上一期基本相同，只是有的滤泡过度扩大，直径可达 300 ~ 400μm 或以上，使滤泡大小差别更大，有的地方亦有滤泡上皮增生，有的增生呈乳头状，部分增生的结节内可形成所谓的"Sanderson 小膨出"（图 13 - 2）。增生的结节缺乏包膜，肉眼观甲状腺更加肿大，有许多结节，数量及大小不一，大者直径可达数厘米，结节境界清楚，但无包膜或包膜不完整，这是和腺瘤的明显不同之处。常发生出血坏死、囊性变及钙化，出血和坏死灶可被机化而导致纤维化。肿大的甲状腺可向胸骨下伸延，患者可有颈部压迫感和吞咽困难。甲状腺功能一般仍无明显变化，但少数可有毒性甲状腺肿的症状。第 5 版 WHO 甲状腺肿瘤分类中，将具有分子异常的结节性甲状腺肿重新定义为"滤泡结节性病变"（详见甲状腺良性肿瘤）。

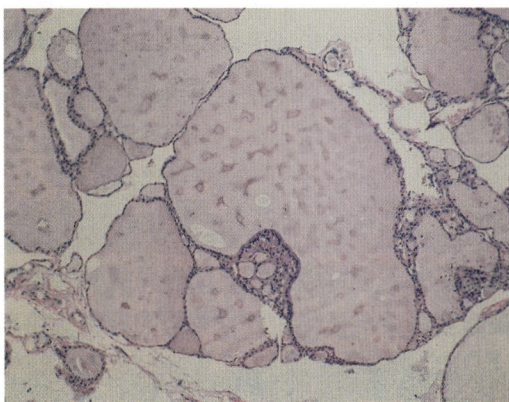

图 13 - 2　结节性甲状腺肿中的
"Sanderson 小膨出"

二、弥漫性毒性甲状腺肿

弥漫性毒性甲状腺肿（diffuse toxic goiter）是具有甲状腺毒症的甲状腺肿。甲状腺毒症（thyrotoxicosis）是由于血中甲状腺素过多作用于全身组织所引起的综合征，其原因如下：①90%为甲状腺功能亢进，即甲状腺素的合成及分泌增多，如毒性甲状腺肿、毒性腺瘤、毒性结节性甲状腺肿；②甲状腺素释放增多，如某些类型的甲状腺炎；③极少数情况见于垂体促甲状腺激素瘤或下丘脑促甲状腺释放激素的增多，引起继发性甲状腺功能亢进。

毒性甲状腺肿患者年龄常在30~40岁，女性发病比男性高4倍或更高。临床主要表现为甲状腺肿大，甲状腺功能亢进引起的代谢增高、心悸、多汗、多食、消瘦等症状，约1/3伴有眼球突出，故又称突眼性甲状腺肿（exophthalmic goiter）（图13-3）。

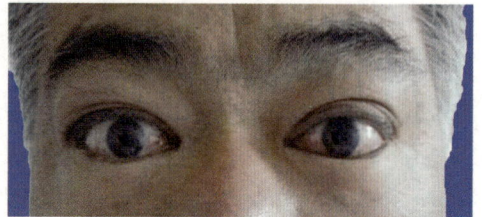

图13-3 弥漫性毒性甲状腺肿之甲亢性突眼

（一）病因和发病机制

病因虽不太清楚，但已有以下证据表明本病为自身免疫性疾病。①本病与桥本甲状腺炎有许多相似之处，如血中球蛋白增高，并有多种抗甲状腺抗体；常与其他自身免疫性疾病如重症肌无力、血小板减少性紫癜、溶血性贫血等合并发生。②在诸多的抗各种甲状腺成分的抗体中，最重要的是能与TSH受体结合的自身抗体。因为具有类似TSH的作用，此类抗体可分为两种，一种是能促进甲状腺素分泌的甲状腺刺激免疫球蛋白（thyroid - stimulating immunoglobulins，TSI），另一种是促进滤泡上皮生长的甲状腺生长刺激免疫球蛋白（thyroid growth - stimulating immunoglobulins，TGI）。③本病有家族性素质，在西方已证明在患者及其亲属中HLA - DR3分布频率高，提示有遗传基因素质。有人推测HLA - DR3人群中抑制性T细胞功能是有基因缺陷的，因而辅助性T细胞增强，使自身免疫抗体生成增多。④有的因精神创伤，可能干扰了免疫系统而促进本病的发生。

（二）病理变化

肉眼观，甲状腺对称性弥漫肿大，一般为正常的2~4倍，表面光滑，质较软，切面灰红分叶状，胶质含量少。光镜下：①以滤泡增生为主要特征，滤泡大小不等，以小型滤泡为主。小型滤泡上皮呈立方形，大型滤泡上皮多为高柱状，常向腔内形成乳头状突起。②滤泡腔内胶质少而稀薄，胶质的周边部即靠近上皮处出现大小不等的空泡，有的滤泡内甚至不见胶质。③间质中血管丰富，显著充血，有多量淋巴细胞浸润并有淋巴滤泡形成。经碘治疗的病例，由于碘能阻断含甲状腺素胶质的分解和促进胶质的储存，故胶质增多变浓，上皮增生受抑制，间质充血减轻，淋巴细胞也减少。与此相反，经硫脲嘧啶等阻断甲状腺素合成的药物治疗者，由于血中TSH代偿性增加，故滤泡增生更明显，上皮呈高柱状，胶质更稀少甚至消失。

除甲状腺病变外，全身淋巴组织增生，胸腺肥大和脾肿大；心脏肥大、扩大，心肌可有灶状坏死及纤维化；肝细胞脂肪变性，空泡变性，甚至可有坏死和纤维增生。部分病例有眼球突出，其原因是眼球外肌水肿及淋巴细胞浸润；球后脂肪纤维组织增生，淋巴细胞浸润及大量糖胺多糖积聚而形成的黏液水肿。

三、甲状腺功能低下

甲状腺功能低下（hypothyroidism）是因甲状腺素分泌缺乏或不足而出现的综合征，其病因包括：①甲状腺实质性病变，如甲状腺炎，外科手术或放射性同位素治疗造成的腺组织破坏过多，发育异常等；

②甲状腺素合成障碍，如长期缺碘、长期抗甲状腺药物治疗、先天性甲状腺素合成障碍、可能由于一种自身抗体（TSH 受体阻断抗体）引起的特发性甲状腺功能低下等；③垂体或下丘脑病变。根据发病年龄的不同，可分为克汀病及黏液水肿。

（一）克汀病

克汀病（cretinism），又称呆小症，是新生儿或幼儿时期甲状腺功能低下的表现，多见于地方性甲状腺肿病区。主要原因是缺碘，在胎儿时期，母亲通过胎盘提供的甲状腺素不足，而胎儿甲状腺及出生之后本身也不能合成足够的激素。散发病例多由于先天性甲状腺素合成障碍。

主要表现为大脑发育不全，智力低下，因为甲状腺素对胎儿及新生儿的脑发育特别重要。此外尚有骨形成及成熟障碍，表现为骨化中心出现延迟，骨骺化骨也延迟，致四肢短小，形成侏儒。头颅较大，鼻根宽且扁平，呈马鞍状，眼窝宽，加上表情痴呆，呈特有的愚钝颜貌。应该指出，在出生后数月内，不易察觉智力低下及骨骼发育障碍，而这时又正是脑发育的关键时期，到症状出现时再给甲状腺素治疗已无济于事，因此出生后应及早查血，如果 T_4、T_3 降低及 TSH 增高，可确定为甲状腺功能低下。

（二）黏液水肿

黏液水肿（myxedema）是少年及成年人甲状腺功能低下的表现，患者基础代谢显著低下并由此带来各器官功能降低，组织间隙有大量糖胺多糖（透明质酸、硫酸软骨素）沉积而引起黏液水肿，可能是由于该物质分解减慢所致。患者开始表现为怕冷、嗜睡，女性患者有月经不规则，以后动作、说话及思维均减慢，出现黏液水肿。皮肤发凉、粗糙，手足背部及颜面尤其是眼睑苍白浮肿。糖胺多糖沉着在声带导致声音嘶哑，沉着在心肌可引起心室扩张，沉着在肠管引起肠蠕动减慢及便秘等。

四、甲状腺炎

甲状腺炎可分为急性、亚急性、慢性三种。急性甲状腺炎为细菌感染引起的急性间质炎或化脓性炎，由于甲状腺对细菌感染的抵抗力强，故很少见。亚急性及慢性甲状腺炎是独立的具有特征性病变的疾病。

（一）急性甲状腺炎

急性甲状腺炎是甲状腺发生的化脓性炎症，由细菌或真菌感染所致。易发生在营养不良的婴儿、身体虚弱的老人和免疫功能受损的患者。细菌或真菌经血液循环、淋巴道或邻近化脓病变蔓延侵犯甲状腺而引起急性化脓性炎症，其中以邻近化脓性病灶蔓延最多见。继发感染也是另一种可能的原因。急性甲状腺炎起病较急，出现高热、出汗及全身不适，甲状腺部位出现局部肿块，触痛明显，局部皮肤发红、发热。急性甲状腺炎的组织学改变主要是中性粒细胞浸润和组织坏死。

（二）亚急性甲状腺炎

亚急性甲状腺炎（subacute thyroiditis），又称肉芽肿性或巨细胞性甲状腺炎，一般认为病因是病毒感染，具有发热等病毒感染症状，曾分离出腮腺炎、麻疹、流感病毒，甲状腺出现疼痛性结节，病程为6周至半年，然后自愈。本病在女性多于男性，多在30岁左右发病。

肉眼观：甲状腺呈不均匀轻度肿大，质硬，常与周围粘连，切面可见灰白色坏死或纤维化病灶。光镜下：病变呈分布不规则的滤泡坏死破裂病灶，其周围有急性、亚急性炎症，以后形成类似结核结节的肉芽肿。肉芽肿中心为不规则的胶质碎块伴有异物巨细胞反应，周围有巨噬细胞及淋巴细胞，但无干酪样坏死。以后肉芽肿纤维化，残留少量淋巴细胞浸润。本病初期，由于滤泡破坏致甲状腺素释放增多，可出现甲状腺毒症；晚期如果甲状腺有严重的破坏乃至纤维化，可出现甲状腺功能低下。

（三）慢性甲状腺炎

1. 慢性淋巴细胞性甲状腺炎（chronic lymphocytic thyroiditis） 亦称桥本甲状腺炎，为自身免疫病。患者甲状腺肿大，功能减退。甲状腺结构为大量淋巴细胞、巨噬细胞所取代，滤泡萎缩，结缔组织增生。本病基本缺陷是抗原特异性抑制性 T 细胞减少，致细胞毒性 T 细胞得以攻击破坏滤泡细胞，且 Th 细胞参与 B 细胞形成自身抗体，引起自身免疫反应。

肉眼观，甲状腺弥漫性对称性肿大，稍呈结节状，质较韧，被膜轻度增厚，但与周围组织无粘连，切面分叶状，色灰白灰黄。光镜下，甲状腺实质广泛破坏、萎缩，大量淋巴细胞、浆细胞浸润，淋巴滤泡形成，纤维组织增生，有时可出现多核巨细胞（图 13-4）。甲状腺滤泡萎缩，滤泡上皮细胞呈嗜酸性变性。细胞核增大，圆形，可呈毛玻璃样，偶尔可见核沟甚至核内假包涵体，易误诊为滤泡亚型甲状腺乳头状癌。根据浸润的浆细胞中 IgG4 阳性细胞的比率，桥本甲状腺炎目前被分为 IgG4 相关性甲状腺炎和非 IgG4 相关性甲状腺炎，前者对激素治疗敏感。

2. 纤维性甲状腺炎（fibrous thyroiditis） 又称 Riedel 甲状腺肿或木样甲状腺炎，甚少见，主要发生在中年妇女，病因不明。病变多从一侧开始，肉眼观，甲状腺甚硬似木样，故又名木样甲状腺炎。表面略呈结节状，与周围明显粘连，切面灰白。光镜下，甲状腺滤泡明显萎缩，小叶结构消失，纤维组织明显增生和玻璃样变，有少量淋巴细胞浸润。临床常有甲状腺功能低下。

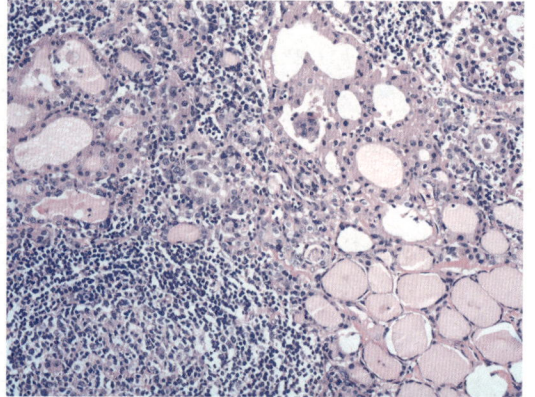

图 13-4　桥本甲状腺炎

五、甲状腺肿瘤

甲状腺肿瘤包括上皮源性肿瘤、间叶源性肿瘤、淋巴造血系统肿瘤和转移性肿瘤。其中，甲状腺上皮性肿瘤分为良性肿瘤、低风险肿瘤和恶性肿瘤三大类。其中，低风险肿瘤为第 5 版 WHO 甲状腺肿瘤分类中更新的命名，特指具有极低转移潜能的甲状腺肿瘤。

（一）甲状腺良性肿瘤

1. 甲状腺滤泡腺瘤（follicular thyroid adenoma，FTA） 是常见的甲状腺良性肿瘤，多见于青、中年妇女，出现功能亢进者不足 1%。肿瘤绝大多数为单发，大小从直径数毫米到 3~5cm，可见囊性变、纤维化或钙化。滤泡性腺瘤（follicular adenoma）根据滤泡分化程度，又可分为以下几种亚型。①胚胎型腺瘤（embryonal adenoma）：瘤细胞小，排列成条索状或小片状，有少量不完整的滤泡状腺腔散在，无胶质，有较多呈水肿的疏松纤维间质。②胎儿型腺瘤（fetal adenoma）：又称小滤泡型腺瘤，由许多小滤泡构成，上皮细胞为小立方形，滤泡腔内多不含胶质，与胎儿甲状腺组织相似。间质较丰富，呈水肿或黏液变性，此型易发生囊性变或出血。③单纯型腺瘤（simple adenoma）：由与正常甲状腺相似的滤泡构成，滤泡排列拥挤，内含胶质，间质较少。④胶样型腺瘤（colloid adenoma）：又称巨滤型泡腺瘤，滤泡较大，充满胶质，间质少。

2. 具有乳头状结构的滤泡腺瘤（follicular thyroid adenoma with papillary architecture） 具有特征性滤泡内"向心性"乳头，细胞核特征较甲状腺乳头状癌（papillary thyroid carcinoma，PTC）更为整齐有序，缺乏 PTC 特征。临床上具有甲状腺功能亢进或亚临床甲亢，核素扫描表现为"高功能性热结节"。手术切除肿瘤后，甲状腺功能可恢复正常。这些肿瘤通常与 TSHR 突变激活（高达 70%）或 GNAS 突变（少部分）和（或）EZH1 突变有关，此为 McCune - Albright 综合征以及 Carney 复合体的特征之一，前者由胚系嵌合体 GNAS 突变所引起，后者由 PRKAR1A 中的胚系失活突变引起。

3. 甲状腺嗜酸细胞腺瘤（oncocytic adenoma of the thyroid，OTA） 是指肿瘤细胞 75% 以上为嗜

酸细胞的 FTA。瘤细胞大而呈多角形，核小，胞质丰富，有嗜酸性颗粒，排列成索状或巢状，也可形成不完整的滤泡腔。本瘤较少见。嗜酸细胞腺瘤有特征性线粒体基因组（mtDNA）或 *GRIM19*（*NDUFA13*）基因改变，1/3 以上的肿瘤有拷贝数变异。

4. 甲状腺滤泡结节性病变 2022 年第 5 版 WHO 甲状腺肿瘤分类认为，多结节性甲状腺肿伴腺瘤样增生/腺瘤样结节通常是但并不总是克隆性病变，因此，新提出了滤泡结节性病变（thyroid follicular nodular disease，FND）一词，认为其中一部分为良性腺瘤，而另一部分则为增生。甲状腺激素通路相关基因改变在 FND 形成过程中发挥重要作用，如 *TG*、*TPO*、*NIS*（钠碘转运蛋白）、*DUOX2*（双氧化酶）、*XB130*、*TSHR* 等是最常见的 FND 致病基因。家族性和早发性 FND 可能与 DICER1 综合征相关。

（二）甲状腺癌

甲状腺癌（thyroid carcinoma）在不同地区的发病率差别很大，各类型的恶性程度不同，与其他器官癌相比，发展较缓慢。值得注意的是，有的生长缓慢似腺瘤；有的原发灶很小，临床上常首先发现转移病灶；有的短期内生长很快，浸润周围组织引起临床症状。多数甲状腺癌患者甲状腺功能正常，仅少数内分泌功能紊乱。甲状腺癌包括滤泡上皮细胞起源的肿瘤及甲状腺内弥散性神经内分泌细胞（C 细胞）起源的肿瘤（详见弥散性神经内分泌细胞肿瘤）。前者主要有以下 3 种类型。

1. 甲状腺乳头状癌（papillary carcinoma of thyroid） 占甲状腺癌的 40% ~ 60%，青年女性多见，生长较慢，肉眼发现时多为 1 ~ 2cm 的圆形肿块，无包膜，少数有不完整的包膜，以后逐渐向周围浸润。切面灰色或灰棕色，质地有的较软，有的较硬，肉眼有时可见颗粒状细乳头结构（图 13 - 5）。光镜下，癌细胞围绕一纤维血管中心轴呈乳头状排列，乳头分支较多（图 13 - 6）。癌细胞立方形或矮柱状，其特点是细胞核增大，核质比增大。核染色质少，呈透明或毛玻璃样，缺乏核仁，可见核沟、核内假包涵体（nuclear pseudoinclusion）。间质中常可见砂粒体（psammoma body）（图 13 - 7）。本癌发现时约 50%已有颈部淋巴结转移，有时原发灶后于转移灶发现，有的原发灶甚至小到超声及肉眼观察不到，仅在显微镜下发现，称"隐匿性癌"。此癌恶性程度低，预后好，5 年存活率达 95%。 📱微课

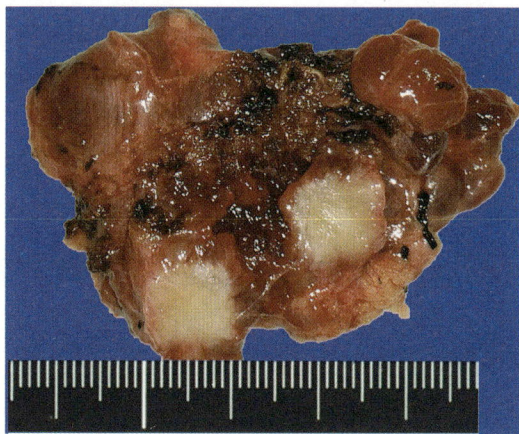

图 13 - 5 甲状腺乳头状癌（大体）
肿瘤呈孤立性结节，似有包膜，切面灰白色，
细颗粒状，质地稍硬

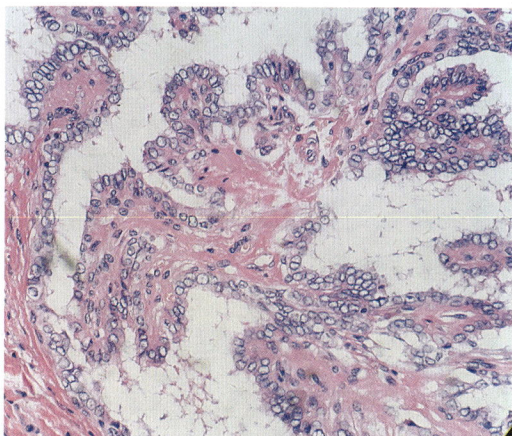

图 13 - 6 甲状腺乳头状癌（光镜）
显示乳头状结构，细胞核异型性大、
拥挤、呈毛玻璃样

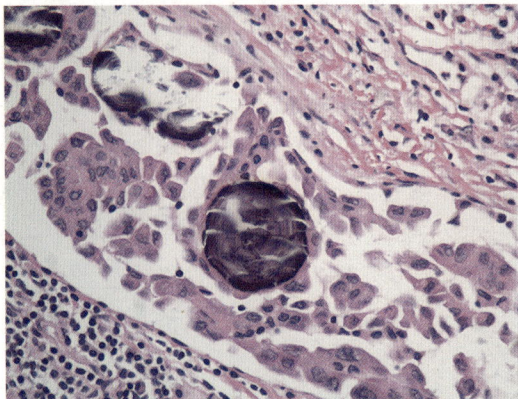

图 13 - 7　甲状腺乳头状癌中的砂砾体
砂砾体表现为同心圆层状、蓝色深染圆形小体

⊕ 知识链接

关于直径≤1.0cm甲状腺乳头状癌的最新观点

直径≤1.0cm的甲状腺乳头状癌，在2022年WHO甲状腺肿瘤分类中已不再提倡作为单独分类，而提倡根据细胞核组织形态特征，按照PTC亚型进行分类。

Harach等总结了美国、日本等国家的尸检资料发现，生前未发现的甲状腺癌的患病率高达5.6%～35.6%，其中小于1cm的PTC占到67%。尸检中甲状腺癌的发现率为11.5%，且多数为1～3mm的癌。这些研究一方面说明这一类肿瘤是恶性程度相对较低的肿瘤，是人癌共存的典型实例；另一方面也揭示了小于1cm甲状腺乳头状癌的高患病率。

近些年对SEER数据库的分析显示，甲状腺癌的患病率显著增加，并以小于1cm PTC的增加为主，但是其死亡率并没有增加。小于1cm的甲状腺癌在人群中的固有患病率是很高的，只是以往受到健康意识、检查手段和检查频度的限制而未显露出来。不过，尽管部分小于1cm的甲状腺癌表现为高危病理亚型（如高细胞亚型等）、癌灶腺外侵犯、伴有淋巴结转移和远处转移等临床特点，但总体而言，长期预后良好。

几篇临床综述和荟萃分析有助于我们认识小于1cm PTC的临床特征。

2008年，Roti等纳入17篇文章、9300余例甲状腺微小癌患者资料，得到下述临床特征：①女性患者比例为82.9%，远高于男性的17.1%；②PTC比例为65%～99%，高度恶性病理类型（包括高细胞亚型）的比例为0.8%；③诊断时，15.0%的患者伴有淋巴结转移，0.37%的患者已出现远处转移。2012年，Pacini综述了6项小于1cm PTC的研究，证实超过20%的小于1cm PTC为多灶性，确诊时平均11%出现腺外侵犯，28%存在淋巴结转移。超过半数的甲状腺微小癌患者存在 *BRAF* 基因突变，后者是与甲状腺乳头状癌发生、进展相关的基因突变之一。在第5版WHO甲状腺肿瘤分类中，因少数≤1.0cm PTC表现出侵袭性病理特征和临床行为，临床管理指南制定PTC患者个性化风险分层方案依赖于多种病理特征，而非单纯依靠肿瘤大小。

2. 甲状腺滤泡癌（follicular thyroid carcinoma）　占甲状腺癌的10%～15%，多见于50岁以上女性。早期即可出现血道转移，原发灶切除后的5年存活率为30%～40%。肉眼观，肿瘤灰白色，有的为结节状，有不完整包膜，貌似腺瘤；有的广泛浸润于甲状腺内，进而侵犯气管壁、颈部血管、肌肉及喉返神经（图13-8）。光镜下见不同分化程度的滤泡，可见包膜浸润和（或）血管内癌栓（图13-9）。

此癌恶性程度与包膜和（或）血管内癌栓数量有关，仅有包膜侵犯者预后较好，单纯肿瘤切除几乎可以治愈。但伴有血管内癌栓者转移率较高，其中，血管内癌栓数量小于 4 灶者转移率为 5%；4 灶及 4 灶以上者转移率为 18%，死亡率高。

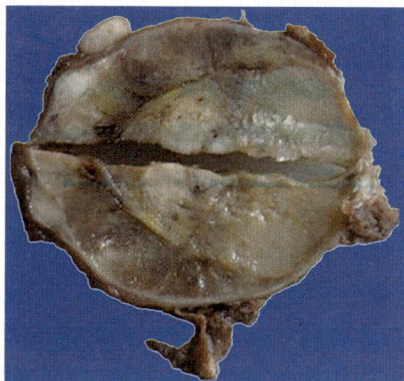

图 13 - 8　甲状腺滤泡癌（大体）

肿瘤呈孤立性结节，界限相对比较清楚；切面灰白色，
伴有灶性出血坏死；可见明显包膜侵犯

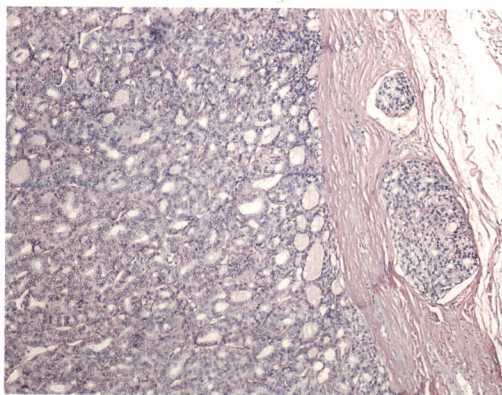

图 13 - 9　甲状腺滤泡癌（光镜）

肿瘤性滤泡分化稍差，细胞核增大，核浆比例增大，
肿瘤包膜内可见血管内癌栓

3. 甲状腺间变性癌（anaplastic thyroid carcinoma，ATC）　约占甲状腺癌的 15%，恶性度高，生长快，早期即可向周围组织浸润并发生转移，预后极差，一般均在诊断后 1 年内死亡。患者多在 50 岁以上，无男女差别。肉眼观，肿块较大，形状不规则，无包膜，广泛浸润、破坏，切面灰白色，常有出血、坏死。光镜下，癌细胞大小、形态、染色深浅不一，核分裂象多。根据组织形态可分为小细胞型、巨细胞型、梭形细胞型和鳞状细胞型。小细胞型癌由小圆形细胞构成，呈弥漫分布，与淋巴瘤颇相似，用免疫组化鉴别可确定其是否来源于上皮组织。巨细胞型癌预后最差，光镜下癌细胞大小不一，形态各异，常有巨核细胞及多核巨细胞。梭形细胞型以梭形细胞为主。鳞状细胞型可表达鳞状上皮和滤泡上皮细胞免疫标记物，以往诊断为"鳞状细胞癌"。第 5 版 WHO 内分泌和神经内分泌肿瘤分类中，根据其分子特征，将其定为 ATC 的一种亚型。

4. 甲状腺髓样癌（medullary thyroid carcinoma）　是滤泡旁细胞（亦称 C 细胞）发生的癌变，属于 APUD 瘤，占甲状腺癌的 5%，有的具有家族性，发病年龄在 30 岁左右，散发病例年龄多在 50 岁以上。恶性程度不一，平均存活 6.6 年。90% 的肿瘤分泌降钙素，产生严重的腹泻和低钙血症，有的还同时分泌 CEA、生长抑素、前列腺素及其他多种激素和物质，故血中相应激素水平增高，表现为典型的多发性内分泌腺瘤。

肉眼观，散发病例开始多为单个肿块，而家族性病例常为多中心性。肿瘤呈黄褐色，较软，境界清晰故看似有包膜（图13 - 10）。光镜下，瘤细胞为圆形、多角形或梭形小细胞，排列成簇状、索状（图 13 - 11）。间质比较丰富，常有淀粉样物质和钙盐沉着。电镜下，瘤细胞胞质内有直径为 100～250mm 的神经内分泌颗粒。第 5 版 WHO 内分泌和神经内分泌肿瘤分类中，根据是否有肿瘤性坏死、核分裂象数量（5/2mm²），将髓样癌分为低级别和高级别，后者预后差。

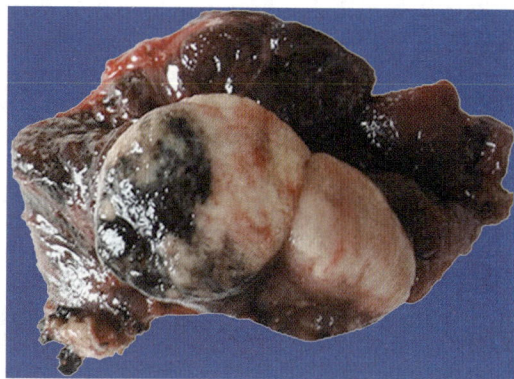

图 13 - 10　甲状腺髓样癌（大体）

甲状腺内查见孤立性结节，境界清晰，
看似有包膜；肿瘤呈灰黄或灰白色，
质地细腻，较软；可见出血坏死灶

髓样癌起源于 C 细胞，而 C 细胞可以分泌降钙素（calcitonin），因此，多数髓样癌可以表达降钙素（图 13 - 12）。同时作为神经内分泌肿瘤，还可以表达神经内分泌标记物，包括嗜铬素 A（Chromogranin A）、突触素（synapses）、神经元特异性烯醇化酶（neuron - specific enolase）。降钙素阳性，甲状腺球蛋白（thyroglobulin）阴性。

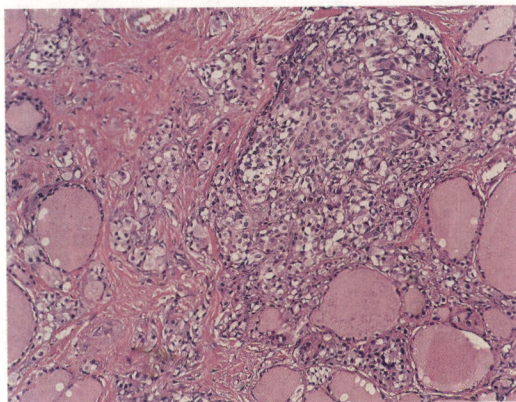

图 13 - 11　甲状腺髓样癌（HE）

肿瘤细胞呈短梭形，梁状、巢状排列，浸润性生长

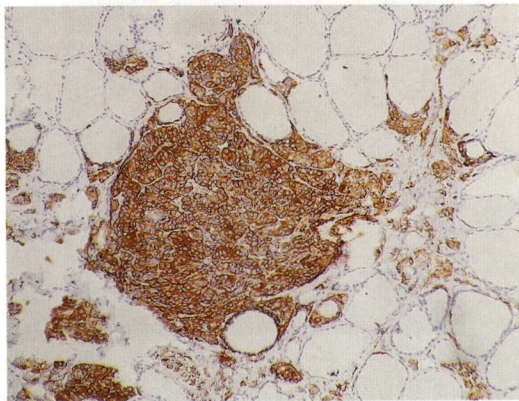

图 13 - 12　甲状腺髓样癌（IHC）

降钙素免疫组织化学染色：细胞质、细胞膜内查见棕黄色颗粒

第三节　甲状旁腺疾病

一、甲状旁腺功能亢进症及原发性多腺性甲状旁腺疾病

甲状旁腺功能亢进症（hyperparathyroidism）分为原发性和继发性两种。

原发性甲状旁腺功能亢进症是由于甲状旁腺疾病（甲状旁腺增生、腺瘤或癌）时分泌过多的甲状旁腺素所致。临床表现为血甲状旁腺素（PTH）增高、血钙增高及无机磷降低。血钙增高的机制是：①通过破骨细胞的作用引起骨组织脱钙；②肾小管增加钙的吸收；③胃肠增加钙的吸收。

以往，原发性甲状旁腺增生用于诊断不明原因的甲状旁腺增生和功能亢进，是除外甲状旁腺腺瘤及甲状旁腺癌后需考虑的诊断。但第 5 版 WHO 内分泌和神经内分泌肿瘤分类中采用"原发性多腺性甲状旁腺疾病（primary multiglandular parathyroid disease，PMPD）"取代原发性甲状旁腺增生的概念，因为受影响的腺体通常呈现为克隆肿瘤性增生。新版 WHO 认为原发性多腺性甲状旁腺疾病是一种胚系易感基因驱动的多发性甲状旁腺肿瘤，可通过多种免疫标记物鉴别。在诊断该疾病时，需要重点关注是否合并多发性内分泌肿瘤综合征（multiple endocrine neoplasia，MEN），Menin、P27、Max 等为诊断原发性多腺性甲状旁腺疾病的重要免疫组化指标，若相关免疫组化指标表达缺失，需提示临床进行 MEN 相关基因筛查。

PMPD 的病因不明。肉眼观，四个甲状旁腺几乎都增生，重量可达正常的数百倍，然而增生并非均匀分布，一般以上部甲状旁腺增生较显著。肿大的甲状旁腺由大小不一的红褐色结节组成。光镜下，增生的细胞以主细胞为主，排列成条索状；有时以水样透明细胞为主，常呈腺泡状或腺腔排列。

继发性甲状旁腺功能亢进症是由于持续性低钙血症引起的继发性甲状旁腺增生症所致，是一种代偿性变化，最常见于慢性肾功能衰竭，也可见于佝偻病、骨软化病、骨髓瘤等。临床上，血钙低而血磷高。肉眼观，全部甲状旁腺增生肿大，亦可超过正常的数百倍，下部腺体常较上部肿大明显。光镜下，增生的细胞主要是主细胞，亦有水样透明细胞和嗜酸性细胞混杂。由于甲状旁腺的代偿作用，血钙可升高到接近正常水平。

二、甲状旁腺肿瘤

甲状旁腺肿瘤大多为单发性，2个以上的多发性腺瘤仅占1%～4%。好发于下部的甲状旁腺，多见于40～60岁，女性较多。肉眼观，肿瘤一般较小，平均重量为0.1～5g，有完整包膜，红褐色，质软，光滑，表面可见小的结节。光镜下，成分主要为主细胞，呈弥漫性巢、索或片状排列，有时形成假腺腔或滤泡状，有时也可见灶状分布的水样透明细胞及嗜酸性细胞，间质甚少。细胞核大、深染，核异型性明显，核分裂象极罕见。常伴有甲状旁腺功能亢进。

甲状旁腺癌甚少见，其中部分为功能性，可致甲状旁腺功能亢进，好发于30～40岁。肉眼观：肿瘤生长较慢，重量可达10g，灰白色，较硬，向周围浸润。光镜下，癌细胞较一致，核分裂象较多，细胞呈条索状排列。可见脉管内癌栓。约1/3的病例可见颈部淋巴结转移，偶尔也可有远处血道转移。免疫组化染色可见阳性表达GATA-3、PTH和其他神经内分泌标记物。

第四节　肾上腺疾病

一、肾上腺皮质功能亢进

肾上腺皮质分泌糖皮质激素（在人类主要是皮质醇）、盐皮质激素及肾上腺雄激素或雌激素。肾上腺皮质功能亢进（hyperadrenalism）根据分泌过多激素的不同，可分为不同的综合征，以下两种较多见。

（一）Cushing综合征

糖皮质激素长期分泌过多，促进蛋白异化，继发脂肪沉着。表现为满月脸、向心性肥胖、皮肤变薄并出现紫纹、多毛、痤疮、高血压、糖耐量降低、月经失调及性功能减退、骨质疏松、肌肉无力等。本病在成人多于儿童，常见于20～40岁，女性多于男性，比例约为2.5∶1。其病因有以下几种。

1. 垂体性Cushing综合征　主要由垂体ACTH细胞腺瘤所引起，少数由于下丘脑异常分泌过多的促皮质释放因子（CRF）所致。血清中ACTH增高，双侧肾上腺呈弥漫性中度肥大，重量可达20g（正常为8g左右），切面皮质厚度可超过2mm，呈脑回状。光镜下主要是网状带及束状带细胞增生。

2. 异位分泌ACTH或CRF　最常见的原因为小细胞肺癌，其他有恶性胸腺瘤、胰岛细胞瘤等，血内ACTH升高。

3. 肾上腺皮质结节性增生（adrenocortical nodular hyperplasia）　其原因不明，有的呈家族性。双侧肾上腺明显肥大，重量可超过50g，在弥漫增生的基础上又有许多增生的结节，大小不等，直径从数毫米至2.5cm。光镜下，弥漫增生者主要为网状带及束状带细胞，而结节内多为束状带细胞，常见多量脂褐素，致结节呈棕褐色。患者血清ACTH水平下降。

4. 功能性肾上腺肿瘤　除肿瘤变化外，血清中ACTH减少，致使肾上腺非肿瘤部分萎缩。

5. 长期使用糖皮质激素类药物　例如地塞米松，由于反馈抑制垂体前叶释放ACTH，故血清中ACTH等减少，导致双侧肾上腺皮质萎缩。

（二）醛固酮增多症

醛固酮增多症分为原发性和继发性。

1. 原发性醛固酮增多症（primary aldosteronism）　是肾上腺皮质增生的细胞分泌过多的醛固酮所致，引起高血钠症、低血钾症及高血压。本病80%是由于功能性肾上腺肿瘤引起，其余为原因不明的两侧肾上腺皮质增生等，这种增生常呈弥漫性，有时也呈结节状，光镜下主要为球状带细胞增生，有时也混杂些束状带细胞。

2. 继发性醛固酮增多症（secondary aldosteronism） 是由于各种疾病造成肾素分泌增多所致，肾素可使血浆中的血管紧张素原转变为血管紧张素，后者刺激球状带细胞使醛固酮的分泌增多。

二、肾上腺皮质功能低下

1. 急性肾上腺皮质功能低下症（acute adrenocortical insufficiency） 病因主要有：①皮质大片出血、双侧肾上腺静脉血栓形成，多为败血症的合并症，可能由于毒素损伤了血管，或者由于 DIC 所致；②在慢性肾上腺皮质功能低下的基础上，由于重症感染、外伤而引起应激反应；③长期皮质激素治疗后突然停药，临床出现血压下降、休克、昏迷等症状，严重时可致死亡。

2. 慢性肾上腺皮质功能低下症 又称 Addison 病，由两侧肾上腺皮质严重破坏所致，当破坏超过90％时才出现临床症状，否则为亚临床型。发病呈隐匿性，主要症状是皮肤和黏膜以及瘢痕处的黑色素沉着增加。此外还有低血糖、低血压、肌力低下、易疲劳、食欲不振、体重减轻等症状。由于 ACTH 分泌不足而导致的继发性肾上腺皮质功能低下时无黑色素沉着，可与本症相鉴别。引起本病的病因主要有双侧肾上腺结核和特发性肾上腺萎缩，偶尔也可因转移癌引起。

三、肾上腺肿瘤

（一）肾上腺皮质腺瘤

肾上腺皮质腺瘤是肾上腺皮质细胞发生的一种良性肿瘤，分为无功能性和功能性两种。与局灶性结节性增生的病变相似，很难鉴别，有人将直径超过 1cm 者归入腺瘤，两者可以并发。腺瘤通常是单侧单发性，并有薄层包膜，对周围组织有压迫现象，为鉴别的主要点。肉眼观，肿瘤一般较小，直径为 1～5cm，包膜多完整，切面黄色，有时呈红褐色，可有出血或小囊变区，偶有钙化。光镜下，多为类似束状带的泡沫状透明细胞，含有丰富类脂质，有时由类脂含量少的嗜酸性细胞构成，或者两种细胞混合存在，瘤细胞排列成团，由含有毛细血管的少量间质分隔（图 13 - 13）。大部分腺瘤为非功能性，少数为功能性，可引起醛固酮增多症或 Cushing 综合征，在形态上与非功能性腺瘤没有区别。

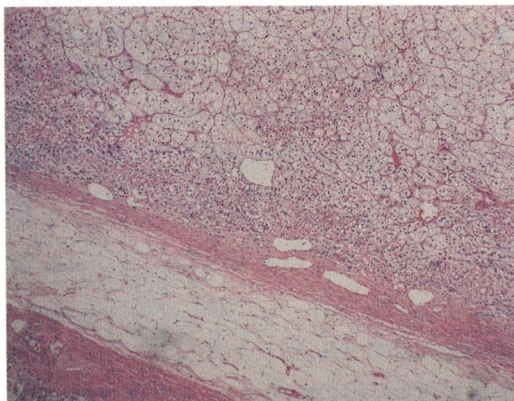

图 13 - 13　肾上腺皮质腺瘤
肿瘤具有完整的纤维结缔组织包膜，
肿瘤细胞胞质透明或淡染，细胞核圆形、规则

（二）肾上腺皮质癌

肾上腺皮质癌（adrenocortical carcinoma）甚少见，一般为功能性，发现时一般比腺瘤大，重量常超

过 100g，呈浸润性生长，正常肾上腺组织破坏或被淹没，向外侵犯周围脂肪组织甚至该侧肾。小的腺癌可有包膜。切面棕黄色，常见出血、坏死及囊性变。光镜下分化差者异型性高，瘤细胞大小不等，并可见怪形核及多核，核分裂象多见。常转移到腹主动脉淋巴结或经血道转移到肺、肝等处。分化高者光镜下像腺瘤，如果癌体小又有包膜，很难与腺瘤区别，有人认为直径超过 3cm 者，应多考虑为高分化腺癌。

（三）肾上腺髓质肿瘤

肾上腺髓质来自神经嵴，原始细胞为交感神经母细胞，以后分化为神经节细胞及嗜铬细胞，因此可形成神经母细胞瘤、神经节细胞瘤及嗜铬细胞瘤。

嗜铬细胞瘤（phenochromocytoma）80%～90% 发生于肾上腺髓质，又称肾上腺内副神经节瘤，剩余 10% 左右发生于肾上腺髓质以外的器官或组织内。绝大部分为单侧单发性，偶尔见于双侧，90% 为良性，好发于 30～50 岁。肿瘤细胞可分泌去甲肾上腺素和肾上腺素，以去甲肾上腺素为主，偶尔也分泌多巴胺及其他激素，故临床主要有儿茶酚胺过高的症状，表现为血压增高，多呈间歇性发作，并伴有头痛、发汗、末梢血管收缩、脉搏加快、血糖增高、基础代谢上升等症状。肉眼观，大小不一，平均为 100g，甚至可达 2000g，有包膜，切面灰红色、灰褐色，常见出血、坏死、囊性变及坏死灶；光镜下，嗜铬细胞大多为角形细胞，形成细胞索或细胞巢，可有不同程度的多形性，有时出现巨细胞，瘤细胞胞质内有大量嗜铬的微细颗粒，间质为血窦；电镜下，颗粒有包膜，电子致密度低者含有肾上腺素，而包膜不清楚、电子致密度高者含有去甲肾上腺素，免疫组化染色嗜铬蛋白 A 阳性，神经微丝蛋白阳性。良、恶性肿瘤在细胞形态方面无截然界限，包膜被侵犯并不能作为恶性的肯定证据，但如有周围组织浸润及转移，确定为恶性肿瘤。

肾上腺外嗜铬细胞瘤多为多发性，位于主动脉两侧副节细胞分布处，常称副节细胞瘤（paraganglioma）。本瘤好发于 10～20 岁，多数为多发性内分泌肿瘤的一部分，40% 为恶性。

第五节　胰岛疾病

成人胰岛主要由四种内分泌细胞组成：①A 细胞，分泌胰高血糖素，占 15%～25%；②B 细胞，分泌胰岛素，占 60%～70%；③D 细胞，分泌生长抑素，占 5%～10%；④PP 细胞，分泌胰多肽，约占 2%。此外，在胚胎和新生儿的胰腺内及胰腺导管黏膜内，还有分泌胃泌素的 G 细胞等。胰腺的各种内分泌细胞可以增生或形成肿瘤，可引起有关激素的过多分泌和功能亢进；也可以变形、萎缩，引起有关激素（如胰岛素）分泌不足和功能低下。

一、糖尿病

糖尿病（diabetes mellitus）是一种体内胰岛素相对或者绝对不足或靶细胞对胰岛素敏感性降低，或者胰岛素本身存在结构上的缺陷而引起的碳水化合物、脂肪和蛋白质代谢紊乱的一种慢性疾病。其主要特点是高血糖及糖尿。临床上表现为多饮、多食、多尿、体重减轻（即"三多一少"），可使一些组织器官发生形态结构改变或功能障碍，并发酮症酸中毒、肢体坏疽、多发性神经炎、失明和肾功能衰竭等。

（一）分类、病因及发病机制

糖尿病一般分为原发性糖尿病（primary diabetes mellitus）和继发性糖尿病（secondary diabetes mellitus）。原发性糖尿病又分为胰岛素依赖型糖尿病（insulin-dependent diabetes mellitus，IDDM）和胰岛素

非依赖型糖尿病（non – insulin – dependent diabetes mellitus，NIDDM）两种。

1. 原发性糖尿病

（1）胰岛素依赖型糖尿病　又称 1 型或幼年型，约占糖尿病的10%。主要特点是青少年发病，起病急，病情重，进展快，胰岛 B 细胞严重受损，细胞数目明显减少，胰岛素分泌绝对不足，血中胰岛素降低，引起糖尿病，易出现酮症，治疗依赖胰岛素。目前认为，本病是在遗传易感性的基础上由病毒感染等诱发的针对 B 细胞的一种免疫性疾病。其根据是：①患者体内可测到胰岛细胞抗体和细胞表面抗体，而且本病常与其他自身免疫性疾病并存；②与 HLA（组织相容性抗原）的关系受到重视，患者血中 HLA – DR3 和 HLA – DR4 的检出率超过平均值，说明与遗传有关；③血清中抗病毒抗体滴度显著升高，提示与病毒感染有关。

（2）非胰岛素依赖型糖尿病　又称 2 型或成年型，约占糖尿病的90%。主要特点是成年发病，起病缓慢，病情较轻，进展缓慢，胰岛数目正常或轻度减少，血中胰岛素可正常、升高或降低，肥胖者多见，不易出现酮症，一般可以不依赖胰岛素治疗。本型病因、发病机制不清楚，认为由与肥胖有关的胰岛素相对不足或组织对胰岛素不敏感所致。

2. 继发性糖尿病　指已知原因造成胰岛内分泌功能不足所致的糖尿病，如炎症、肿瘤、手术或其他损伤和某些内分泌疾病（如肢端肥大症、Cushing 综合征、甲亢、嗜铬细胞瘤和类癌综合征）等。

（二）病理变化

1. 胰岛病变　不同类型、不同时期的病变不同。1 型糖尿病早期为非特异性胰岛炎，继而胰岛 B 细胞颗粒脱失、空泡变性、坏死、消失，胰岛变小、数目减少，纤维组织增生、玻璃样变；2 型糖尿病早期病变不明显，后期 B 细胞减少，常见胰岛淀粉样变性。

2. 血管病变　糖尿病患者从毛细血管到大、中动脉均可有不同程度的病变，且病变发病率较一般人群高，发病早、病变严重。毛细血管和细、小动脉内皮细胞增生，基底膜明显增厚，有的比正常基底膜厚几倍乃至十几倍，血管壁增厚、玻璃样变性、变硬，血压升高；有的血管发生纤维素样变性和脂肪变性，血管壁通透性增高；有的可有血栓形成或管腔狭窄，导致血液供应障碍，引起相应组织或器官缺血、功能障碍和病变。电镜下，内皮细胞增生，基底膜高度增厚，有绒毛样突起，突向管腔，内皮细胞间连接增宽，可见窗孔形成，内皮细胞饮液小泡增加，有的管壁有纤维素样坏死，有些位置有血小板聚集，血栓形成。大、中动脉有动脉粥样硬化或中层钙化，粥样硬化病变程度重。临床表现为主动脉、冠状动脉、下肢动脉、脑动脉和其他脏器动脉粥样硬化，引起冠心病、心肌梗死、脑萎缩、肢体坏疽等。

3. 肾脏病变

（1）肾脏体积增大　由于糖尿病早期肾血流量增加，肾小球滤过率增高，导致早期肾脏体积增大，通过治疗可恢复正常。

（2）结节性肾小球硬化　表现为肾小球系膜内有结节状玻璃样物质沉积，结节增大可使毛细血管腔阻塞。

（3）弥漫性肾小球硬化　约见于75%的患者，同样在肾小球内有玻璃样物质沉积，分布弥漫，主要损害肾小球毛细血管壁和系膜，肾小球基底膜普遍增厚，毛细血管腔变窄或完全闭塞，最终导致肾小球缺血和玻璃样变性。

（4）肾小管 – 间质性损害　肾小管上皮细胞出现颗粒样和空泡样变性，晚期肾小管萎缩。肾小管可发生纤维化、水肿、白细胞浸润。

（5）血管损害　以肾动脉为主，引起肾动脉硬化，特别是入球和出球小动脉硬化。

（6）肾乳头坏死　常见于糖尿病患者患急性肾盂肾炎时，肾乳头坏死是缺血并感染所致。

4. 视网膜病变　早期表现为微小动脉瘤和视网膜小静脉扩张，继而出现渗出、水肿、微血栓形成、出血等增生性视网膜病变，可导致失明。

5. 神经系统病变 周围神经可因血管病变引起缺血性损伤和症状，如肢体疼痛、麻木、感觉丧失、肌肉麻痹等，脑细胞也可发生广泛变性。

6. 其他组织或器官病变 可出现皮肤黄色瘤、肝脂肪变和糖原沉积、骨质疏松、糖尿病性外阴炎及化脓性和真菌性感染等。

二、胰岛细胞瘤

胰岛细胞瘤（islet cell tumor）又称胰岛细胞腺瘤。好发部位依次为胰尾、体、头部，异位胰腺也可发生。常见于 20~50 岁。肉眼观，肿瘤多为单个，体积较小，1~5cm 或更大，可重达 500g，圆形或卵圆形，境界清楚，包膜完整或不完整，色浅灰红或暗红，质软、均质，可继发纤维组织增生、钙化、淀粉或黏液样变性以及囊性变。光镜下，瘤细胞排列形式多样，有的呈岛片状或团块状，有的呈脑回状、梁状、索带状、腺泡或腺管状或者呈菊形团样结构，还可呈实性（图 13-14）。弥漫、不规则排列及各种结构混合或单独排列。其间为毛细血管，可见多少不等的胶原纤维分隔瘤组织，并可见黏液、淀粉样变性、钙化等继发性改变。瘤细胞形似胰岛细胞，呈小圆形、短梭形或多角形，形态较一致，细胞核呈圆形或椭圆形、短梭形，染色质细颗粒状，可见小核仁，核分裂象少见，偶见巨核细胞。胰岛细胞瘤多数具有分泌功能，已知的功能性胰岛细胞瘤有 6 种，即胰岛素瘤、胃泌素瘤、高血糖素瘤、生长抑素瘤、血管活性肠肽瘤和胰多肽瘤。胰岛细胞瘤在 HE 染色切片上不能区别细胞种类，常需特殊染色、电镜及免疫组化染色加以鉴别。

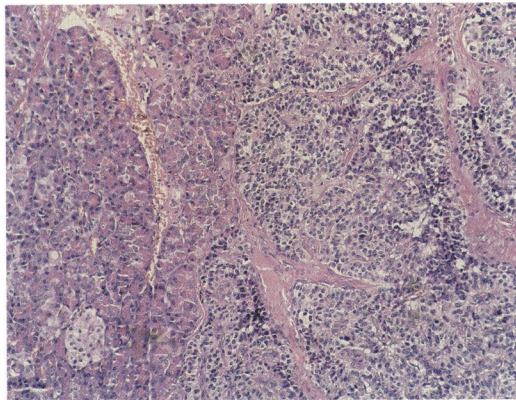

图 13-14 胰岛细胞瘤
左侧显示正常胰腺组织，右侧显示肿瘤组织

第六节 弥散性神经内分泌肿瘤

弥散性神经内分泌系统（diffuse neuroendocrine system，DNES）是指在传统内分泌腺以外广泛散在于周身许多部位的一些内分泌细胞。传统概念认为内分泌系统仅由少数内分泌腺体组成，其产物直接入血。现在认为它是一个很复杂的，由细胞、组织、器官构成的系统，分泌很多激素和胺类产物。大多数内分泌细胞、组织和器官属于 DNES，一些分泌甾类激素和甲状腺激素的细胞如肾上腺皮质细胞和甲状腺滤泡上皮等属于非弥散性神经内分泌系统。

胺前体摄取和脱羧细胞（APUD 细胞）是一群能够合成、储存、释放特殊的生物胺或肽类激素的内分泌细胞。APUD 细胞可存在于内分泌器官如甲状旁腺和肾上腺髓质等内，但更多地散在于全身许多器官和组织内，如胃肠道的透明细胞。这些散在的 APUD 细胞，即含有神经内分泌颗粒与合成并分泌肽和胺类物质的细胞构成 DNES。

弥散性神经内分泌肿瘤（diffuse neuroendocrine neoplasm，DNEN）是指广泛分布于体内的各种弥散性神经内分泌细胞发生的肿瘤。神经内分泌肿瘤具有共同的形态、功能特点和不同的激素功能类型及生物学行为。它是一组异质性显著的肿瘤，显示从惰性、低度恶性到显著恶性、高侵袭性和转移性的一系列生物学行为。

（一）一般特征

肿瘤细胞具有合成、储存和分泌肽类和（或）胺类激素的功能，由于分泌过剩的激素，可引起相应的内分泌紊乱症状。与正常组织不同，这些肿瘤，特别是恶性肿瘤除分泌一般的激素分子外，还分泌一些类激素物质、激素前身和激素片段。这些物质具有与一般激素不同的生物学活性，甚至成为肿瘤组织的主要内分泌产物，由其所致的临床表现也可不同，这些性质不同的产物可在患者血中检出。大多数神经内分泌肿瘤细胞的形态比较一致，体积小，多边形，胞界不甚清楚；核圆形或椭圆形，染色质细颗粒状，可有小核仁。肿瘤细胞常形成条索状、束状、巢状或腺泡状排列，可有菊形团结构。间质血管丰富，可有结缔组织玻璃样变性、黏液变性，或有淀粉样物质沉着。部分神经内分泌肿瘤细胞较大，多边形，可见核仁。

（二）分类

1. 胃肠道弥散性神经内分泌细胞及神经内分泌肿瘤　胃肠道和胰腺分别分布着 12 种和 4 种神经内分泌细胞，是神经内分泌肿瘤（neuroendocrine neoplasm，NEN）最常发生的部位，占所有 NEN 的 55%～70%。胃肠道和胰腺的发病率约为 5.25/10 万，是胃肠道第二类常见肿瘤。

目前将所有源自神经内分泌细胞的肿瘤称为 "neuroendocrine neoplasm，NEN"，中文译名为 "神经内分泌肿瘤"。根据分化程度的不同，NEN 分为高分化神经内分泌瘤（neuroendocrine tumor，NET）和低分化神经内分泌癌（neuroendocrine carcinoma，NEC）。所有神经内分泌肿瘤都有恶性潜能。免疫组织化学染色证实，肿物可以表达神经内分泌标记物，如嗜铬素、突触素等。约 10% NEN 患者的肿瘤可产生 5-羟色胺及其代谢产物，使患者出现面部潮红、出汗、腹泻、哮喘、水肿和右心内膜纤维化等症状，称 "类癌综合征"。

分级根据肿瘤细胞的增殖活性，增殖活性的级别采用核分裂象和（或）Ki-67 指数两项指标。大多数情况下，核分裂象和 Ki-67 指数呈正相关；少数情况下可能不一致，此时采用分级更高的结果。无论采用哪项指标，都应当在病理报告中记录具体数值。核分裂象计数时应计数分裂象活跃的区域，至少计数 50 个高倍视野，并根据所使用的显微镜物镜视野直径进行换算。具体分级见表 13-1。

表 13-1　胃肠神经内分泌肿瘤的分级标准

分级	核分裂象（个/10HPF）	Ki-67 阳性指数
G1	<2	≤2
G2	2～20	3～20
G3	>20	>20

胃中最常见的 DNES 肿瘤有胃泌素瘤、生长抑素瘤、类癌和节细胞性副神经节瘤。

（1）胃泌素瘤　多见于胰，胰外的胃泌素瘤少见，可发生在十二指肠、空肠、胃、肝门、脾门、卵巢、甲状旁腺和淋巴结等。人类胃肠道含有大量 G 细胞，却很少发生胃泌素瘤。抗胃泌素抗体染色示大量免疫反应阳性的肿瘤性 G 细胞。

（2）生长抑素瘤　好发于十二指肠、瓦特壶腹部和空肠。多数为恶性，手术时亦有肝或淋巴结转移。多见于中老年男性。临床特点除有与胰生长抑素瘤相同的症状如糖尿病、腹泻、脂肪泻、胆石、低胃酸或无胃酸外，尚有消化道出血、上腹痛、黄疸和神经纤维瘤病等。形态与胰生长抑素瘤相同，但约1/2 的肿瘤中有砂砾体。免疫组化染色显示生长抑素抗体强阳性。少数为多激素分泌肿瘤，可分泌胰岛素、胃泌素、胰多肽、高血糖素和神经降压素等。

（3）类癌 好发于回肠和阑尾。肉眼为黏膜下黄色或灰黄色结节，表面黏膜光滑。光镜下，瘤细胞圆形、多角形，大小一致，胞质嗜酸性。瘤细胞排列成：①岛状或实性巢或索；②小梁或相互吻合的花带；③腺样；④混合型；⑤弥漫性。好发于阑尾的一种具有外分泌和内分泌功能的类癌，光镜下为分泌黏液的杯状细胞和散在的神经内分泌细胞，这种类癌称为杯状细胞类癌。

（4）节细胞性副神经节瘤 位于十二指肠。肿瘤虽呈假性浸润性生长，但一般为良性。光镜下由上皮样内分泌细胞巢和神经瘤样间质（含神经鞘细胞样细胞和神经节细胞）构成。

2. 肺弥散性神经内分泌细胞及神经内分泌肿瘤 肺内主要的 DNES 细胞为 Kulchitsky 细胞，单个或成群散在分布于支气管树表面上皮细胞之间的基底膜上或支气管壁内腺体上皮细胞之间。由神经内分泌细胞发生的肺癌统称为 NET。近年来，随着免疫组化技术、电镜检测技术和循证医学的广泛开展，根据肿瘤细胞分化程度、形态特点，2015 年 WHO 分类将肺神经内分泌肿瘤分为小细胞癌、大细胞神经内分泌癌、类癌，其中，类癌分为典型类癌和不典型类癌。小细胞癌细胞小，胞质少，核分裂象 ≥ 11 个/10 HPF，常有大片坏死。大细胞神经内分泌癌，细胞排列成器官样巢状、栅栏状、菊形团或小梁状，核分裂象 ≥ 11 个/10 HPF；可有较大坏死灶，细胞大，胞质丰富；核空泡状，染色质粗。诊断类癌的标准是形态与其他部位类癌相同，核分裂象 < 2 个/10 HPF，无坏死，0.5cm 大小或较大。非典型类癌的形态同类癌，核分裂象为 2 ~ 10 个/10 HPF，可有点状坏死。而小于 0.5cm 的结节，被称为弥漫性特发性肺神经内分泌细胞增生（diffuse idiopathic pulmonary neuroendocrine cell hyperplasia）。

3. 皮肤 Merkel 细胞及其肿瘤 Merkel 细胞分布于全身皮肤的表皮内，特别是皮肤附件周围的表皮以及感觉接收器较丰富的部位如指尖和鼻尖。部分黏膜如口腔黏膜内亦可见 Merkel 细胞。光镜下，Merkel 细胞常位于上皮的基底部，有树突状细胞突起与周围上皮细胞相互吻合，胞质透明，无色素颗粒。皮肤 DNES 肿瘤即 Merkel 细胞肿瘤，是皮肤的原发性恶性肿瘤，称 Merkel 细胞癌（MCC）。好发于女性，尤其是中老年女性多见。好发于面部，其他部位有前臂、腿、外阴皮肤等处。肿瘤位于真皮，一般不累及表皮，有报道称 MCC 可呈 Paget 病样，或形成 Pautrier 脓肿样侵犯表皮，可侵至皮下脂肪组织甚至更深部，易侵犯血管、淋巴管。手术切除 1 ~ 3 年后，大部可复发或发生淋巴结和（或）远处转移。根据瘤细胞的大小和排列结构，Merkel 细胞肿瘤可分为三类。①小梁型：是分化最好的一种，瘤细胞圆形或多角形。切除后可局部复发和发生局部淋巴结转移，亦可远处转移，但发展一般较缓慢，侵犯血管少。②中间细胞型：为最常见的一种，细胞和组织学形态像淋巴瘤或 Ewing。核分裂象多见。此型较小梁型恶性程度高，病程短，手术后复发或转移多见。③小细胞型：像肺的燕麦细胞癌，细胞排列成片、花带、假腺样或菊形团。核分裂象多见，恶性程度高，易复发和转移。

4. 其他部位的弥散性神经内分泌肿瘤 甲状腺 DNES 肿瘤主要为甲状腺髓样癌（详见本章第二节）。

喉的 DNES 肿瘤罕见，常呈息肉状或结节状突入腔内。形态为大细胞类癌或像小细胞癌。免疫组化染色显示 CT、CgA、NSE、ACTH、5 - HT 和 somatostatin 等免疫反应性。

胸腺和纵隔 DNES 肿瘤像肺类癌，由 P 细胞构成，常伴 ACTH 分泌和 Cushing 综合征；有时可分泌降钙素和（或）伴大量淀粉样物质沉着。

食管 DNES 肿瘤罕见，大部分为小细胞癌，可分泌 ACTH 和降钙素。

单纯的乳腺 DNES 肿瘤极其罕见，更多的是一般乳腺癌中有 DNES 细胞，可分泌多种肽类激素。

宫颈 DNES 肿瘤罕见，形态为小细胞或是中间细胞癌。

卵巢类癌较多见，80%～90% 为畸胎瘤的一种成分，其余为纯的卵巢类癌。

睾丸类癌罕见，可以是畸胎瘤的一部分或纯的睾丸类癌。

前列腺 DNES 肿瘤罕见，更多的是前列腺癌中有 DNES 细胞。纯的 DNES 肿瘤像燕麦细胞癌。

其他罕见的部位还有胆道和肝、肾、鼻和鼻旁窦、中耳、眼眶和肠系膜。

目标检测

答案解析

1. 简述毒性和非毒性甲状腺肿的区别。
2. 简述结节性甲状腺肿和甲状腺腺瘤的区别。
3. 简述甲状腺恶性肿瘤的种类及其临床病理特点。
4. 简述弥散性神经内分泌肿瘤的分布及其临床病理特点。

书网融合……

本章小结   微课   题库

第十四章　神经系统疾病

📖 学习目标

1. 掌握　流行性脑脊髓膜炎及流行性乙型脑炎的病因、病理变化及临床病理联系；颅内压升高、脑水肿及脑积水的概念。

2. 熟悉　神经系统疾病的基本病变；流行性脑脊髓膜炎及流行性乙型脑炎的发病机制；神经系统肿瘤的常见类型。

3. 了解　颅内压升高的分期；脑疝及脑水肿的类型；神经系统的变性疾病；脊髓灰质炎及海绵状脑病；缺氧与脑血管病；神经系统肿瘤部位及临床病变特点。

4. 学会运用辩证思维方法分析神经系统疾病的病情演变，明确疾病的转归，理解临床诊疗及预防措施。

神经系统是机体的重要系统之一，它的病变会导致其所支配的相应部位的病变和功能改变。因其解剖生理学上的某些特殊性，神经系统在病理方面具有与其他实质性器官不同的一些特殊规律：①病变的部位与功能障碍之间的关系密切，例如一侧大脑额叶前中央回病变可以引起对侧肢体偏瘫；②相同的病变如发生在不同的部位，可以出现不同的综合征及后果，例如额叶前皮质区（联络区）小的梗死灶可不产生任何症状，但如果发生在延髓则可导致严重后果，甚至致死；③对各种致病因子的病理反应较为一致，表现为神经元的变性和坏死、髓鞘的脱失、小胶质细胞的激活、星形胶质细胞的增生等，而同一种病变可以出现在许多不同的疾病中，如炎症渗出过程中血管套的形成；④脑的恶性肿瘤很少发生颅外转移，而颅外恶性肿瘤却常转移至脑；⑤某些解剖生理特征具有双重影响，如颅骨虽然对脑有保护作用，但又是颅内高压及脑疝形成的重要因素。神经系统疾病有炎症性、肿瘤性和非炎症性、非肿瘤性疾病。

⇒ 案例引导

临床案例　患儿，男，2岁6个月。

病史：1日前出现发热、头痛、呕吐，家人以感冒给予服用感冒药无效。今日发现患儿面色苍白，精神不振，且颈项强直，急诊入院。

体格检查：体温39.3℃，血压90/60mmHg（12/8kPa），轻度发绀，四肢及胸部见皮肤瘀斑瘀点，角弓反张，克氏征（+），心率102次/分，律齐而弱。

实验室检查：血常规检查：白细胞21.5×10^9/L，中性粒细胞91%，杆状核细胞5%，淋巴细胞3%，嗜酸性粒细胞1%。因家属拒绝腰穿而未做脑脊液检查。

治疗经过：虽经用磺胺类药物，行降低颅内压，纠正水、电解质等治疗，但病情不见好转，于当晚9时病情恶化，经抢救无效而死亡。

讨论　1. 该患者所患何病？其根据是什么？

2. 为什么临床出现高热、皮肤黏膜瘀斑瘀点、呕吐及头痛？为什么出现颈项强直及角弓反张？

3. 该患者的死亡原因是什么？

第一节 神经系统疾病的基本病变

一、神经元及其神经纤维的基本病变

1. 尼氏体溶解 表现为尼氏体从核周开始崩解为细尘状颗粒，并渐渐向外扩展，最后完全溶解消失。因尼氏体消失，使胞质着色浅淡，胞体肿胀，细胞由经典多极形变为圆形，胞核移位于轴突起始部对侧边缘部。病变一般是可逆的，如去除病因，可恢复正常；如病变继续发展，可引起细胞萎缩或坏死。

2. 红色神经元（red neuron） 为神经元急性坏死，常见于急性缺血缺氧、感染及中毒时，神经元发生凝固性坏死，镜下表现为神经元胞体变形、缩小，尼氏体消失，核浓缩，因 HE 染色胞质呈均匀深伊红色，故称红色神经元，继而发生核溶解、核消失。如果仅见死亡细胞的轮廓，称鬼影细胞（ghost cell）。

3. 前角变性 表现为轴突远端变性，发生于与相连的核周体分离后，状如截断，4 天内远端变性，轴突断裂和髓鞘崩解后被巨噬细胞吞噬，而轴突的再生在中枢神经系统没有太大意义。常见于轴突横断。

4. 神经元萎缩（neuronal atrophy） 早期病变的神经元缺失很难被察觉，晚期病变局部有明显的胶质细胞增生，提示该处曾有神经元的存在。上游神经元变性坏死，使下游神经元难于接受经突触传入的信号，久之可使该下游神经元变性萎缩，这种现象称为跨突触变性，如两侧膝状体在视网膜或视神经受损后的萎缩。

5. 脱髓鞘（demyelination） 当神经元的轴突和树突受损时，其髓鞘肿胀、断裂、崩解成脂质和中性脂肪，苏丹Ⅲ染色呈阳性。

6. 病毒性包涵体 主要见于神经元胞质内（如狂犬病的 Negri 小体），且有诊断价值；也可见核内或核内及胞质内同时出现（如巨细胞病毒）。

7. 细胞结构蛋白异常 海绵状脑病时，由于异常朊蛋白（PrP）的聚积，使神经元胞体及突起呈空泡改变。

二、神经胶质细胞的基本病变

（一）星形胶质细胞的基本病变

1. 肿胀 是损伤早期的形态变化，表现为细胞核及胞质肿大、淡染。如果损伤因子持续存在，可引起细胞死亡。常见于缺氧、中毒、低血糖等。

2. 反应性胶质化（reactive gliosis） 是对脑组织损伤修复所发生的反应。表现为星形胶质细胞增大，其胞体和突起形成胶质瘢痕。因为不含胶原纤维和相应的间质蛋白，其机械强度较弱。肥胖型星形胶质细胞的胞质丰富，嗜伊红，胞核体积增大、偏位，甚至可出现双核，核仁明显。免疫组化染色呈胶质纤维酸性蛋白（glial fibrillary acidic protein，GFAP）强阳性。

3. 淀粉样小体（corpora amy lacea） 是老年人的星形胶质细胞突起聚集，在 HE 染色中呈圆形、向心性层状排列的嗜碱性小体。

4. Rosenthal 纤维（Rosenthal fiber） 是在星形胶质细胞胞质和突起中形成的一种均质性、毛玻璃样嗜酸性小体，呈圆形、卵圆形、长形和棒状。磷钨酸苏木素（PTAH）染色呈红色至紫红色。

（二）少突胶质细胞的基本病变

1. 卫星现象（satellitosis）　是指 1 个神经元被 5 个或 5 个以上少突胶质细胞所围绕。一般多见于神经元变性、坏死时，其意义不明，可能与神经营养有关。

2. 脱髓鞘　是指少突胶质细胞已形成的髓鞘脱失。

3. 营养不良　是指少突胶质细胞髓鞘形成不良。

（三）小胶质细胞的基本病变

1. 噬神经细胞现象（neuronophagia）　是指神经细胞坏死后，被小胶质细胞或血源性巨噬细胞包围、浸润和吞噬的现象。

2. 小胶质细胞结节　是指小胶质细胞灶性增生形成的结节。此时细胞增生，胞体变窄，细胞突起减少，有的呈双极杆状。

3. 格子细胞（gitter cell）　小胶质细胞或巨噬细胞吞噬神经组织崩解产物后，胞体增大，胞中出现大量脂质小滴，HE 染色呈空泡状，称格子细胞或泡沫细胞，苏丹Ⅲ染色呈阳性反应。

（四）室管膜细胞的基本病变

由室管膜下星形胶质细胞增生、填补缺损，形成向脑室面突起的小颗粒，称颗粒状室管膜炎（ependymal granulation）。巨细胞病毒感染时，有些室管膜细胞可出现病毒性包涵体。

第二节　中枢神经系统感染性疾病

中枢神经系统感染性疾病可因细菌、病毒、立克次体、螺旋体、真菌及寄生虫等引起。病原体可通过以下途径入侵中枢神经系统：①血源性感染，如脓毒败血症、感染性栓子等；②局部扩散，如颅骨开放性骨折、鼻窦炎、乳突炎及中耳炎等；③直接感染，如创伤或医源性（腰椎穿刺等）感染；④经周围神经感染，某些病毒如单纯疱疹病毒可沿嗅神经、三叉神经入侵中枢神经，狂犬病毒可沿周围神经而引起感染。

一、细菌感染性疾病

常见的颅内细菌性感染为脑膜炎及脑脓肿，后者常为血源性感染（如肺脓肿、感染性细菌性心内膜炎及败血症等）和局部感染蔓延（如中耳炎、鼻窦炎）所致。本节重点介绍脑膜炎。

流行性脑脊髓膜炎（epidemic cerebrospinal meningitis）是由脑膜炎双球菌引起的脑脊髓膜的急性化脓性炎症。该病的传染源为患者和带菌者，经呼吸道直接传播，多为散发性流行，好发于冬春季节，易感人群为儿童。临床表现主要为突发头痛、高热、喷射状呕吐，皮肤和黏膜瘀点（斑），颈项强直等症状。

1. 病因和发病机制　该病的致病菌是脑膜炎双球菌，该菌存在于患者和带菌者的鼻咽部，病原菌主要经咳嗽、打喷嚏借飞沫经呼吸道直接传播。细菌进入上呼吸道后是否发病以及病情轻重，取决于机体与细菌的相互作用，而机体的免疫功能状态更为重要。当机体抵抗功能正常，细菌的数量较少，毒力较弱，则细菌被消灭；当免疫功能较弱，则细菌在鼻咽部繁殖而成为无症状带菌者，或仅有轻微呼吸道感染症状而自愈。只有当细菌毒力较强或机体免疫功能低下时，细菌经上呼吸道黏膜侵入血流，在血中繁殖，可引起菌血症或败血症，在少数患者细菌会通过血-脑屏障进入蛛网膜下隙，并定位于脑脊髓膜引起脑膜炎。

2. 病理变化　根据病情的发展，一般分为三期。📱微课

（1）上呼吸道感染期　细菌借飞沫传播入鼻咽部黏膜并繁殖，经 2~4 天潜伏期后，临床上出现上呼吸道感染症状。主要病理变化为黏膜血管扩张充血、水肿、少量中性粒细胞渗出及分泌物增多。1~2 天后，有部分患者进入败血症期。

（2）败血症期　该期的主要病理变化为血管内皮细胞损伤，血管壁炎症、坏死和血栓形成以及血管周围出血，细动脉、毛细血管发生细菌栓塞。临床表现主要为突发高热、头痛、呕吐、皮肤及黏膜瘀点（斑）和外周血中性粒细胞增高等。

（3）脑膜炎症期　该期的特征性病变是脑脊髓膜的化脓性炎症。①肉眼观：脑脊髓膜血管扩张、充血。病变严重的区域，蛛网膜下隙充满灰黄色的脓液，脑回和脑沟模糊不清（图 14-1）；边缘病变较轻的区域，可见脓性渗出物沿血管分布。脓性渗出物可累及大脑凸面矢状窦附近或脑底部视神经交叉及邻近各池（如交叉池、脚间池）。因炎性渗出物的阻塞，脑脊液循环发生障碍，可引起不同程度的脑室扩张。②光镜下：蛛网膜下隙可见大量变性坏死的中性粒细胞、少量巨噬细胞、淋巴细胞及纤维蛋白，蛛网膜下隙的血管高度扩张、充血（图 14-2）。脑实质一般不受累，邻近的脑皮质可有轻度水肿。严重病例因内毒素的弥散作用，可使神经元发生不同程度的变性，称脑膜脑炎。病变严重者，动、静脉管壁可受累并进一步发生脉管炎和血栓形成，从而导致脑梗死。

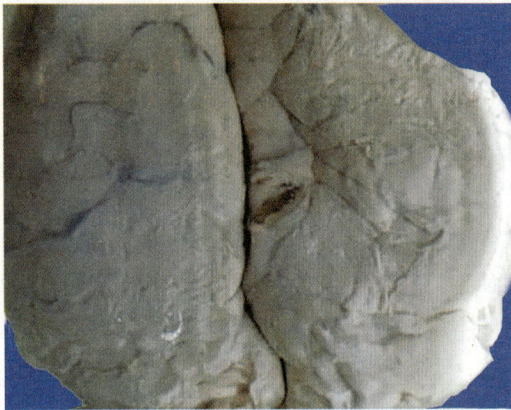

图 14-1　流行性脑脊髓膜炎（大体）
脑脊髓膜血管扩张、充血，蛛网膜下隙
充满灰黄色脓汁，脑回和脑沟模糊不清

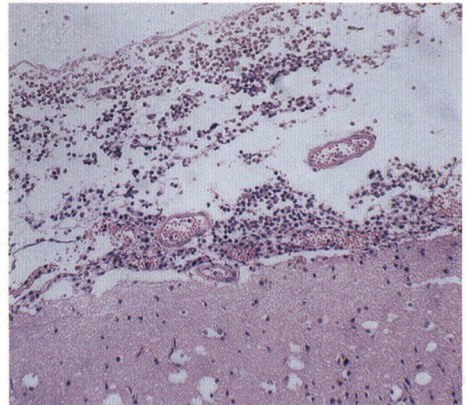

图 14-2　流行性脑脊髓膜炎（光镜）
蛛网膜下隙血管高度扩张、充血，
可见大量的变性坏死的中性粒细胞

3. 临床病理联系

（1）败血症　脑膜炎双球菌入血大量繁殖并释放毒素而引起败血症，表现为寒战、高热及皮肤黏膜瘀点（斑）等。皮肤黏膜瘀点（斑）是因皮肤细动脉、毛细血管发生细菌栓塞及内毒素对血管壁的损伤所致。

（2）颅内压升高症状　因脑膜血管扩张、充血，蛛网膜下隙脓液的堆积及脑脊液吸收障碍导致颅内压升高，如果伴有脑水肿，则颅内压升高更显著。临床表现为头痛、恶心、喷射性呕吐和小儿前囟饱满。

（3）脑膜刺激症状　当炎症累及脊髓神经根周围的脑脊髓膜时，导致神经根通过椎间孔时受压，当颈部或背部肌肉运动时引起疼痛，颈部肌肉就会产生保护性痉挛，引起颈项强直，婴幼儿因腰背肌肉发生保护性痉挛可引起角弓反张的体征。由于腰骶节段神经后根受到炎症波及，当屈髋伸膝时，坐骨神经受到牵引，表现为 Kernig 征（屈髋伸膝征）阳性。

（4）脑神经麻痹　由于脑基底部脑膜炎累及该处出颅的脑神经，导致相应的神经麻痹症状，如耳聋、斜视及面神经瘫痪等。

（5）脑脊液变化 浑浊不清或呈脓性，是脑脊液内混有脓液的缘故。涂片及细菌培养可找到病原体。脑脊液检查是诊断该病的重要证据。

4. 结局和并发症 及时治疗和应用抗生素，大多数患者可痊愈。如治疗不及时或治疗不当，可出现以下后遗症：①脑积水，是由于脑脊液循环障碍所致；②脑神经受损麻痹；③脑缺血和梗死，是因脑底脉管炎所致。

暴发性脑膜炎是流行性脑脊髓膜炎的一种类型，多见于儿童。起病急，病情凶险，主要表现为周围循环衰竭、休克和皮肤大片紫癜，双侧肾上腺严重出血，肾上腺皮质功能衰竭，称沃－弗综合征（Waterhouse－Friderchsen syndrome）。其发生机制是由于内毒素导致 DIC。

二、病毒感染性疾病

引起中枢神经系统病毒感染性疾病的病毒种类颇多，如虫媒病毒（小 RNA 病毒，包括乙型脑炎病毒、森林脑炎病毒）、肠源性病毒（小 RNA 病毒，包括脊髓灰质炎病毒、Coxackie 病毒、ECHO 病毒）、狂犬病毒以及人类免疫缺陷病毒（HIV）、疱疹病毒（DNA 病毒，包括单纯疱疹病毒、带状疱疹病毒、EB 病毒和巨细胞病毒）等。本节主要介绍乙型脑炎和脊髓灰质炎。

（一）流行性乙型脑炎

流行性乙型脑炎（epidemic encephalitis B），简称乙型脑炎或乙脑，是由乙型脑炎病毒引起的，以脑实质变质性炎症为主的急性传染病，好发季节为夏秋季，易感人群为儿童，尤以 10 岁以下的儿童为多，但近年来由于儿童和青少年广泛接种乙脑疫苗，发病率有较大的下降。临床表现为高热、嗜睡、昏迷及抽搐等。

1. 病因和发病机制 引起乙型脑炎的病原体为嗜神经性乙型脑炎病毒，该病毒为 RNA 病毒，其传播媒介为库蚊、伊蚊和按蚊。带病毒的蚊子叮咬人后，使乙型脑炎病毒侵入人体，首先在局部血管中的内皮细胞及单核－吞噬细胞系统中繁殖，而后入血，引起短暂性病毒血症。在免疫功能低下、血－脑屏障不健全时，病毒可通过血－脑屏障侵入中枢神经系统而发病。

2. 病理变化 主要病变位于脑实质，以大脑皮质、基底核、视丘最重，小脑皮质、延髓次之，而脊髓病变最轻，常仅限于颈段脊髓。

（1）肉眼观 脑膜充血、水肿，脑回宽，脑沟窄；切面见半透明状软化灶，其界限清楚，针尖或粟粒大小，成群或弥散分布。

（2）光镜下 可见以下病变。①血管扩张充血，血管周围间隙增宽，并形成以淋巴细胞为主的炎症细胞围绕血管周围间隙的血管套袖现象（图 14－3）。②神经细胞变性、坏死，其周围被增生的少突胶质细胞所环绕，称卫星现象（图 14－4）；变性、坏死的神经细胞被胶质细胞吞噬，称噬神经细胞现象（图 14－5）。③神经组织坏死、液化形成筛网状软化灶，对本病有诊断意义（图 14－6）；软化灶可被吸收，由增生的胶质细胞取代而形成胶质瘢痕。④小胶质细胞增生，形成小胶质细胞结节，多位于小血管旁或坏死的神经细胞附近（图 14－7）。

3. 临床病理联系 因神经细胞变性、坏死，临床表现为嗜睡、昏迷，是最早出现的症状。当脑神经受损时，则可出现相应的神经麻痹症状。因脑内血管扩张、充血，血流淤滞，内皮细胞受损，可导致血管壁通透性增高，引起脑水肿，使颅内压增高，患者出现颅内压升高的症状（头痛、呕吐等）。颅内压增高严重者可出现脑疝，其中，小脑扁桃体疝可导致患者死亡。因脑膜有不同程度的炎症反应，故可出现脑膜刺激症状。本病经积极治疗，多数患者在急性期后痊愈。严重者可出现痴呆、语言障碍、肢体瘫痪、脑神经麻痹等症状，经数月后恢复正常，少数留下后遗症。

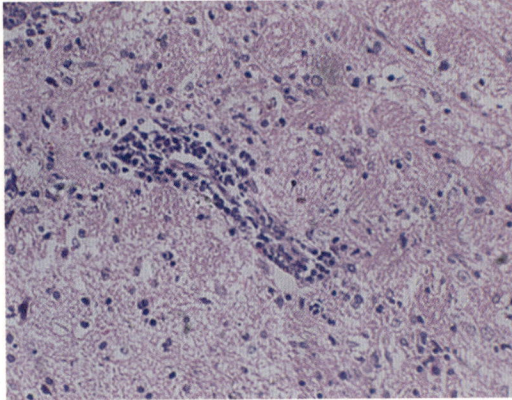

图 14 - 3　血管套袖现象

以淋巴细胞为主的炎症细胞围绕血管周围间隙

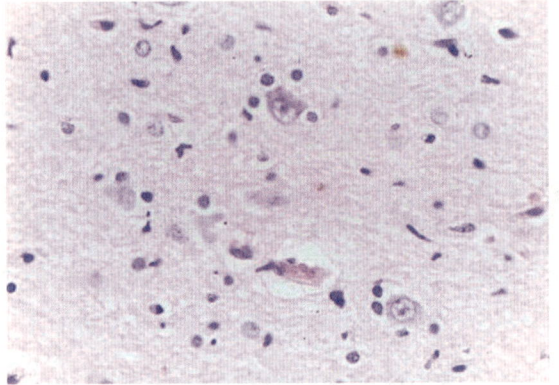

图 14 - 4　卫星现象

变性的神经细胞周围被增生的少突胶质细胞所环绕

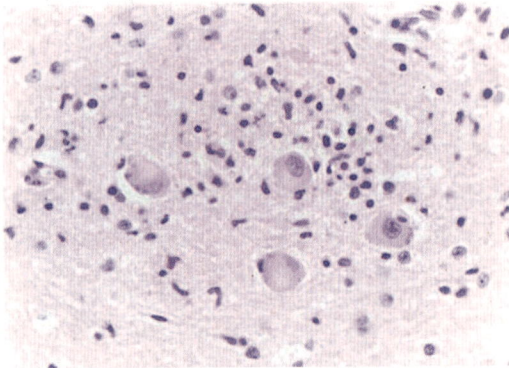

图 14 - 5　噬神经细胞现象

变性的神经细胞被胶质细胞吞噬

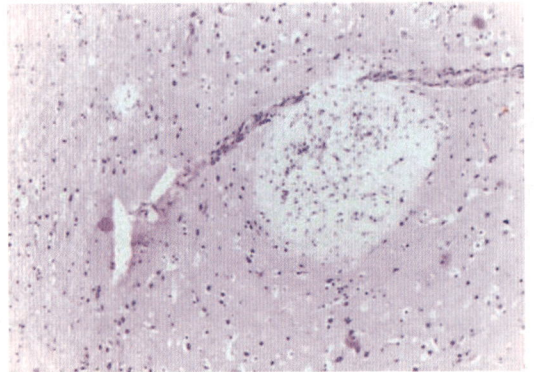

图 14 - 6　脑软化灶

脑组织内见一类圆形、境界清楚的、呈筛网状的淡染区

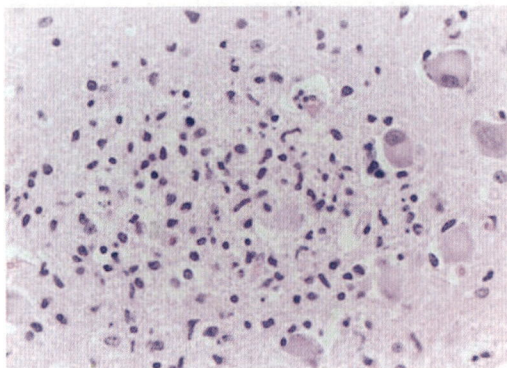

图 14 - 7　胶质细胞结节

局部小胶质细胞增生形成胶质细胞结节

（二）脊髓灰质炎

脊髓灰质炎（poliomyelitis）是脊髓灰质炎病毒所致的神经系统急性传染病，呈散发性，主要多见于 1 ~ 6 岁儿童。90% ~ 95% 为隐性感染，5% ~ 10% 为显性感染，后者有 0.1% ~ 1% 可在中枢神经系统产生严重病变，累及脊髓前角运动神经元，使肢体瘫痪，因而又称小儿麻痹症。

因计划免疫的开展，脊髓灰质炎现已被 WHO 列入将被消灭的疾病名单。此疾病在我国和欧洲、北美国家已被消灭，但在一些国家仍有散发病例。必须指出的是，Coxackie 病毒和 ECHO 病毒感染也可出现类似的病变和症状，并已成为此类瘫痪性疾病的主要原因，除非做病毒学鉴定，否则仅根据临床表现难以确定致病原。

1. 病因和传播途径　脊髓灰质炎病毒有三种亚型，三型间无交叉免疫。而 I 型是麻痹性脊髓灰质炎的常见病因。此病毒存在于患者的鼻咽部分泌物及粪便中，主要传播途径是消化道，少数也可借飞沫经呼吸道传播。

病毒侵入机体后首先在黏膜上皮内增殖，数日后进入局部淋巴结进一步繁殖，随后入血产生暂时性的病毒血症。当机体免疫功能低下时，病毒可侵入中枢神经系统，到达运动神经元，特别是脊髓前角运动细胞。人体被感染后，多数表现为隐性感染，少数显性感染病例根据其病变程度的不同，可有三种表现：①轻型，表现为暂时性病毒血症，中枢神经系统并未受累，临床仅表现有头痛、发热及咽部和肠道症状；②非麻痹型，病毒到达中枢神经系统但仅致轻微病变，临床表现为颈项强直，脑脊液中细胞及蛋白质增多（反应性脑脊髓膜炎），但无瘫痪征象；③麻痹型，此型病毒损害运动性神经元，以脊髓前角运动神经元受损最为严重，导致下运动神经元性瘫痪。上述三型中，麻痹型最少见，仅占显性感染的0.1%～1%。病毒对宿主细胞的致病力一方面是使细胞溶解，造成细胞死亡，干扰神经元的正常代谢；另一方面是机体针对受感染细胞表面的膜抗原产生细胞免疫和体液免疫，使靶细胞变性死亡。

2. 病理变化　脊髓运动神经元受累最重，其中以脊髓腰膨大为甚，颈膨大次之。此外也可累及延髓、脑桥、中脑、小脑、下视丘及苍白球的运动神经元，其病变愈向上愈轻。大脑皮质除前中央回锥体细胞外，一般很少累及，脊髓后角感觉神经元偶尔也可以受累，但病变轻微。

肉眼观，脊膜及脊髓前角血管扩张、充血，病变严重者可见出血及坏死。后期，前角萎缩，前根（运动神经根）萎缩、变细。其所支配的肌肉瘫痪，随后肌肉逐渐萎缩，肌纤维变小，其间为脂肪组织和结缔组织所填充。

光镜下，脊膜见大量的血管扩张、充血以及以淋巴细胞和浆细胞为主的炎症细胞浸润，早期可见中性粒细胞浸润；脊髓前角血管扩张、充血，水肿明显。运动神经元有不同程度的变性和坏死，并有淋巴细胞、巨噬细胞、中性粒细胞浸润及小胶质细胞增生。晚期，噬神经细胞现象突出，并见多量泡沫细胞形成及星形胶质细胞增生，形成胶质瘢痕。

3. 临床病理联系　因病变部位及病变严重程度的不同，临床表现也不完全相同。当神经元损害达到一定程度时，才会出现瘫痪症状。因本病以脊髓腰膨大的病变最为严重，常引起下肢瘫痪；其次为颈膨大，导致上肢瘫痪。脑干的运动神经核受累时，可导致颅内神经麻痹，如面神经麻痹（VII对）、声音嘶哑（X对）、软腭瘫痪（XI对）及吞咽困难（XII对）等。当延髓网状结构受累时可引起呼吸、血管运动中枢障碍，引起中枢性呼吸衰竭和循环衰竭而致死。一般患者在发病后1～2周即进入临床恢复期，瘫痪的肢体开始有不同程序的恢复。未能完全恢复者，患肢发育停滞，肌肉逐渐萎缩，成为后遗症。

三、海绵状脑病

海绵状脑病（spongiform encephalopathy）是一组被划归为慢病毒感染的疾病，以中枢神经系统慢性海绵状退行性变为特征。包括克-雅病（Creutzfeldt-Jacob disease，CJD）、库鲁（Kuru）病、致死性家族性失眠症（fatal familial insomnia，FFI），动物的羊瘙痒症、疯牛病、猫抓病以及 Gerstmann-Straussler syndrome（GSS）等。至今在我国只有克-雅病散发病例。

该病的致病因子是一种称为 Prion 的糖脂蛋白，又称朊蛋白（Prion Protein，PrP），故该病又称为 PrP（朊蛋白）病。正常的 PrP 是神经元的穿膜蛋白，分子量为 30kDa，可被完全降解。由于其蛋白构型从 α-螺旋构型变成 β-折叠构型，这种异常的 PrP 不仅不能被降解而且还具有传染性，并可将宿主正常构型的 PrP 复制成异常的 PrP。这种异常的 PrP 可以在神经系统中沉积下来，引起神经系统病变。所有的 FFI 和 GSS 以及 10% ~15% 的 CJD 病例为基因突变所引起。现已证明，人类该蛋白的控制基因位于 20 号染色体，具有一个全开放的阅读框架和一个外显子。因此，因基因突变引起的散发病例以及因摄入含有异常朊蛋白的食物而感染的病例（如 20 世纪 90 年代初的英国疯牛病）可同时存在。

PrP 病的典型病变是大脑萎缩，主要累及大脑皮质和深部的灰质（尾状核和壳核）。镜下可见神经毡，即神经突起构成的网状结构及神经细胞胞质出现大量空泡，呈海绵状外观，伴有不同程度的神经元缺失和反应性胶质化，但无炎症反应。PrP 常沉积于神经突触，可用免疫组织化学技术检测。PrP 在细胞间质中大量沉积形成库鲁斑（Kuru plaque），刚果红和 PAS 染色呈阳性反应，多见于 GSS 小脑和变异性 CJD 的大脑皮质。

克 - 雅病患者可有步态异常、肌阵挛和发展迅速的痴呆。出现症状后，平均存活期为 1 年。由于 CJD 发病后病情进展迅速，大脑可无明显萎缩。

第三节　神经系统变性疾病

神经系统的变性疾病是一组原因不明的中枢神经系统疾病，在病理上以神经细胞变性为重要病变。其特点在于选择性地累及 1 ~2 个功能系统的神经细胞，导致受累部位特定的临床表现，当病变累及大脑皮质神经细胞时，主要临床表现为痴呆；当累及基底核时，则引起运动障碍；当累及小脑时，可引起共济失调等。

本组疾病的共同病理变化特点是受累部位神经元的萎缩、坏死及星形胶质细胞增生。不同的疾病还可有各自特殊的病变。

神经系统变性疾病有阿尔茨海默病（Alzheimer 病）、Pick 病、Huntington 病、Parkinson 病（震颤麻痹）、进行性核上性麻痹、Friedreich 共济失调、脊髓性肌萎缩等，本节仅叙述 Alzheimer 病和 Parkinson 病。

一、阿尔茨海默病

阿尔茨海默病（Alzheimer disease，AD），又称老年性痴呆，是以进行性痴呆为主要临床表现的大脑变性疾病，大部分起病在 50 岁以后。随着人类寿命的延长，该病的发病率呈上升趋势。临床表现为进行性精神状态衰变，包括定向、记忆、智力、判断能力、情感障碍及行为失常等。女性发病率为男性的 2 倍。患者通常在发病后 5 ~6 年内死于感染和全身衰竭。

（一）病因和发病机制

病因和发病机制尚不明。该病究竟是一个独立的疾病，还是一种加速的老化，对此，学界仍然有争议。高龄人群中本病的发病率明显增高，80 岁以上的人群可达 30%。其发病涉及 β - 淀粉样蛋白（Aβ）和神经微管结合蛋白 tau 的沉积、炎症反应、遗传及认知损害等其他危险因素。另外，该病的发病可能与受教育程度、神经细胞的代谢改变、脂蛋白 E（apoprotein E）$\varepsilon4$（简称 apo E$\varepsilon4$）等位基因的过度表达及继发性递质改变等因素有关。

目前认为，AD 的基本病变是由 Aβ 和 tau 在脑组织特定部位蓄积形成斑块和缠结所致。

（二）病理变化

肉眼观，脑明显萎缩，表现为脑回变窄、脑沟变宽，以额叶、顶叶及颞叶病变最显著。第三脑室和侧脑室扩张，继发性脑积水。

光镜下，最主要的病变如下。

1. 老年斑 为细胞外结构，直径为 20~150μm，银染色显示，斑块中心为一均匀的嗜银团，刚果红染色呈阳性，提示含有淀粉样蛋白，其中含该蛋白的前体 β/A-4 蛋白及免疫球蛋白成分。中心周围见空晕环绕，外围见不规则嗜银颗粒或丝状物。电镜下见该斑块主要由多个异常扩张变性的轴索突触终末构成。主要位于内嗅区皮质、海马 CA-1 区，其次是额叶和顶叶皮质。

2. 神经原纤维缠结 神经原纤维增粗扭曲形成缠结，在 HE 染色中一般不清晰，呈淡蓝色，在银染色中最为清晰。电镜下证实其由双螺旋缠绕的细丝构成，主要见于较大的神经元，特别是海马、杏仁核、颞叶内侧及额叶皮质的锥体细胞。此外，前脑底 Meynert 基底核及蓝斑中也可以见到，这一变化是神经元趋向死亡的标志。

3. 颗粒空泡变性 表现为神经细胞的胞质中出现小空泡，内含嗜银颗粒，多见于海马的锥体细胞。

4. Hirano 小体 是神经细胞树突近端棒形嗜酸包涵体，经生化分析证实大多为肌动蛋白，主要见于海马锥体细胞。以上变化均为非特异性，也可见于无特殊病变的老龄脑，只有当其数目增多达到诊断标准并具特定的分布部位时才能作为阿尔茨海默病的诊断依据。

二、帕金森病

帕金森病（Parkinson disease，PD），又称原发性震颤麻痹，其发生主要与纹状体黑质多巴胺系统损害有关，以运动功能减退为特征。临床表现为静止性震颤、肌强直、步态及姿势不稳、起步及止步困难、面部无表情等。本病是中老年人常见的神经系统变性疾病，多发生在 50~80 岁，男性多于女性，随年龄增高，其发病率增加。病程在 10 年以上，患者死于继发感染或跌倒损伤。

（一）病因和发病机制

本病的病因和发病机制目前尚不清楚，可能主要是由于多巴胺型神经元变性，导致多巴胺不足，而胆碱能神经功能相对亢进，导致神经功能失调。其他如甲型脑炎后、动脉硬化及一氧化碳、锰、汞中毒等，均可产生类似震颤性麻痹的症状或病理改变，这些情况统称为帕金森综合征。近年来，越来越多的研究表明，免疫（炎症）机制在帕金森病的发病和病情进展中起重要作用。

（二）病理变化

肉眼观，该病的特征性变化是黑质和蓝斑脱色。

光镜下，病变处的神经黑色素细胞丧失，残留的神经细胞中形成 Lewy 小体。该小体位于细胞质内，呈圆形，中心嗜酸性，折光性强，边缘着色浅淡，多有亮晕。电镜下，该小体由细丝构成，中心细丝致密，周围则比较松散。

因黑质细胞的变性和脱失，多巴胺合成减少，使多巴胺（抑制性递质）与乙酰胆碱（兴奋性递质）的平衡失调而致病。近年来应用左旋多巴（多巴胺的前体）来补充脑组织中多巴胺不足或应用抗胆碱能药物以抑制乙酰胆碱的作用，对本病有一定的疗效。

有些晚期患者出现痴呆症状。部分老年性痴呆病患者的大脑皮质神经元也可检出 Lewy 小体。两种变性疾病之间存在何种内在联系，尚有待于进一步研究。

第四节 缺氧与脑血管病

脑血管疾病的发病率及死亡率在国内外均属于前列，该病的发病率在我国是心肌梗死的 5 倍。脑重量仅有体重的 2%，而其耗氧量则占全身耗氧量的 20%，其所需血供占心排血量的 15%。但脑组织既不能储存能量，也不能进行糖的无氧酵解，因而脑对氧和血供的要求非常高。缺血缺氧 4 分钟即可造成神经细胞的坏死。虽然机体存在一系列的代偿调节机制，但这种调节机制是有一定限度的，一旦超过其极限，即可造成神经细胞损伤。

一、缺血性脑病

缺血性脑病（ischemic encephalopathy）是指由于低血压、失血、心脏骤停、低血糖、窒息等原因引起的脑组织损伤。

（一）影响病变的因素

脑的不同部位和脑的不同的细胞对缺氧的敏感性不同，由高至低依次为：神经元、星形胶质细胞、少突胶质细胞及内皮细胞。而神经元中以皮质第 3、5、6 层细胞，海马锥体细胞及小脑浦肯野细胞最为敏感，在缺血（氧）时首先受累。

缺血性脑病时，脑组织损伤的程度取决于缺血缺氧的程度、持续时间及患者的存活时间。轻度缺氧者往往病变不明显，重度缺氧患者只存活数小时者，尸检时病变也可不明显。而只有中度缺氧、存活时间在 12 小时以上的患者才出现典型病变。

缺血性脑病时损伤的部位还与局部的血管分布及血管的状态有关。当发生缺血（氧）时，动脉血管供血区域的远心端最容易发生灌流不足。大脑由分别来自颈内动脉的大脑前动脉、大脑中动脉和来自椎动脉的大脑后动脉供血。其中，大脑前动脉供应大脑半球的内侧面及大脑凸面的额叶、顶叶近矢状缝宽 1~1.5cm 的区域，大脑中动脉则供应基底核、纹状体和大脑凸面的大部分区域，而大脑后动脉则供应颞叶的底部和枕叶。这样，在 3 支血管的供应区之间存在一个 C 形分布的血供边缘带，该带位于大脑凸面，并与矢状缝相平行，且旁开矢状缝 1~1.5cm。如果发生缺血性脑病，该区域最容易受累。缺血性脑病还与局部血管的管径有关，如果某支血管管径相对比较小或局部动脉有粥样硬化，则其供血区较易受累。

（二）病理变化

脑缺血的组织学变化在缺血 12 小时后才比较明显，表现为中央性尼氏小体溶解和神经元坏死（红色神经元）、髓鞘和轴突崩解以及星形胶质细胞肿胀。在第 1~2 天出现脑水肿，中性粒细胞和巨噬细胞浸润，并开始出现泡沫细胞。在第 4 天，星形胶质细胞明显增生而进行修复。约 30 天，形成蜂窝状胶质瘢痕。

（三）常见类型

1. **层状坏死** 大脑皮质第 3、5、6 层神经元坏死、脱失、胶质化，引起皮质神经细胞层的中断。
2. **海马硬化** 海马锥体细胞损伤、脱失、胶质化。
3. **边缘带梗死** 可形成 C 形分布的梗死灶。

梗死的范围与血压下降的程度及持续时间有关，如果血压持续下降，梗死区则向其两侧扩大，且自大脑顶部向颅底发展。大脑缺血性脑病边缘带梗死的最严重情况是全大脑的梗死，但脑干的各核团因对缺血（氧）的敏感性较低而仍可存活，患者靠呼吸机来维持生命，但意识丧失。

二、阻塞性脑血管病

脑梗死是因脑血管阻塞引起局部血供中断而导致的脑组织坏死。大动脉其中一支阻塞时一般不致引起梗死，因颈内动脉、椎动脉之间存在脑底动脉环。中等动脉（如大脑前动脉、大脑中动脉等血管）管腔阻塞可导致梗死，但梗死区小于该血管供应区，因其终末支之间仅有部分吻合。小动脉一旦发生阻塞即导致梗死，且梗死的范围和血管供应区基本一致，如豆纹动脉，因皮质区少有吻合支。

引起脑梗死的血管阻塞可以是脑血栓性阻塞，也可以是脑栓塞性阻塞。

（一）血栓性阻塞

常发生在动脉粥样硬化的基础上，粥样硬化好发于颈内动脉与大脑前动脉、中动脉分支处以及后交通动脉和基底动脉等。粥样斑块本身、附壁血栓、斑块内出血均可阻塞血管，这种阻塞发生比较慢。血栓性阻塞所致脑梗死，其症状常在数小时或数天内不断发展，表现为偏瘫、失语及神志不清。在发生血管阻塞以前，患者可有一过性的局部神经系统症状或体征，称一过性脑缺血症（transient ischemic attacks，TIAs）。

（二）栓塞性阻塞

栓子可来源于全身各处，以心源性栓子居多。病变常位于大脑中动脉供应区。其发生往往较突然，临床表现急骤，预后也比较差。

脑梗死有贫血性和出血性之分。因动脉血供中断引起的梗死一般为贫血性梗死。如果梗死区血供又有部分恢复（如栓子碎裂且随再通灌流的血液远行），此时再灌注的血液可从缺氧损害的血管壁大量外溢，使贫血性梗死转变成出血性梗死。如果大静脉（如矢状窦）血栓形成，先引起组织严重淤血，继而发展为出血性梗死。

病理变化：脑梗死后数小时，肉眼方可辨认。梗死区灰质色暗淡，灰质与白质界限不清，2～3天后局部组织水肿，夹杂有出血点。1周后坏死组织液化，最后液化形成软化灶。组织学变化与缺血性脑病基本一致。然而，梗死灶内皮质浅层的分子层结构常保存完好，这是因脑膜和皮质之间有吻合支存在，这也是脑梗死和脑挫伤的形态学区别要点。

腔隙状坏死（lacunae）是直径小于1.5cm的囊性病灶，常呈多发性。可见于基底核、内囊、丘脑、脑桥基底部与大脑白质。导致腔隙状坏死的原因，既可以是在高血压基础上引起的小出血，也可以是深部细动脉阻塞（栓塞或高血压性血管玻璃样变）引起的梗死。除非发生在特殊的功能区，腔隙状坏死可无临床表现。

以前认为TIAs本身并不引起神经系统损害，因为使用最先进的影像设备予以检查，并未发现任何异常。然而，动物实验表明TIAs可引起：①不完全性梗死，表现为相应区域中小型神经元的选择性坏死，但大型神经元仍存活，同时伴有小胶质细胞的激活和反应性星形胶质化；②迟发性神经元死亡（delayed neuronal death，DND），大鼠颈内动脉30分钟阻塞可引起皮层第3～4层单个神经元的迟发性坏死，甚至在发生一过性脑缺血后28天出现，而且这种DND不激活小胶质细胞，无星形胶质细胞反应，成为一种安静的缺血性脑损害。

三、脑出血

脑出血（brain hemorrhage）包括脑内出血、蛛网膜下腔出血和混合性出血。颅脑外伤则常可引起硬膜外出血和硬膜下出血。

（一）脑内出血

脑内出血（intracerebral hemorrhage）最常见的原因是高血压，此类出血也可见于血液病、脑内血管瘤破裂等。

大块型脑出血常急骤起病，患者突感剧烈头痛，接着频繁呕吐、意识模糊，进而昏迷，神经系统体征与出血的部位和出血范围有关。基底核外侧型出血常引起对侧肢体偏瘫，内侧型出血易破入侧脑室和丘脑，使脑脊液常为血性，预后非常差。脑桥出血以两侧瞳孔极度缩小呈针尖样为特征，小脑出血则出现出血侧后枕部剧痛及频繁呕吐。脑内出血的直接死亡原因主要是并发脑室内出血或严重的脑疝形成。

（二）蛛网膜下隙出血

自发性蛛网膜下隙出血（subarachnoid hemorrhage）占脑血管意外的 10%～15%，常见的原因为先天性囊性动脉瘤破裂。好发于基底动脉环的前半部，常呈多发性，因此有些患者可以多次出现蛛网膜下隙出血。先天性囊性动脉瘤常见于动脉分支处，因该处平滑肌或弹性纤维缺如，在动脉压的作用下膨大而形成动脉瘤。临床表现为突然剧烈头痛、脑膜刺激症状和血性脑脊液。动脉瘤一旦破裂，则可引起整个蛛网膜下隙积血。大量出血可导致患者死亡，出血机化后则可造成脑积水。

（三）混合性出血

常由动静脉畸形（arteriovenous malformations，AVMs）引起，动静脉畸形是指管壁结构异常、走向扭曲的，介于动脉和静脉之间的一类血管，其管腔大小不一，可成簇成堆出现。约 90% 的 AVM 分布在大脑半球的浅表层，因此，其破裂常导致脑内和蛛网膜下隙的混合性出血。患者除出现脑出血和蛛网膜下隙出血的表现外，常可有癫痫病史。

第五节　神经系统肿瘤

神经系统肿瘤分为原发性和转移性肿瘤，原发性肿瘤分为中枢神经系统肿瘤和周围神经肿瘤。中枢神经系统原发性肿瘤的发生率为（5～10）/10 万，其中 40% 为胶质瘤，15% 为脑膜瘤，约 8% 为听神经瘤（神经鞘瘤）。恶性星形胶质瘤约占胶质瘤的 50%。儿童颅内恶性肿瘤仅次于白血病，居儿童常见恶性肿瘤的第二位。儿童常见的颅内肿瘤是胶质瘤和髓母细胞瘤。颅内肿瘤可引起以下两方面症状：一方面是引起的定位症状，这是因肿瘤直接压迫、刺激或破坏周围脑组织、影响脑神经所致，如癫痫、瘫痪、视野缺损等；另一方面是引起颅内压增高的症状，这是因肿瘤在颅内的占位病变引起的，表现为头痛、呕吐及视乳头水肿等。

一、中枢神经系统肿瘤

（一）胶质瘤

胶质瘤（glioma）是颅内常见的一组肿瘤，其具有特异的不同于其他部位肿瘤的生物学特征，具体如下。①良、恶性的相对性：无论分化好与差的胶质瘤均呈浸润性生长。生长速度快、间变程度高的肿瘤，因出血、坏死等改变与周围组织截然不同，因而外观边界往往较清楚，但并非肿瘤真正的边界。②局部浸润：胶质瘤的浸润性生长主要累及血管周围间隙、软脑膜、室管膜及神经纤维束间。③转移：颅内肿瘤常见的转移方式是脑脊液转移，相当于颅外恶性肿瘤细胞的淋巴道浸润和转移，尤其是位于脑室旁、脑池旁的肿瘤发生这种转移的机会更多；颅外转移极为少见，其中 80% 以上均有颅脑外科手术史。

胶质瘤包括星形胶质细胞肿瘤、少突胶质细胞肿瘤和室管膜瘤

1. 星形胶质细胞肿瘤（astrocytoma）　约占神经系统原发性肿瘤的 30%，占神经胶质瘤的 78% 以上。男性较多见。

肉眼观，肿瘤大小不等，可为数厘米的结节至巨大块状。分化比较好的肿瘤，境界不清；而分化程度比较低的肿瘤易有变性、坏死和出血，肿瘤似与周边组织境界清楚，而实际边界外仍有瘤细胞浸润。切面灰白色。质地与肿瘤内胶质纤维多少有关，或硬，或软，或呈胶冻状外观，且可以形成大小不等的囊腔，脑的原有结构因受挤压而扭曲变形。

光镜下，肿瘤呈浸润性生长，细胞形态多样，可类似纤维型星形胶质细胞、原浆型星形胶质细胞及

肥胖型星形胶质细胞，故分别称为纤维型、原浆型和肥胖型星形胶质细胞瘤（图14-8）。前二者为良性肿瘤，后者性质介于良、恶性之间。

2. 少突胶质细胞肿瘤（oligodendrocytoma）　好发于大脑皮质的浅层，主要见于成年人。该肿瘤生长较缓慢，病程可长达十余年。临床表现为经常癫痫或局部性瘫痪。

肉眼观，瘤体肉眼常呈球形，边界清楚，灰红色，常可见出血、囊性变及钙化。

光镜下，肿瘤细胞大小较一致，形态单一，圆形，细胞核居中圆形，有核周空晕。细胞呈弥散排列，但有环绕神经元呈卫星状排列的倾向，间质富有血管，可伴有不同程度的钙化（图14-9）。如果细胞中有半数为星形胶质细胞瘤的成分，称混合性少突性星形胶质细胞瘤。

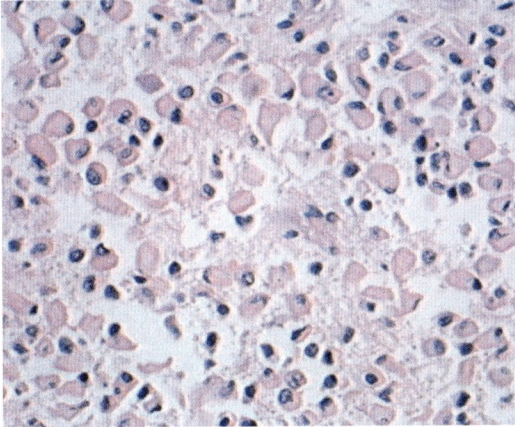

图14-8　肥胖型星形胶质细胞瘤
瘤细胞胞质丰富，轻度嗜酸，核偏向周边

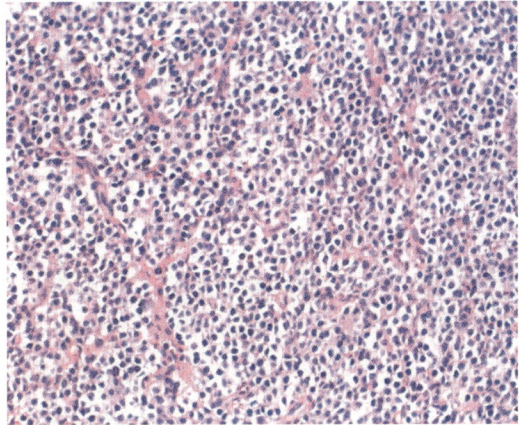

图14-9　少突胶质细胞瘤
细胞呈弥散排列，瘤细胞大小较一致，圆形，细胞核居中、圆形，
有核周空晕，间质富有血管

如果肿瘤细胞分化差，异型性明显，则生长迅速，预后不佳。半乳糖苷酶、碳酸苷酶同工酶C、CD57和MBP（碱性髓鞘蛋白）组织化学及免疫组织化学染色呈阳性反应。

3. 室管膜瘤（ependymoma）　起源于室管膜细胞，可以发生于脑室系统的任何部位，特别是第四脑室最为常见。脊髓好发于腰骶部及马尾部。好发人群为儿童及青年。

肉眼观，肿瘤边界清楚，球状或分叶状，切面灰白色，质地均匀或颗粒状，可伴有出血、囊性变及钙化。

光镜下，肿瘤细胞大小形态一致，呈梭形、胡萝卜形，胞质丰富，核圆形或椭圆形。瘤细胞可围绕空腔呈腺管状排列，形成菊形团或围绕血管排列形成假菊形团，并以细长胞突与血管壁相连（图14-10）。有时可以形成乳头状结构。源于脊髓圆锥或终丝的肿瘤，乳头结构可富含黏液。

本瘤生长缓慢，可存活8~10年。位于脊髓下端肿瘤切除后可望痊愈，但发生于第四脑室者预后较差。

（二）髓母细胞瘤

髓母细胞瘤（medulloblastoma）是中枢神经系统中最常见的原始神经上皮肿瘤。原始神经上皮肿瘤包括髓母细胞瘤、神经母细胞瘤、室管膜母细胞瘤及松果体母细胞瘤。它们的共同特点是原始、未分化的肿瘤细胞，显示不同程度向神经元、胶质细胞等方向分化。

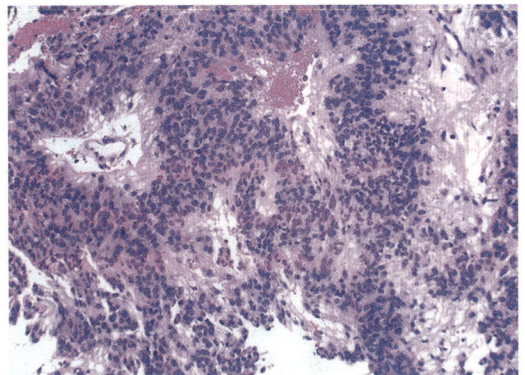

图14-10　室管膜瘤
细胞围绕血管排列形成假菊形团，
并以细长胞突与血管壁相连

髓母细胞瘤好发于小儿，其次为儿童与青年，发病高峰年龄在 10 岁左右，成人少见。髓母细胞瘤是胚胎性肿瘤，起源于小脑蚓部的原始神经上皮细胞或小脑皮质的胚胎性外颗粒层细胞，因而肿瘤常位于小脑蚓部，占据第四脑室顶部，进而充满第四脑室。部分病例可以发生于小脑半球。

肉眼观，肿瘤组织呈鱼肉状，色灰红。

光镜下，肿瘤细胞排列密集，间质中有纤细的纤维，血管少。肿瘤细胞为圆形、椭圆形或胡萝卜形，胞质少而边界不清楚，核深染，有多少不等的核分裂象。瘤细胞可环绕一个嗜银性纤细的神经纤维中心做放射状排列而形成典型的菊形团，这对髓母细胞瘤的病理诊断有一定的意义但并非必需（图 14-11）。

肿瘤易发生脑脊液播散，由于恶性程度高，故预后差。

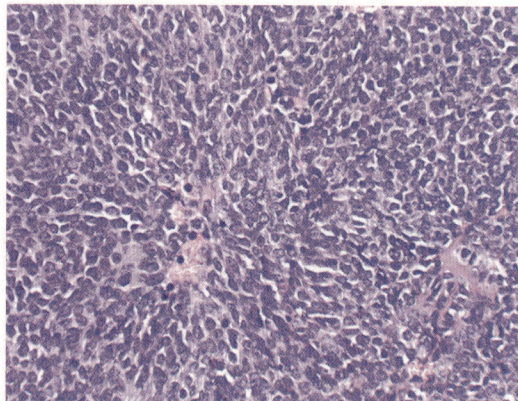

图 14-11　髓母细胞瘤

瘤细胞胞质少，核深染，形成典型的菊形团

（三）脑膜瘤

脑膜瘤（meningioma），又称蛛网膜内皮瘤，它的发生率仅次于星形胶质细胞瘤，为颅内及椎管内最常见的肿瘤之一。因其生长缓慢，多为良性，手术易于切除，故脑膜瘤在中枢神经系统肿瘤中预后最好。

脑膜瘤主要起源于埋在上矢状窦两侧的蛛网膜绒毛的细胞巢，也可起源于脑膜的成纤维细胞。因此，肿瘤常见于上矢状窦两侧、蝶骨嵴、嗅沟、小脑脑桥角及脊髓段脊神经在椎间孔的出口处。

肉眼观，肿瘤常与硬脑膜紧密相连，呈分叶状或球形，一般呈膨胀性生长，有包膜，仅压迫其下脑组织。肿瘤呈实性，切面灰白色，呈颗粒状、条索状，也可见白色钙化砂粒，偶见出血。

光镜下，脑膜瘤的组织结构有很多变异。瘤细胞可呈大小不等同心圆状或漩涡状排列，其中央的血管壁常有玻璃样变性，以致钙化形成砂粒小体（脑膜细胞型或融合细胞型，图 14-12）；瘤细胞也可呈长梭形，呈致密交织成束状结构，有时胞核可呈栅栏状排列，其间还可见网状纤维或胶原纤维（纤维细胞型，图 14-13），也可呈现以上两种图像的过渡或混合（过渡型或混合型），此外还有其他类型，在此不做描述。

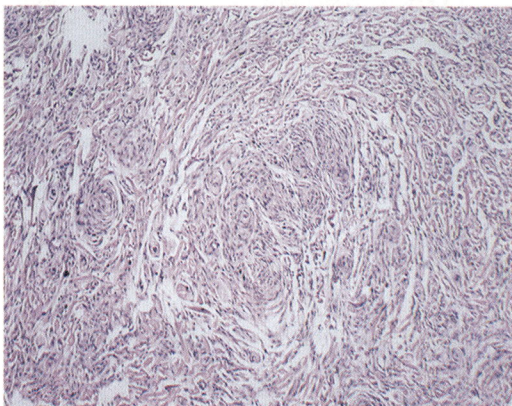

图 14-12　脑膜瘤（脑膜细胞型）

呈大小不等同心圆状漩涡状排列

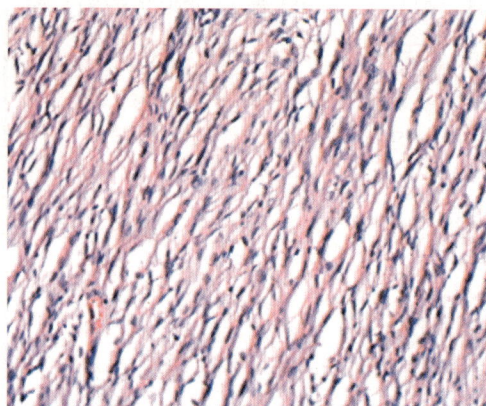

图 14-13　脑膜瘤（纤维细胞型）

瘤细胞为长梭形，致密交织成束状结构，

其间还可见网状纤维或胶原纤维

脑膜瘤经手术切除后有 15% 的复发率。有少数脑膜瘤可发生恶变，当细胞出现明显异型或呈浸润性生长时，称恶性脑膜瘤，甚至出现颅外转移，主要累及肺和淋巴结。

⊕ **知识链接**

中枢神经系统肿瘤病理分类进展

WHO 对中枢神经系统（CNS）肿瘤的分类目前发行了五版，前两版主要是根据肿瘤的组织学形态特征进行分类，而从第 3 和第 4 版开始，除了组织学特点外，还增加了肿瘤临床、分子生物学和分子遗传学等信息。2014 年在荷兰哈勒姆举行的国际神经病理会议上，确立了将分子检测纳入脑肿瘤诊断的指南。2016 年 5 月发布的第 4 版（修订）首次推出了整合组织学变化和基因表型的中枢神经肿瘤分类，打破了完全基于显微镜的纯形态学的传统诊断模式，加强了对肿瘤生物学行为的理解，提高了病理诊断的准确性，使患者获益。例如在少突胶质细胞瘤的诊断时，组织学上表现为星形细胞瘤特点，而基因表型为 *IDH* 突变、1p/19q 共缺失者须诊断为"少突胶质细胞瘤，*IDH* 突变和 1p/19q 共缺失"；而形态学上表现为类似经典少突胶质细胞瘤，但基因表型为 *IDH* 突变、*ATRX* 和 *p53* 基因突变且 1p/19q 完整者则要诊断为"弥漫性星形细胞瘤，*IDH* 突变型"。

二、周围神经肿瘤

周围神经肿瘤有两大类。一类来源于神经鞘膜，包括神经鞘瘤和神经纤维瘤。另一类是神经细胞源性肿瘤，其中原始而分化程度低者为神经母细胞瘤，分化程度高者为节细胞神经瘤。节细胞神经瘤多发生在交感神经节和肾上腺髓质。下面主要介绍神经鞘瘤和神经纤维瘤。

（一）神经鞘瘤

神经鞘瘤（neurilemoma），又称雪旺瘤（Schwannoma），是源于神经外胚层的 Schwann 细胞的良性肿瘤。好发于中年人，可单发或多发在身体任何部位的神经干或神经根。脑神经鞘瘤主要发生于听神经，有听神经瘤之称，因其位于小脑脑桥角，又称小脑脑桥角瘤。该肿瘤也可见于三叉神经。神经鞘瘤是椎管内最常见的肿瘤，发生于周围神经的神经鞘瘤多见于四肢屈侧较大的神经干。

肉眼观，肿瘤大小不一，圆形或结节状，包膜完整，常压迫邻近组织，但不发生浸润，其与所发生的神经粘连在一起。切面为灰白或灰黄略透明，可见漩涡状结构，有时可见出血和囊性变。

光镜下，肿瘤有两种组织类型。一种为束状型，细胞梭形细长，境界不清，核为长杆状，瘤细胞呈束状紧密平行排列或不完全的漩涡状排列，长杆状核排列呈栅栏状，称 Verocay 小体（图 14 - 14）。另一种为网状型，细胞稀少，排列成稀疏的网状结构，细胞之间有较多的液体，常有小囊腔形成。上述两型结构往往同时存在于同一肿瘤中，有过渡形式，但多数以其中一型为主。约 10% 病程比较长的肿瘤，表现为细胞少，胶原纤维多，形成纤维瘢痕并发生玻璃样变性，而只在部分区域可见少量典型的神经鞘瘤的结构。

临床表现与肿瘤大小及部位有关，小的肿瘤可无症状，比较大的肿瘤因受累神经受压而引起麻痹或疼痛，且沿神经放射。颅内的听神经瘤可引起听觉障碍或耳鸣等症状。绝大多数肿瘤能手术根治。极少数与脑干或脊髓等紧密粘连，不能完全切除者可复发，复发肿瘤仍然属于良性。

（二）神经纤维瘤

神经纤维瘤主要发生在皮下，可单发，也可多发，多发性神经纤维瘤又称为神经纤维瘤病。

肉眼观，皮肤及皮下单发性神经纤维瘤呈结节状或息肉状，境界明显，但无包膜，切面灰白略透明。

镜下，肿瘤由增生的神经鞘膜细胞及成纤维细胞构成，瘤细胞排列紧密，呈小束状并分散在神经纤维之间，伴多量网状纤维和胶原纤维及疏松的黏液样基质（图 14 – 15）。

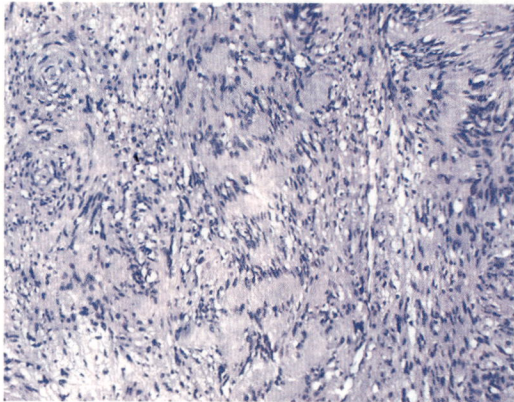

图 14 – 14　神经鞘瘤
细胞细长，梭形，呈漩涡状排列，长杆状核排列呈栅栏状

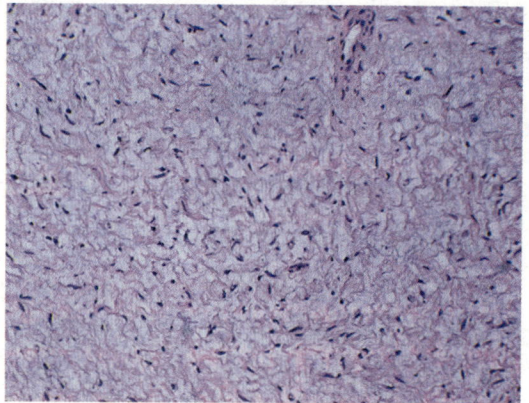

图 14 – 15　神经纤维瘤
由神经鞘膜细胞及成纤维细胞构成

恶性周围神经鞘膜瘤大约占软组织肉瘤的 10%，可由外周型神经纤维瘤，特别是神经纤维瘤病恶变而成，而神经鞘瘤恶变较少见。

恶性周围神经鞘膜瘤也可以自发产生或见于放射治疗后。该肿瘤侵袭性强。肿瘤的形态很似纤维肉瘤，异型性明显，有较多核分裂象，并伴有血管增生和细胞坏死。瘤细胞可呈多形性，甚至可以出现上皮样结构、横纹肌母细胞分化。该瘤从幼儿到老年均可发生，病程一般在 5 年以上。

三、转移性肿瘤

中枢神经系统的转移性肿瘤大约占全部脑肿瘤的 20%。恶性肿瘤死亡病例中，10% ~ 15% 可有脑转移。不同的原发性肿瘤在中枢神经系统内发生转移的频度不同，最容易发生脑转移的恶性肿瘤是支气管肺癌（40% 可有脑转移），其次为乳腺癌（25%）、黑色素瘤（15%）以及绒毛膜癌、胃癌、结肠癌、肾癌等。白血病也常发生脑膜或脑实质浸润性病灶。中枢神经系统各区域的转移率与其容积有关，因而脑转移性肿瘤比脊髓更常见。

脑转移瘤在脑内有三种存在形式。①转移结节：主要在灰质与白质交界处及脑的深部。②软脑膜癌病：肿瘤细胞沿着蛛网膜下隙弥漫性浸润，脑膜因浸润肿瘤细胞的多少不等，可呈略浑浊至灰白色，甚至呈现大片棕黑色（黑色素瘤病，melanomatosis），局部可出现大小不等的结节或斑块。脑底部、腰骶部、马尾等处常明显受累。因脑脊液循环受阻，脑积水明显。③脑炎型转移：弥漫性血管周围瘤细胞浸润，可以形成局限性结节或广泛浸润，并伴发软脑膜癌病。

转移瘤的组织结构与原发肿瘤相似，常伴有出血、坏死、囊性变及液化。周围脑组织可有水肿、伴淋巴细胞及巨噬细胞浸润。如出现坏死，可见泡沫细胞。

第六节　中枢神经系统疾病常见的并发症

中枢神经系统疾病最常见、最重要的并发症有颅内压升高、脑水肿及脑积水，而脑水肿和脑积水可以引起或加重颅内压升高，三者可以合并发生，互为因果，重者可以导致死亡。

一、颅内压升高及脑疝形成

（一）颅内压升高

颅内压升高是指侧卧位时脑脊液压超过 2kPa（正常为 0.6～1.8kPa），这是因为颅内内容物的体积增加，超过了颅腔的代偿极限。

颅内压升高的主要原因是颅内占位性病变及脑脊液循环阻塞引起的脑积水。常见的占位性病变有脑出血和颅内血肿形成、肿瘤、脑梗死、炎症（如脑膜脑炎、脑脓肿等）、脑膜出血等，其后果与病变的大小以及增大的速度相关。脑水肿可加重上述病变的占位性。颅内压升高可以分为三个不同的时期。

1. 代偿期　通过反应性血管收缩及脑脊液吸收增加和形成减少，使颅内空间相对增加，以代偿占位性病变所引起的脑容积增加。

2. 失代偿期　占位性病变和脑水肿使颅内容物容积继续增大，超过了颅腔所能容纳的程度，临床表现为头痛、呕吐、意识障碍、眼底视乳头水肿、血压升高、反应性脉搏变慢及脑疝形成。

3. 血管运动麻痹期　颅内压严重升高致脑组织灌流压降低，使脑缺氧而引起脑组织损害和血管扩张，从而使血管运动麻痹，加重脑水肿，导致昏迷，后果严重者可导致死亡。

（二）脑疝形成

颅内压升高引起脑的病理变化表现为脑回变平变宽、脑沟变窄、脑移位、脑室变形，使部分脑组织嵌入颅脑内的分隔（大脑镰、小脑天幕）及颅骨孔道（如枕骨大孔等）而导致脑疝形成（herniation）。常见的脑疝类型有扣带回疝、小脑天幕疝及小脑扁桃体疝。

1. 扣带回疝　又称大脑镰下疝，是由于一侧大脑半球特别是额、顶、颞叶的血肿及肿瘤等占位性病变，致中线向对侧移位，同侧扣带回从大脑镰的游离边缘向对侧膨出，形成扣带回疝。疝出的扣带回背侧因受大脑镰边缘的压迫而形成压迹，受压处的脑组织可有出血或坏死。另外，大脑前动脉的胼胝体也可因受压导致相应部位脑组织梗死。大脑冠状面上可见对侧的侧脑室抬高，第三脑室变形，形如新月。

2. 小脑天幕疝　又称海马钩回疝。在小脑天幕以上的额叶、颞叶内侧的出血、梗死、肿瘤等病变引起脑组织体积肿大，致颞叶的海马钩回经小脑天幕孔向下膨出，从而形成小脑天幕疝，导致中脑及脑干受压后移，后移的中脑及脑干压迫并损伤同侧的神经，导致以下后果。①同侧动眼神经在穿过小脑天幕裂孔处受压，导致同侧瞳孔一过性缩小，接着散大固定，同侧眼上视和内视障碍。②中脑及脑干受压后移，可引起意识丧失；导水管变狭，脑脊液循环障碍加剧颅内压的升高；血管过度牵伸，导致中脑脑桥上部出血、梗死，可导致昏迷死亡。③中脑侧移，使对侧中脑的大脑脚抵压于该侧小脑天幕锐利的游离缘上，从而形成 Kernohan 切迹。严重时该处脑组织（含锥体束）出血坏死，使与天幕上原发病变同侧的肢体瘫痪，引起假定位症。④压迫大脑后动脉，导致同侧枕叶距状裂脑组织出血性梗死。

3. 小脑扁桃体疝　又称枕骨大孔疝。主要因颅内高压升高或后颅凹占位性病变将小脑和延髓推向枕骨大孔并向下移位而形成。疝入枕骨大孔的小脑扁桃体和延髓呈圆锥形，其腹侧出现枕骨大孔压迹，因延髓受压，致生命中枢网状结构受损，严重时可致呼吸变慢甚至骤停，随后心脏停搏而猝死。在颅内压很高的情况下进行腰椎穿刺，即便吸出少量脑脊液，也可引起小脑扁桃体疝而致患者死亡。因此，该病需特别引起临床医生的注意。

二、脑水肿

因脑组织中液体过多贮积而形成脑水肿（brain edema），这是颅内压升高的重要因素之一。许多病理过程如缺氧、炎症、创伤、梗死、肿瘤及中毒等均可伴发脑水肿。脑组织易发生水肿，与其解剖生理特点有关：①血－脑屏障的存在限制了血浆蛋白通过脑毛细血管的渗透性运动；②脑组织无淋巴管，难以运走过多的液体。常见的脑水肿类型如下。

（一）血管源性脑水肿

最为常见，是血管壁通透性增加的结果，如血－脑屏障发生障碍，毛细血管内皮细胞受损时，或新生的毛细血管尚未建立血－脑屏障时（如转移性肿瘤及脑脓肿周围有大量的新生毛细血管），血液中的液体成分会大量渗出至细胞间隙，致脑水肿。白质水肿较灰质更为明显。该型水肿常见于脑出血、创伤、肿瘤或炎症时。水肿液较富有蛋白质。

（二）细胞毒性脑水肿

主要见于缺血或中毒引起的细胞损害。当脑水肿时，肉眼可见脑体积和重量增加，脑回变宽、变扁平，脑沟变浅而窄，白质水肿明显，脑室缩小，严重的脑水肿常同时伴有脑疝形成。光镜下，脑组织疏松，细胞和血管周围空隙变大，白质的变化较灰质更加明显。电镜下，细胞间隙增宽，星形胶质细胞足突肿胀（血管源性水肿）或无间隙增宽而仅有细胞肿胀（细胞毒性水肿）。

三、脑积水

脑积水（hydrocephalus）是指脑脊液的量增多并伴有脑室扩张。脑积水发生的主要原因是脑脊液循环的通路被阻断或者脑脊液吸收减少。引起脑脊液循环障碍的原因很多，如炎症、外伤、肿瘤、蛛网膜下隙出血及先天畸形等。脑室内通路阻塞引起的脑积水，称阻塞性或非交通性脑积水；脑室内通畅但蛛网膜颗粒或绒毛吸收脑脊液障碍而引起的脑积水，称交通性脑积水；另外，脉络丛乳头状瘤分泌过多脑脊液也可以引起脑积水。

当轻度脑积水时，脑室轻度扩张，脑组织轻度萎缩。当严重脑积水时，脑室高度扩张，脑组织因受压萎缩、变薄，甚至脑实质可菲薄如纸，神经组织大部分萎缩而消失。

婴幼儿颅骨未闭合时发生脑水肿，患儿可出现进行性头颅变大，前囟饱满，颅骨缝分开；颅内压增高较轻，头痛、呕吐、视乳头水肿等临床表现也出现较晚。因大脑皮质萎缩，导致患儿智力减退，肢体瘫痪。成人脑积水，因颅腔不能增大，颅内压增高的症状发生较早，也较严重。

目标检测

答案解析

1. 简述流行性乙型脑炎与流行性脑脊髓膜炎的区别。
2. 试述流行性脑脊髓膜炎及流行性乙型脑炎的病理临床联系。
3. 胶质瘤所具有的特异于其他部位肿瘤的生物学特征是什么？
4. 试述神经胶质细胞的基本病变。
5. 中枢神经系统疾病最常见、最重要的并发症有哪些？并解释其概念。

书网融合⋯⋯

本章小结　　　　　微课　　　　　题库

第十五章 传 染 病

PPT

📖 学习目标

　　1. 掌握　结核病的基本病变及其转化规律；原发性与继发性肺结核病的概念及病变特点；继发性肺结核病的类型和病理变化；结核性脑膜炎的病理变化；肠结核、肠伤寒、细菌性痢疾的病变特点；尖锐湿疣和梅毒的病理变化。

　　2. 熟悉　结核病、伤寒及细菌性痢疾的病因和发病机制；血源性结核病的病变特点；肺外器官结核病的病变特点；淋病的病变特点。

　　3. 了解　钩端螺旋体病、肾综合征出血热、麻风及狂犬病的病因、传染途径和发病机制；性传播疾病及深部真菌病的病因。

　　4. 学会运用辩证思维方法分析传染病的发展过程，明确传染病的转归，理解临床诊疗及防控措施。

　　传染病（infectious disease）是由病原微生物经一定的传播途径感染易感人群所引起的一组疾病，并能在人群中引起局部或广泛流行。传染病在人群中发生或流行必须同时具备传染源、传播途径和易感人群三个基本环节。病原体通过一定的传染途径和方式侵入机体，并定位于某些特定的组织或器官，其基本病变属于炎症，而且可获得一定的免疫力。传染病曾在世界各地流行，严重威胁人类的健康。在发达国家，传染病的发病率和死亡率处于次要地位；但在许多发展中国家，传染病仍是危害人类健康的主要问题。

　　近年来由于病原体诊断技术和有效抗生素的应用，我国在传染病的诊断和治疗方面取得了很大进展。中华人民共和国成立以来，传染病的发病率和死亡率均明显下降，有些传染病已被消灭，如天花；有些传染病也接近消灭，如麻风、脊髓灰质炎等。另一些在我国原本已得到控制的传染病，由于种种原因又"死灰复燃"，其发生率呈上升趋势，如结核病、梅毒、淋病等。同时，全球也出现了一些新的传染病，如艾滋病、严重急性呼吸综合征（severe acute respiratory syndrome，SARS）、禽流感和猪流感、新型冠状病毒肺炎（corona virus disease 2019，COVID – 2019）等以及在非洲出现的埃博拉出血热（Ebola hemorrhagic fever，EHF）。近年来由于抗生素（尤其是广谱抗生素）、激素以及抗肿瘤药的大量使用，真菌的感染有明显增长，应当引起重视。本章仅重点介绍结核病、伤寒、细菌性痢疾、麻风、钩端螺旋体病、肾综合征出血热、狂犬病、性传播性疾病和深部真菌病。

➡ 案例引导

　　临床案例　患者，男，42 岁。

　　病史：咳嗽、咳痰、消瘦、乏力 1 年余，加重 1 个月入院。患者于 1 年前出现咳嗽、多痰，数月后咳嗽加剧，并伴有大量咯血，数百毫升，且咯血后症状加重。反复出现畏寒、低热及胸痛，3 个月前痰量明显增多，精神萎靡，体质明显减弱，并出现腹痛和间歇交替性腹泻和便秘。10 年前其父因结核性脑膜炎死亡，期间患者同其父密切接触。

体格检查：体温 38.5℃，呈慢性病容，消瘦苍白，双肺布满湿性啰音，腹软、腹部触之柔韧。

辅助检查：胸部 X 线片可见肺部有大小不等的透亮区及结节状阴影，痰液中检出抗酸杆菌。

治疗经过：入院后经积极抗结核治疗无效而死亡。

尸体剖验：全身苍白，消瘦，肺与胸壁广泛粘连，胸腔、腹腔内均可见大量积液，喉头黏膜及声带粗糙。两肺胸膜增厚，右上肺一厚壁空洞，直径 3.5cm，两肺各叶均见散在大小不一灰黄色干酪样坏死灶。镜下见结核结节及干酪样坏死区，并有以细支气管为中心的化脓性炎。回肠下段见多处带状溃疡，镜下有结核病变。

讨论 结合临床及肉眼、光镜下所见，推测患者可能的病理诊断，并描述其临床病理特点。

第一节 结核病 ⓔ微课

一、概述

结核病（tuberculosis）是由结核分枝杆菌（tubercle bacillus）引起的一种慢性肉芽肿性炎症。可见于全身各器官，以肺结核最常见。其典型病变特征为结核结节形成并伴有不同程度干酪样坏死。临床上，患者主要表现为午后低热、乏力、盗汗、消瘦等结核中毒症状。

结核病曾威胁整个世界，由于有效抗结核药物的发明和应用，结核病的死亡率呈逐年下降趋势。20 世纪 80 年代以来，由于耐药菌株的出现和艾滋病的流行，结核病的发病率又有回升趋势。WHO《2021 年全球结核病报告》数据显示，2020 年全球新发结核病患者 987 万，全球结核病死亡人数为 128 万，结核病病死率为 15%。我国结核病患者人数位居世界第二，仅次于印度。因此，WHO 将结核病作为重点控制的传染病之一，并提出 2030 年可持续发展目标中的一项具体目标，就是终结全球结核病的流行。

（一）病因和发病机制

结核病的病原菌是结核分枝杆菌（mycobacterium tuberculosis），简称结核杆菌，是一类细长弯曲的革兰阳性需氧杆菌，其细胞壁含大量分枝菌酸，抗酸染色法可使细菌呈红色。引起人类结核病的主要是人型和牛型，人型结核杆菌感染的发病率最高。

结核病主要经呼吸道传染，也可经消化道感染（食入带菌的食物，包括含菌牛奶），少数经皮肤伤口感染，以呼吸道传播为最常见和最主要的途径。肺结核患者（主要是空洞型肺结核）在说话、咳嗽或打喷嚏时，可通过呼吸道排出大量带菌微滴，健康人吸入这些带菌微滴即可造成感染。直径小于 5μm 的微滴能到达肺泡，因此其致病性最强。到达肺泡的结核杆菌趋化和吸引巨噬细胞，并为巨噬细胞所吞噬。在有效细胞免疫建立以前，巨噬细胞将其杀灭的能力很有限，结核杆菌在细胞内外繁殖，一方面可引起局部炎症，另一方面可发生全身性血源性播散，成为以后肺外结核病发生的根源。机体对结核杆菌产生特异的细胞免疫一般需 30~50 天时间。这种特异的细胞免疫在临床上表现为皮肤结核菌素试验阳性。结核菌的具体感染过程见图 15-1。

结核病的免疫反应和变态反应（Ⅳ型）常同时发生和相伴出现。变态反应的出现提示机体已获得免疫力，对病原菌有抵抗力。变态反应发生的同时常伴随干酪样坏死，从而破坏和杀灭结核杆菌。已致敏的机体动员防御反应较未致敏的机体快，但组织坏死也更明显。因此，机体对结核杆菌感染所呈现的

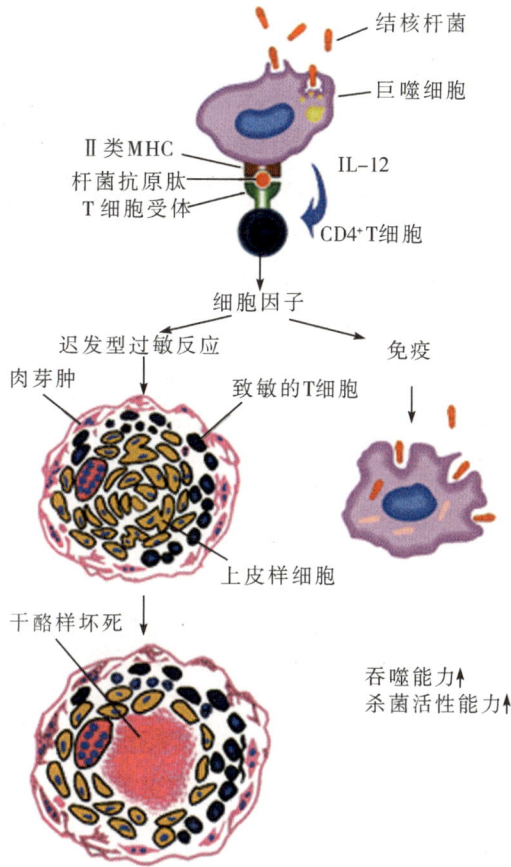

图 15-1 结核杆菌感染过程

临床表现取决于机体的不同反应。如以保护性反应为主，则病灶局限，结核杆菌被杀灭；如主要表现为组织破坏性反应，则机体表现为结构和功能损害的结核病。其基本病变与机体的免疫状态的关系见表15-1。

表 15-1 结核病基本病变与机体的免疫状态关系表

病变类型	机体状态		结核杆菌		病理特征
	免疫力	变态反应	菌量	毒力	
渗出为主	低	较强	多	强	浆液性或纤维素性炎
增生为主	较强	较弱	少	较低	结核结节
坏死为主	低	强	多	强	干酪样坏死

（二）基本病理变化

1. 渗出性病变 多见于结核病变的早期或恶化进展期，菌量多、毒力强或变态反应较强时，主要表现为浆液性和（或）纤维素性炎。病变初期局部有中性粒细胞浸润，随即被巨噬细胞所代替，渗出液中可见结核杆菌。渗出性病变好发于肺、浆膜、滑膜和脑膜等部位。机体抵抗力增强时，渗出物可完全吸收，亦可转变为以增生为主或以坏死为主的病变。

2. 增生性病变 当机体感染结核杆菌数量少、毒力低或机体免疫反应较强时，则发生以增生为主的变化，形成具有诊断价值的结核性肉芽肿，即结核结节（tubercle）。

结核结节由上皮样细胞（epithelioid cell）、朗汉斯巨细胞（Langhans giant cell）以及外周多少不等的淋巴细胞和少量反应性增生的成纤维细胞构成。镜下，典型的结核结节中央有干酪样坏死（图15-2）。上皮样细胞是由巨噬细胞吞噬结核杆菌后，体积增大而形成。细胞呈梭形或多角形，境界不清，胞质丰富，淡伊红色，常伸出突起与相邻近细胞连接成片，核圆形或卵圆形，染色质少，呈空泡状，可见1~2个核仁，形态上与上皮细胞类似，故有上皮样细胞之称。朗汉斯巨细胞是一种多核巨细胞，体积大，直径可达300μm，胞质丰富，核有数个到数十个，甚至达上百个不等，排列成花环状、马蹄形或密集在细胞一端。

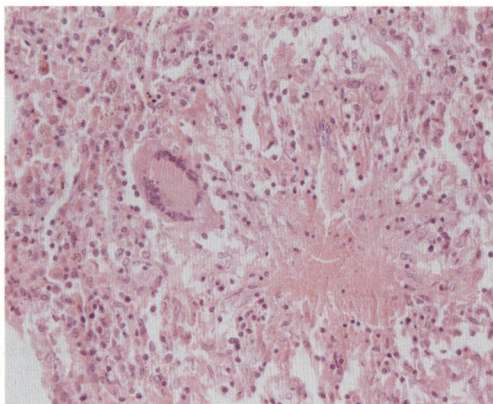

图 15 - 2　肺结核结节

3. 变质性病变　在结核杆菌数量多、毒力强、机体免疫力低下或变态反应强烈时，在渗出或增生性病变的基础上可发生干酪样坏死。

肉眼观，结核性病变的坏死灶由于含脂质较多而呈淡黄色，均匀细腻，质地松脆，状似奶酪，故称干酪样坏死（caseous necrosis）。镜下为一片红染无结构的颗粒状物。干酪样坏死对结核病的病理诊断具有一定的意义。干酪样坏死物含有一定量的结核杆菌，可成为结核病恶化进展的根源。

上述三种病理改变往往同时存在，而以某一种改变为主，并随疾病发展可互相转化。

（三）基本病理变化的转化规律

结核病的发展和结局取决于机体的免疫力与感染结核杆菌的致病力之间的相互关系。当机体的免疫力增强时，结核杆菌被抑制、杀灭，病变转向愈合；反之，则转向恶化。

1. 转向愈合

（1）吸收、消散　为渗出性病变的主要愈合方式。病灶中的渗出物经淋巴道、微静脉逐渐吸收后，可使病灶缩小甚至消散。较小的干酪样坏死灶及小范围的增生性病灶，经积极治疗亦可缩小或完全吸收。肺部的渗出性病变，X线检查显示为边缘模糊、密度不均的云絮状阴影，随着渗出物被吸收，阴影可逐渐缩小或被分割成小片，直至完全消失，临床称为吸收好转期。

（2）纤维化、钙化　增生性病变、小的干酪样坏死灶以及未被完全吸收的渗出性病变可逐渐纤维化，最后形成瘢痕而愈合，X线检查显示阴影呈星芒状或条索状。较大的干酪样坏死灶难以完全纤维化时，坏死灶则由纤维组织围绕包裹，继而逐渐干燥浓缩，并有钙盐沉积而钙化。由于钙化灶内仍有结核杆菌存活，当机体免疫力降低时仍有可能复发。X线检查显示病灶阴影密度增高，境界清楚。临床上称为硬结钙化期。

2. 转向恶化

（1）浸润进展　当病变恶化进展时，原有病灶周围出现渗出，并在渗出的基础上继发干酪样坏死，坏死灶周围再渗出，如此反复，可使病灶范围不断扩大。肺部病变X线检查显示原有病灶周围出现云絮状阴影，边缘模糊。临床上称为浸润进展期。

（2）溶解播散　病情恶化时，干酪样坏死物可发生液化，形成含菌的半流体物质，经由体内自然管道（如支气管、输尿管等）排出后可形成空洞。空洞内液化的坏死物常含有大量结核杆菌，通过自然管道排出时可播散至其他部位，继而形成新的病灶。X线检查可见病灶阴影密度高低不一，出现透亮区及新的大小不等的病灶阴影。临床上称为溶解播散期。液化灶内的结核杆菌亦可通过血道和淋巴道引起全身更为广泛的播散。

⊕ 知识链接

卡介苗与结核菌素试验

1. 卡介苗（Bacillus Calmette - Guérin，BCG） 20世纪初，法国科学家卡尔梅特（Calmette）和介朗（Guerin）将有毒力的牛型分枝杆菌接种在含甘油、胆汁、马铃薯的培养基上，培养13年，经230次传代，得到减毒疫苗株，用于预防结核病，为纪念这两位科学家的功绩，将该疫苗命名为"卡介苗"。目前，世界上大多数国家已将卡介苗列为计划免疫疫苗，用于预防结核病。但由于卡介苗和致病的人型结核杆菌的基因组存在差异，影响其预防效能，为达到有效预防结核病的目的，科学家们正努力研制包括重组活疫苗、营养缺陷型活疫苗、DNA疫苗等在内的新型高效疫苗。

2. 结核菌素皮肤试验（tuberculin skin test，TST） 是根据感染结核杆菌后产生免疫力的同时也会发生迟发型超敏反应的原理设计的皮肤试验。目前采用的结核菌素是旧结核菌素（old tuberculin，OT，为结核分枝杆菌肉汤培养物过滤液）经三氯醋酸沉淀后的纯蛋白衍化物（purified protern derivative，PPD）。试验时，在前臂掌侧中央部皮内注射5个单位PPD，如48～72小时注射部位出现红肿硬结且直径≥0.5cm为阳性，<0.5cm为阴性，≥1.5cm或者局部出现水泡、坏死为强阳性反应。阴性表明无结核杆菌感染；阳性表明卡介苗接种成功或过去曾感染过结核，但不表示有病；强阳性表明可能有活动性结核病，尤其是婴儿。

二、肺结核病

结核病以肺结核病（pulmonary tuberculosis）最为常见。肺结核病可因初次感染和再次感染结核杆菌时机体反应性的不同，引起肺部病变的特点也各有不同，故可分为原发性和继发性肺结核病两大类。

原发性肺结核病（primary pulmonary tuberculosis）是指机体初次感染结核杆菌所引起的肺结核病。多见于儿童，又称儿童型肺结核病，偶见于未感染过结核杆菌的青少年或成人。免疫功能严重受抑制的成年人由于丧失对结核杆菌的敏感性，故可多次发生原发性肺结核病。

继发性肺结核病（secondary pulmonary tuberculosis）是指机体再次感染结核杆菌所引起的肺结核病。多见于成人，又称成人型肺结核病。可在原发性肺结核病后短时间内发生，但多数在初次感染后十年或几十年后，由于机体抵抗力下降使静止的原发病灶再次活化而形成。

（一）原发性肺结核病

原发性肺结核病的特征性病理变化是原发综合征（primary complex）形成。结核杆菌经支气管到达肺组织后最先形成的病变称为原发灶，多位于通气较好的肺上叶下部或下叶上部近胸膜处。病灶多为单发、圆形，直径为1.0～1.5cm，灰白色实变灶（Ghon灶），多数病灶中央可发生干酪样坏死。结核杆菌游离或被巨噬细胞吞噬，可迅速侵入淋巴管，循淋巴到达肺门淋巴结，引起结核性淋巴管炎和肺门淋巴结炎，表现为淋巴结的肿大和干酪样坏死。肺的原发病灶、淋巴管炎和肺门淋巴结结核合称为原发综合征（图15-3），X线检查呈哑铃状阴影。

原发综合征形成后，最初几周内结核杆菌虽可通过血道或淋巴道播散至全身其他器官，但随着细胞免疫的建

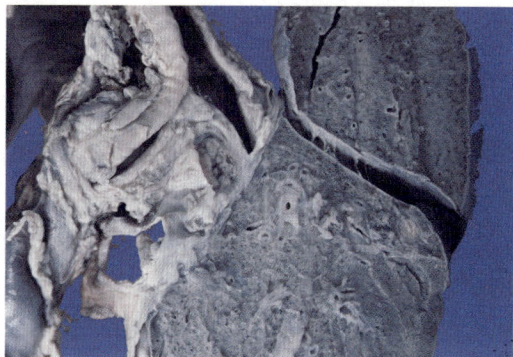

图 15-3 肺原发综合征

立，95% 左右的病例不再发展，病灶呈进行性纤维化和钙化。如肺门淋巴结病变继续发展，可形成支气管淋巴结结核。少数营养不良或同时患有其他传染病的儿童，可出现病灶扩大、干酪样坏死和空洞形成，甚至在肺内播散形成粟粒性肺结核病或全身播散形成全身粟粒性结核病。此类改变也可见于继发性肺结核病。

（二）继发性肺结核病

继发性肺结核病的病理变化和临床表现都比较复杂。根据其病变特点和临床经过的不同，可分为以下几种类型。

1. 局灶型肺结核（focal pulmonary tuberculosis）　是继发性肺结核病的早期病变。X 线示肺尖部有单个或多个结节状病灶，病灶常位于肺尖下 2～4cm 处，直径为 0.5～1cm，境界清楚，周围有纤维包裹。镜下病变以增生为主，中央为干酪样坏死。临床上患者常无明显症状，多在体检时 X 线检查发现肺部结节状阴影。多数病灶可纤维化、钙化而愈合，属非活动性结核病。少数患者免疫力下降时可发展为浸润型肺结核。

2. 浸润型肺结核（infiltrative pulmonary tuberculosis）　为活动性肺结核，是临床上最常见的继发性肺结核，大多由局灶型肺结核发展而来。病灶位于肺尖部或锁骨下，X 线检查可见边缘模糊的云絮状阴影。病变以渗出为主，中央为干酪样坏死，病灶周围有炎症包绕。镜下可见肺泡腔内充满浆液、单核细胞、淋巴细胞及少量中性粒细胞，病灶中央可见干酪样坏死。患者常有低热、乏力、盗汗、咳嗽、咳痰，甚至出现咯血等症状。多数患者及早发现，合理治疗，病灶可吸收、纤维化、钙化而愈合，少数患者病情恶化，渗出性病变和干酪样坏死可不断扩大（浸润进展），坏死物液化后经支气管排出，局部形成急性空洞（acute cavity）。洞腔小，形状不规则，壁薄粗糙，含大量坏死物，外层包绕薄层结核性肉芽组织。空洞壁坏死层内含大量结核杆菌，经支气管播散，可引起干酪样肺炎（溶解播散）。急性空洞一般较易愈合，经适当治疗后，洞壁肉芽组织增生，洞腔逐渐缩小、闭合，最后形成瘢痕组织而愈合，也可通过空洞塌陷形成条索状瘢痕而愈合。急性空洞若经久不愈，则可逐渐发展为慢性纤维空洞型肺结核。

3. 慢性纤维空洞型肺结核（chronic fibrocavitary pulmonary tuberculosis）　多由浸润型肺结核的急性空洞发展而来，为继发性肺结核晚期的病变类型。具有以下病变特征。①肺内有一个或多个厚壁空洞，多位于肺上叶，大小不一，形状不规则，洞壁厚度可达 1cm 以上。镜下，洞壁分为三层：内层为干酪样坏死物，其内有大量结核杆菌；中层为结核性肉芽组织；外层为增生的纤维结缔组织。②同侧或对侧肺组织内，可见自上而下由支气管播散引起的很多大小不等、新旧不一、病变类型不同的病灶，越往下病灶越新鲜。③晚期肺组织严重破坏，广泛纤维化，胸膜广泛增厚并与胸壁粘连，导致肺体积缩小、变形、变硬，严重影响肺功能，甚至使肺功能丧失，称硬化型肺结核。

病变空洞与支气管相通，成为结核病的传染源，故此型又称为开放性肺结核。临床上病程常历时多年，时好时坏。较小的空洞可机化、收缩而闭塞愈合。较大的空洞经治疗后，洞壁坏死组织脱落排除干净，肉芽组织逐渐变成纤维瘢痕组织，由支气管黏膜上皮覆盖。此时，空洞虽依然存在，但已无结核杆菌，实际上已经愈合，故称开放性愈合。如患者病情恶化，空洞壁的干酪样坏死侵蚀较大血管，可引起大咯血，严重者可造成患者窒息而死亡。若空洞突破胸膜，可导致气胸或脓气胸。经常排出含菌痰液可引起喉结核，咽下含菌痰液可引起肠结核，后期可由于肺广泛纤维化、肺动脉高压而导致肺源性心脏病。

4. 干酪样肺炎（caseous pneumonia）　多见于机体免疫力低下、对结核杆菌变态反应剧烈的患者。可由浸润型肺结核恶化进展而来，也可由急、慢性空洞内的细菌经支气管播散所致。肉眼上，病变肺叶肿大、变实，呈灰黄色干酪样，以肺小叶或肺大叶为范围，可形成急性空洞。镜下可见大片的干酪样坏死，周围肺泡腔内有大量浆液纤维蛋白性渗出物，以及巨噬细胞、淋巴细胞等炎症细胞浸润。X线呈大片不均匀致密阴影。根据病变范围的大小，此型结核病可分为小叶性和大叶性干酪性肺炎。临床上中毒症状明显，发展迅猛，病死率高，故有"奔马痨"之称。

5. 结核球 又称结核瘤（tuberculoma），是由纤维包裹的孤立的、境界清楚的球形干酪样坏死灶（图15-4），直径2~5cm，多为单个，也可为多个，多见于肺上叶。X线片上与周围型肺癌相似。结核球可来自：①浸润型肺结核的干酪样坏死灶被纤维包裹；②多个干酪样坏死病灶融合并被纤维包裹；③结核空洞的引流支气管阻塞，空洞由干酪样坏死物填充。结核球由于其周围有纤维包膜的存在，抗结核药物不易发挥作用，治愈的可能性较小，当机体免疫力降低时，病变有恶化进展的可能，故结核球有"定时炸弹"之称。X线片上有时需与肺癌相鉴别，因此临床上多采取手术切除根治。

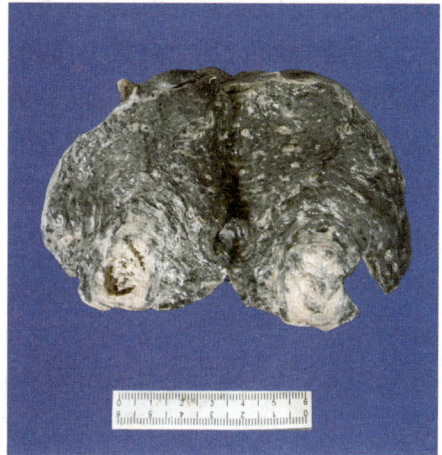

图 15-4 肺结核球

6. 结核性胸膜炎（tuberculous pleuritis） 多见于儿童和青少年。根据病变性质可分为干性和湿性两种类型，以湿性结核性胸膜炎为常见。

（1）湿性结核性胸膜炎 又称渗出性结核性胸膜炎，较为多见。病变主要表现为浆液纤维素性炎。大量浆液渗出时可引起胸腔积液，一般经适当治疗可完全吸收。如渗出物中有大量纤维蛋白，临床上患者常有胸痛、胸膜摩擦音的体征，纤维蛋白不易吸收，可因机化而导致胸膜增厚粘连。

（2）干性结核性胸膜炎 又称增生性结核性胸膜炎，是由肺膜下结核病灶直接蔓延至胸膜所致。多见于肺尖部，病灶局限，以增生性改变为主，一般可通过纤维化而愈合。常可引起局部胸膜的增厚、粘连。

综上所述，原发性肺结核病与继发性肺结核病在许多方面有不同的特征，其区别见表15-2。

表 15-2 原发性和继发性肺结核病的比较

	原发性肺结核病	继发性肺结核病
结核杆菌感染	初次	再次
发病人群	儿童	成人
对结核杆菌的免疫力或过敏性	先无，病程中发生	有
病理特征	原发综合征	病变复杂，新旧病灶并存，较局限
起始病灶	上叶下部，下叶上部近胸膜处	肺尖部
主要播散途径	淋巴道或血道	支气管为主
病程	短，大多自愈	长，时好时坏，需治疗

（三）肺结核病血源播散所致病变

原发性和继发性肺结核时，结核杆菌除通过淋巴道和支气管播散外，也可通过血行播散引起粟粒性结核和肺外结核病。此外，肺外潜伏结核杆菌再度活化也可引起全身播散性结核病。

肺内原发病灶或肺门干酪样坏死灶，以及肺外结核病灶内的结核杆菌侵入血流或由淋巴道经胸导管入血，可引起血源播散性结核病。分为以下几种类型。

1. 急性全身粟粒性结核病（acute systemic miliary tuberculosis） 结核杆菌短时间内一次或反复多次大量侵入肺静脉，经左心进入大循环，播散至全身各器官如肺、肝、脾和脑膜等处，可引起急性全身粟粒性结核病。肉眼观，全身各器官内均匀密布灰白色、大小一致、圆形、境界清楚的粟粒样小结节。镜下，主要为增生性病变，偶可出现以渗出、坏死为主的病变。临床上起病急骤，病情凶险，有高热、寒战、烦躁不安甚至神志不清等中毒症状。X 线可见双肺散在分布、密度均匀、粟粒大小的点状阴影，病情危重，如能及时治疗，预后仍良好。

2. 慢性全身粟粒性结核病（chronic systemic miliary tuberculosis） 如结核杆菌少量反复多次不规则进入血液或急性全身粟粒性结核病病程迁延 3 周以上，则形成慢性粟粒性结核病。此时，病变的性质和大小均不一致，分布不均匀，新旧不等，可同时出现增生、坏死及渗出性病变，病程长，成人多见。

3. 急性肺粟粒性结核病（acute pulmonary miliary tuberculosis） 由肺门、纵隔、支气管旁的淋巴结干酪样坏死液化后破入邻近大静脉或含有结核杆菌的淋巴通过胸导管回流，经静脉入右心，沿肺动脉播散于双肺而引起急性肺粟粒性结核病。肉眼观，肺表面和切面可见灰黄或灰白色粟粒大小结节（图 15 - 5）。

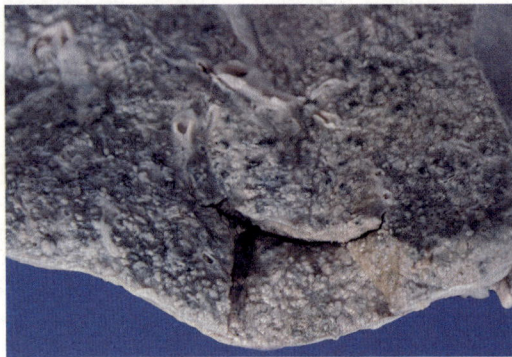

图 15 - 5　急性肺粟粒性结核病

4. 慢性肺粟粒性结核病（chronic pulmonary miliary tuberculosis） 成人多见。患者原发病灶已痊愈，由肺外器官的结核病灶内的结核杆菌间歇入血而致病，病变以增生性改变为主。病程较长，新旧病变并存。

三、肺外结核病

肺外结核病多为原发性肺结核病血源性播散所形成的潜伏病灶进一步发展所致。少数亦可由咽下含菌的食物或痰液以及通过损伤的皮肤感染引起。

（一）肠结核病

肠结核病（intestinal tuberculosis）可分原发性和继发性两型。原发性肠结核病很少见，多由饮用带有结核杆菌的牛奶或乳制品而感染，常发生于小儿。可形成肠原发综合征（肠的原发性结核性溃疡、结核性淋巴管炎和肠系膜淋巴结结核）。绝大多数肠结核继发于活动性空洞型肺结核病，因反复咽下含结核杆菌的痰液所致。肠结核病好发于回盲部，与该部位淋巴组织丰富、食物停留时间长、易发生机械损伤有关。依病变特点的不同，分为两型。

1. 溃疡型 较多见。结核杆菌侵入肠壁淋巴组织形成结核结节，可发生干酪样坏死，并相互融合、破溃后形成溃疡。病变常沿淋巴管扩散，由于肠壁淋巴管环绕肠管分布，典型的肠结核性溃疡多呈环形，其长轴与肠腔纵轴垂直。溃疡边缘参差不齐，一般较浅，底部有干酪样坏死物，其下为结核性肉芽组织。溃疡愈合后常由于瘢痕形成及纤维收缩而致肠腔狭窄，局部浆膜面可见纤维蛋白渗出和结核结节形成，机化后可致局部肠粘连。

2. 增生型 较少见。其病变特征为肠壁内大量结核性肉芽组织形成和纤维组织增生。肠壁高度肥厚变硬，肠腔狭窄。临床上常表现为慢性不完全低位肠梗阻，右下腹可触及肿块，易误诊为结肠癌。

（二）结核性腹膜炎

结核性腹膜炎（tuberculous peritonitis）多见于青少年，多为腹腔内结核灶直接蔓延所致。溃疡型肠结核病是最常见的原发病灶，其次为肠系膜淋巴结结核或结核性输卵管炎，由血行播散至腹膜者少见。根据病理特征可分为干性和湿性两型，临床以混合型多见。湿性结核性腹膜炎以大量结核性渗出为特征，腹腔内积存大量腹腔积液，呈草黄色，也可为血性积液。患者多有腹痛、腹泻、腹胀及中毒症状。干性结核性腹膜炎的特点为腹膜上可见大量结核结节及纤维蛋白渗出物，机化后可引起腹腔脏器的广泛粘连。患者常出现腹内包块和触诊时腹壁柔韧感。

（三）结核性脑膜炎

结核性脑膜炎（tuberculous meningitis）多见于儿童，主要是由于结核杆菌经血行播散所致。在儿童往往是肺原发综合征血行播散的结果，故常为全身粟粒性结核病的一部分。在成人，除肺结核病外，骨关节结核和泌尿生殖系统结核病常是血行播散的根源。部分病例也可由于脑实质内的结核球液化溃破，大量结核杆菌进入蛛网膜下隙所致。

肉眼观，脑膜充血，脑回扁平，病变主要为渗出性炎，以脑底最明显。在脑桥、脚间池、视神经交叉及大脑外侧裂等处的蛛网膜下隙内，有多量灰黄色浑浊的胶冻样渗出物积聚，偶见粟粒大小的灰白色结核结节。光镜下，蛛网膜下隙内渗出物中有纤维蛋白、巨噬细胞和淋巴细胞，常有干酪样坏死形成。病变严重者可累及脑皮质而引起脑膜脑炎。病程较长者则可发生闭塞性血管内膜炎，从而引起多发性脑软化。未经适当治疗而致病程迁延的病例，由于蛛网膜下隙渗出物的机化而发生蛛网膜粘连，可使第四脑室中孔和外侧孔堵塞，引起脑积水，患者可出现颅内压增高的症状。

（四）泌尿系统结核病

泌尿系统结核病以肾结核病（tuberculosis of the kidney）较为多见，好发于 20 ~ 40 岁的男性，多为单侧发病。结核杆菌常来自肺结核病的血行播散，病变常起始于肾皮髓质交界处或肾锥体乳头，最初为局灶性结核病变，继而发生干酪样坏死，病变破坏肾乳头后破入肾盂成为结核性空洞，病变继续进展，可形成多个空洞，严重者可使肾脏仅剩一空壳，肾功能丧失。干酪样坏死物随肾下行，可引起输尿管和膀胱感染。输尿管黏膜可发生溃疡和结核性肉芽肿，常使管壁增厚、管腔狭窄，甚至发生阻塞，引起肾盂积水或积脓。膀胱结核常累及膀胱三角区，形成溃疡，可累及整个膀胱。病变的膀胱壁发生纤维化甚或肌层破坏，致膀胱容积缩小。膀胱溃疡和纤维组织增生如累及对侧输尿管口，可使管口狭窄或失去正常的括约肌功能，造成对侧健肾引流不畅，最终可导致肾盂积水而损害肾功能。

（五）生殖系统结核病

生殖系统结核病（tuberculosis of the genital system）因性别的不同而具有不同的特征。男性生殖系统结核病多由泌尿系统结核病发展而来，结核杆菌可引起前列腺和精囊感染，并可蔓延至输精管、附睾等处。病变附睾肿大变硬，病灶可穿破皮肤形成经久不愈的窦道。附睾结核是引起男性不育的重要原因之一。

女性生殖系统结核多由血道及淋巴道播散而来，亦可由邻近器官的结核病蔓延而来。主要累及输卵管，可引起女性不孕，其次可累及子宫内膜和卵巢。

（六）骨与关节结核病

骨与关节结核病常见于儿童和青少年，多由血行播散所致。

1. 骨结核（tuberculosis of the bone）　常侵犯脊椎骨、指骨及长骨骨骺（股骨下端和胫骨上端）等处。病变开始于松质骨内的小结核病灶，以后可发展为干酪样坏死型或增生型。

干酪样坏死型较为多见，病灶可见明显干酪样坏死和死骨形成，常累及周围软组织，引起干酪样坏死和结核性肉芽组织形成，破坏骨质。坏死物液化后在骨旁形成结核性"脓肿"，由于局部并无红、热、痛，故又称"冷脓肿"。病变穿破皮肤可形成经久不愈的窦道。

增生型比较少见，无明显的干酪样坏死和死骨形成，主要形成结核性肉芽组织，病灶内骨小梁常被侵蚀、吸收而消失。

脊椎结核是骨结核中最常见者，病变常侵犯第 10 胸椎～第 2 腰椎。病变起自椎体，常发生干酪样坏死，并破坏椎间盘和邻近椎体。病变椎体由于难以负重而发生塌陷，引起脊椎后突畸形，甚至压迫脊髓引起截瘫。如病变穿破骨皮质，可在脊柱两侧形成"冷脓肿"或坏死物沿筋膜间隙向下流，在远隔部位形成"冷脓肿"。

2. 关节结核（tuberculosis of joint） 常继发于骨结核，以髋、膝、踝、肘等部位多见。病变常起始于骨骺或干骺端，发生干酪样坏死。当病变侵入关节软骨和滑膜时，则成为关节结核。病变处软骨破坏，有结核性肉芽组织增生和纤维蛋白渗出。结核病变痊愈时，关节腔内常被大量纤维组织充填，导致关节强直，失去运动功能。

（七）淋巴结结核病

淋巴结结核病（tuberculosis of the lymph node）多见于儿童和青年，好发于颈部、支气管和肠系膜淋巴结，尤以颈部淋巴结结核（俗称瘰疬）最为常见。结核杆菌可来自肺门淋巴结结核的播散或口腔及咽喉部的结核感染灶。淋巴结常成群受累，并有大片干酪样坏死和结核结节形成。坏死物液化后可穿破皮肤形成经久不愈的窦道。当炎症累及淋巴结周围组织时，可使淋巴结彼此粘连，形成较大的包块。

第二节　伤　寒

伤寒（typhoid fever）是由伤寒杆菌引起的全身急性传染病。其病变特征是机体单核－吞噬细胞系统的巨噬细胞增生，其中以回肠末段淋巴组织的病变最为突出。临床主要表现为持续高热、相对缓脉、脾大、皮肤玫瑰疹及白细胞减少等。有时可出现肠出血、肠穿孔等严重并发症。

一、病因和发病机制

伤寒杆菌属于沙门菌属，革兰阴性杆菌。其菌体"O"抗原、鞭毛"H"抗原及体表"Vi"抗原均能使人体产生相应抗体，临床常用血清凝集试验（肥达反应，Widalreaction）来测定血清中"O"和"H"抗体的滴度，作为临床诊断伤寒的辅助依据。伤寒杆菌不产生外毒素，菌体裂解时所释放的内毒素是致病的主要因素。

伤寒的传染源是伤寒患者或带菌者。细菌随粪、尿排出，污染食品、饮用水和牛奶等，以苍蝇为媒介经口入消化道而感染。在儿童及青壮年中多见，全年均可发病，以夏秋季最多。患者病后可获得较为稳固的免疫力，很少再感染。

伤寒杆菌侵入人体后大部分可在胃内被破坏，是否发病取决于到达胃内的菌量及机体的免疫力等多种因素。当感染菌量较多时，未被胃液杀灭的细菌可到达小肠并穿过小肠黏膜上皮细胞而侵入肠壁淋巴组织，尤其是回肠末段的集合淋巴小结或孤立淋巴小结，并沿淋巴管侵入肠系膜淋巴结。淋巴组织中的伤寒杆菌被巨噬细胞吞噬，并在其中生长繁殖，可经胸导管进入血液，引起患者出现菌血症。血液中的细菌迅速即被全身单核－吞噬细胞系统的细胞所吞噬，并在其中大量繁殖，致肝、脾、淋巴结肿大。此时患者常无临床症状，故称潜伏期，约 10 天。此后，如机体免疫力增强，细菌可被消灭；如机体抵抗力弱，细菌繁殖并释放内毒素再次入血，患者可出现败血症和毒血症症状，引起全身许多组织和脏器发生病理变化。胆囊中繁殖的伤寒杆菌随胆汁再次入肠，侵入已致敏的淋巴组织，可引发强烈的过敏反应，导致肠黏膜组织坏死、脱落及溃疡形成。

二、病理变化及临床病理联系

伤寒的基本病变是伤寒杆菌引起的以巨噬细胞增生为特征的急性增生性炎。病变主要累及肠道淋巴组织、肠系膜淋巴结以及肝、脾和骨髓等处。增生的巨噬细胞体积增大，功能活跃，胞质内吞噬有伤寒杆菌、红细胞、淋巴细胞和坏死组织碎片，这种巨噬细胞称为伤寒细胞（typhoid cell）。伤寒细胞聚集成团，形成小结节，称伤寒肉芽肿（typhoid granuloma）或伤寒小结（typhoid nodule，图15－6），是伤寒的特征性病变，具有病理诊断价值。

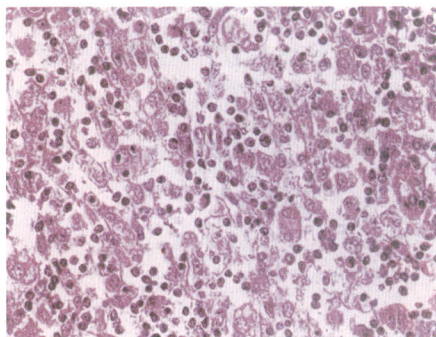

图 15－6　伤寒肉芽肿

1. 肠道病变　伤寒的肠道病变以回肠下段集合淋巴小结和孤立淋巴小结的病变最为显著。按病变发展过程分为四期，每期约持续一周。

（1）髓样肿胀期　起病第 1 周，回肠下段的淋巴组织增生肿胀，隆起于黏膜表面，呈圆形或椭圆形，色灰红，质软。隆起组织表面形似脑的沟回，以集合淋巴小结的病变最为典型（图15－7）。镜下可见淋巴组织中大量伤寒细胞增生形成伤寒肉芽肿，周围肠壁组织充血水肿，可见淋巴细胞、浆细胞浸润。

（2）坏死期　发生于起病第 2 周，多种原因致病灶局部肠黏膜坏死。坏死肠黏膜无光泽，呈灰白色或被胆汁染成黄绿色，坏死周围组织略隆起，呈脐状。镜下可见坏死组织呈红染无结构物质，周边及底部仍可见典型的伤寒肉芽肿。

（3）溃疡期　一般发生于起病第 3 周。坏死肠黏膜脱落后形成溃疡，溃疡边缘隆起，底部高低不平。在集合淋巴小结发生的溃疡较大，呈椭圆形，其长轴与肠的长轴平行。孤立淋巴小结处的溃疡小而圆。溃疡一般深及黏膜下层，坏死严重者可深达肌层及浆膜层，甚至发生穿孔，如侵及小动脉，可引起严重出血。

（4）愈合期　相当于发病第 4 周。坏死组织逐渐脱落干净，溃疡处肉芽组织增生将其填平，溃疡边缘上皮再生覆盖而完全愈合。

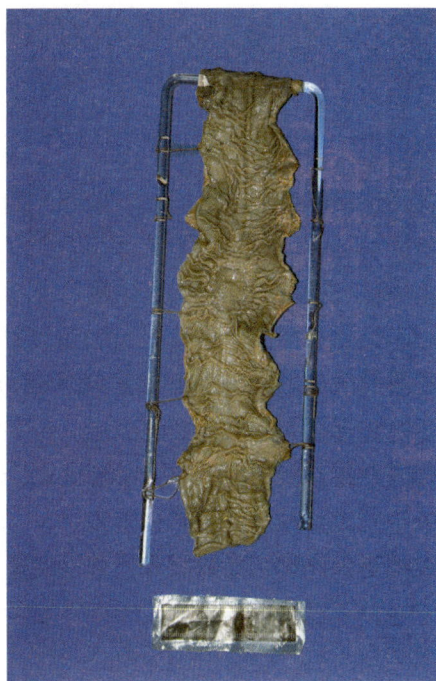

图 15－7　肠伤寒

由于病灶的长轴与肠管纵轴相平行，故不引起肠狭窄。由于临床上早期有效抗生素的应用，目前临床上很难见到上述四期的典型病变。

2. 其他单核－吞噬细胞系统病变　肠系膜淋巴结、肝、脾及骨髓由于巨噬细胞的活跃增生而致相应组织器官肿大。镜下可见巨噬细胞增生及伤寒肉芽肿形成，并可见组织灶性坏死。骨髓中巨噬细胞摄取病菌较多，存在时间较长，故骨髓细菌培养阳性率可高达90%。

3. 其他脏器病变　细菌毒素可引起心肌纤维变性甚至坏死；肾小管上皮细胞可发生水样变性；皮肤出现玫瑰疹；膈肌、腹直肌和腹内收肌常发生凝固性坏死（亦称蜡样变性），临床出现肌痛和皮肤感觉过敏；大多数伤寒患者胆囊表现为黏膜轻度炎症，但伤寒杆菌常在胆汁中大量繁殖，即使患者临床痊愈后，细菌仍可通过胆汁由肠道排出，在一定时期内仍是带菌者，有的患者甚至可成为慢性带菌者或终身带菌者，而成为本病的重要传染源。

三、结局及并发症

大多数患者一般经 4~5 周痊愈，并可获得较强的免疫力。极少数患者可出现败血症、肠穿孔和肠出血，这些是本病的主要死亡原因。

1. 肠穿孔、肠出血　是最严重的并发症。多发生于溃疡期，常在肠胀气或腹泻时发生穿孔，导致弥漫性腹膜炎，出血严重时可发生出血性休克。

2. 支气管肺炎　多见于小儿，因其抵抗力低下，继发肺炎球菌或其他细菌感染所致，少数病例亦可由伤寒杆菌感染所致。

3. 其他　慢性感染病例亦可累及关节、骨、脑膜及其他部位。累及肾脏可引起肾功能衰竭。

第三节　细菌性痢疾

细菌性痢疾（bacillary dysentery），简称菌痢，是由痢疾杆菌所引起一种肠道传染病。病变多局限于结肠，以大量纤维蛋白渗出形成假膜为特征，假膜脱落后可形成不规则浅表溃疡。临床主要表现为腹痛、腹泻、里急后重和黏液脓血便。

一、病因和发病机制

痢疾杆菌，又称志贺菌，是革兰阴性短杆菌。按其抗原结构和生化反应的不同可分为 4 种，即福氏志贺菌、宋内志贺菌、鲍氏志贺菌和痢疾志贺菌。4 种痢疾杆菌均能产生内毒素，痢疾志贺菌还可产生强烈外毒素。

本病的传染源是患者和带菌者。痢疾杆菌随粪便排出后可直接或间接（苍蝇为媒介）污染食物、饮水等，并经口传染给健康人。食物和饮水的污染有时可引起菌痢的暴发流行。菌痢全年均可发病，以夏秋季多见；好发于儿童，其次是青壮年，老年患者少见。

痢疾杆菌对黏膜上皮细胞是否具有侵袭力是致病的主要因素。临床及实验研究证实，只有对肠黏膜上皮细胞具有侵袭力的菌株才能引起菌痢。对上皮细胞无侵袭力的菌株，无论是否产生内、外毒素，均不能引起病变。细菌经口进入人体后大部分被胃酸杀死，仅少部分可进入肠道。进入肠道的细菌侵入肠黏膜上皮后，首先在上皮细胞内增殖，进而侵入肠黏膜固有层内繁殖，使肠黏膜发生炎症反应。并引起固有层小血管循环障碍，导致上皮细胞变性、坏死、脱落，形成浅表溃疡，患者出现腹痛、腹泻、脓血便等症状。内毒素吸收入血，可引起发热、毒血症及急性微循环障碍。

二、病理变化及临床病理联系

菌痢的病理变化主要发生于大肠，尤以乙状结肠和直肠为常见。病变严重者可波及整个结肠甚至回肠下段。根据肠道病变特征及临床表现的不同，菌痢分为以下 3 种。

1. 急性细菌性痢疾　病变初期为急性卡他性炎，随后为特征性假膜性炎和溃疡形成，最后愈合。

急性菌痢早期多表现为黏膜充血、水肿、中性粒细胞和巨噬细胞浸润以及黏液分泌亢进，可见点状出血。病变进一步发展，黏膜浅表坏死，渗出物中有大量纤维蛋白，后者与坏死组织、炎症细胞和红细胞及细菌一起形成特征性的假膜。假膜首先出现于黏膜皱襞的顶部，呈糠皮状（图 15-8），随着病变的发展可融合成片。假膜一般呈灰白色，如出血明显则呈暗红色，如被胆色素浸染则呈灰绿色。大约

1 周，在蛋白水解酶的作用下，假膜开始溶解脱落，形成大小不等、形状不规则的"地图状"浅表性溃疡（图 15 - 9），很少穿破黏膜肌层。经适当治疗或病变趋向愈合时，肠黏膜的渗出物和坏死组织逐渐吸收、排出，周围健康组织再生，缺损得以修复。一般无明显瘢痕形成，很少引起肠腔狭窄。

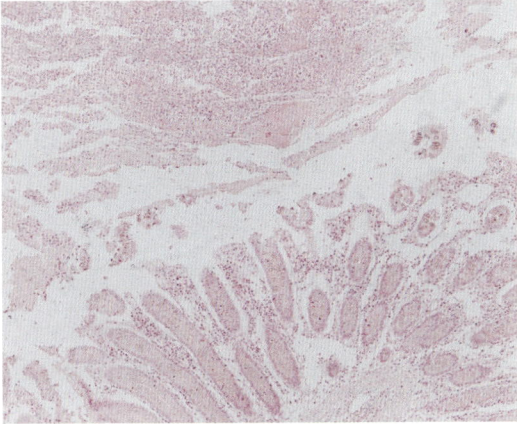

图 15 - 8　细菌性痢疾（光镜）

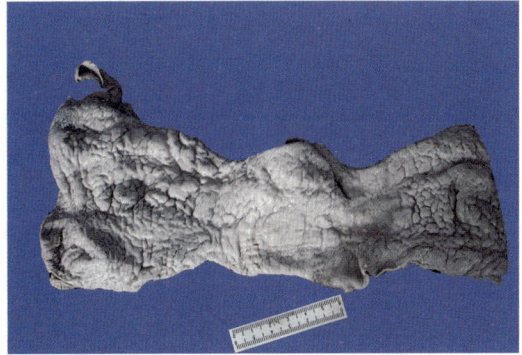

图 15 - 9　细菌性痢疾（大体）

临床上，由于病变肠管蠕动亢进伴有痉挛，患者常出现阵发性腹痛、腹泻等症状。炎症刺激直肠壁内的神经末梢及肛门括约肌，患者往往出现里急后重和排便次数增多，最初为水样便及黏液便，其后随着肠内容物的排尽转为黏液脓血便，偶尔排出片状假膜，排便次数可达 10 ~ 20 次。因患者每次排便量少，脱水症状不明显。患者可出现发热、乏力、食欲减退等全身中毒症状，严重者可伴有呕吐，出现脱水、酸碱平衡紊乱及电解质紊乱，甚至发生休克。

急性菌痢的病程一般为 1 ~ 2 周，经适当治疗大多痊愈。并发症如肠出血、肠穿孔少见，少数病例可转为慢性。

2. 慢性细菌性痢疾　病程超过 2 个月者称为慢性细菌性痢疾。多由急性细菌性痢疾发展而来。肠道病变随患者全身及局部抵抗力的波动而时好时坏，原有溃疡尚未愈合，新的溃疡又形成，新旧病灶常同时存在。慢性溃疡边缘不规则，黏膜过度增生而形成息肉。肠壁各层可见慢性炎症细胞浸润、纤维组织增生及瘢痕形成，使肠壁不规则增厚、变硬，严重者可致肠腔狭窄。

临床表现可有腹痛、腹胀、腹泻等肠道症状，粪便常有黏液或少量脓血。病变加剧时，可出现急性细菌性痢疾的症状，称慢性菌痢急性发作。少数患者可无明显的症状和体征，但粪便培养持续阳性，常成为痢疾的重要传染源。

3. 中毒性细菌性痢疾　多见于 2 ~ 7 岁儿童，其特点是起病急骤，病势凶险，患者出现严重的全身中毒症状，但肠道病变和症状轻微。发病后数小时即可出现中毒性休克或呼吸衰竭。肠道病变一般表现为黏液分泌增加，黏膜充血、水肿及少量中性粒细胞浸润。有时肠壁集合淋巴滤泡和孤立淋巴滤泡增生、肿胀，而表现为滤泡性肠炎。临床上常无明显的腹痛、腹泻、脓血便等，但全身中毒症状严重。

第四节　麻　风

麻风（leprosy）是由麻风杆菌引起的一种慢性传染病，主要侵犯皮肤和周围神经。发病在男性多于女性，以儿童较多见。临床上多表现为麻木性皮肤损害、神经粗大，严重者可致肢端残疾。本病在世界上流行较为广泛，以热带地区多见。我国已基本消灭该病。

麻风杆菌于 1873 年由挪威的 Hansen 首先在麻风患者的组织中发现，为革兰阳性抗酸分枝杆菌，粗短，形态与结核杆菌较相似。麻风的传播途径尚不十分清楚，一般认为与患者长期密切接触是本病主要的传播方式，患者带有病菌的皮肤、黏膜或其分泌物与健康人破损皮肤直接接触而感染，间接接触患者使用过的衣物及用具亦可感染。

麻风杆菌侵入机体后，先潜伏于周围神经的鞘膜细胞或组织中的巨噬细胞内，是否发病以及发展为何种病理类型取决于机体的免疫力。机体对麻风杆菌的免疫反应以细胞免疫为主。人体对麻风杆菌有一定的自然免疫力，潜伏期可达2~4年，也有在感染数月后即发病者。

根据患者的免疫力及病变反应的不同，麻风病变主要分为结核样型和瘤型两种类型（表15-3），不能归入这两种类型的病变又分为界线类和未定类。

表15-3 结核样型和瘤型麻风比较表

	发病比率	细胞免疫	病灶中杆菌	传染性	主要病变部位	病理特征
结核样型	70%	较强	极少	低	皮肤、神经	结核样结节
瘤型	20%	缺乏	多	强	皮肤、神经、内脏	泡沫细胞组成的肉芽肿

真皮浅层中的结核样型麻风病变类似结核结节，但极少有干酪样坏死，抗酸染色一般找不到病菌。而神经病变常有干酪样坏死，坏死物液化形成"神经脓肿"。瘤型麻风的病变可见由大量泡沫细胞构成的肉芽肿，含有少量淋巴细胞。病灶围绕小血管和皮肤附件，以后随病变发展而融合成片，但表皮与浸润灶之间有一层无细胞浸润的区域，这是瘤型麻风的病理特征之一。

界线类麻风的免疫反应介于结核样型和瘤型之间，因而病灶中同时有两型病变的特征。未定类麻风是麻风病的早期改变，病变没有特异性，只在皮肤血管周围或小神经周围有灶性淋巴细胞浸润。以后多数病例转变为结核样型，少数转变为瘤型。

第五节　钩端螺旋体病

钩端螺旋体病（leptospirosis）是一组由钩端螺旋体引起的自然疫源性急性传染病。世界各地均有发生，以热带和亚热带较为流行。我国长江以南诸省较为常见。多在夏秋季发病，多见于青壮年、农民。临床特点为突发高热、头痛、全身酸痛和腓肠肌压痛、浅表淋巴结肿大、眼结膜充血、皮疹等全身感染症状。严重者可出现肾功能衰竭及肺出血等脏器损害的症状。

一、病因和发病机制

本病由钩端螺旋体感染所致。钩端螺旋体，简称钩体，形态细长，螺旋整齐致密，有12~18个螺旋，一端或两端弯曲呈钩状。在水中能做螺旋式运动，有较强的皮肤穿透能力。钩体在水和湿土中可存活1~3个月，但在干燥环境下易死亡，易被漂白粉、肥皂水及70%乙醇等杀死。钩体常寄生于家畜和野生啮齿类动物体内，在这些动物体内一般不致病。钩体有多种类型，都具有特异性表面抗原和共同的内部抗原。全世界已分离出25个血清群和200多个血清型。我国至少有19个血清群和74个血清型。目前可用PCR技术在血、尿及脑脊液中查出钩体的DNA，可做出快速、准确的诊断。

猪和鼠为本病的主要传染源。人接触疫水，钩体经皮肤进入人体引起疾病，也可经污染的水或食物经消化道黏膜感染。本病全年均可发病，主要集中在夏秋季水稻收割期间，6~10月最多见，约占全年发病数的90%，以8、9月为发病高峰。

钩体及其毒素是致病的主要因素，钩体经破损或正常皮肤黏膜侵入人体，迅速从淋巴管或微血管进入血流到达全身，可引起全身中毒症状和不同程度的脏器损害。

二、病理变化及临床病理联系

本病根据疾病发展过程分为三期。①败血症期：在发病后 1~3 天，钩体侵入人体后经淋巴道及血管到达各器官组织大量繁殖，并产生毒素，引起败血症。患者出现畏寒、发热、头痛及腓肠肌痛等急性中毒症状，但无明显的组织损伤。②败血症伴器官损伤期：发病后 4~10 天，患者各器官出现不同程度的损伤，严重病例内脏破坏明显，出现不同程度的出血、脑膜炎、黄疸及肾功能衰竭等，重症感染者多于此期死亡。③恢复期：发病 2~3 周以后，钩体很快减少并消失。患者逐渐恢复健康，一般不留后遗症。

本病的基本病理变化属急性全身性中毒性损害为主的出血性炎，主要累及全身毛细血管，引起不同程度的血液循环障碍、出血及广泛的实质器官功能障碍。主要器官改变如下。

1. 肺　主要表现为肺出血。为近年来本病的常见死亡原因。病灶呈点状或斑片状，重者可引起全肺弥漫性出血。肉眼观，双肺体积增大，重量增加，切面变实，色暗红似凝血块。镜下，肺泡壁毛细血管高度充血，肺泡腔内可见大量红细胞和水肿液，而炎症反应不明显。临床上常有严重的呼吸困难、缺氧、咯血等症状。

2. 肝　病变主要为肝脏肿大、质软、色黄。镜下可见肝细胞水肿、脂肪变性，肝小叶内小灶性坏死，肝细胞索断裂、Kupffer 细胞增生，汇管区炎症细胞浸润和胆小管胆汁淤积。临床可见重度黄疸和广泛皮肤、黏膜出血。严重者则可发生急性肝功能不全或肝肾综合征。

3. 肾　肉眼观，肾脏肿大，皮质苍白，髓质出血。镜下可见肾小管上皮细胞变性、坏死；肾间质充血、出血、水肿，淋巴细胞及单核细胞浸润。临床上，由于肾微循环障碍、缺氧导致肾损害，严重者可引起急性肾功能衰竭。

4. 心脏　体积增大，心外膜和心内膜可见出血点，心肌细胞变性、灶性坏死、间质充血、水肿及炎症细胞浸润。临床上患者可出现心动过速、心律失常和心肌炎的症状。

5. 横纹肌　以腓肠肌和膈肌病变最明显，临床上腓肠肌压痛与此有关。可见肌纤维变性、肿胀以及肌浆空泡或肌浆、肌原纤维溶解消失。间质有充血、水肿及少量炎症细胞浸润。

6. 神经系统　脑膜及脑实质可见充血、水肿、出血、炎症细胞浸润及神经细胞变性等；也可见到由于迟发型变态反应引起的并发症，如巩膜表层炎、球后神经炎、虹膜睫状体炎等眼部疾病。少数患者，特别是儿童在恢复期可出现脑动脉炎及其所引起的脑实质损害。临床上可出现偏瘫和失语等症状。

本病的预后差异较大，轻者可痊愈，而缺乏免疫力的患者病情较严重。有时可出现眼或神经系统后遗症。

第六节　肾综合征出血热

肾综合征出血热（hemorrhagic fever with renal syndrome，HFRS）以往曾称为流行性出血热，是由汉坦病毒（Hantaan virus）引起的自然疫源性急性传染病。病变特征为以全身广泛性小血管损害为主的出血性炎症。临床以发热、休克、充血、出血和急性肾功能衰竭为主要表现。治疗不及时或重症病例多在短期内死于急性肾功能衰竭。病死率高达 10%，发病后可获得稳固而持久的免疫力。本病广泛流行于欧亚国家，我国是高发区，除青海和新疆外，均有病例发生。本病的流行有明显的季节性和地区性，多发生于地势低洼、潮湿、近水多草和成片的荒草地带，冬季为本病发病高峰，患者以从事野外工作的青壮年男性多见。

一、病因和发病机制

本病由感染汉坦病毒引起，汉坦病毒也称为肾综合征出血热病毒，于 1978 年从黑线姬鼠肺组织中成功分离。有多种亚型，我国以Ⅰ型和Ⅱ型流行为主。

鼠类是本病的主要传染源。据国内外不完全统计，约有 170 多种脊椎动物能自然感染汉坦病毒属病毒。我国已发现 53 种动物携带汉坦病毒。在农村和野外工作者中，以黑线姬鼠传播为主，林区则以大林姬鼠为主；城市居民感染者中，以褐家鼠传播为主；实验室工作人员感染者中，以实验室大、小白鼠及兔、猫等传播为主。宿主动物含病毒的排泄物经呼吸道、消化道、皮肤伤口可感染人和动物，也有人认为寄生在鼠身上的革螨和恙螨亦具有传播作用；此外，病毒亦可通过胎盘在母体和胎儿间垂直传播。

肾综合征出血热的发病机制尚未完全阐明，多数认为是病毒直接作用和诱发免疫损伤共同作用的结果。研究提示，汉坦病毒侵入机体首先引起病毒血症，患者出现发热和全身中毒症状。病毒感染细胞引起细胞结构和功能的损害，血管内皮细胞最易受攻击，其次为巨噬细胞、淋巴细胞。病毒不仅导致血管内皮细胞的变性坏死，还可在受感染的细胞内不断复制并释放抗原，在补体的参与下引起血管损伤。以上因素共同导致全身小血管的广泛性损害，血管壁通透性增高，导致大量血浆和有形成分漏出，引起出血、水肿及组织变性坏死等病变。患者可出现休克、DIC、肾功能衰竭等临床表现。

二、病理变化及临床病理联系

本病的基本病变是以全身小血管（包括小动脉、小静脉和毛细血管）损害为主的出血性炎症。毛细血管内皮肿胀、脱落和纤维素样坏死。尸检时可查见全身皮肤和各脏器广泛出血，有胸、腹部皮肤，软腭，舌面黏膜下出血；支气管黏膜下点状出血；肺膜表面有广泛的细小出血点；肺实质内也有大片出血；食管和肠黏膜出血；硬脑膜和蛛网膜下隙出血。肾上腺髓质的出血、脑垂体前叶出血和右心房、右心耳内膜下大片出血通常恒定出现，具有病理诊断意义。肾髓质的出血呈暗红色，与肾皮质贫血呈苍白色形成鲜明对比。镜下，肾、肾上腺、下丘脑和垂体的出血以及血栓形成和坏死为 HFRS 的特征性病变。出血的常见原因除血管壁损害外，血小板减少、DIC 消耗凝血因子及抗凝物质的增加均参与其中。

肾综合征出血热的临床表现可分为发热期、低血压休克期、少尿期、多尿期和恢复期。约 2/3 以上的病例病情较轻，主要表现为发热和上呼吸道感染症状，肾脏损害很轻。1/3 以下的重症病例发热急骤，常伴有头痛、腰痛、眼眶痛以及头晕、全身极度乏力、食欲不振、恶心、呕吐、腹痛、腹泻和烦躁。体征有颜面、颈和上胸部潮红（酒醉貌），结膜充血和水肿，皮肤（腋下等处）和黏膜（软腭和鼻等处）进行性出血等。

第七节　狂 犬 病

狂犬病（rabies）是由狂犬病毒引起的一种人畜共患急性烈性传染病。人与温血动物均易感，感染动物的唾液可含有此病毒。临床表现为特有的狂躁、恐惧不安、怕风恐水、流涎和咽肌痉挛，最终发生瘫痪而危及生命。因其特征性症状是恐水现象，故又名"恐水症"。狂犬病病死率极高，一旦发病几乎全部死亡，全世界仅有数例存活的报道。但被狂犬咬伤后，若能及时进行预防注射，则几乎均可避免发病。

一、病因和发病机制

本病由狂犬病毒感染引起，该病毒属弹状病毒科，直径大小为 75~80nm，长 175~200nm，病毒中心为单股负链 RNA，外绕以蛋白质衣壳。目前已明确，狂犬病毒的蛋白质由 5 个主要蛋白和 2 个微小蛋白构成。从世界各地分离的狂犬病毒抗原性均相同，但其毒力可有差异。狂犬病毒对一般化学消毒剂、光热、紫外线均敏感，但能抵抗自溶和腐烂，脑组织自溶条件下，可保持活力 7~10 天。冻干条件下可长期存在，低温中可存活数月甚至数年。

狂犬病毒几乎对所有哺乳动物细胞均感染，病毒主要通过咬伤传播，病犬是本病的主要传染源，猫、猪及牛、马等家畜和野狼等也可传播本病。一般来说，狂犬病患者不是传染源。有多起报道称，"健康"带毒动物抓咬伤人后引起人的发病，但伤人动物仍"健康"存在。狂犬病的潜伏期从 10 天至几年不等，一般为 31~60 天，15% 发生在 3 个月以后，视被咬伤部位和神经系统的远近、咬伤的程度、咬伤后的处理、感染病毒的剂量以及患者的全身状况而定。狂犬病毒对神经组织有特强的亲和力，自咬伤部位侵入人体，主要通过神经逆向性向中枢传播，再从中枢神经向各器官扩散而引起临床症状，病毒一般不入血。

二、病理变化及临床病理联系

狂犬病的特征性改变是在神经细胞胞质内可见嗜酸性病毒包涵体，即 Negri 小体。以大脑海马回、延髓、小脑浦肯野细胞内较多见。包涵体大小为 2~10μm，较红细胞稍大，圆形或卵圆形，HE 染色为红色，甲苯胺蓝染色呈淡蓝色，Giemsa 染色呈紫红色，经甲醛固定后组织收缩，小体周围可见空晕，Negri 小体对狂犬病诊断具有决定性意义。除中枢神经系统外，也可见腮腺炎、胰腺炎、肾脏和肾上腺变性坏死及炎症细胞浸润。

狂犬病的临床表现可分为前驱期、兴奋期和麻痹期。兴奋期出现的恐水症状是本病的特征性症状，典型者饮水、思水以致听到水声、提及饮水均可引起严重的咽喉肌痉挛。患者极渴但又不敢饮水，即使饮水也不敢下咽。

本病病死率几乎为 100%，患者一般于 1~3 天内均死于呼吸或循环衰竭。近年来陆续有治愈数例的报道，故应全力维护其呼吸及循环系统功能，积极进行抢救。

第八节　性传播性疾病

性传播性疾病（sexually transmitted diseases，STD），简称性病，是指通过性接触而传播的一类传染性疾病。传统的性病（veneral diseases）只包括梅毒、淋病、软下疳、性病性淋巴肉芽肿和腹股沟淋巴肉芽肿。十余年来，STD 谱增宽，其病种已多达 20 余种。本节仅叙述淋病、尖锐湿疣和梅毒。

一、淋病

淋病（gonorrhea）是由淋球菌引起的泌尿生殖系统急性化脓性炎症，是世界各国最常见的 STD。多发生于 15~30 岁年龄段，以 20~24 岁最常见。

本病的病原体为淋球菌。淋球菌（gonorrhoeae）属奈瑟菌属，为氧化酶阳性，有菌毛、荚膜和耐药质粒的革兰阴性双球菌。具有极强的传染性，患者及无症状带菌者为本病的主要传染源。成人几乎全部通过性行为直接传染，儿童可通过接触患者用过的衣物等传染。胎儿可经母亲产道娩出时感染而患新生儿眼结膜炎。淋球菌主要侵犯泌尿生殖系统，对柱状上皮和尿路上皮有特别的亲和力。淋球菌侵入泌尿生殖道上皮包括黏附和侵入两个步骤。

淋病的病变特征为化脓性炎伴肉芽组织形成、浆细胞浸润和纤维化。感染早期，尿道和尿道附属腺体呈急性卡他性化脓性炎，尿道黏膜充血、水肿，并有黏液脓性渗出物自尿道口流出。男性的病变从前尿道开始，可逆行蔓延至后尿道，波及前列腺、精囊和附睾。肉眼观，尿道外口充血、水肿，有脓性分泌物流出；镜下，黏膜充血、水肿，有溃疡形成，黏膜下可见大量中性粒细胞浸润。临床上患者有尿频、尿急、尿痛等急性尿道炎的症状，局部可有疼痛及烧灼感。女性的病变累及外阴、阴道腺体、子宫颈、输卵管及尿道。

少部分病例可经血行播散引起菌血症，多见于女性，常发生于月经期。临床常见的表现为关节－皮炎综合征，可有心内膜炎及脑膜炎等疾病。严重者可发生淋球菌性败血症。目前临床除标本涂片镜检找病原菌外，尚可用基因探针技术检测淋球菌。

二、尖锐湿疣

尖锐湿疣（condyloma acuminatum），又称性病疣，是由人乳头状瘤病毒感染引起的性传播性疾病。常见于 20～40 岁年龄组，好发于潮湿温暖的黏膜和皮肤交界部位。在男性常见于阴茎冠状沟、龟头、系带、尿道口或肛门附近；在女性多见于阴蒂、阴唇、会阴部及肛周。尖锐湿疣主要通过性接触传播，也可通过非性接触的间接感染而致病。

人乳头状瘤病毒（humanpapilloma virus，HPV）属乳多空病毒科，为双股 DNA 病毒。已发现有 60 多个基因型，本病主要由 HPV 6、11 型引起。HPV 具有高度的宿主和组织特异性，只侵袭人体皮肤和黏膜，不侵犯其他动物。患者及无症状带菌者是本病的主要传染源，患病期 3 个月内，皮损传染性最强。主要通过性接触直接传播，也可通过带病毒的污染物如浴巾、浴盆等传染或经非性行为接触发生间接感染，并由生殖器部位自体接触传播至非生殖器部位。

本病潜伏期通常为 3 个月。肉眼观，早期为小而尖的乳头状突起，逐渐扩大，呈淡红或灰白色，质软；晚期表面凹凸不平，呈疣状颗粒。有时可相互融合呈鸡冠状或菜花状突起，触之易出血。镜下，表皮呈乳头状或疣状增生，表皮角质层细胞轻度增厚，几乎全为角化不全细胞，棘层肥厚，颗粒层和棘层上部出现散在或成群的凹空细胞有助于诊断。凹空细胞较正常细胞大，核周有空晕或胞质空泡状，细胞边缘常残存带状胞质。核增大居中，呈圆形、椭圆形或不规则形，染色深，可见双核或多核。真皮层可见毛细血管及淋巴管扩张，大量慢性炎症细胞浸润。应用免疫组织化学方法可检测 HPV 抗原，用原位杂交或 PCR 和原位 PCR 技术可检测 HPV 的 DNA，帮助临床诊断。

三、梅毒

梅毒（syphilis）是由梅毒螺旋体感染引起的慢性传染病。流行于世界各地，我国曾基本消灭了梅毒，但近年来又有新的病例出现，尤其在沿海城市有流行趋势。本病的特点为病程长，起病隐匿，临床表现多样。

（一）病因、发病机制和病理变化

1. 病因和发病机制　梅毒螺旋体是本病的病原体，又称苍白螺旋体，菌体长 6～15μm，宽约 0.2μm，有 8～14 个排列规则的螺旋。病菌体外活力低，不易生存。对理化因素抵抗力极弱，对青霉素、四环素、汞、砷、铋等药物敏感。梅毒患者是本病唯一的传染源，梅毒螺旋体常在皮肤或黏膜破损时才侵入人体。梅毒主要通过性接触传播，少数可因输血、接吻、医务人员不慎受染等直接接触传染（后天性梅毒）；梅毒螺旋体还可由患病母体血液经胎盘感染胎儿（先天性梅毒）。

机体免疫力的强弱决定受染后是痊愈、潜匿或发展为晚期梅毒。病原体感染机体后第 6 周，血清出现特异性抗体及非特异性抗体即反应素。特异性抗体在补体的参与下可将病原体杀死或溶解，并发挥调理素作用。临床上梅毒血清学试验反应阳性有诊断价值，随着抗体产生，机体免疫力增强，病变部位的螺旋体数量减少，因而早期梅毒病变有不治自愈的倾向。然而，播散至全身的螺旋体常难以完全消灭，是复发梅毒、晚期梅毒发生的原因。少数人感染梅毒螺旋体后，在体内可终身隐伏（血清反应阳性，而无症状和病变）或在二、三期梅毒活动，局部病变消失而血清反应阳性，均称隐性梅毒。

2. 基本病理变化

（1）增生性动脉内膜炎及小血管周围炎　①增生性动脉内膜炎（proliferative endoarteritis）：指小动脉内皮细胞增生、肥大，内膜纤维化，使管壁增厚、管腔狭窄闭塞。②小血管周围炎（perivasculitis）：指围管性单核细胞、淋巴细胞和浆细胞浸润。大量浆细胞浸润是本病的特点之一。此类病变可见于各期梅毒。

（2）树胶样肿（gumma）　又称梅毒瘤（syphiloma），是梅毒的特征性病变。病灶灰白色，大小不一，小者仅见于镜下，大者可达数厘米。肉芽肿质韧而有弹性，如树胶，故称树胶样肿。镜下结构似结核结节，中央为凝固性坏死，类似干酪样坏死，但坏死不彻底。弹性纤维染色可见组织内原有血管壁的轮廓，坏死灶周围肉芽组织富含淋巴细胞和浆细胞，而上皮样细胞和Langhans巨细胞较少，有多量淋巴细胞和浆细胞浸润。树胶样肿后期可被吸收、纤维化，最后使器官变形，但绝少钙化。梅毒树胶样肿可发生于任何器官，最常见于皮肤、黏膜、肝、骨和睾丸，仅见于三期梅毒。

（二）后天性梅毒

后天性梅毒根据病程经过可分为三期。一、二期梅毒称早期梅毒，传染性强。三期梅毒称为晚期梅毒，传染性弱，常累及内脏，故又称内脏梅毒。

1. 一期梅毒　该期病变特点为形成硬性下疳。当梅毒螺旋体侵入人体后约3周，在侵入部位可发生充血及水疱形成，破溃后可形成直径1~2cm大小，质硬、底部洁净、边缘稍隆起的溃疡，称硬下疳。病变常见于外生殖器（阴茎冠状沟、龟头、子宫颈、阴唇等），亦可发生于口唇、舌、肛周等处。病变部位镜下所见为闭塞性小动脉内膜炎和血管周围炎。硬下疳发生1~2周后，局部淋巴结肿大，硬而无痛感，为非特异性炎症。经1个月左右，硬下疳多"自愈"，肿大的局部淋巴结也可消退。此期临床上处于静止状态，但体内螺旋体仍继续繁殖。若能及时治疗，可阻止其向二期梅毒发展。

2. 二期梅毒　本期病变特点为出现梅毒疹。硬下疳发生7~8周后，体内潜伏的螺旋体又大量繁殖、入血，可引起全身广泛性皮肤、黏膜的暗红色小丘疹形成，称梅毒疹（syphilid），亦可有全身性非特异性淋巴结肿大。镜下可见大量淋巴细胞、浆细胞弥漫性浸润以及典型的闭塞性动脉内膜炎和血管周围炎改变，病灶内可查到螺旋体。此期梅毒传染性极强。若能及时彻底治疗，亦可治愈。部分患者（约30%）多年后可发展为三期梅毒。

3. 三期梅毒　本期病变特征是形成树胶样肿。常发生于感染后4~5年，病变累及内脏器官，特别是心血管和中枢神经系统，由于树胶样肿纤维化、瘢痕收缩，可引起严重的组织破坏和功能障碍。

病变侵犯主动脉可引起梅毒性主动脉炎（syphilid aortitis）。主要损害主动脉中层弹力纤维和平滑肌，可致主动脉瓣关闭不全及主动脉瘤形成。梅毒性主动脉瘤破裂出血常造成患者猝死。神经系统病变主要累及中枢神经及脑脊髓膜，可导致麻痹性痴呆和脊髓痨。肝脏的树胶样肿可使肝脏呈结节性肿大，继而发生纤维化及瘢痕收缩，晚期可使肝脏呈分叶状改变。骨梅毒时，常可引起颅骨、鼻骨、胸骨及股骨等受损害。如鼻骨受累时，常使鼻中隔破坏，鼻梁塌陷而形成马鞍鼻（saddle nose）。此外，睾丸树胶样肿可引起睾丸无痛性肿大，临床易误诊为肿瘤，应予以鉴别。皮肤及黏膜受累可形成结节性病变。

（三）先天性梅毒

先天性梅毒系梅毒螺旋体经孕妇血液通过胎盘感染胎儿所致。常引起孕妇早期或晚期流产，以及胎儿死产或产后不久死亡。先天性梅毒可分为早发性和晚发性梅毒两种。

1. 早发性先天性梅毒　指胎儿或婴幼儿期发病的先天性梅毒，多在2岁以内发病，病变特点为皮肤、黏膜出现广泛的梅毒疹和大疱形成以及大片的剥脱性皮炎。内脏如肝、肺、胰及肾等器官的病变，可见淋巴细胞及浆细胞的浸润、梅毒性肉芽肿形成及弥漫性纤维化等。肺脏病变时，肺呈弥漫性纤维化，间质血管床减少而呈灰白色，故称白色肺炎。骨的损害亦较常见，胫骨前侧骨膜炎常伴有骨膜增生的新骨形成，使胫骨向前呈弧形弯曲而呈马刀样，称马刀胫。此外，临床亦可见眼脉络膜炎及脑膜炎病变。

2. 晚发性先天性梅毒 患儿发育不良，智力低下。可出现间质性角膜炎、神经性耳聋及 Hutchinson 齿，三者构成晚期先天性梅毒的三联症，亦称 Hutchinson 三联症。患者亦可出现马鞍鼻、马刀胫及内脏器官损害等病变。

第九节　深部真菌病

真菌为条件致病菌，其引起的疾病称为真菌病。真菌种类繁多，目前已发现的真菌种类超过 10 万种，与细菌相比，对人致病的真菌相对较少。WHO 统计数据显示，目前已知约有 270 余种真菌能使人类发病。近年来由于广谱抗菌药物、肾上腺皮质激素和免疫抑制剂等的大剂量应用，真菌的感染率明显上升。当前，随着 AIDS 的流行，真菌病成为 AIDS 的重要机会性感染。根据病变部位的不同，可将真菌病分为浅部真菌病和深部真菌病两大类。前者主要侵犯含有角质的组织，如皮肤、毛发和指甲等处，常引起各种癣病。而后者则主要侵犯皮肤深层和内脏等器官。

真菌致病一般与其在体内繁殖所致的机械性损伤以及所产生的酶类、酸性代谢产物等有关。当机体抵抗力降低时真菌方能侵入组织，并大量繁殖引起疾病，因此，深部真菌病发生时常有诱发因素存在。

真菌病所致的病理变化包括：①轻度非特异性炎，如脑的隐球菌感染，病灶中仅有少量淋巴细胞、单核细胞浸润；②化脓性炎，如假性酵母菌病、曲菌病、毛霉菌病等引起的小脓肿灶，病灶内可见大量中性粒细胞浸润；③坏死性炎，如毛霉菌、曲菌等感染所致的大小不等的坏死灶，常有明显出血，而炎症细胞渗出较少；④肉芽肿性炎，以大量巨噬细胞增生为主的病变，常与化脓性病变并存。上述病变可单独出现，也可同时存在。真菌引起的病变没有特异性，诊断真菌病最直接的依据是在渗出物中分离培养或找到病原菌。

深部真菌病最常发生在免疫抑制的个体如 AIDS、白血病、淋巴瘤患者，偶见于健康个体。常见的深部真菌病主要有假丝酵母菌病、曲菌病、毛霉菌病和隐球菌病。

一、假丝酵母菌病

假丝酵母菌病（candidiasis）由假丝酵母菌引起，可表现为急、慢性感染，病变多样，可发生在身体各个部位。最常见的致病菌为白假丝酵母菌。该菌常存在于健康人的皮肤和腔道。本病多为内源性感染。

假丝酵母菌病的病变为皮肤及黏膜表面形成片状白色膜状物，膜状物由假菌丝等构成，脱落后出现糜烂或表浅溃疡。常见于婴幼儿及消耗性疾病患者的口腔，糖尿病妇女的阴道、会阴。尚可见于其他皮肤皱褶处，如腋窝、腹股沟、肛周、会阴部等温暖潮湿部位，引起皮肤的湿疹样病变。特别值得提出的是，阴道假丝酵母菌病可发生于健康妇女，尤其是孕妇和口服避孕药的妇女更易发生。

深部假丝酵母菌病多为继发性，常发生于慢性消耗性疾病、疾病终末期、恶性肿瘤及 AIDS 患者。病菌主要经消化道、呼吸道播散至心、肾、脑、肝、脾等全身各器官。内脏器官的假丝酵母菌病常表现为明显的组织坏死和小脓肿形成，后期往往出现肉芽肿。免疫系统功能严重受损者，可引起假丝酵母菌性败血症，出现全身播散性病变，甚至可导致休克和 DIC，常为患者的致死原因。

二、曲菌病

曲菌病（aspergillosis）由曲菌引起。曲菌是最常见的污染杂菌，种类很多，在人类曲菌病中，最常见的致病菌为烟曲菌（aspergillus fumigatus）。曲菌在多数情况下是一种条件致病菌。

曲菌可在身体多个部位引起病变，但以肺部病变最常见。曲菌可引起小脓肿形成，有时不化脓而发生组织坏死及出血，周围有多数中性粒细胞和单核细胞浸润。小脓肿和坏死灶内有大量菌丝。曲菌常侵入血管引起血栓形成，可使组织缺血、坏死。慢性病灶有肉芽肿样结构形成。曲菌菌丝粗细均匀，有隔、分支状，常呈45°的锐角分支。PAS或银染法显示更为清晰。

临床上还有一种类似支气管哮喘的过敏性支气管曲菌病，见于接触大量曲菌孢子的人员，其发生与曲菌抗原引起的变态反应有关。

三、毛霉菌病

毛霉菌病（mucormycosis）由毛霉菌引起。多表现为急性化脓性炎症，进展迅速，常引起广泛播散，常侵袭血管导致血栓形成和梗死。慢性期可同时有肉芽肿样改变。毛霉菌菌丝粗大，不分隔；分支较少而不规则，常呈钝角或直角分支。

毛霉菌感染时，孢子经呼吸道进入鼻窦和肺，迅速扩展到鼻窦和中枢神经系统，再扩展到肺和胃肠道。头面部毛霉菌病常引起鼻-眼-脑综合征，病情凶险，发展迅速，如累及脑，可致患者短期内死亡。病菌侵入支气管黏膜，穿过支气管壁，侵犯肺门组织、血管，引起肺动脉血栓形成和肺梗死。当孢子随食物侵入消化道时，可导致食管、胃及小肠坏疽、溃疡形成和穿孔。

四、隐球菌病

隐球菌病（cryptococcosis）是新型隐球菌（cryptococcus neoformans）引起的一种亚急性或慢性真菌病。本病以中枢神经系统的病变最常见，也可发生于其他器官，多为继发性。病原菌主要经呼吸道侵入，定位于肺，可播散至其他部位，也可经皮肤和消化道进入人体而致病。

隐球菌在组织内引发的炎症反应，早期病变呈胶冻样，晚期表现为肉芽肿性炎，可见纤维组织和大量巨噬细胞、异物巨细胞增生。病灶中可见大量隐球菌，呈圆形或卵圆形，一般为单芽，厚壁，有宽阔、折光性的胶质样荚膜。大小相差很大，不包括荚膜的一般直径在 $4 \sim 7 \mu m$，有些直径可达 $20 \mu m$。周围荚膜由黏多糖组成，厚 $3 \sim 5 \mu m$。HE 染色切片中，隐球菌呈淡红色，不易观察。用 PAS、黏液卡红（mucicarmine）或爱先蓝（Alcian blue）染色则清晰可见。

中枢神经系统隐球菌病主要表现为脑膜炎。病变早期在蛛网膜下隙内可见大量胶冻样物质，后期在脑膜、脑实质及脊髓形成肉芽肿。患者常出现头痛、意识淡漠等症状，临床上有时易与结核性脑膜炎误诊。脑实质病变常与占位性病变相混淆。肺隐球菌病常形成肉芽肿性结节状病灶，多数在胸膜下形成单发性小结节，有时需与结核球或肺癌相鉴别。镜下可见肉芽肿内有多数隐球菌和巨噬细胞。严重的病例可形成多发性粟粒性肉芽肿结节和大片的胶冻样病灶。

目标检测

答案解析

1. 试述结核病的基本病理变化及其转化规律。
2. 试述原发性肺结核病的病变特点。

3. 原发性与继发性肺结核病的发病机制及临床表现有何不同？

4. 试述继发性肺结核病的常见病理类型及临床病理联系。

5. 简述肠伤寒的病理形态学特点及其发展过程。

6. 简述菌痢的分类及其形态学特点。菌痢有哪些并发症？

7. 试述阿米巴痢疾和细菌性痢疾的形态学特点和鉴别诊断要点。

8. 比较肠伤寒、肠结核、细菌性痢疾肠道病变的异同。

书网融合……

本章小结

微课

题库

第十六章　寄生虫病

PPT

📖 **学习目标**

1. **掌握** 肠阿米巴病溃疡的病变特点；阿米巴脓肿、嗜酸性脓肿、假结核结节的概念；血吸虫病性肝硬化的病变特点。

2. **熟悉** 阿米巴病、血吸虫病、细粒棘球蚴病的病因、发病机制和病理变化及临床病理联系。

3. **了解** 华支睾吸虫病、肺吸虫病的病因、发病机制、病理变化及临床病理联系。

4. 学会常见寄生虫病的病理诊断，具备对相关人群进行常见寄生虫病卫生宣教的能力。

寄生虫病（parasitosis）是由寄生虫作为病原生物体寄生于人体后所引起的一类疾病的总称。其流行需要具备三个条件：传染源、传播途径及易感人群。因此，寄生虫病的传播受到生物因素、自然因素和社会因素的共同影响，其流行具有分布上的区域性、季节性及自然疫源性等特点。

寄生虫病是全球性的常见病、多发病，从分布区域上看，主要见于热带及亚热带地区，尤其是一些生活条件落后的地区。既往寄生虫病在我国的流行十分严重，但自中华人民共和国建立以来，经过全面综合的防治，我国在控制血吸虫病、钩虫病、疟疾等严重危害人民身心健康的寄生虫病流行方面的工作取得了重大成就。但随着社会经济的快速发展，我国寄生虫病的防治工作又出现了一些新情况，如既往未被重视的隐孢子虫病、弓形虫病等某些机会性寄生虫病给人民健康带来了新的威胁。因此，寄生虫病的防治仍是我国公共卫生工作的重要任务。

常见的人体寄生虫病有多种，本章主要介绍阿米巴病、血吸虫病、华支睾吸虫病、肺型并殖吸虫病、棘球蚴病等。

⇒ **案例引导**

临床案例 患儿，男，10 岁。

病史：因腹痛、腹泻 7 天入院。发病前曾食入不洁水果，7 天前发生腹痛伴腹泻，表现为黏液血便呈果酱样，有腥臭味。

体格检查：体温 38.9℃，急性病容，皮肤无黄染及出血点，全腹有轻度压痛。辅助检查：白细胞 11.0×10^9/L，中性粒细胞 0.90×10^9/L，淋巴细胞 0.07×10^9/L。大便检查见少量红细胞及单核细胞 1～2 个/高倍视野。

治疗经过：患儿入院后给予青霉素等治疗。第 3 天突然出现烦躁不安，全腹疼痛伴肌紧张。立即给予手术探查，见盲肠处见一约 1.5cm×3.5cm 的穿孔。术后继续用抗生素治疗，但未给予抗阿米巴药物。患儿于术后 46 小时心跳呼吸停止，抢救无效而死亡。

尸体剖检：腹腔右侧有 17 个大小不一的脓肿，结肠等处均有溃疡形成。镜下于病变组织内见大量周围有空隙的圆形结构，内有一球形泡状核，胞质内见红细胞、淋巴细胞碎片及空泡。

讨论 1. 该患者的主要病理诊断及其依据是什么？

2. 该患者死亡的主要原因是什么？

第一节　阿米巴病

　　阿米巴病（amoebiasis）是由溶组织内阿米巴（entamoeba histolytica）感染人体所引起的一种寄生虫病。若只在粪便内查到包囊而无临床表现的感染者，则称其为带囊者。该原虫主要寄生于结肠，少数也可随血流运行或偶以直接侵袭的方式寄生于肝、肺、脑、阴道、子宫颈、皮肤等处，从而引起相应部位的阿米巴溃疡或阿米巴脓肿。若肠道受累，称肠阿米巴病；肠外组织器官受累，称肠外阿米巴病；若同时累及多种器官和组织，可成为全身性疾病。

　　人体肠道内寄生的阿米巴原虫有多种，但仅溶组织内阿米巴可致阿米巴病。该病分布于世界各地，流行最严重的是印度、撒哈拉沙漠等热带及亚热带国家和地区。1988～1992年对我国溶组织内阿米巴感染情况的调查显示，我国属于中度流行区，全国平均感染率为0.949%，总体来说该病多见于社会经济水平、环境卫生状况及生活习惯等较差的地区，南方多于北方，农村多于城市，男性多于女性，儿童多于成人。近年来随着我国环境卫生条件的改善，本病的流行和急性病例已明显减少。

一、肠阿米巴病

　　肠阿米巴病（intestinal amoebiasis）由溶组织内阿米巴寄生于结肠组织内所致，因临床上常有腹痛、腹泻及里急后重等痢疾症状，故又称阿米巴痢疾（amoebic dysentery）。

（一）病因和发病机制

　　寄生于人体内的溶组织内阿米巴有两种类型，一种为致病型溶组织内阿米巴，另一种为共栖型迪斯帕内阿米巴，二者的基因结构、抗原性及致病性完全不同。前者感染机体可致侵袭性病变，即人类阿米巴病；后者为无侵袭性阿米巴，无毒力，人体感染后无症状发生。

　　致病型溶组织内阿米巴的生活史分为包囊期和滋养体期，前者为感染型病原体，后者为致病型病原体。人体感染途径多为经口摄入被包囊污染的水或食物，包囊进入消化道后，因包囊囊壁具有抵抗胃酸的作用，故在胃内不被破坏，可安全通过胃到达回盲部，包囊在回肠末端或结肠处经碱性肠液的作用脱囊而出，发育成为滋养体，下行进入结肠，在结肠上端摄食细菌并以二分裂法繁殖。在多数感染者，滋养体在肠腔内随肠蠕动移行的过程中，因肠内容物水分减少以及环境变化等因素的刺激，逐渐缩小，转变成圆形的包囊前期，后经两次有丝分裂形成四核包囊。滋养体具有侵袭性，若其毒力和侵袭性强，而在人体因受凉、营养不良等致抵抗力下降，局部有肠功能紊乱、黏膜损伤等情况下，滋养体可侵入肠壁组织，吞噬红细胞和组织细胞碎片，破坏肠壁，并大量繁殖，引起局部肠黏膜溶解坏死和溃疡形成。滋养体可随坏死组织脱落进入肠腔，随粪便排出体外，成为重要的传染源。此外，滋养体还可通过静脉、淋巴管或以直接蔓延的方式侵入肝、肺、脑、泌尿生殖道和皮肤等器官，造成肠外阿米巴病（图16-1）。

　　溶组织内阿米巴的致病机制比较复杂，至今尚未完全清楚，与其致病力、寄生环境及宿主免疫力等多种因素有关，可能的作用机制包括如下。

　　1. 接触溶解作用　溶组织内阿米巴表面的凝集素具有吸附、溶解宿主细胞的作用。穿孔素可使靶细胞形成离子通道，造成靶细胞结构的破坏。滋养体通过凝集素吸附于肠黏膜上并分泌阿米巴穿孔素及半胱氨酸蛋白酶，溶解破坏肠黏膜，导致溃疡。

　　2. 细胞毒素作用　溶组织内阿米巴生成的不耐热细胞毒素——肠毒素，能溶解组织、损伤黏膜并造成腹泻。

　　3. 机械性损伤及吞噬作用　超微结构研究发现，滋养体表面有丝状伪足，具有吞噬功能，并可附着和钻入组织，释放细胞毒素，接触溶解宿主细胞。

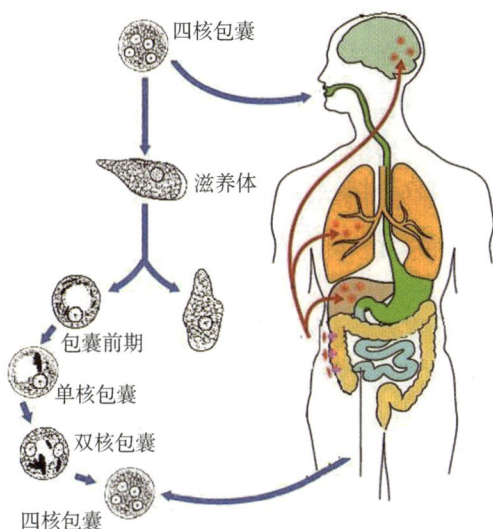

图 16 - 1　溶组织内阿米巴生活史

4. 免疫抑制和逃避　溶组织内阿米巴的凝集素具有抗补体的作用，其分泌的半胱氨酸蛋白酶可使靶细胞溶解，或降解补体 C3 为 C3a，抵抗补体介导的炎性反应，从而逃避宿主的免疫攻击。

此外，来自宿主方面的致病因素包括易感性增加、营养不良、原发性和继发性免疫缺陷、肠腔内环境（pH、肠内菌群失调等）的改变等。

（二）病理变化

肠阿米巴病的病变部位主要位于盲肠、升结肠，其次为乙状结肠、直肠，严重者累及整个结肠及回肠下段。基本病变是以组织液化坏死为主的变质性炎症，典型的病变特点是形成口小底大的烧瓶状溃疡，可分为急性期和慢性期两个阶段。

1. 急性期病变　滋养体侵入肠黏膜，先破坏黏膜层，形成小坏死灶。肉眼观，早期在肠黏膜表面形成多数略凸起的灰黄色针头大小的点状坏死或浅溃疡（图 16 - 2），周围有充血出血带包绕。病变进展时，坏死灶增大为圆形纽扣状。随后病原体从溶解的坏死组织和红细胞获取营养物质和氧，继续分裂繁殖，并向深处发展，突破黏膜肌层进入黏膜下层。由于黏膜下层组织疏松，阿米巴借其活跃的伪足运动，溶解破坏组织，使病灶不断扩大，造成组织液化性坏死，形成口小底大、具有诊断价值的烧瓶状溃疡，边缘呈潜行性，其内充满明胶状的坏死组织（图 16 - 3）。溃疡的边缘不规则，周围黏膜肿胀，但溃疡间的肠黏膜基本正常或仅表现为轻度卡他性炎。病灶若继续扩大，邻近溃疡的黏膜下层组织坏死后相互贯通，形成隧道样病变。表面黏膜组织可大片坏死脱落，如絮片状悬挂于肠腔表面，或坏死脱落融合形成边缘潜行的巨大溃疡。少数溃疡严重者可深达肠壁浆膜层，造成肠穿孔，引起局限性腹膜炎。

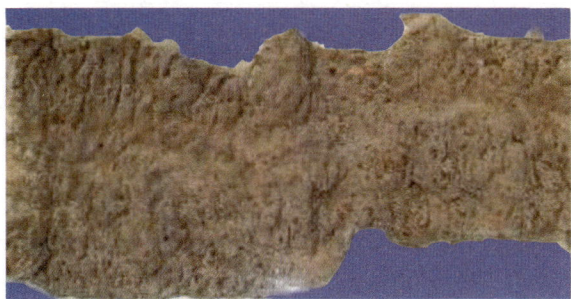

图 16 - 2　急性肠阿米巴病

结肠黏膜内见许多散在分布、针头大小的点状坏死灶形成

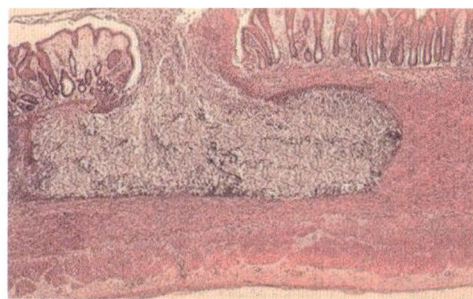

图 16 - 3　急性肠阿米巴病"烧瓶状溃疡"

溃疡口小底大，烧瓶状，边缘呈潜行性

光镜下，溃疡灶内的坏死组织呈无结构淡红染状，其附近组织轻度充血、少量淋巴细胞和浆细胞浸润，若继发细菌感染，可见中性粒细胞浸润。在溃疡边缘组织中常可找到成群或散在的大滋养体。病灶周围仅有轻度的炎症反应，表现为溃疡边缘有充血、出血、水肿以及少量淋巴细胞、浆细胞和巨噬细胞浸润。若有细菌感染，则可见较多的中性粒细胞浸润。在溃疡边缘与正常组织的交界处以及肠壁的小静脉内常可找到成群或散在的阿米巴滋养体，多呈圆形，体积常较巨噬细胞大，有一球形泡状核，胞质略嗜碱性，胞质内可见吞噬的红细胞、淋巴细胞、细胞碎屑或含糖原空泡，并因组织被溶解而致滋养体周围常见空隙。

2. 慢性期病变 慢性期肠道病变较为复杂，坏死、溃疡、肉芽组织增生及瘢痕形成等新旧病变并存。不断扩大的溃疡边缘可见多量纤维组织增生，可延至黏膜下层或肌层。肠壁因组织反复坏死及修复作用而导致肉芽组织增生和瘢痕形成，从而发生瘢痕性狭窄、肠息肉或肉芽肿等病变。肠壁普遍增厚变硬时，可引起肠腔狭窄。有时因肉芽组织过度增生而形成局限性包块，称阿米巴肿（amoeboma），多见于盲肠，可引起肠梗阻，临床上易误诊为结肠癌，应注意鉴别。

慢性患者和带包囊者是阿米巴病的主要传染源。

（三）并发症

肠阿米巴病的并发症包括肠出血、肠穿孔、肠腔狭窄、阿米巴肛瘘及阑尾炎等，以肠出血和肠穿孔较多见。肠出血系溃疡深入黏膜下层，腐蚀小血管所致，较大血管破裂致大出血者少见。肠穿孔多见于重症患者，由于溃疡过深将肠壁穿透而引起，常发生于回盲部、阑尾等处。一般穿孔过程较缓慢，因穿孔前与周围组织已有粘连，多引起局限性腹膜炎；急性穿孔可致弥漫性腹膜炎，但少见。

（四）临床病理联系

本病起病一般较缓。由于病变以大肠上段组织液化坏死、出血为主，急性期肠阿米巴病在临床上主要表现为肠道症状，腹痛、腹泻、大便量增多，粪便因混杂有血液、黏液和液化坏死的肠壁组织而呈棕红色果酱样，伴腥臭味。粪便检查易找到组织型滋养体。患者回盲部、横结肠及左下腹可有压痛，尤以回盲部为甚。体温大多正常，全身中毒症状较轻。由于直肠及肛门病变较轻，故里急后重现象较细菌性痢疾可不明显。急性期多数可治愈，少数因治疗不彻底而转入慢性期。

二、肠外阿米巴病

肠外阿米巴病（extraintestinal amoebiasis）多为继发性，是肠壁中阿米巴滋养体侵入肠壁小静脉后经血行播散于肝、肺、脑、皮肤等众多器官，以阿米巴肝脓肿最常见。

（一）阿米巴肝脓肿

阿米巴肝脓肿（amoebic liver abscess）多发生于肠阿米巴病后1~3个月内，也可发生于肠道痢疾症状消失数年之后，少数可无肠阿米巴病的临床表现而单独发生。阿米巴滋养体侵入肠壁小静脉，经肠系膜上静脉-门静脉系统侵入肝脏，少数也可从结肠肝脏接触面直接侵入，各种原因造成的局部和全身抵抗力降低有利于滋养体在肝内生长繁殖。若滋养体数量较多，毒力较强，可引起肝组织局部溶解性坏死和出血。滋养体不断分裂繁殖，造成肝组织液化坏死，形成单个或多个小脓肿，以单个者多见。滋养体从坏死组织向周围扩散，使脓肿不断扩大，邻近的小脓肿可融合成单个大脓肿。脓肿多位于肝脏右叶（80%），其原因可能是肝右叶体积远比左叶大，占全肝的4/5，受阿米巴原虫侵犯的机会较多，而且肠阿米巴病好发于盲肠和升结肠，该部位血液由肠系膜上静脉-门静脉回流，未能及时与肠系膜下静脉流入的血液相混合而多进入肝脏右叶。

肉眼观，病灶大小不一，大者几乎可占据整个肝脏右叶，直径可达12~20cm，呈圆形或不规则形。

与细菌感染引起的化脓性病灶不同，脓肿腔内容物呈棕褐色果酱样物质，由液化性坏死组织与陈旧性出血混合而成，故与一般化脓性细菌引起的脓肿不同，只是习惯上沿用"脓肿"而已。脓肿壁上附有门管区不易彻底被液化坏死的纤维结缔组织和小胆管、小血管，形成破棉絮状外观（图 16 – 4）。

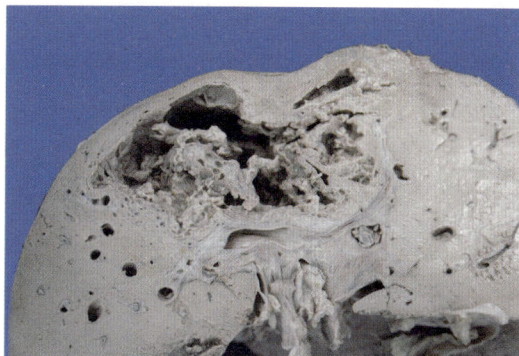

图 16 – 4　阿米巴肝脓肿
肝脏内见一巨大脓肿，呈破棉絮状外观

光镜下，脓肿腔内为液化坏死的红色无结构物质，病灶周围炎症反应不明显，有少量淋巴细胞和单核细胞浸润，缺乏大量中性粒细胞渗出，但有时也可合并细菌感染而形成典型脓肿。慢性脓肿壁周围则有较多的肉芽组织和纤维组织包绕，时间久者可见纤维化，脓肿以外的其他肝组织正常。在坏死组织与周围正常组织交界处常可查见阿米巴滋养体。

临床上，阿米巴肝脓肿患者常有长期不规则发热，肝脏肿大及肝区压痛、叩击痛，右上腹疼痛，全身消耗性症状等主要临床表现，少数患者出现黄疸。慢性患者有贫血、营养不良、进行性消瘦、衰弱、腹腔积液等表现。若不及时治疗，阿米巴肝脓肿可继续扩大并向周围组织溃破，引起相应组织器官的病变，如膈下脓肿、腹膜炎、肺脓肿或脓胸等，进而形成胸膜 – 肺 – 支气管瘘，脓肿穿破心包可导致心包炎，也可穿入腹腔器官（胃、肠及胆囊等）。上述表现与阿米巴肝脓肿发生的位置、大小及是否继发细菌感染密切相关。

（二）阿米巴肺脓肿

远较阿米巴肝脓肿少见，少数是由阿米巴滋养体经血行播散至肺所致，多数为阿米巴肝脓肿穿过横膈直接蔓延而致。因此，脓肿常位于右肺下叶，多为单发，常与肝脓肿互相连通，脓肿腔内容物为咖啡色坏死液化物质，脓肿可破入支气管，坏死物质被排出后形成空洞。光镜下可见局限性肺炎伴脓肿形成。临床上阿米巴肺脓肿患者可有阵发性咳嗽，咳出大量巧克力色或褐色脓样痰，其内可检出阿米巴滋养体。

（三）阿米巴脑脓肿

非常少见，往往是因肠、肝或肺病变中的阿米巴滋养体经血行播散至脑而引起局部组织液化性坏死，多位于大脑半球，常为多发，脓肿的形态特点与肝、肺所见基本相同。脓肿外壁很薄，内壁模糊，内容物为巧克力色坏死液化物。镜下可见液化性坏死物质，脓肿壁由慢性炎症细胞和增生的神经胶质细胞构成，内层可查见变性神经细胞和滋养体。阿米巴脑脓肿患者可出现颅内压升高所致相应神经症状。如脓肿破入脑室或蛛网膜下隙，则患者出现头痛、高热、昏迷等症状，可致其死亡。

阿米巴病的诊断方法较多，包括粪便检查、血清学检查及组织学检查等，在病变组织中查到阿米巴滋养体是最可靠的诊断依据。近年来随着分子生物学的发展，分子诊断技术的应用提高了阿米巴病诊断的敏感性，该病以内科治疗为主，辅以外科治疗等手段。

第二节　血吸虫病

血吸虫病（schistosomiasis）是由血吸虫寄生于人体所引起的一种地方性寄生虫病。人体一般通过皮肤接触含尾蚴的疫水而感染，主要病变为在肝脏与结肠内由虫卵囤积而引起的肉芽肿。寄生于人体的血吸虫有 6 种，以日本血吸虫（S. japanicum）、曼氏血吸虫（S. mansoni）、埃及血吸虫（S. haematobium）引起的血吸虫病流行范围最广。我国的血吸虫病是由日本血吸虫引起的，因此，通常将日本血吸虫病简称为血吸虫病。

WHO 于 2022 年 2 月发布了控制和消除人类血吸虫病指南，目前全球有 78 个国家存在血吸虫病传播，约 7.79 亿人面临感染风险，2019 年至少有 2.366 亿人需获得预防性治疗。考古发现，2100 多年前我国就有血吸虫病的流行。本病流行于我国长江流域及其以南的 13 个省、自治区、直辖市的广大地区，受血吸虫感染威胁的人口约 1 亿。中华人民共和国成立后，我国对血吸虫病进行了大规模的防治，并取得了巨大的成效，基本上控制了血吸虫病的流行，有的地区已达到基本消灭血吸虫病。我国在血吸虫病研究方面，有许多领域达到国际先进水平。但目前长江中下游某些地区的血吸虫病防治任务仍很艰巨，有些地区近年来血吸虫病的发病率有回升扩展的趋势，同时也发现了一些新的疫区。因此，我国血吸虫病的防治工作仍任重而道远。

一、病因及感染途径

日本血吸虫的生活史可分为成虫、虫卵、毛蚴、母胞蚴、子胞蚴、尾蚴和童虫等阶段，成虫以人体或牛、猪、羊等其他哺乳动物为终宿主，自毛蚴至尾蚴的繁殖发育阶段以钉螺为中间宿主。

血吸虫成虫雌雄异体，寄生于终宿主人体及多种哺乳动物的门静脉、肠系膜静脉系统。成虫可逆血流移行到肠壁黏膜下层末梢静脉内，雌虫在此处产卵。部分虫卵随血流进入肝脏，部分沉积于肠壁小血管中，随溃破组织落入肠腔并随患者或病畜的粪便排出体外。粪便污染水体，在适宜条件下，卵内毛蚴孵出，在水中钻入适宜的中间宿主钉螺（oncomelania hupensis）体内并逐渐发育。先在其体内形成袋形的母胞蚴、子胞蚴，子胞蚴逸出后，进入钉螺体内，在其体内 7～8 天后形成许多尾蚴。尾蚴成熟后离开钉螺再次入水。当人畜与含有尾蚴的疫水接触后，尾蚴钻入皮肤而感染，脱去尾部发育为童虫，继而进入小静脉或淋巴管内，随血流或淋巴经右心到肺，穿过肺毛细血管到左心，入体循环而运送到全身。只有进入肠系膜静脉的童虫才能发育为成虫并产卵，虫卵逆流入肠壁可突破黏膜而进入肠腔，并随粪便排出体外，再重演其生活周期。尾蚴进人体后约经 35 天，即可在粪便中查到虫卵，粪便查虫卵是血吸虫病一种简便的诊断方法。日本血吸虫虫卵在组织内的寿命约为 21 天，成虫在体内的平均寿命为 4.5 年，最长可达 40 年之久。

二、发病机制及病理变化

日本血吸虫的生活史比较复杂，其发育阶段中的尾蚴、童虫、成虫和虫卵等均可对宿主造成不同程度的损伤和复杂的免疫病理反应。一般来说，尾蚴、成虫、童虫所致的损伤比较轻微，而虫卵沉积于肝、肠等组织内诱发的虫卵肉芽肿及随之发生的纤维化是血吸虫病的主要病理基础，故虫卵引起的病变最严重，对机体的危害也最大。造成损害的主要原因和机制是不同虫期血吸虫的抗原成分，如肠相关抗原（gut associated antigens，GAA）、膜相关抗原（membrane associated antigens，MAA）、可溶性虫卵抗原（soluble egg antigens，SEA）以及虫体代谢或死亡产物诱发的宿主变态反应性损伤。

（一）尾蚴引起的病变

尾蚴侵入人体皮肤引起炎症反应，称尾蚴性皮炎（cercarial dermatitis），又称游泳者皮炎。患者在尾蚴侵入部位出现局部瘙痒和红色丘疹，持续数日后可自行消退。镜下主要为真皮内一种急性过敏性炎，毛细血管扩张、充血，伴有出血、水肿，起初为中性粒细胞和嗜酸性粒细胞浸润，后有巨噬细胞浸润。目前研究认为，此现象与Ⅰ型及Ⅳ型变态反应有关。

（二）童虫引起的病变

童虫在宿主体内移行时，可引起所经过器官的病变，表现为血管炎和血管周围炎，以肺组织损伤最为明显。肺出现充血、水肿、点状出血、嗜酸性粒细胞和巨噬细胞浸润以及血管炎或血管周围炎、毛细血管栓塞或破裂。其发病机制除与童虫穿破肺泡壁毛细血管进入肺组织内的机械作用有关外，还与其代谢产物或虫体死亡后蛋白分解产物所致人体组织的变态反应有关。当大量童虫在人体移行时，临床上患者可出现发热、咳嗽、痰中带血、全身不适、血液中嗜酸性粒细胞增多等表现，但一般会很快消失。童虫表面有特异抗原，嗜酸性粒细胞和巨噬细胞通过抗体依赖性细胞介导的细胞毒反应对童虫有杀伤作用。因此，当宿主再次感染尾蚴时有一定免疫力。

（三）成虫引起的病变

成虫对机体的致病作用较轻，少数可引起门静脉及肠系膜静脉内膜等的机械性损害，使血管内膜增厚，炎症细胞浸润，也可能有血栓形成，即静脉内膜炎、静脉周围炎及血栓性静脉炎。成虫代谢产物、分泌物、排泄物的致敏和毒性作用可使宿主嗜酸性粒细胞增多，而成虫吞食红细胞、脾脏破坏红细胞功能加强、毒性代谢产物直接破坏红细胞或抑制骨髓造血功能等可使宿主产生贫血、脾大等表现。在肝脏、脾脏增生的巨噬细胞内，常见有黑褐色血吸虫色素沉着，此为成虫吞食红细胞后，在虫体内珠蛋白酶的作用下，使血红蛋白分解而成的一种血红素样色素。在死亡成虫的周围，组织坏死，大量嗜酸性粒细胞浸润，可形成嗜酸性脓肿。

（四）虫卵引起的病变

血吸虫病的病变主要由虫卵沉着引起。虫卵主要沉着于宿主的乙状结肠和直肠肠壁及肝脏等处，也可见于回肠末端、阑尾等。沉着的虫卵按其发育过程主要分为未成熟卵和成熟卵。刚产出的血吸虫卵为未成熟卵，因毛蚴不成熟，无毒性液体分泌，所引起的病变轻微。毛蚴成熟后，成熟卵内所含成熟毛蚴分泌可溶性虫卵抗原，形成特征性的虫卵结节，即血吸虫性肉芽肿，在组织内按其病变发展过程可分为急性虫卵结节和慢性虫卵结节两种。

1. 急性虫卵结节　是由成熟虫卵沉着在组织内引起的一种急性坏死、渗出性病变。肉眼观，病变为灰黄色、粟粒至绿豆或黄豆大小的结节。光镜下，结节中央常有一至数个成熟虫卵，卵壳薄、色淡黄、折光性强，卵内毛蚴呈梨状。成熟虫卵的表面有时附有嗜酸性的放射状火焰样棒状体，即 Hoeppli 现象，已证实为可溶性虫卵抗原刺激 B 细胞系统产生相应的抗体而形成的抗原－抗体复合物。在其周围是大量变性、坏死的无结构颗粒状物质及大量聚集浸润的嗜酸性粒细胞，因其病变形态状似脓肿，故又称嗜酸性脓肿（eosinophilic abscess，图 16－5）。其间可见菱形或多面形、屈光性强的蛋白质性 Charcot-Leyden 结晶，由嗜酸性粒细胞内的嗜酸性颗粒互相融合而成。随后，坏死组织周围可见少许肉芽组织，其中有以嗜酸性粒细胞为主的炎症细胞浸润。随着病变的发展，肉芽组织逐渐向虫卵结节的中央生长，代替坏死组织，嗜酸性粒细胞明显减少，并出现围绕结节呈放射状排列的上皮样细胞层，构成晚期急性虫卵结节，急性虫卵结节经此过渡期逐渐演变为慢性虫卵结节。

2. 慢性虫卵结节　在急性虫卵结节经过 10 余天后形成。此时，虫卵内毛蚴死亡、分解、钙化，病灶内的坏死物质逐渐被吸收清除，虫卵破裂、崩解或钙化，其周围出现由巨噬细胞转变而来的上皮样细胞和少量多核巨细胞，并有淋巴细胞浸润和肉芽组织增生，形态上类似结核结节，故又称假结核结节（pseudotubercle），即慢性虫卵结节（图 16 - 6）。最后大量胶原纤维增生，使结节纤维化、玻璃样变，中央的卵壳碎片及钙化死卵可在组织内长期存留，是病理学诊断血吸虫病的重要依据。

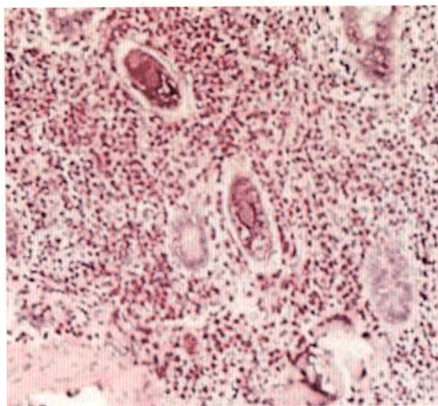

图 16 - 5　血吸虫病急性虫卵结节
结节中央见成熟虫卵，周围有大量嗜酸性
粒细胞浸润（嗜酸性脓肿）

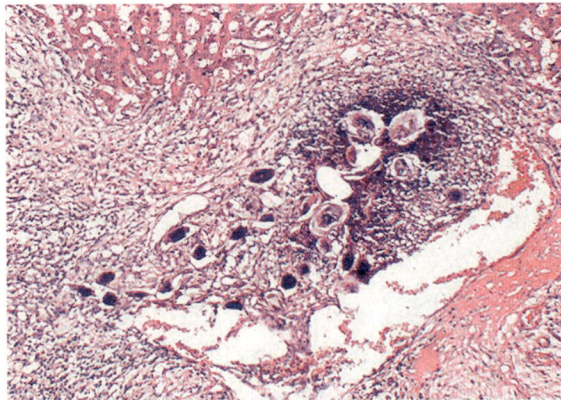

图 16 - 6　血吸虫病慢性虫卵结节
结节中央见多个死亡钙化的虫卵，周围见增生的
上皮样细胞和成纤维细胞

肉芽肿的形成机制尚不明确，一般认为是宿主对虫卵的一种免疫反应。肉芽肿的形成有利于隔离虫卵释放的抗原及毒性物质，从而起到局部免疫屏障作用，但肉芽肿最后的纤维化却破坏了人体的正常组织结构并导致其沉积的器官发生硬化，从而造成严重的后果。

三、主要器官病变及临床病理联系

（一）肝脏

虫卵随门静脉血流抵达肝脏，由于虫卵直径较大，不能进入肝窦，因而病变主要在肝脏门管区形成急性虫卵结节，以肝左叶较为明显。肝脏是虫卵沉积最多之处，病变发生最早，也最严重。

急性期，肝脏轻度肿大，表面及切面见许多灰白或灰黄色、粟粒至绿豆大小的结节。光镜下见门管区周围有较多急性虫卵肉芽肿，肝窦扩张充血、间隙扩大，可见嗜酸性粒细胞和单核细胞浸润。Kupffer细胞增生，胞质内常见吞噬的血吸虫色素。肝细胞水样变性、小灶性坏死或受压萎缩。临床上有肝肿大及肝脏压痛等表现。

慢性期，因纤维组织增生致肝脏发生纤维化。肉眼观，轻度感染时仅在肝内门管区可见少量慢性虫卵结节，临床上可无明显症状。长期重度感染时，门管区除慢性虫卵结节和钙化的虫卵外，大量纤维结缔组织增生，导致肝脏严重纤维化而质地变硬，体积变小，形成血吸虫性肝硬化。肝脏表面不平，由散在的浅沟纹分割肝脏表面而形成若干大小不等、形状不规则的微隆起区，有时呈结节状，但一般不呈细颗粒状，少数严重者可形成粗大隆起的结节。切面上，增生的结缔组织沿门静脉分支呈树枝状分布，故有干线型或管道型肝硬化（pipe stem cirrhosis）之称。光镜下，门管区内可见大量慢性虫卵结节，伴多量纤维组织和小胆管增生及慢性炎症细胞浸润。肝小叶破坏不严重，因而结构尚完整，不形成明显的假小叶，这与门脉性肝硬化的病变不同。由于虫卵直径较大，不能进入肝窦，造成门静脉分支虫卵栓塞、静脉内膜炎、血栓形成和机化，较大门静脉分支管壁显著增厚，同时受增生的结缔组织对门脉分支的阻塞和压迫，可导致门静脉压力显著增高。肝内的这种门静脉阻塞，其阻塞程度较门脉性肝硬化更为严重，由此引起的门静脉高压出现较早而且严重，临床上常较早出现大量腹腔积液、巨脾和食管下端静脉曲张等表现。

（二）肠道

病变常累及全部结肠，因成虫多寄生于肠系膜下静脉及痔上静脉，故直肠、乙状结肠和降结肠的病变最为显著，也常波及右侧结肠及阑尾，与阑尾炎的发生有一定关系。小肠病变极少，仅见于重度感染者。

急性期，虫卵首先栓塞在肠黏膜及黏膜下层的小静脉中，可见急性虫卵结节形成，肉眼见肠黏膜充血、水肿，形成灰黄色、细颗粒状、扁平稍隆起的斑片状病灶。以后病灶中央黏膜坏死脱落，形成大小不等、边缘不规则的浅表小溃疡，虫卵可由此排入肠腔，因此在粪便中可查见虫卵。光镜下，肠壁各层均有急性虫卵结节，以黏膜下层最为明显。临床表现为腹痛、腹泻和血便等痢疾样症状。

慢性期，随着病变的发展，在黏膜及黏膜下层的急性虫卵反复沉着和不断转变为慢性虫卵结节，后期纤维化，同时因肠黏膜反复发生溃疡、修复和肠壁纤维化，最终导致肠壁增厚变硬，严重者引起肠腔狭窄和肠梗阻。因虫卵结节纤维化及肠壁结缔组织增生，肠黏膜溃疡已愈合，虫卵很少排入肠腔，故晚期患者的粪便内不易检出虫卵，若用直肠镜钳取组织做压片检查，可获阳性结果。此外，部分病变处肠黏膜萎缩，部分黏膜可呈局灶性增生并形成多发性小息肉，一些慢性病例可并发管状或绒毛状腺瘤甚至腺癌，数个息肉也可能同时发生癌变，多见于乙状结肠和直肠，其发生可能是在肠黏膜息肉样增生的基础上逐渐演变而来，故血吸虫病流行区结肠癌发病率高，且发病年龄较低。

（三）脾脏

早期脾脏略大，主要由于成虫的代谢产物致脾内单核-巨噬细胞增生所致。后期脾脏明显增大，重量增加，可重达1kg乃至4kg以上，形成巨脾，此为门静脉高压引起的脾脏慢性淤血和结缔组织增生所致。肉眼见脾脏表面青紫色，质地坚韧，包膜增厚。切面暗红色，可见棕黄色含铁小结（siderotic nodule），主要由陈旧性出血、增生的纤维组织以及钙盐和铁质沉积于胶原纤维构成，有时可见多数梗死灶。光镜下，脾窦扩张充血，窦内皮细胞及网状细胞增生，单核-巨噬细胞增生，其内可见血吸虫色素沉着。脾髓内、血管周围及脾小梁的结缔组织增生，脾小体萎缩，数量减少，中央动脉管壁增厚，发生玻璃样变。脾内偶可发现虫卵结节。临床上可有脾功能亢进症的表现，如贫血、白细胞和血小板减少等。

四、异位寄生和异位血吸虫病

血吸虫成虫在门脉系统以外的静脉内寄生称为异位寄生，门脉系统以外的器官或组织内的血吸虫虫卵肉芽肿则称为异位血吸虫病。急性感染时寄生于门脉系统的血吸虫产出的大量虫卵，可穿过肝窦至肝静脉，随体循环到达身体各部，引起异位血吸虫病，以肺和脑的异位损害多见。此外，尚有胃、十二指肠、肾等器官的损害。

（一）肺脏

经侧支循环进入肺的虫卵可引起肺动脉炎甚至肺源性心脏病。急性血吸虫病患者多在初次感染大量尾蚴或连续多次感染后1个月左右发病。患者肺内可形成粟粒大至黄豆大的急性虫卵结节，结节周围肺泡内常出现浆液性炎和出血性炎，X线片似肺粟粒性结核的表现，易误诊。

（二）脑

脑的病变多见于大脑顶叶皮层部位，也可累及额叶和枕叶，主要表现为不同时期的虫卵结节形成及胶质细胞增生，脑组织有水肿。临床上可出现癫痫发作及疑似颅内肿瘤的占位性症状。若血吸虫卵进入脑和脊髓而产生异位损害，可导致严重的神经系统并发症。

> **知识链接**

寄生虫与肿瘤

肿瘤是临床上的常见病、多发病，尤其恶性肿瘤，已经成为对人类健康最严重的威胁。大量研究发现，寄生虫除作为病原生物体侵入人体后导致多个脏器产生寄生虫病外，还可能与某些肿瘤的发生密切相关。例如，日本血吸虫可致大肠癌、肝癌、胃癌等，埃及血吸虫可致膀胱癌，华支睾吸虫可致肝癌，皮肤型利什曼原虫能引起皮肤癌等。随着对寄生虫与肿瘤关系研究的深入，人们发现蠕虫流行区乳腺癌、前列腺癌等肿瘤的患病率较低，弓形虫、疟原虫等寄生虫可抗肿瘤生长，而某些抗肿瘤药物也具有抗寄生虫效果。由此可见，充分认识寄生虫、寄生虫病与肿瘤的关系，对积极防治寄生虫病与肿瘤都至关重要。因此，对寄生虫的深入研究可能会为某些肿瘤的防治提供新的思路。

第三节　华支睾吸虫病

华支睾吸虫病是由华支睾吸虫（*Clonorchis sinensis*，俗称肝吸虫）寄生于人体肝内胆管引起的以肝胆病变为主的一种人兽共患寄生虫病，也称肝吸虫病。本病主要分布于日本、印度、朝鲜半岛、菲律宾、越南等亚洲国家和地区，我国目前除西北地区外，其他 25 个省、自治区、直辖市均有不同程度的流行或散发。

一、病因和发病机制

华支睾吸虫成虫主要寄生于人、犬、猫、猪等哺乳动物的肝内胆管。成虫产出的虫卵随胆汁进入消化道并随粪便排出，进入水中被第一中间宿主淡水螺吞食后，在螺类的消化道内孵出毛蚴，毛蚴在螺体内发育成胞蚴，再经胚细胞分裂形成许多雷蚴和尾蚴。成熟的尾蚴从螺体逸出入水，在水中遇到适宜的第二中间宿主淡水鱼或虾类，则侵入其肌肉等组织内发育成囊蚴。未经煮熟的含有活囊蚴的鱼或虾被人、猫、犬等终宿主吞食后，在胃肠消化液（主要是胃蛋白酶和胰蛋白酶）的作用下，囊壁被软化，囊内幼虫在十二指肠内破囊而出，脱囊后的幼虫循胆汁逆流而行，先移行至胆总管，后进入肝内胆管发育为成虫。从食入囊蚴至粪便中出现虫卵所需时间随宿主种类而异，在人类约需 30 天，成虫的寿命一般为 20~30 年。

华支睾吸虫病的发病机制可能与下列因素有关。①虫体的机械性刺激或其代谢产物的化学性刺激等因素诱发的变态反应可损伤胆管内膜或造成胆管阻塞，引起胆管内膜炎等。②胆汁中细菌性 β-葡萄糖醛酸苷酶和糖蛋白分泌增多，使胆汁中可溶的葡萄糖醛酸胆红素变成难溶的胆红素钙，死亡虫体碎片、虫卵、脱落的胆管上皮等形成胆管结石，胆石的核心常可找到虫卵。③由于胆管壁增厚，管腔相对狭窄和虫体堵塞胆管，胆汁流通不畅，可继发细菌感染，导致化脓性胆管炎、胆囊炎或阻塞性黄疸。④慢性感染者可致门脉区周围纤维组织增生和肝细胞萎缩变性，逐渐向肝小叶内延伸，形成假小叶，引起胆汁性肝硬化。⑤胆管内膜长期机械性、化学性和炎性刺激及胆管内膜与胆管周围的超敏反应，可致胆管上皮增生，重者呈腺瘤样增生或异型增生，有的可发生癌变。

二、病理变化 🅔微课

华支睾吸虫主要寄生于肝内中等大小的次级胆管，重度感染者也可见于胆总管等肝外胆管、胆囊和胰腺导管等。因此,华支睾吸虫病的病变主要发生于肝内二级胆管,病变的程度与感染的轻重和病程的长短密切相关。由于左肝管较右肝管粗、直,华支睾吸虫易进入左肝管内寄生,故其引起肝左叶感染较重,而胆管炎、肝内胆管结石症也多见于肝左叶。

肉眼观,轻度感染时,肝脏和胆管的外观无异常。感染严重时,肝脏轻度肿大,以左叶更为明显,重量增加。肝脏质地变硬,表面高低不平,被膜下可见因成虫机械阻塞而呈近圆形扩张、黄豆大小、灰白色的胆管分支。切面见肝内大、中胆管呈不同程度的囊状扩张,管壁明显增厚,管腔内充满胆汁、结石和数量不等的成虫,造成管腔的不完全梗阻(图 16-7)。

光镜下,肝内胆管扩张,部分胆管上皮可发生杯状细胞化生,分泌大量黏液。胆管上皮细胞和黏膜下腺体呈不同程度的增生,严重者呈乳头状、腺瘤样增生或异型增生,有的病例可发生癌变。管壁内有不等量的淋巴细胞、浆细胞和嗜酸性粒细胞浸润(图 16-8)。管腔呈不同程度的梗阻,死亡的虫体、虫卵和脱落的胆管上皮成为结石的核心,促进胆石的形成。慢性感染者胆管及门静脉周围结缔组织明显增生,伴上述炎症细胞浸润。肝实质细胞一般无明显改变,扩张胆管附近的肝细胞可见萎缩、细胞水肿或脂肪变性等,肝小叶结构一般完整。

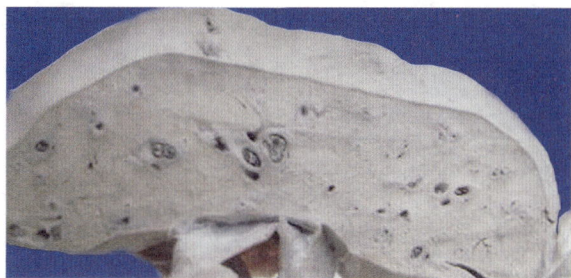

图 16-7 肝脏华支睾吸虫病

肝内胆管呈不同程度扩张,
腔内见华支睾吸虫虫体

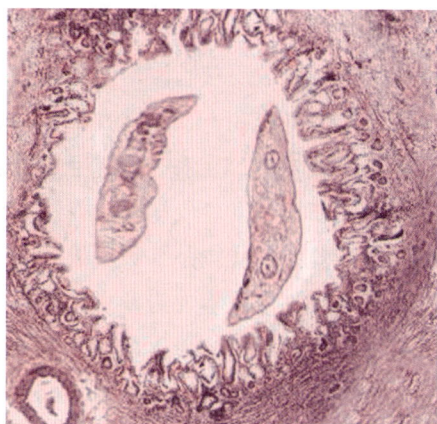

图 16-8 华支睾吸虫虫体

肝内胆管扩张,胆管内见华支睾吸虫成虫虫体,
上皮呈不同程度增生

三、并发症

1. 胆囊炎、胆管炎、胆结石 华支睾吸虫感染可引起慢性胆囊炎、胆管炎,并形成胆结石,发生急性胆道阻塞。若继发细菌感染,可引起胆囊炎、胆管炎的急性发作。成虫偶尔寄生于胰腺导管内,胰腺实质一般无明显病变,但也可诱发急性胰腺炎。

2. 肝硬化 华支睾吸虫病导致肝硬化的发生率较低,重度感染者的发生率略高,但发病较缓慢。

3. 肝癌 华支睾吸虫感染可导致肝癌的发生,一般多为胆管细胞癌。

四、临床病理联系

本病一般起病缓慢,轻度感染者常无症状或仅在食后有上腹部饱胀感、食欲缺乏或轻度腹痛。严重急性感染者以寒战、高热、肝肿大、上腹部疼痛为主要临床表现。慢性华支睾吸虫病患者出现腹痛、腹泻、腹水、黄疸、脾功能亢进和肝肿大(以左叶明显),以及肝区压痛和叩击痛等表现,可伴头晕、失眠、疲乏、精神不振、心悸、记忆力减退等神经衰弱症状。儿童感染华支睾吸虫,可致其生长发育障碍,身高和体重受到影响,但智力正常。经有效的驱虫和对症治疗,预后良好。

第四节 肺型并殖吸虫病

并殖吸虫病（paragonimiasis）是我国常见的一种慢性人兽共患性寄生虫病，主要由并殖吸虫童虫在组织内穿行及成虫寄居于肺脏所引起，又称肺型并殖吸虫病（pulmonary type paragonimiasis），简称肺吸虫病（lung fluke disease）。病变主要特点为组织器官内形成窦道和多房性小囊肿。全世界约 30 多个国家有本病流行，以亚洲及美洲国家居多，在我国主要分布于东北、西南、华东、华南等各省、自治区、直辖市。

一、病因和发病机制

寄生于人体的并殖吸虫种类繁多，约有 50 多种，我国的并殖吸虫病以卫氏并殖吸虫（*P. westermani*）和斯氏狸殖吸虫（*P. skrjabini*）感染为主。卫氏并殖吸虫寄生于肺部，常表现为咳嗽、胸痛、咳铁锈色痰等；寄生于脑、脊髓、腹腔、肠、肾及皮下等组织器官，可引起相应组织损伤。斯氏狸殖吸虫也可寄生于上述组织器官，但幼虫不能进入肺脏发育成熟，其童虫、幼虫在宿主体内到处移行，可引起一系列超敏反应、渗出性胸膜炎和游走性皮下包块，而肺部无症状或症状轻微。

并殖吸虫成虫寄生在人、猫、犬、猪等哺乳动物的肺内，也可寄生于肺以外的组织器官。成虫发育成熟后产卵，随痰咳出，在水中形成毛蚴并自卵壳脱出，随即侵入第一中间宿主淡水螺体内，经胞蚴、母雷蚴、子雷蚴阶段，发育成尾蚴。成熟的尾蚴又进入第二中间宿主淡水石蟹或蝲蛄，在其内脏、腮部或肌肉内发育成囊蚴，囊蚴是肺吸虫的感染型。含有囊蚴的石蟹或蝲蛄被终宿主吞食后，囊蚴进入消化道，在消化液的作用下脱囊成为童虫。多数童虫可穿过肠壁进入腹腔，徘徊于各器官之间或邻近组织及腹壁，后穿过横膈，经胸腔侵入肺内发育为成虫，并于肺内结囊产卵。少数童虫停留于腹腔内继续发育，再穿入肝脏浅层或大网膜发育为成虫，偶尔也穿行于肾脏、纵隔、皮下组织、脑、脊髓等处。从囊蚴进入机体到肺内产卵需 2~3 个月，成虫在人体内可存活 5~20 年。

肺型并殖吸虫病的发病机制与多种因素有关。童虫和成虫在组织内穿行和定居，对局部组织器官造成机械性损伤；虫体及其代谢产物或虫卵死亡后分解的抗原物质，可引起机体的免疫病理反应；虫卵可造成大量嗜酸性粒细胞浸润，诱发异物虫卵肉芽肿形成。

二、病理变化

童虫在组织器官内移行和成虫在肺内寄居均可引起相应的病变，以成虫造成的损害较明显。

（一）浆膜炎

虫体在肠壁、腹腔、胸腔内寄生和移行时，可引起肠壁浆膜、腹膜和胸膜的浆液纤维素性炎。渗出物可被分解、吸收、消散，也可因吸收不完全而发生机化、纤维化，引起腹腔内器官粘连及腹膜、胸膜粘连甚至胸腔闭塞。

（二）组织破坏及窦道形成

虫体在组织中穿行时可引起出血和坏死，形成迂回曲折、窟穴状病灶或窦道。镜下见窦道壁有大量嗜酸性粒细胞浸润和淋巴细胞浸润，其中可见虫卵或虫体，大片组织坏死及窦道形成，周围纤维组织增生，以后可发展为纤维化。

（三）囊肿及纤维瘢痕形成

童虫或成虫在器官内定居时，引起组织出血坏死和强烈的炎性反应，主要为大量嗜酸性粒细胞及多量中性粒细胞渗出，炎症细胞和坏死组织崩解液化后形成脓肿，内容物逐渐变为棕色黏稠液体，镜下可见大量坏死组织、虫体、虫卵及 Charcot – Leyden 结晶，脓肿周围肉芽组织增生，形成纤维膜性脓肿壁，因囊肿内有虫体，故称虫囊肿（图 16 – 9）。进入囊壁内及周围组织的虫卵，可形成异物肉芽肿。因虫体有游走习性，又可在附近组织形成新囊肿。囊肿之间可由窦道互相沟通，成为多房性囊肿。肉眼观，呈大小不等、界限清楚的蜂窝状囊肿，X 线显示为边界清楚的结节状阴影，有时见液平面。当成虫死亡或游走至他处，囊内容物逐渐被吸收，被增生的肉芽组织填充，最后形成纤维瘢痕或钙化，X 线下为硬结性或钙化性阴影。

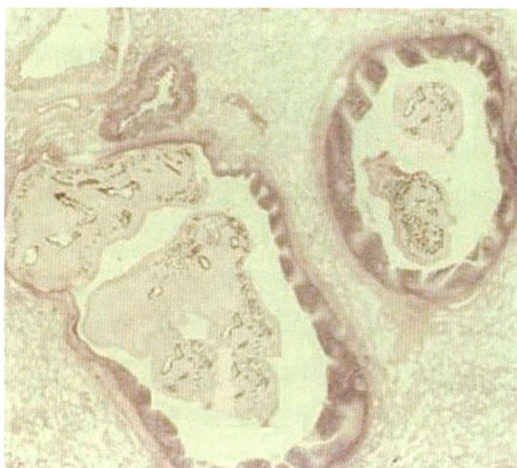

图 16 – 9　肺吸虫病囊肿
内含虫体及虫卵，薄层纤维组织形成囊壁

三、主要器官病变及临床病理联系

1. 肺　因虫体多穿过横膈经胸腔进入肺，故常导致胸膜炎，胸膜增厚并广泛粘连，尤以膈面为重。肺内可见新旧不一、大小不等、散在或群集的虫囊肿，囊内可见虫体和虫卵，但斯氏狸殖吸虫病肺内很难看见虫卵。虫体侵犯支气管可导致支气管扩张，使虫囊肿与支气管相通，形成肺空洞。X 线下见多房性囊性阴影。临床上出现胸痛、咳嗽、痰中带血或咳烂桃样血痰等典型表现，痰中可找到虫卵。囊肿及其周围肺组织可继发细菌感染，有时并发气胸、脓胸或血胸，引起相应的症状和体征。慢性病例有明显的肺纤维化。

2. 脑　脑的受累以儿童及青年多见。肺内虫体可沿颈动脉等大血管周围的疏松组织，通过颈动脉孔及破裂孔上口向上侵入大脑颞叶及枕叶，也可侵犯基底节、内囊、丘脑或进入侧脑室，侵犯小脑者少见。虫体在脑组织中移行，可有脑组织破坏，产生典型的相互沟通的虫囊肿，囊内可查见大量虫卵或虫体，周围组织有出血、软化及炎症细胞浸润，并因纤维包膜的形成和神经胶质细胞的增生而形成结节状肿块，该囊性占位可导致脑室通路阻塞，脑室萎缩或扩大，视神经受压等。若虫体进入椎管可导致硬膜内囊肿，以第 10 胸椎平面以下多见。临床上，患者有感觉、运动或意识障碍甚至死亡。

3. 其他组织或器官　虫体还可移行至腹膜后、肾上腺、腰大肌、脊髓、纵隔、眼和阴囊等处，造成组织损伤，形成虫囊肿等病灶，引起相应的临床表现。

第五节　棘球蚴病

棘球蚴病（echinococcosis），俗称包虫病（hydatid disease），是棘球绦虫的幼虫——棘球蚴（又称包虫）寄生于人体所致的一种寄生虫病，为人兽共患寄生虫病。寄生于人体的棘球蚴有细粒棘球绦虫（echinococcus granulosus）和泡状（多房）棘球绦虫（echinococcus alveolaris）。由泡状棘球绦虫引起的泡状棘球蚴病（又称泡型包虫病）分布于北美、欧洲、亚洲北部大部分区域，在我国以细粒棘球绦虫引起的细粒棘球蚴病（又称囊型包虫病）多见，分布于新疆、青海、甘肃、宁夏、内蒙古、西藏和四川西部等以畜牧业为主的省区，是广大牧区最常见的也是最严重的寄生虫病。本节仅介绍细粒棘球蚴病。

一、病因及感染途径

细粒棘球绦虫的成虫雌雄同体，寄生于终宿主狗、狼等肉食动物的小肠上段，由头节、幼节、成节和孕节等组成。孕节含感染性虫卵，成熟后孕节随终宿主粪便排出，污染土壤、牧草、水源、蔬菜等，当其被中间宿主人或牛、羊、猪等家畜食入后，在胃或十二指肠内胆汁和消化酶的作用下孵化为六钩蚴，先附着于小肠黏膜，再钻入肠壁血管，随血流经门静脉入肝，故肝包虫病最多见。少数六钩蚴可通过肝静脉经右心到肺，极少数又可通过肺循环到达全身各器官。六钩蚴也可侵入肠壁淋巴管，经胸导管入血至全身各处。幼虫经数月发育为囊状的棘球蚴或包虫囊，存活时间可达数十年，囊内含许多原头蚴，可发育为成虫。

二、发病机制及病理变化

随着棘球蚴的生长发育，对邻近组织器官造成机械性压迫，导致组织细胞萎缩、变性、坏死和功能障碍。棘球蚴的代谢产物、虫体死亡的分解产物和棘球蚴液的溢出可引起机体中毒和过敏反应，有时伴有胃肠功能紊乱。如果大量囊液溢出进入血液循环，所含异种蛋白常可引起严重的过敏性休克而致死。包虫囊在生长发育过程中摄取宿主营养，也会影响人体健康。

六钩蚴侵入组织后，引起周围组织巨噬细胞和嗜酸性粒细胞浸润，大多数六钩蚴被吞噬消灭，仅少数存活发育成圆形或不规则形、大小不一、单房包虫囊。包虫囊生长极为缓慢，囊内充满无色或微黄色液体，所含蛋白质具有抗原性，悬浮在囊液中的原头蚴、生发囊、子囊、孙囊统称为棘球蚴砂。囊壁有内、外囊之分。外囊由宿主组织反应引发浸润的上皮样细胞、异物巨细胞、嗜酸性粒细胞和增生的成纤维细胞及纤维包膜构成，棘球蚴在外囊保护下可在宿主体内寄生。内囊为包虫囊壁，分为内、外两层。内层为生发层，由单层或多层生发细胞构成，具有活跃的芽生增殖能力，可向囊内形成许多小突起，后变成单层小囊泡，即生发囊，内含大量头节。生发囊脱落发育为子囊，其内壁又可生出原头蚴。子囊与母囊结构相同，可多达数百个，子囊又能生成生发囊和孙囊，如此，祖孙数代同在一个包虫囊内。生发层偶尔可向外芽生形成外生囊。外层为白色半透明状角皮层，如粉皮，具有吸收营养物质和保护生发层的作用，镜下为红染、平行排列的层状结构。棘球蚴在其生长过程中可因囊液不足或损伤、感染而退变死亡，囊液逐渐吸收浓缩，变为胶泥样物，母囊与子囊可发生钙化。

三、主要器官病变及临床病理联系

棘球蚴可寄生于人体任何部位，但最多见于肝（70%左右），其次为肺（20%左右），其他如肌肉、脑、骨、心、肾、眼、甲状腺等处少见，近年来肌肉感染有增多的趋势。

1. 肝棘球蚴囊肿　多位于右叶，近肝表面，多单发，也可多发，肝脏可肿大，可有肝区不适。因囊肿逐渐增大压迫周围肝组织，肝细胞萎缩、变性或坏死，其外纤维组织增生形成外囊（图 16 - 10）。肝内小胆管及血管受压而移位，可被包入外囊。巨大囊肿可使横膈抬高，活动受限，若压迫胆总管可引起阻塞性黄疸，也可压迫门静脉导致门脉高压。

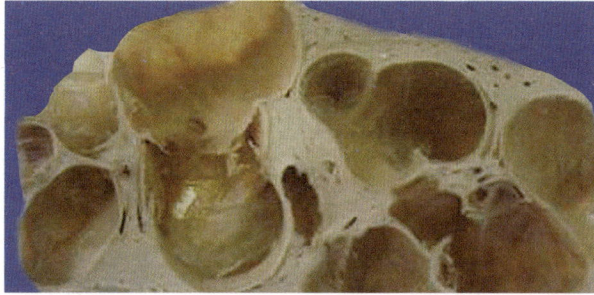

图 16 – 10　肝细粒棘球蚴病
多发性肝脏棘球蚴囊肿，肝脏组织坏死，纤维增生形成外囊，肝脏明显肿大

2. 肺棘球蚴囊肿　多见于右肺下、中叶，常位于肺的周边区，多为单发。肺内丰富的血液供应、疏松的组织结构及胸腔的负压吸引都有利于肺棘球蚴囊肿的生长。囊肿周围肺组织及支气管因受压而发生萎陷和纤维化。临床上患者可出现胸部隐痛、刺激性咳嗽、呼吸困难。因囊肿壁较薄，容易破裂，囊肿内容物进入支气管，可致支气管肺炎，患者可突然咳出大量清水样囊液或粉皮样囊壁和囊砂，临床表现为阵发性呛咳，可伴有过敏反应；大量内容物突然进入支气管，可引起窒息；若囊内容物被咳出体外，病变则可自行痊愈。若囊肿内容物进入胸腔，可引起包虫性胸膜炎。继发感染时可有高热、胸痛、咳脓痰。

目标检测

答案解析

1. 简述肠阿米巴病溃疡的形成过程及其病变特点。
2. 简述血吸虫病虫卵结节的病理特点。
3. 试列举可导致肉芽肿性病变的寄生虫病，并说明各种疾病有何病理特点。
4. 试列举可导致肠道溃疡形成的寄生虫病，并说明各种疾病有何病理特点。
5. 试列举可导致肝脏发生囊性占位性病变的寄生虫病，并说明各种疾病有何病理特点。

书网融合⋯⋯

本章小结　　　　微课　　　　题库

第十七章　病理学技术 📱微课

病理诊断对手术切下或尸体解剖取下的细胞、组织进行病理学检查，根据临床表现、大体所见和显微镜下变化特征及免疫化学等特殊手段对疾病做出最终诊断。病理学技术是病理学研究中的方法学，是病理诊断的基础。

一、大体、组织和细胞病理学技术

近年来，随着科学技术的发展，病理学的观察方法及其采用的新技术已远远超越经典的形态观察，从而使研究工作得到了进一步的深化；而形态学观察方法仍然为基本的观察方法，是新技术应用的基础。现将常用的方法简述如下。

1. 大体观察　也称肉眼观察。主要运用肉眼或辅以放大镜、量尺和磅秤等工具，对手术标本及其病灶进行大小、形状、色泽、质地、表面及切面状态等诸多方面的细致观察和检测；对空腔脏器，需检查管腔的大小、壁的厚薄情况，并在病灶对侧面剖开管腔，观察黏膜是否粗糙或平滑，有无突起及肿物，以及腔内肿物的大小、颜色、质地及与管壁的关系。通过大体观察，有经验的病理及临床医生可初步诊断疾病或判断病变性质（如肿瘤的良、恶性等）；同时识别病变所在区域，以便取材做进一步组织学观察。

2. 组织病理学观察　将肉眼确定为病变的组织取材后以福尔马林（formalin）固定、制作成数微米厚的切片，经最常用的苏木素 – 伊红染色（hematoxylin and eosin，HE 染色）后进行显微镜下观察，通过分析组织形态特征，对疾病做出病理诊断。如不能做出诊断或需更深一步研究，则可辅以特殊染色和一些新技术。

3. 细胞病理学观察　细胞病理学主要用于临床诊断和肿瘤的筛查。将来源于口腔、鼻咽部、食管、女性生殖系统等易于直接采集的脱落细胞，利用活检穿刺针吸取的病变部位细胞（如肝脏、肾脏、淋巴结等），或收集人体分泌物及排泄物中的脱落细胞，利用传统的 HE 染色或辅以免疫细胞化学等方法，在显微镜下观察细胞形态改变，做出病理诊断。

4. 液体活检技术　液体活检是指通过采集患者样本，以循环肿瘤细胞（circulating tumor cells，CTCs）、循环细胞 DNA（circulation tumor DNA，ctDNA）和外泌体为研究对象，从而进行肿瘤分子特征的检测。液体活检对于肿瘤的早期诊断、用药监控、预后判断及个体化治疗等的重要性已经日趋明显。

二、组织化学与免疫组织（细胞）化学技术

1. 组织化学和细胞化学　组织化学和细胞化学观察一般称为特殊染色，是通过采用某些能与组织细胞化学成分特异性结合的显色试剂，显示病变组织细胞的某种化学成分（如蛋白质、酶类、核酸、糖类、脂类等）的改变，从而加深对形态结构改变的认识及对功能代谢改变的了解，尤其是对一些代谢性疾病的诊断有一定的参考价值。如戈谢（Gaucher）病是由于 β – 葡萄糖脑苷脂酶缺乏所致，故可通过组织化学染色证实葡萄糖脑苷脂在细胞内的堆积而做出诊断。在肿瘤的诊断和鉴别诊断中也常常使用特殊染色方法，如过碘酸 – Schiff 反应（PAS）可用于区别骨内 Ewing 肉瘤和淋巴瘤，前者含有糖原而呈阳性，而后者不含糖原而呈阴性。又如磷钨酸苏木素染色（PTAH）在横纹肌肉瘤中可显示瘤细胞胞质内有横纹，多巴反应（DOPA）可诊断黑色素瘤等。特殊染色可以显示 HE 染色无法观察到的化学成分

的变化，而且往往在未出现形态结构改变之前，就能查出其化学成分的变化（图17-1）。随着免疫学技术的进展，也可运用免疫组织化学和免疫细胞化学的方法检测病变组织细胞某种化学成分的改变。

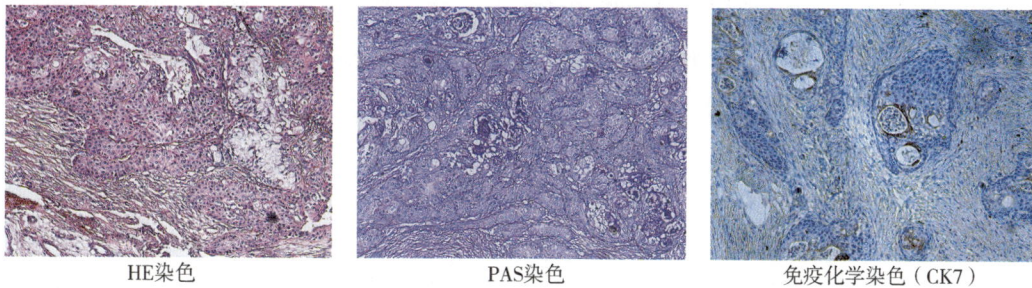

| HE染色 | PAS染色 | 免疫化学染色（CK7） |

图 17-1　光镜下黏液表皮样癌 HE 染色、PAS 染色、免疫化学染色的比较

2. 免疫组织化学与免疫细胞化学　免疫组织（细胞）化学观察是利用抗原与抗体特异性结合的原理，用已标记的特异性抗体与组织细胞内的特异性抗原结合，检测组织细胞中抗原性物质（蛋白质和多肽等）的存在和分布特点，目前广泛应用于病理学研究和疾病诊断。除了用于病毒性疾病和免疫性疾病的诊断外，该技术更多的是用于肿瘤的病理学诊断和鉴别诊断，借以判断肿瘤组织来源或分化方向、判断预后、指导治疗，如角蛋白、波形蛋白、结蛋白等可用于协助诊断上皮细胞、间叶组织、横纹肌和平滑肌来源的肿瘤；用 HMB45 诊断黑色素瘤；用嗜铬素 A 诊断神经内分泌肿瘤等。免疫组织化学技术已得到公认和广泛使用，在观察时须注意假阳性和假阴性，以及日益增多的异常表达情况（图 17-2）。病理诊断时，必须结合光镜所见的组织形态特点和临床表现。

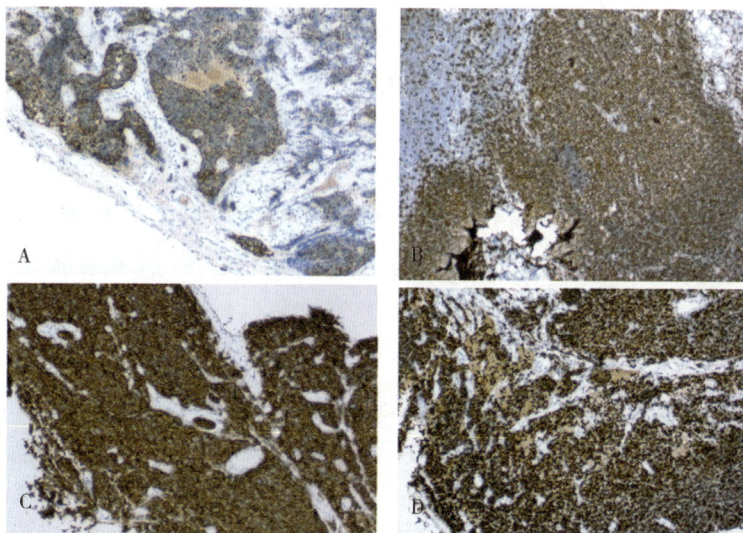

图 17-2　光镜下免疫组织化学观察
A. 神经内分泌肿瘤胞质核旁豆点状阳性（CK）；B. 细胞膜弥漫性阳性（CD20）；
C. 细胞膜阳性（CD56）；D. 细胞核阳性（Ki-67）

三、电子显微镜技术

运用透射及扫描电子显微镜对组织、细胞及一些病原因子的内部和表面超微结构进行更细微的观察。电子显微镜（电镜）的分辨力较光学显微镜高千倍以上，有助于在亚细胞结构（如细胞器、细胞骨架等）或大分子水平上认识和了解细胞的病变（超微结构病变），并与功能和代谢的变化联系起来，加深对疾病基本病变、病因（病毒等）和发病机制的了解，是迄今最细致的形态学观察方法。不仅可运用于疾病的深入研究，而且可用于疾病的病理诊断，如肿瘤的诊断和鉴别诊断及肾脏疾病的分类。可根据各种肿瘤细胞超微结构的特点，协助区别分化差的癌与肉瘤、梭形细胞肿瘤、小圆细胞肿瘤、神经内分泌肿瘤及黑色素瘤等。电镜在确定肿瘤细胞的组织起源、类型和分化程度上起着重要作用，在肿瘤病理诊断上可与免疫组织化学技术互相补充和互相印证。同时，电镜和免疫荧光技术的发展和应用在肾脏疾病的分类和诊断上发挥重要作用。

四、显微切割技术

在临床疾病诊断和科学研究中，常规取材方法获得的整块组织通常由多种不同类型的细胞组成，尤其是在肿瘤的诊疗中，由于肿瘤组织的异质性，分子水平的研究结果并不能反映疾病的真实改变。

显微切割术（microdissection）的特点是能够从组织切片或细胞涂片上的任一区域内切割下几百个、几十个同类细胞甚至单个细胞，再进行有关的后续研究，如肿瘤发生发展过程中的比较基因组研究等。

冷冻切片、石蜡包埋的组织切片或细胞涂片可以作为显微切割的来源。经染色（如 HE 染色、IHC 染色）后，切片中的目标细胞群或单一细胞可被显微切割仪识别，可通过手工操作法和激光捕获显微切割（laser capture microdissection，LCM）法，将所需的细胞完好地从切片上切割下来。

五、激光扫描共聚焦显微技术

激光扫描共聚焦显微技术（laser scanning confocal microscopy，LSCM）是一项高分辨率三维光学成像技术，主要特点在于光学分层能力，它可以经逐点采集样本图像后通过计算重构其复杂的拓扑结构，因而能够看到较厚生物样本中的细节。

LSCM 的主要功能包括如下。①三维构建：LSCM 通过类似连续断层扫描的方法，将光学切片重组构建成一张三维图像，广泛用于分析细胞骨架、细胞凋亡以及细胞器等的细胞结构。②用于细胞静态结构检测，以及原位鉴定细胞或组织内的生物大分子等。③对活细胞的动态观察：可实时观测细胞内酸碱度及进行离子的定量测量，观察细胞间的通讯、细胞迁移和生长及用于药物筛选等。

激光共聚焦显微镜样品要求：样本可以是培养的细胞或冷冻组织切片，需经荧光探针标记，载玻片厚度应在 0.8~1.2mm 之间，盖玻片应光洁，厚度在 0.17mm 左右，封片剂多用甘油与 PBS 混合液（9:1）。

六、图像分析技术

病理形态学观察基本上属于定性判断，缺乏精确而更为客观的定量标准和方法，图像分析技术的出现可弥补这个缺陷。随着电子计算机技术的发展，形态定量技术从二维空间向三维空间发展，在肿瘤病理方面，图像分析可应用于核形态参数的测定，如核直径、周长、面积及体积和形态因子等，用以区别肿瘤的良恶性、癌前病变和癌、肿瘤组织的病理分级和判断预后等，也可用于 DNA 倍体的测定和免疫组织化学的定量分析。

七、核酸原位杂交技术

原位杂交（in situ hybridization，ISH）是一种结合组织化学和分子生物学技术以对核酸进行检测和定位的技术。ISH 以标记了已知序列的核苷酸片段作为探针（probe），利用杂交技术直接在组织切片、细胞涂片或培养细胞爬片上检测和定位某一特定靶 DNA 或 RNA。ISH 以 DNA 变性、复性和碱基互补配对结合为基础。因所选用的探针和待检测靶序列的不同，可将其分为 DNA - DNA 杂交、DNA - RNA 杂交和 RNA - RNA 杂交。

1. 探针的选择和标记　ISH 通常采用 50~300bp 长度的探针，用于染色体 ISH 的探针可为 1.2~

1.5kb。探针标记物可以分为放射性和非放射性两种，前者如放射性同位素^{3}H、^{35}S、^{32}P等，虽敏感性高，但有半衰期和放射性污染，成本高，耗时长，使用经常受限制；后者如荧光素、地高辛和生物素等，其敏感性较低，而具有性能稳定、操作简便、成本低和耗时短等优点，应用甚广。

2. ISH 的主要程序　ISH 的实验材料可以为石蜡包埋组织切片、冷冻组织切片、细胞涂片和培养细胞爬片等多种类型。主要程序有杂交前准备、预处理、杂交、杂交后处理、清洗和杂交体的检测等。在进行实验操作时，应注意以下几点。①处理 DNA‑RNA 杂交和 RNA‑RNA 杂交时，应当把 RNA 酶灭活；若所用的双链 cDNA 探针和（或）待测靶序列为 DNA，则应把 DNA 变性解链。②杂交温度需比杂交体的解链温度（Tm）低 25℃左右。③ISH 比 IHC 染色更为复杂，影响因素也更多，因而必须设置对照实验，有组织对照、探针对照、杂交反应。

3. 荧光原位杂交（fluorescence in situ hybridization，FISH）　分为直接法和间接法。直接法 FISH 利用荧光素对已知的 DNA 探针进行直接标记，所检测的靶序列为 DNA。间接法 FISH 则是先用非荧光标记物对已知的 DNA 探针进行标记，然后需再结合一个荧光标记的抗体。FISH 的实验材料可以为间期细胞、分裂中期的染色体、冷冻或石蜡切片组织。目前许多种荧光标记探针已经商品化，这更促进了 FISH 技术的广泛应用。

4. ISH 技术的应用　ISH 可应用于：①定位细胞特异性 mRNA 转录，以对基因图谱、基因表达进行研究；②检测和定位受感染组织中的病毒 DNA/RNA，如 EB 病毒 mRNA、人乳头状瘤病毒（HPV）DNA 和巨细胞病毒 DNA 的检测；③检测癌基因、抑癌基因等在转录水平的表达及其变化；④定位染色体上的基因；⑤检测染色体的数量异常和易位等；⑥研究分裂间期的细胞遗传学，如遗传病的产前诊断和确定某些遗传病基因携带者等。

八、原位聚合酶链反应技术

原位聚合酶链反应（in situ polymerase chain reaction，in situ PCR）是将 PCR 的高效扩增与原位杂交的细胞及组织学定位相结合，在冷冻或石蜡包埋组织切片、细胞涂片或培养细胞爬片上检测和定位核酸的技术。

原位 PCR 技术根据检测信号系统的不同，分为直接法和间接法，其中，间接法由于特异性高、检测信号效果好，应用较为广泛。

原位 PCR 技术虽然发展的时间较短，但应用范围不断扩大，目前已应用于外源性 DNA 的检测（包括检查细菌、真菌、病毒等的感染）、临床诊断和基因治疗等科研工作。

九、流式细胞术

流式细胞术（flow cytometry，FCM）是近年来发展起来的一种新技术。可以快速定量细胞内 DNA，用于测定肿瘤细胞的 DNA 倍体类型和肿瘤组织中（S＋G2）/M 期细胞所占的比例（即生长分数）。大量研究结果表明恶性肿瘤细胞 DNA 含量多呈现不规则增多，表现为多倍体和非整倍体；而良性肿瘤细胞多为二倍体。生长快的恶性肿瘤细胞的生长分数常有增高。因此，肿瘤细胞的 DNA 倍体和生长分数可以作为恶性肿瘤诊断的参考指标，同时可反映肿瘤的恶性程度和生物学行为（图 17‑3）。FCM 还可用于细胞内蛋白质和核酸的定量研究、快速细胞分选和细胞收集、干细胞的检测以及癌症患者的多药耐药性、细胞功能和代谢动力学的研究。

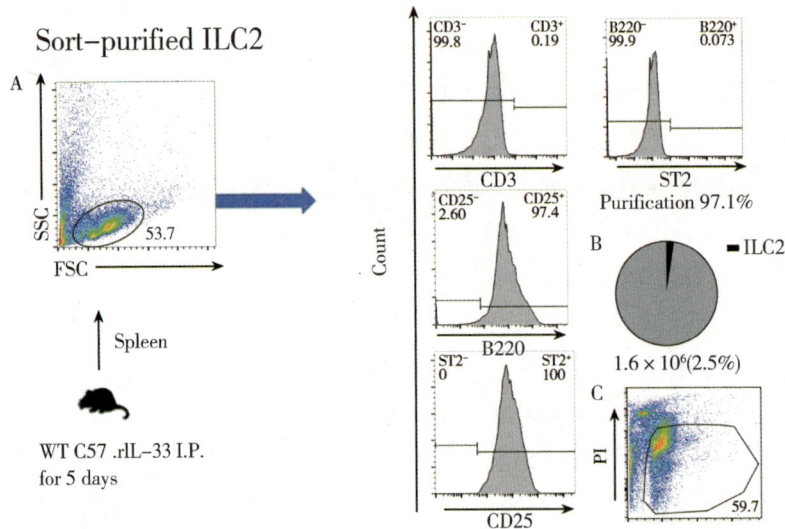

图 17 - 3　通过流式分选，从小鼠脾脏中得到纯度为 97.1%、细胞活力 >60% 的小鼠 ILC2 细胞

十、比较基因组杂交技术

比较基因组杂交（comparative genomic hybridization，CGH）技术可以用单一的一次杂交来检测肿瘤全基因组染色体拷贝数量的变化。其基本原理是使用不同的荧光染料分别标记肿瘤细胞或组织以及正常细胞或组织的 DNA，并与正常人分裂中期的染色体共杂交，对染色体上肿瘤组织与正常对照组织的荧光强度进行检测，从而反映肿瘤基因组 DNA 表达情况的变化，然后借助图像分析技术可定量研究染色体拷贝数量的变化。

CGH 现广泛用于研究肿瘤发病的分子机制等，其技术优势为：①用较少的 DNA 样本量，进行单一的一次杂交就能实现肿瘤全基因组的染色体拷贝数变化的检查；②可实际应用于外周血培养细胞、新鲜组织样本、石蜡包埋组织样本的研究。CGH 尚有不足之处：首先，可能漏检低水平的 DNA 扩增和小片段缺失，因为用 CGH 能检测到的最小的 DNA 扩增或缺失为 3~5Mb；其次，若染色体的拷贝数量无变化，CGH 无法检测出平行染色体的易位。

十一、生物芯片技术

生物芯片技术（biochip technique）是集生物、物理、化学和信息等学科于一体的全新技术，依据芯片上固化的生物材料的不同，可以将其划分为基因芯片、蛋白芯片及组织芯片等。

（一）基因芯片

基因芯片（gene chip）又称为 DNA 芯片（DNA chip），是指在硅片、玻璃片、尼龙膜等载体上，规律地、高密度地排列着靶基因或寡核苷酸片段，构成一个二维 DNA 探针阵列，即基因芯片。

1. 基因芯片的分类和工作原理　依据功能的不同，可将基因芯片分为表达谱基因芯片、诊断芯片和检测芯片三类。表达谱基因芯片对于基因功能的解析和开发有重大意义，诊断和检测芯片对各类疾病的诊断及各种病原体的筛查等起到了极其重要的指导作用。基因芯片检测的基本原理是：用不同的荧光染料通过反转录反应将不同组织的 mRNA 分别标记制成探针，与固定在支持物上的核苷酸进行杂交，根据核酸分子特有的碱基配对原则，最后完成对所测样本基因的检测，获得不同组织部位基因的差异性表达及其不同的功能状态。

2. 基因芯片的应用　基因芯片的开发利用是科学研究重要的一步，在基础研究方面，基因表达分析的应用极大提高了相关基因研究的效率；在医学诊疗方面，基因芯片对疾病的分型和诊断具有不可替代的作用；在药物研究和开发阶段，基因芯片不但可以确定疾病发生发展的机制，而且可以检测出药物在发挥作用的过程中所表现出来的毒理作用。利用基因芯片技术，可同时、快速、准确地分析数以千计基因组的信息，解决了传统的核酸印迹杂交技术操作复杂、检测效率低、自动化程度低等问题。应用基因芯片技术要求实验材料是从新鲜组织或培养细胞中提取的 mRNA。

（二）蛋白质芯片

蛋白质芯片（protein chip）又称为蛋白质微阵列（protein microarray），是将已知的蛋白分子产物（如酶、抗原、抗体、受体、配体、细胞因子等）固定在一个载体上，用荧光标记的已知抗体或配体以及待测样本中的抗体或配体一起同芯片上的蛋白质竞争结合，捕获能与之特异性结合的待测蛋白。蛋白质芯片可以简便、快速、准确、高效地测定大量未知蛋白质的种类和含量，它为获得重要生命信息（如未知蛋白组分、序列，体内表达水平与生物学功能，与其他分子的相互调控关系，药物筛选、药物靶位的选择等）提供有力的技术支持。

（三）组织芯片

组织芯片（tissue chip）又称为组织微阵列（tissue microarray），是将很多不同的组织样本按照一定的排列顺序固定在一个载体上，从而进行组织学研究。组织芯片的制作流程主要是所需研究组织的选择、标记待研究的区域、排列组织样本、对蜡块进行切片，最终获得组织芯片。组织芯片因其组织小、容量大、定位准确的特点而得到迅速发展，应用的领域越来越广泛，不仅在人类基因组的研究、临床病理的研究与诊断、人类疾病的基础研究、药物的筛选、癌基因的寻找、肿瘤发生发展及预后相关的生物分子标记物确定等方面具有重大意义，且在整个生命科学的基础与应用研究领域也得到广泛的应用，解决了许多疑难问题，使分子形态学进入一个全新的时期。

十二、第二代测序技术

近年发展起来的第二代 DNA 测序技术（next-generationsequencing，NGS）使得对全基因组或全转录组进行测序变得简便易施，它具有高通量、时间短、低成本、规模大等优势，数百万条 DNA 分子的测序一次性即可完成。NGS 技术为临床提供了突变特征、药物靶点的选择等综合信息，可应用于诊断疾病、研究发病机制，有助于肿瘤个体化治疗的实施。NGS 已应用于临床许多领域，如非侵入性产前检查、遗传性致病突变筛查，目前已用于乳腺癌的高危人群筛查，利用乳腺癌基因筛查技术来检测乳腺癌易感基因 *BRCA1* 和 *BRCA2*，以预测乳腺癌的发生概率。

十三、生物信息学技术

生物信息学（bioinformatics）是随着现代生命科学的发展而兴起的交叉学科，旨在为生物学研究提供信息处理的支撑。它研究的主要对象是蛋白质、核酸等生物大分子数据，采用的主要手段是信息学、计算机科学和数学，利用的主要工具是计算机硬件、软件和计算机网络。运用计算机科学、数学的思路和方法，并结合生物学工具对海量生物学信息数据的获取、加工、存储、分配、分析、解释等来阐明和理解大量数据包含的生物学意义，从而达到认识生命的起源、进化、遗传和发育的本质，揭示海量数据所蕴含的生命奥秘或生物学内在规律的目的。

生物信息学的主要研究内容现已从对 DNA 和蛋白质序列进行比较、编码区分析、分子进化转为大规模的数据整合、可视化，比较基因组学、代谢网络分析、基因表达谱网络分析、蛋白质组技术数据分析处理，蛋白质结构与功能分析以及药物靶点筛选等。

十四、人工智能技术

人工智能（artificial intelligence，AI）是利用数字计算机或者由数字计算机控制的机器，模拟、延伸和扩展人类的智能，感知环境、获取知识并使用知识获得最佳结果的理论、方法、技术和应用系统。

人工智能技术在医学领域的应用越来越广泛，极大推动了"精准医疗"的发展。传统的病理诊断由病理医师通过光学显微镜不断调整视野，观察病理切片的不同组织区域并做出诊断。数字化病理图像的出现为人工智能与病理学搭建了桥梁，基于人工智能对数字病理图像的数据挖掘及深度学习，病理诊断逐渐从定性分析发展为定量分析，促进了数字化病理及病理组学的发展。

AI 不仅用于病理形态学数据的分析，还可整合免疫组织化学、分子检测数据和临床信息，得出综合的最后病理诊断报告，从而为患者提供预后信息和精准的药物治疗指导。

答案解析

目标检测

1. 常用病理学技术有哪些？
2. 细胞病理学技术的应用范围有哪些？

书网融合……

本章小结   微课

参考文献

［1］步宏，李一雷，来茂德，等．病理学［M］．9 版．北京：人民卫生出版社，2018．

［2］邹万忠．肾活检病理学［M］．5 版．北京：北京大学医学出版社，2021．

［3］金鲁明，尹秀花．病理学［M］．2 版．北京：中国医药科技出版社，2013．

［4］Moch H，Humphrey PA，Ulbright TM，et al. WHO classification of tumours of the urinary system and male genital organs［M］．Lyon：International Agency for Research on Cancer，2016．

［5］刘彤华．诊断病理学［M］．北京：人民卫生出版社，2014．

［6］李玉林．病理学［M］．北京：人民卫生出版社，2013．

［7］Juan Rosai. Rosai and Ackerman Surgical Pathology［M］．10th ed. New York：Elsiver Pre Ltd，2014．

［8］Fred T. Bosman，et al. WHO classification of tumours of the digestive system［M］．4th ed. World Health Organization，2010．

［9］Wiliam Q Travis，et al. WHO classification of tumours of the lung，pleura，thymus and heart［M］．4th ed. World Health Organization，2015．

［10］WHO Classification of Tumours Editorial Board. Endocrine and Neuroendocrine tumours［M］．Lyon：International Agency for Research on Cancer，2022．